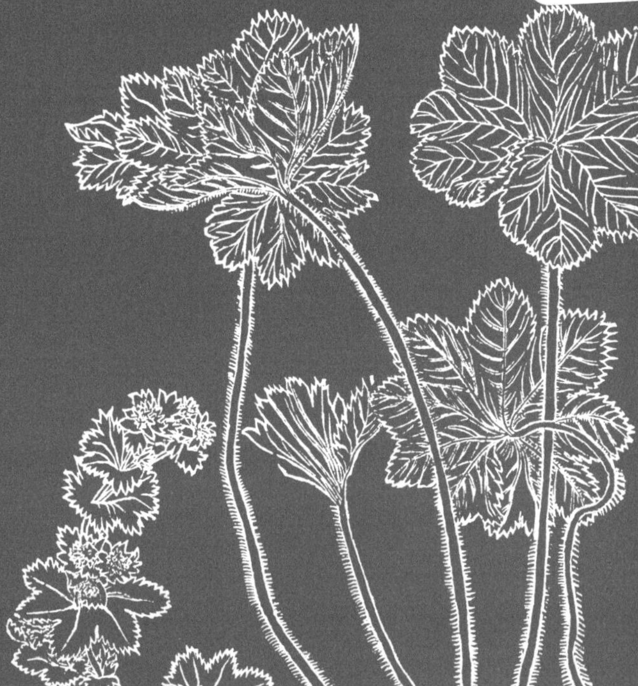

Synnaw
oder vnser
Frawen
mantel.

Für Melanie

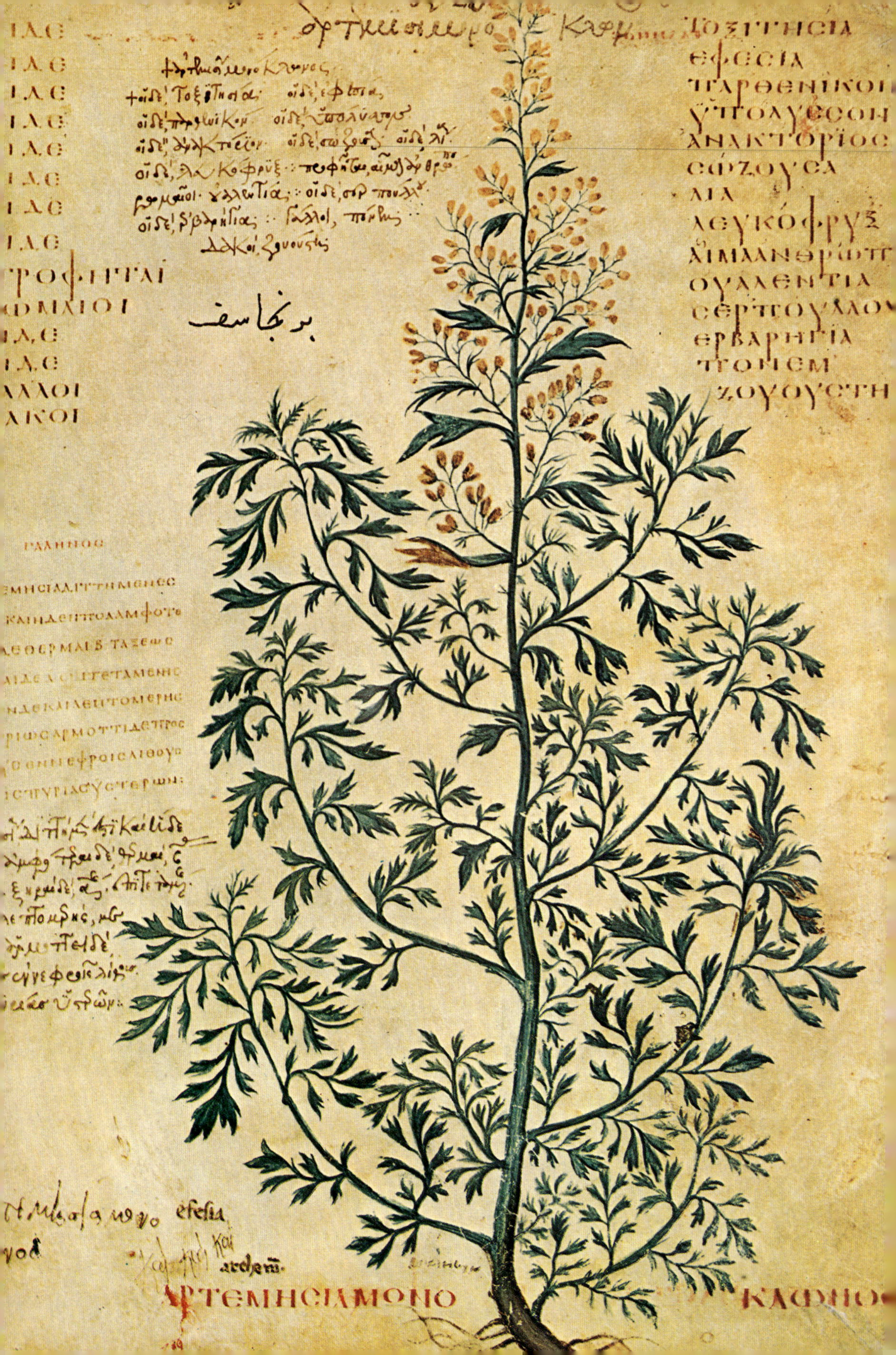
ΑΡΤΕΜΗCΙΑ ΜΟΝΟ
ΚΛΩΝΟ

Bruno P. Kremer

Das Kosmos-Kräuterbuch

Erkennen – Sammeln – Aufbewahren

Mit über 200 Farbfotos

Kosmos
Gesellschaft der Naturfreunde
Franckh'sche Verlagshandlung
Stuttgart

Mit 216 Farbfotos von A. Bärtels (4), H. Bechtel (2), H. Bittlingmaier (2), H. Conradi (1), DPA (1), R. Fieselmann (11), W. Groß (1), M. Haberer (7), K. Harz (1), E. Hase (2), B. Kremer (6), Ch. Lederer (2), E. Müller (9), G. Rein (5), W. Schacht (52), H. Schrempp (90), F. Schwäble (12), F. Siedel (5), L. Zier (3) und 103 Schwarzweißzeichnungen von G. Gossner (95), W. Söllner (6) und Archiv (2) und 11 teils farbigen historischen Illustrationen:
Codex Vindobonensis Medicia
(Wiener Ausgabe des Dioskurides)
Band XII der Serie Codices Selecti
(Akademische Druck- und Verlagsanstalt, Graz 1965–1970)
Farbtafel 20 Beifuß (Artemisia vulgaris) (Frontispiz)
Farbtafel 369 v Bingelkraut (Mercurialis perennis)

Conrad Gessner, Historia Plantarum, Faksimile-Ausgabe
(Urs Graf-Verlag GmbH, Dietikon)
Dritte Folge – Farbtafel 13 Flockenblume
(Centaurea montana)
Fünfte Folge – Farbtafel 12 Trollblume (Trollius europaea)
Siebte Folge – Farbtafel 22 Wald-Erdbeere (Fragaria vesca)
(Die botanischen Zeichnungen werden in der Universitätsbibliothek Erlangen aufbewahrt.)

Otho Brunfels, Contrafayt Kreuterbuch 1532, Nachdruck
(Reprint-Verlag Konrad Kölbl, Grünwald)
Tafel 182 ‚Synnaw' = Frauenmantel (Alchemilla vulgaris)
(Vor- und Nachsatz)

Leonhard Fuchs, Kreuterbuch, Basel 1543, Nachdruck
(Reprint-Verlag Konrad Kölbl, Grünwald)
Tafel 76 ‚Roßhub' = Huflattich (Tussilago farfara)
Tafel 337 ‚Eisenkraut weible' = Verbena officinalis
Tafel 476 ‚S. Johannskraut' = Johanniskraut (Hypericum sp.)
Tafel 475 ‚Große Bathengel'

Albert Anker, Der Quacksalber (Dorfapotheker) 1879
Öl auf Leinwand, 124 cm × 80 cm.
Kunstmuseum Basel (Foto: Colorphoto Hinz, Allschwil)

Umschlag von Edgar Dambacher unter Verwendung dreier Dias von Uwe Höch (Titelbild), Bruno P. Kremer und Michael Warren

CIP-Kurztitelaufnahme der Deutschen Bibliothek

Kremer, Bruno P.:
Das Kosmos-Kräuterbuch : Erkennen, Sammeln, Aufbewahren / Bruno P. Kremer. – Stuttgart : Franckh, 1981.
ISBN 3-440-04954-X

Franckh'sche Verlagshandlung, W. Keller & Co., Stuttgart / 1981

Printed in Italy / Imprimé en Italie
L 9eg H Ste / ISBN 3-440-04954-X
Satz: G. Müller, Heilbronn
Herstellung: Grafiche Gutenberg, Gorle (Bergamo) / Italien

Das Kosmos-Kräuterbuch

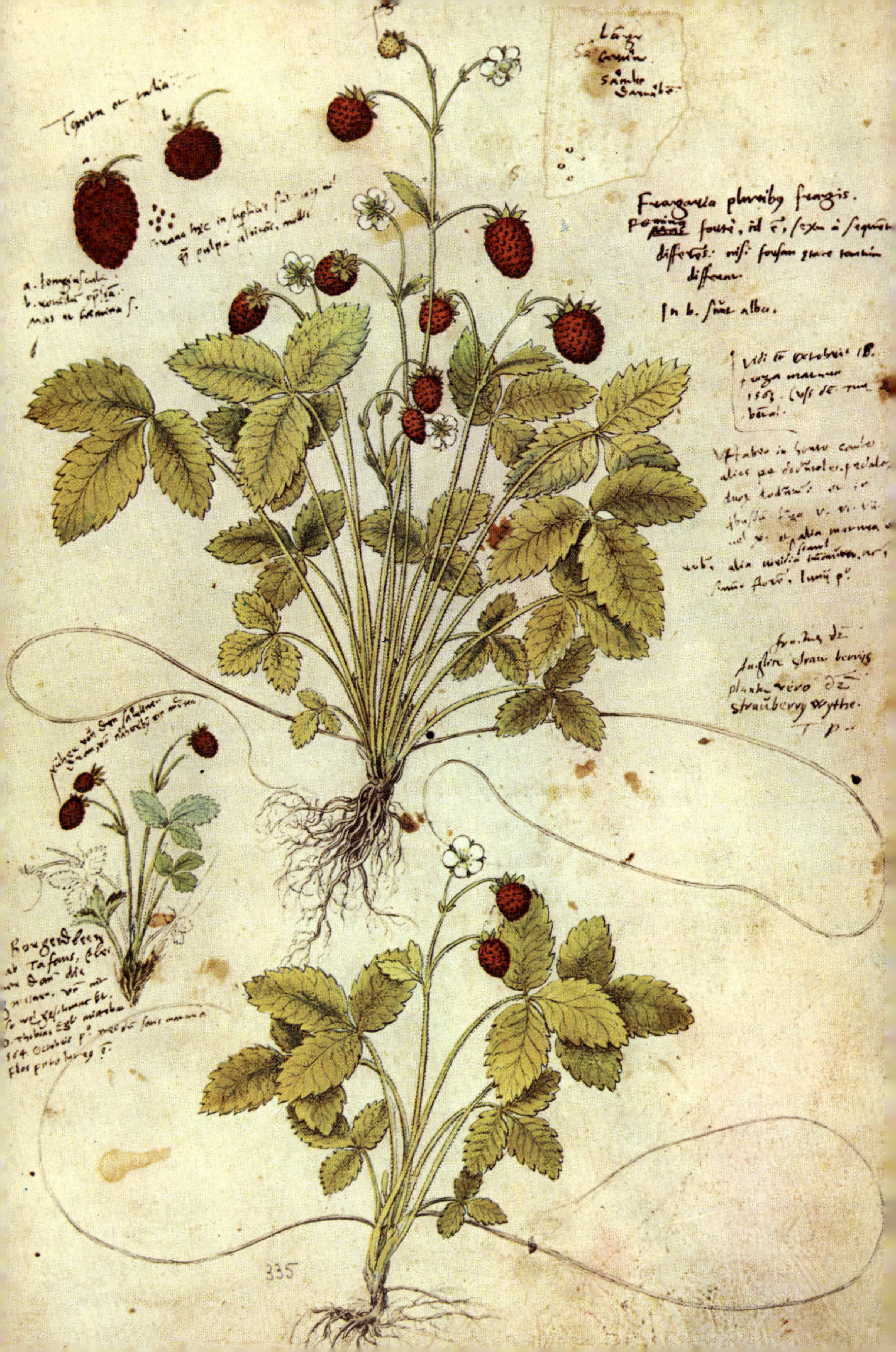
Strawberry Wythe.
335

Einleitung

In fast allen älteren Weltbildern wird der Himmel als überquellender Garten geschildert. Wenn der Mensch vom Paradies träumt, stellt er sich einfach eine friedvolle Oase voll von duftenden Blumen und verlockenden Früchten vor dem Hintergrund sanften Grüns vor, in der keinerlei Bewegung oder Vergänglichkeit den Eindruck vollkommener Ruhe stören. Pflanzen spielen in solchen Traumszenen immer die bedeutendste Rolle. So sehr sind sie in die Vorstellungs- und Erlebniswelt des Menschen eingedrungen, daß sogar sein Geist und seine Seele sie ebenso benötigen wie sein Körper. Ohne Pflanzen ist kein Leben auf der Erde denkbar.

Die Bedeutung der Pflanzen kann schlagwortartig in einem einzigen Satz zusammengefaßt werden: Nur mit Hilfe der grünen Pflanzen können Sonnenstrahlen in Fleisch umgewandelt werden. Pflanzen sind die einzige Lebensform, die die Energie des eingestrahlten Sonnenlichtes chemisch binden und allem übrigen Leben auf der Erde nutzbar machen können. Sie verfügen dazu über einen einzigartigen chemischen Prozeß, die Photosynthese, durch deren Einsatz sie aus Wasser und Kohlendioxid, zwei unbeschränkt vorhandene, einfache Verbindungen, hochwertige, energiereiche Pflanzenstoffe aufbauen. Mit dieser grundlegenden Leistung stehen sie zwangsläufig immer am Anfang aller Nahrungsketten und tragen damit unmittelbar oder mittelbar alles tierische und menschliche Leben. Die Umwandlung der anorganischen Bestandteile in organische Materie vollzieht sich in den Blättern einer Pflanze mit unglaublicher Geschwindigkeit. In Bruchteilen einer Sekunde werden die Kohlendioxidmoleküle eingefangen und eingebaut, und nach wenigen Sekunden hat die chemische Maschinerie der Pflanzenzelle daraus Zuckermoleküle oder Aminosäuren hergestellt. Jahr für Jahr werden von den Pflanzen schätzungsweise etwa 150 Milliarden Tonnen organisches Material produziert. Selbst was uns in Form von Steinkohle, Braunkohle, Erdöl und Erdgas an Energievorräten (noch) zur Verfügung steht, ist nichts anderes als die fossile Hinterlassenschaft der Photosynthese, der Rest pflanzlicher Überproduktion vergangener erdgeschichtlicher Zeiten. Pflanzen leisten aber nicht nur die Bereitstellung verwertbarer organischer Stoffe. Sie liefern auch den lebensnotwendigen Sauerstoff, den Tiere und Menschen einatmen und zum energieliefernden Abbau vorgeformter organischer Materie einsetzen müssen.

Wald-Erdbeere (Gessner)

Ein Blick in die Geschichte

Auf diesem Hintergrund zeichnet sich die völlige Abhängigkeit des Menschen von Pflanzen und pflanzlichen Produkten ab. Daran hat sich im Laufe der Kulturgeschichte nie etwas verändert, und fast ist man versucht zu sagen, daß aus solcher Abhängigkeit überhaupt erst der kulturelle Aufstieg mit allen Folgeerscheinungen möglich wurde. Nachdem der bedeutsame und sicher folgenschwere Übergang vom einfachen Pflanzensammeln zur planmäßigen Bewirtschaftung durch Akker- und Feldbestellung vollzogen war, wurden die Kulturstufen, die durch diesen Fortschritt ermöglicht wurden, stets von den Erzeugnissen des Bodens geformt und beeinflußt. Sogar die Gesellschaftsformen waren in hohem Maße davon abhängig, welche Pflanzen vorhanden waren und welche für die Sicherstellung der Ernährung in Kultur genommen werden konnten.

Wie mag sich dieser Übergang, bei dem Zufall und Absicht sicher eine gleichwertige Rolle spielten, vollzogen haben? Vielleicht wurden zunächst die Samen verwerteter Pflanzen auf einen Abfallhaufen geworfen und konnten dort in stickstoffreicher Umgebung keimen und zu besonders kräftigen Pflanzen heranwachsen. Die Beobachtung, daß aus weggeworfenen Samenkörnern unter günstigen Umständen nach einer Weile eine neue Ernte heranwachsen kann, muß nach heutigen Maßstäben sicher ein Schlüsselerlebnis gewesen sein. Bald wird die Erfahrung gelehrt haben, welche Früchte am ehesten zu verwenden waren, welche Samen zuverlässig keimten und von welchen Pflanzenteilen am besten Vorräte anzulegen waren. Sicher konnten bescheidene Überschüsse erzielt werden, und damit stand sicher erstmals mehr Nahrung zur Verfügung, als unbedingt verbraucht werden durfte.

Über diese frühe Zeit der Pflanzennutzung sind

wir durch Bodenfunde erstaunlich gut informiert. In manchen Gegenden, beispielsweise im Rheinland, läßt sich die Geschichte der Pflanzennutzung ziemlich lückenlos über mehr als 7000 Jahre zurückverfolgen. So weiß man z.B., daß im Umkreis bandkeramischer Siedlungen der frühen Jungsteinzeit schon bespelzte Weizenarten (Einkorn und Emmer), Hülsenfrüchte (Erbse und Linse) und Ölfrüchte (Lein und Borstenmohn) angebaut wurden. Die Getreide-Arten, die ersten vom Menschen angebauten Pflanzen, standen immer im Vordergrund. Nur solche Kulturen, die sich auf den geschickten Umgang mit diesen Vertretern der Grasfamilie verstanden, erzielten die bedeutendsten Fortschritte. An diesem Bild hat sich bis in unsere Zeit kaum etwas geändert. Unter den etwa drei Dutzend wichtiger Pflanzenarten, die heute mehr als 90 Prozent des Weltaufkommens pflanzlicher Nahrungsmittel bestreiten, nehmen die Getreide-Arten immer noch den ersten Rang ein. Die Anstrengungen, die unternommen werden, um die benötigten Pflanzenmengen auch tatsächlich bereitzustellen, sind heute wie in den Anfängen gewaltig. Der weitaus größte Teil des Bodens, der von Menschen je urbar gemacht wurde, dient ausschließlich dem Anbau von Pflanzen. Irgendwann im Vorfeld der Geschichte müssen die Menschen der Frühzeit entdeckt haben, daß die Pflanzen ihrer Umgebung nicht nur als Nahrungs- und Rohstofflieferanten dienen, sondern manchmal auch gänzlich andersartige Fähigkeiten in sich bergen konnten. Bei der Suche nach verwertbaren Arten oder beim Durchprobieren verschiedenster Pflanzen müssen sie zwangsläufig auch auf solche Arten gestoßen sein, deren Genuß schädlich ist und in besonderen Fällen bedrohliche Ausmaße annehmen kann. Wie sich aus solchen Zufallsentdeckungen unvermuteter Wirkungen die Kenntnis von den heilenden Eigenschaften der Pflanzen entwickelt haben mag, bleibt im Dunkeln. Sicher ist lediglich, daß schon die ältesten Kulturen mit Schrifttradition weitreichende Kenntnisse vom Umgang mit Gift- und Arzneipflanzen besaßen. Davon künden sowohl Nachrichten, die auf Keilschrift-Tontafeln aus dem Zweistromland überliefert sind, als auch Papyrus-Fragmente aus Ägypten mit ihrer farbigen Bilderschrift. Die in solchen Pflanzen verborgenen Kräfte umgab auch damals schon ein gewisser mythischer Zauber, und es ist gewiß kein Zufall, daß die frühen Pflanzenkundigen zugleich auch hohe kultische Ämter bekleideten. Wissen und Erfahrung sicherten zugleich die hohe soziale Stellung. Salomon stand unzweifelhaft auch deshalb in hohem Ansehen, weil er sich in der Botanik auskannte und „von der Zeder des Libanon bis zum Kapernstrauch“ die Besonderheiten vieler Pflanzenarten offenbar gut einzuschätzen wußte. Außer einem reichen Erfahrungsschatz über Säfte und Kräfte der Pflanzen waren natürlich noch keine genaueren Vorstellungen über mögliche Wirkursachen entwickelt. Die beginnende wissenschaftliche Behandlung mußte sich zunächst auf die Beschreibung von Merkmalen und Kennzeichen, Eigenschaften und Heilanzeigen beschränken. Immerhin war der nachdenkende Wissenschaftler dieser Frühzeit Arzt, Botaniker und Pharmazeut in einer Person und damit Spezialist auf Gebieten, die wir heute als weit getrennte Disziplinen zu sehen gewohnt sind.

Eisenkraut (Fuchs)

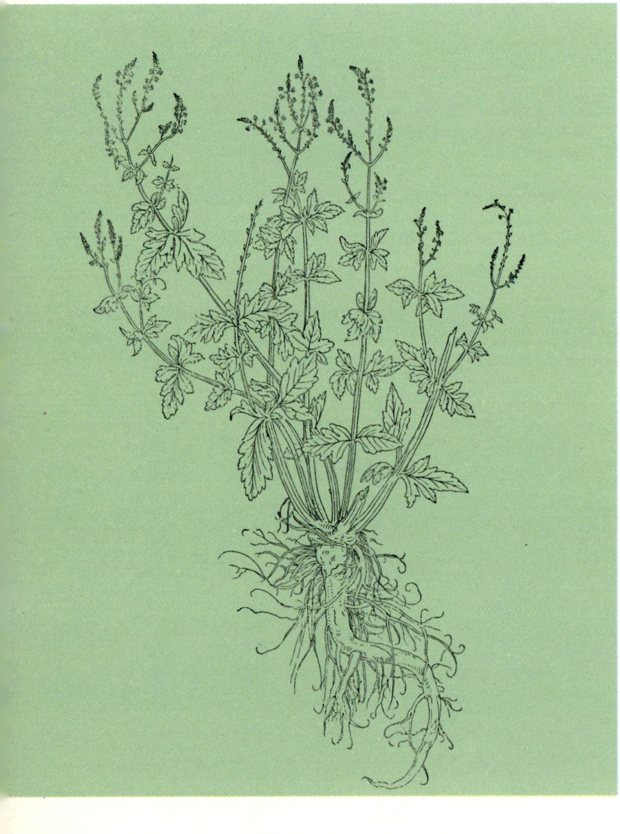

Zwischen Magie und Wissenschaft

Dieser Stand der Dinge blieb auch während der griechisch-römischen Antike unverändert, in der nahezu legendäre Gestalten wie Hippokrates (466–377 v.Chr.) die Tradition der abendländi-

Bingelkraut (Dioskurides)

φυλλον φυλλον

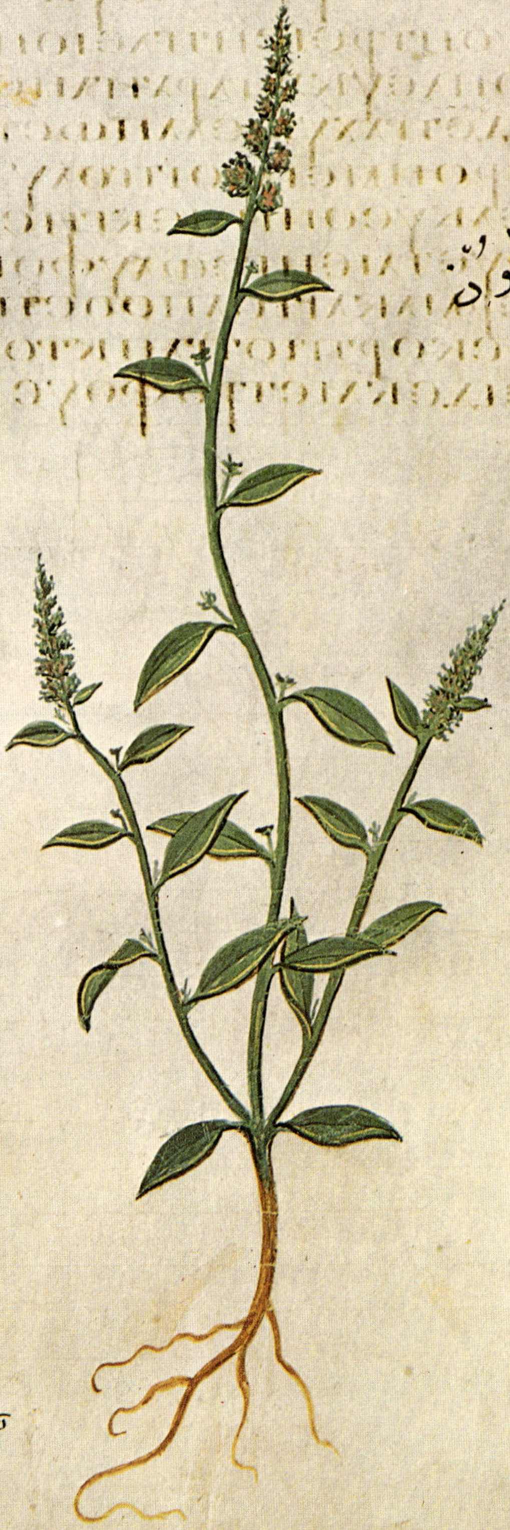

schen Heil- und Kräuterkunde begründeten. In seiner wissenschaftlichen Nachfolge stehen Aristoteles und Theophrast, die beide umfangreiche Schriften über die Anwendbarkeit von Pflanzen bei medizinischen Fragen verfaßten. Der römische Schriftsteller Plinius (23–79 n. Chr.) schuf eine der ersten Enzyklopädien des Altertums, in der das gesamte naturwissenschaftliche Wissen der Zeit unter Einschluß botanischer Betrachtungen und Beschreibungen zusammengetragen worden war. Zur Heilwirkung vieler Pflanzen konnte darin schon manche Empfehlung nachgelesen werden. Eine der wichtigsten Quellen der pflanzlichen Arzneimittellehre ist das kenntnis- und detailreiche Werk des Militärarztes Dioskurides (etwa 40–90 n. Chr.), in dem weit über fünfhundert pflanzliche Heilmittel und Anwendungen beschrieben werden. Galen (131–202 n. Chr.) übernahm großenteils diese Empfehlungen aus dem gewaltigen Vorgängerwerk und verfaßte zusätzlich eine Reihe praktischer Vorschriften für einfache Arzneimittel. Bis heute ist sein Name mit den galenischen, d. h. aus Pflanzen zubereiteten Heilmitteln, verbunden. Vom Ausgang der Antike bis ins frühe Mittelalter wurde die medizinisch-botanische Gelehrsamkeit im wesentlichen von den Arabern getragen, unter denen berühmte Ärzte wie Avicenna oder Albukasim besonders herausragen. Während dieser Zeit wurde das Wissen um manche Erfindung und Erfahrung bereichert, und es kamen zunehmend Pflanzen in Gebrauch, von denen die antiken Gelehrten noch keinerlei Kenntnis besaßen.

Im Mittelalter war die angewandte Botanik mit ihren Fragestellungen vorwiegend eine Sache der großen Klöster. Berühmt wurde beispielsweise die Klosterschule von Salerno südlich von Neapel, wo ein reichhaltiger Kräuterbestand angebaut wurde. Zahlreiche Wissenschaftler haben in Salerno studiert. Aber auch diesseits der Alpen, etwa im Kloster Reichenau oder in St. Gallen und Fulda, wurden Heilpflanzen kultiviert und eifrige botanische Studien betrieben. Hildegard von Bingen (1098–1179), Äbtissin eines Benediktinerinnenklosters, hinterließ ein umfangreiches botanisches Werk mit eingehender Darstellung des Gebrauchswerts einheimischer und angepflanzter Arten. Ihre Texte sind in lateinischer Sprache verfaßt, doch wurden zur Bezeichnung der erwähnten Pflanzen nur solche Namen verwendet, die im 11. Jahrhundert im Rheingau in Gebrauch waren. Diese Schriften umfassen damit nicht nur die älteste, deutsche Regionalflora, sondern sind auch ein wichtiges Sprachdenkmal.

Wie sehr jedoch auch gerade im Mittelalter die ernsthafte Beschäftigung mit Kräutern und Heilpflanzen von allerhand zwielichtigem, fortschrittshemmendem Aberglauben durchsetzt war, zeigt die Kulturgeschichte der Zauberpflanzen. Besonders aufschlußreich ist die Geschichte der Alraune, von deren vielseitiger Wundertätigkeit bereits antike Schriftsteller schwärmten. Keine andere Pflanze nimmt im Aberglauben früherer Zeiten einen ähnlich breiten Raum ein. Wundersame Kräfte, die vom Dämonenbann über Hilfe bei Epilepsie, Kahlköpfigkeit und Augenkrankheiten bis zum Auffinden verborgener Schätze reichen, werden ihr bedenkenlos zugeschrieben. Entsprechend schwierig gestaltete sich die Ernte. Da der Alraun, ein Wurzelwesen von menschenähnlicher Gestalt, denjenigen, der die Pflanze ausgraben möchte, durch seinen markerschütternden Schrei umbringt, verfiel man auf die Idee, das Herausziehen der Wurzel durch einen Hund besorgen zu lassen, der an die freigegrabene Pflanze angebunden wurde. Im Augenblick des Herausziehens mußte kräftig in ein Horn gestoßen werden, um das todbringende Alraunengeschrei zu übertönen. Die Alraune *(Mandragora officinarum)*, ein Nachtschattengewächs, besitzt tatsächlich eine stark verzweigte Speicherwurzel und ist, wie viele ihrer Verwandten, ziemlich giftig. In der Medizin spielt sie jedoch kaum eine bedeutende Rolle. Haarsträubende Geschichten wie diese sind von vielen anderen Pflanzen überliefert, und eine Reihe harmloser Reste solchen Pflanzenwunderglaubens hat sich im Brauchtum vieler Gegenden bis heute erhalten.

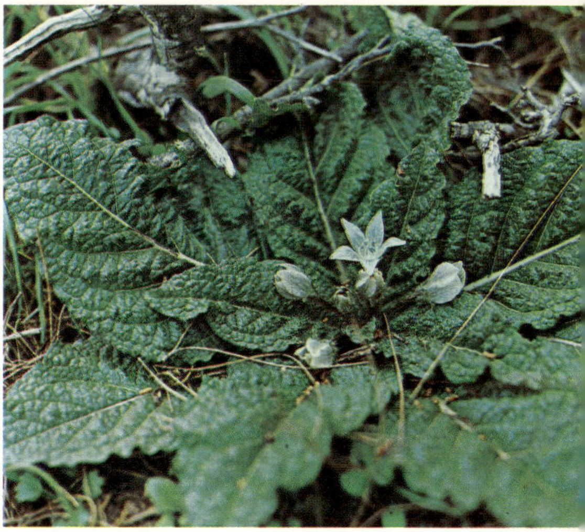

Alraune (Rein)

Wirkliche Fortschritte in der Kenntnis der Pflanzen und ihrer vorurteilslosen Beurteilung waren erst möglich, nachdem die wissenschaftsfeindliche, dumpfe Enge des Mittelalters überwunden war. Unter den bedeutenden Herbalisten der Renaissance nahm die Beschäftigung mit Pflanzen wieder vertretbare Formen an. Dies zeigt sich unter anderem in den vielen Kräuterbüchern, die im frühen 16. Jahrhundert entstanden. Als erster brachte Otho Brunfels (1489–1534) ein dickleibiges Werk heraus, zu dem Hans Weidlitz, ein Freund Dürers, unübertroffen naturgetreue Pflanzendarstellungen in Holzschnitten geliefert hatte. Hieronymus Bock (1498–1554) schrieb ein sehr volkstümliches Werk mit annähernd fünfhundert künstlerisch vollendeten Pflanzenbildern. Andere wichtige Kräuterbücher, die sich inhaltlich oft kaum unterscheiden und im wesentlichen die antiken Quellen auswerten, sind die Werke von Leonhart Fuchs (1501–1566), Matthias de l'Obel (= Lobelius, 1538–1616) oder Rembert Dodoens (= Dodoneus, 1517–1585). Das umfangreichste Werk dieser Epoche, das Kräuterbuch des Tabernaemontanus (1520–1590), wurde erst nach der Bearbeitung durch Caspar Bauhin

Johanniskraut (Fuchs)

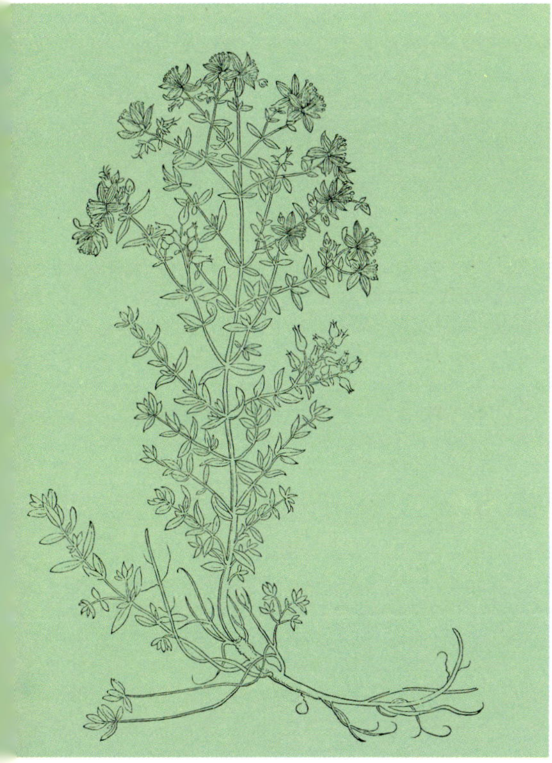

ein beachtlicher Erfolg. Alle diese Kräuterbücher bemühen sich um eine sachliche, nüchterne Darstellung der behandelten Pflanzen, beschreiben deren Eigenschaften, Standorte und Wirkungen und geben Empfehlungen zur sinnvollen Verwendung. Solchem Bemühen entspricht die detailgetreue Pflanzenillustration, die die kennzeichnenden Merkmale meist so genau herausarbeitet, daß die Art fast immer gut zu erkennen und zu bestimmen ist. Darin unterscheiden sich die Bücher des 16. und 17. Jahrhunderts erheblich von mittelalterlichen Pflanzendarstellungen, die mit stilisierten, symbolbeladenen Bildern aufwarten. Trotz des gewaltigen Verständniswandels, der die Kräuterbücher der Renaissance demgegenüber auszeichnet, rufen ihre Beschreibungen und mitunter arg naiven Schilderungen gelegentlich Heiterkeit hervor. Einige Kostproben sind in diesem Buch bei der Behandlung verschiedener Pflanzen verwendet worden.

Pflanzliche Inhaltsstoffe – der Arzneischrank der Natur

Auch wenn Zufallsentdeckungen oder mutige Erprobungen die Kenntnis brachten, daß besondere Pflanzen für Heilzwecke und medizinische Probleme einzusetzen sind, mußten die Gründe, warum eine solche Pflanze bei einem bestimmten Krankheitsbild half, auch den erfahrensten Heilpflanzenkundigen zunächst verschlossen bleiben. Über die stoffliche Basis der Heilwirkung waren keine genauen Vorstellungen entwickelt, und darum war man wohl eher geneigt, etwas unverbindlich von Heilkräften der Pflanzen zu sprechen. Im Grunde verwundert es nicht allzusehr, daß die Beschäftigung mit Heil- und Arzneipflanzen oft genug in bedenkliche Nähe zu Zauberei und Magie rückte. Die Trennlinie war eben nicht eindeutig genug zu ziehen. Für prächtig wuchernde Vorstellungen über Nützlichkeit und Verwendungsfähigkeit der Flora war man aber nicht nur in den Anfängen der Pflanzenheilkunde recht empfänglich. So findet sich auch in vielen modernen Büchern über Heilpflanzen eine ziemlich vernebelte Begriffswelt, und es entsteht der Eindruck, als sei die Ablösung von der mittelalterlichen Magie noch nicht so recht vollzogen worden.

Zweifellos kann die moderne, hochentwickelte Arzneimittelforschung erstaunliche Ergebnisse und Fortschritte vorweisen. Seitdem der schwedische Apotheker Karl Wilhelm Scheele 1784 zum ersten Mal einen pflanzlichen Naturstoff, nämlich Oxalsäure aus Sauerampfer, isoliert hatte und sein

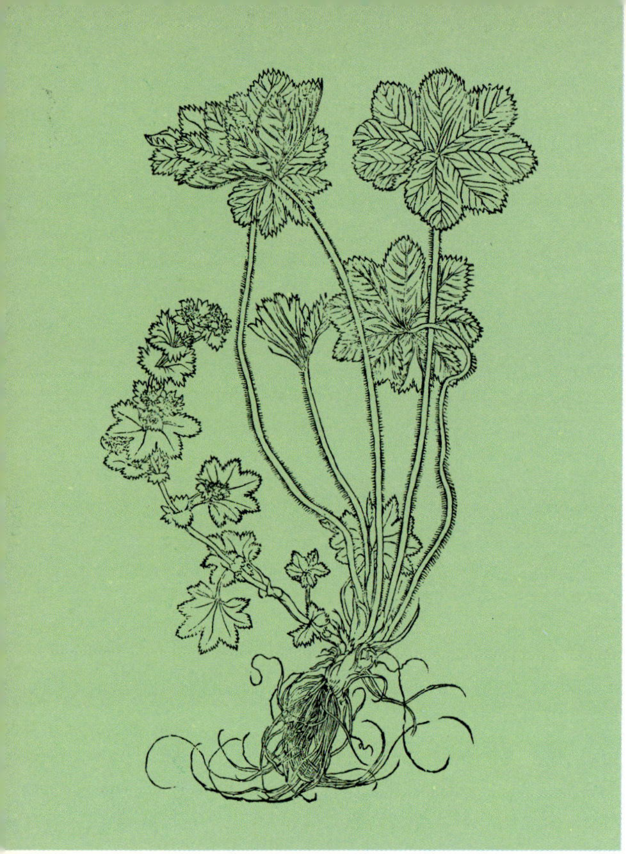

Frauenmantel (Brunfels)

deutscher Kollege Friedrich Sertürner aus Einbeck 1805 mit der Reindarstellung des hochwirksamen Morphins aus Mohn-Pflanzen gewaltiges Aufsehen erregte, hielt die Chemie schrittweise Einzug in die Beschäftigung mit Heil- und Arzneipflanzen und deren praktischer Nutzung. Heute sind die pflanzlichen Inhaltsstoffe, die die Wirksamkeit und Verwertbarkeit der Heilpflanzen bedingen, weitgehend und oft in allen Einzelheiten bekannt, wenngleich über die Einzelheiten besonderer Wirkweisen und Wege manchmal noch keine sehr genauen oder gesicherten Vorstellungen bestehen. Von einigen Pflanzenarten kennt man zwar ihre besondere Wirkung, ohne dafür die stoffliche Natur des Wirkprinzips angeben zu können. Daher bleibt der Naturstoffchemie immer noch ein genügend umfangreiches Arbeitsgebiet erhalten.

Trotz enormer Fortschritte der organischen Chemie bleiben Heil- und Arzneipflanzen eine wichtige und unverzichtbare Quelle für die verschiedenen benötigten Wirkstoffe, denn längst nicht alle pflanzlichen Verbindungen, die für die Herstellung von Arzneien und Medikamenten gebraucht werden, können vom Chemiker im Reagenzglas einfach nachgebaut werden. Nur die Pflanzen selbst sind in der Lage, die oft komplizierten Moleküle herzustellen, bei denen schon kleinste Veränderungen der Architektur über Wirksamkeit oder Unwirksamkeit entscheiden können. Ohne Heilpflanzen oder natürlichen Vorrat an pflanzlichen Wirkstoffen geht es also selbst da nicht, wo die Pflanzen als solche oder ihr Stoffwechselprodukt kaum noch in Erscheinung treten. Die bunten Pillen und Kapseln, die als Fertigpräparate in den Apotheken bereitgehalten werden, scheinen mit der Wüchsigkeit eines Kräutergartens nichts mehr zu tun zu haben und sehen eher wie das genaue Gegenteil davon aus. Dennoch haben Pflanzen die Wirkstoffe oder zumindest doch die Vorstufen für die halbsynthetische Weiterentwicklung geliefert.

Naturstoffe wie Zucker, Stärke, Proteine oder Fett, die primär nur von Pflanzen hergestellt werden können und deretwegen wir pflanzliche Nahrung zu uns nehmen, stellen für die Pflanzen selbst wichtige Reservestoffe dar, die sie für ihr eigenes Wachstum, ihre Entwicklung und Vermehrung benötigen und daher jederzeit wieder abbauen können. Im Gegensatz zu diesen pflanzlichen Bestandteilen sind die medizinisch verwendbaren Inhaltsstoffe typische Stoffwechselend- oder -abfallprodukte, die für die produzierenden Pflanzen überraschenderweise in den meisten Fällen ziemlich bedeutungslos sind. Solche Stoffe werden deswegen auch als sekundäre Pflanzenstoffe zusammengefaßt. Erstaunlich ist nun, daß viele dieser pflanzlichen Produkte im tierischen und menschlichen Organismus besondere Wirkungen entfalten und bei Krankheiten oder anderen Funktionsstörungen als Heilmittel eingesetzt werden können. Die Pflanzenstoffe greifen damit in Stoffwechselsituationen ein, denen sie in der Pflanze selbst nie ausgesetzt waren.

Nicht alle sekundären Pflanzenstoffe kommen in allen Pflanzen vor. Das folgt schon allein aus der Erfahrung, daß für bestimmte Anwendungsbereiche jeweils auch nur besondere Pflanzenarten zu verwenden sind. Der berühmte Ausspruch des Arztes Paracelsus, wonach alle Wiesen und Matten, alle Berge und Hügel Apotheken sind, gilt eben auch in dem Sinn, daß die zahlreichen wertvollen Pflanzen nach ihren Wirkkräften Spezialisten sind, die für vielerlei Zwecke und längst nicht nur zum Heilen und Kurieren bereitstehen. Die Wirkstoffe sind nicht regellos über das Pflanzenreich verteilt. Bei genauerem Hinsehen erkennt man, daß die Vorkommen von Alkaloiden oder Glykosiden vielfach bestimmten Verteilungsmu-

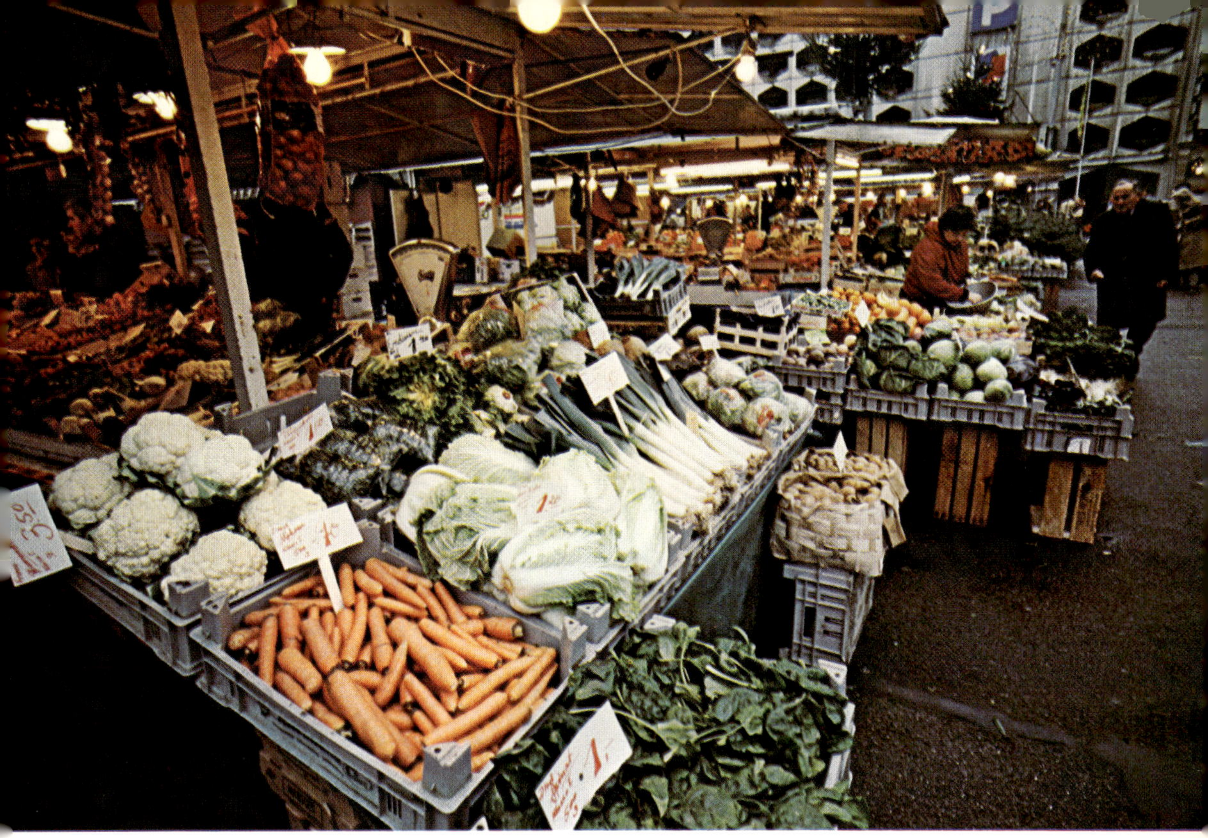

Gemüsemarkt (DPA)

stern folgen, die irgendwie mit der Einteilung der Pflanzen nach Verwandtschaftsgruppen in Zusammenhang zu bringen sind. Auch diese wichtige Beobachtung lehrt bereits die vorwissenschaftliche Erfahrung: Da beispielsweise (fast) alle Vertreter der Hahnenfußgewächse (Ranunculaceae) oder der Nachtschattengewächse (Solanaceae) stärkere Giftstoffe enthalten, muß zwischen dem Auftreten eines solchen chemischen Merkmals und der nach Kennzeichen des Blütenbaus beschriebenen Verwandtschaft der Pflanzen eine engere Beziehung gesehen werden. Daß solche Zusammenhänge bestehen, ist durchaus nicht selbstverständlich und andererseits eine Tatsache von großer praktischer Bedeutung. Nach dem Verbreitungsbild bestimmter pflanzlicher Naturstoffe können nämlich Verwandtschaftszusammenhänge viel deutlicher nachgezeichnet werden, und außerdem kann man im weiteren Verwandtschaftskreis anerkannter Heil- und Arzneipflanzen mit dieser Kenntnis wesentlich erfolgreicher nach neuen Wirkstoffquellen suchen. Nur auf diese Weise wurde beispielsweise der Wert des Wolligen Fingerhuts *(Digitalis lanata)* erkannt, der in Südeuropa vorkommt. Aus dieser Art können die wichtigen herzwirksamen Inhaltsstoffe sehr viel besser gewonnen werden als aus seinem rotblütigen mitteleuropäischen Verwandten. In verwandten Pflanzen werden daher meist ähnliche Inhaltsstoffe auftreten. Nur darum finden sich in den Vertretern der Doldenblütengewächsen (Apiaceae) oder der Lippenblütengewächse (Lamiaceae) auffallende Mengen ätherischer Öle, die für den würzigen oder aromatischen Duft dieser Pflanzen verantwortlich sind.

Wildpflanzen – Kulturpflanzen

Jede Obst- und Gemüseecke eines Supermarktes führt auf einen Blick die unglaubliche Vielfalt von Farben, Formen, Düften und Geschmäcken vor, mit denen die verführerisch aufgebauten Produkte offenbar nur darin wetteifern, unsere Aufmerksamkeit zu erregen. Angesichts derartiger Pracht vergißt man jedoch nur allzu schnell, daß nur noch die wenigsten dieser Erzeugnisse natürlich gewachsen sind. Der allergrößte Teil des Angebots besteht aus Kulturpflanzen, die unter reichlichem Einsatz der Chemie angebaut wurden. Sie sind das Ergebnis generationenlanger Züchtungsbemühungen, die darauf abstellten, bestimmte Eigenschaften zu verbessern, Größe und

Erscheinungsbild zu verändern und vor allem die Anbauerträge zu steigern. Mit Sicherheit haben die Kulturpflanzen ursprünglich anders ausgesehen. Wenn man sie mit den entsprechenden Wildpflanzen, die in den meisten Fällen bekannt sind, vergleicht, fallen die gewaltigen Veränderungen sofort auf. Die Artischocke, ein besonderer Star unter den Korbblütengewächsen, hat sich aus einem hartnäckigen, distelartigen Unkraut zu einer hochgeschätzten kulinarischen Spezialität entwikkelt. Von den Kohl-Arten, die mit einem besonders reichen Formenspektrum vertreten sind, gleichen im Erscheinungsbild weder ein Blumenkohl noch ein Rosenkohl der Wildpflanze, die in Mitteleuropa nur auf der roten Felseninsel Helgoland vorkommt. Die Umformung einer Wildpflanze in eine leistungsfähigere Kulturpflanze geht mitunter erstaunlich schnell vor sich. Viele Beerenobstarten sind beispielsweise frühestens im ausgehenden Mittelalter in Kultur genommen worden, und die Zuckerrübe, deren Wildform heute noch an den atlantischen Meeresküsten zu finden ist, gibt es erst seit der Mitte des vorigen Jahrhunderts. Außerdem werden jährlich für die Obst- und Gemüsegärten zuvor nie gesehene Neuzüchtungen angeboten. Form-, Farb- und Geschmackseigenschaften pflanzlicher Nahrungsmittel sind sogar gewissen Modetrends unterworfen. Manche Apfelsorten, von denen die Großeltern noch schwärmten, sind heute so gut wie ausgestorben.

Die Umwandlung der Wildpflanzen in Kulturpflanzen hat die Pflanzenarten allerdings in sehr unterschiedlichem Ausmaß betroffen. Einige lassen zwar überhaupt keine Ähnlichkeiten mehr erkennen und geben sich den Anschein neuer Arten, während andere noch unverkennbar das Gewand der Wildpflanze tragen und sich von deren Aussehen kaum entfernt haben. Oft sind es gerade diese Pflanzen, die bei passender Gelegenheit die künstliche Artengemeinschaft eines umhegten Gartens wieder verlassen und als kulturflüchtige Exemplare zusehends „verwildern“, wie dieser Vorgang aus der Sicht des Pflanzenzüchters treffend beschrieben wird. Je eher solche Pflanzen noch in der Lage sind, sich im Wettbewerb der konkurrierenden bodenständigen Wildpflanzen zu behaupten oder sich eine passende ökologische Nische zu sichern, um so weniger haben sie ihre eigentlichen Wildlingsmerkmale abgelegt.

Die in diesem Buch vorgestellten und empfohlenen Pflanzen sind überwiegend echte Wildpflanzen, die überall häufig sind und meist nicht allzulange gesucht werden müssen. Einige andere Arten sind jedoch in Mitteleuropa nicht heimisch, sondern wurden zum Teil schon vor Jahrhunderten eingebürgert und erst auf diesem Wege feste Bestandteile der einheimischen Flora. Bei den ursprünglich fremdländischen Arten, die wegen besonderer Qualitäten eingeführt und zeitweise auch angebaut, in ihrem Erscheinungsbild aber dennoch nicht allzusehr verändert wurden, sind die Grenzmarken zu den eigentlichen Kulturpflanzen manchmal nicht eindeutig zu setzen. Ihre interessante oder besondere Verwendbarkeit war aber meist Grund genug, sie dennoch in die Artenliste aufzunehmen. Das gilt etwa für eine größere Anzahl Gewürzpflanzen, aber auch für einige Wildfrüchte, die jedoch allesamt im mitteleuropäischen Klima gedeihen können.

Wald- und Wiesenkräuter

Außer Arznei- und Heilpflanzen, die selbstverständlich besondere Beachtung verdienen und auch offensichtlich notwendig sind, hat die Natur draußen und um uns herum noch sehr viel mehr Erfreuliches anzubieten. Der Blick in die heimi-

Huflattich (Fuchs)

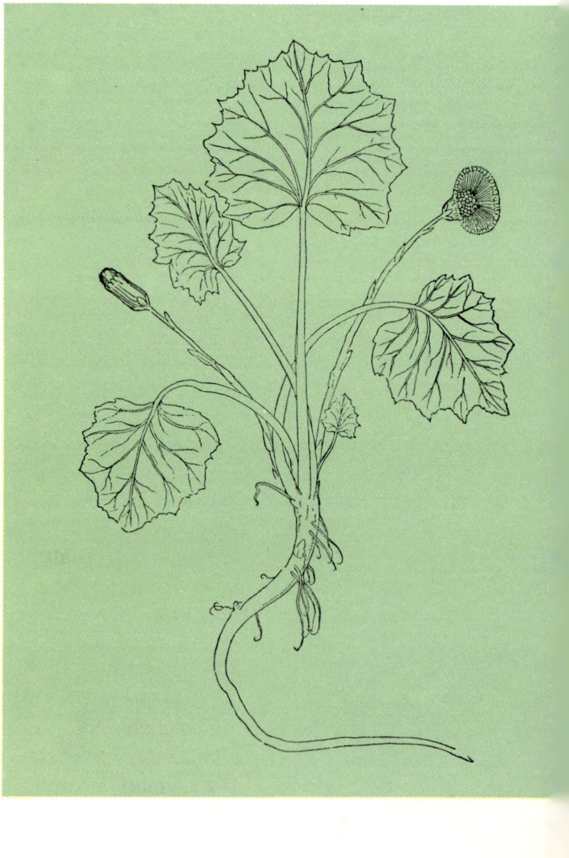

sche Flora zeigt, daß es nicht nur würzige Pilze, saftige Beeren oder andere schmackhafte Früchte gibt. Überall in Wiesen und Fluren, an Wald- und Wegrändern, erwartet uns eine Fülle prächtiger Kräuter, die man einfach nicht übersehen darf. Die Vorstellung, in diesem großen Kräutergarten zu Gast zu sein, sich darin auszukennen und bedienen zu dürfen, macht sicher ein wenig sehnsüchtig, und tatsächlich bringen Beschäftigung und Umgang mit den natürlichen Beständen unserer Umwelt Erfahrungen, die eigentlich nur schwer zu beschreiben sind. Jeder, dem die folienverpackten Treibhausprodukte aus den Supermarktregalen vielleicht zu geschmacksneutral oder durchschnittlich vorkommen, sollte solche Erfahrungen sammeln. Die Wald- und Wiesenkräuter sind ein Reservat interessanter und erstaunlicher Geschmacks- und Aromaqualitäten, die sich aus den Regalen eines Warenhauses schwerlich zusammenstellen lassen. Natürlich können oder sollen Wildkräuter die täglich benötigten Nahrungsmittel nicht ersetzen oder ablösen, aber es wäre doch immerhin schade, nicht erfahren zu haben, in welchem Maße Wildpflanzen unsere kulinarischen Gewohnheiten bereichern und ergänzen können. Wohlschmeckendes wird in jedem Fall dabei sein, und zumeist ist die Feld- und Wiesenkost auch gesünder. Es muß also durchaus nicht immer das teure Bio-Gemüse sein. Außerdem ist es auch sicher unnötig, die Verwendung von Wildpflanzen zum Gegenstand einer besonderen Weltanschauung zu machen. Es genügt völlig, wenn man ein wenig Spaß mit den Kräutern hat.

Zu wissen, was draußen an Eßbarem wächst, was damit anzustellen ist, wie man die Kräuter zum Salat verwendet, wo es die besten Walderdbeeren gibt und wie man Holunderwein oder Himbeerschnaps ansetzt, erfordert schon ein wenig Ungezwungenheit und auch etwas Abenteuergeist. Es ist aber ganz sicher der realisierbare Teil einer Wunschwelt, der wohl jeder ein wenig nachhängt und in die man gewiß eine ordentliche Portion Individualität hinüberretten kann. Ob es befriedigender ist, einen Nachmittag auf der Sommerwiese oder unter einem Kastanienbaum zu verbringen statt vor dem Aktenschrank im Büro, ist nicht einmal die eigentliche Frage. Viel wichtiger erscheint, daß die eßbaren Wildpflanzen ein Stück echter Natur darstellen und daran erinnern, wie wenig unsere täglichen Arbeiten und Beschäftigungen mit der unmittelbaren Beschaffung von Nahrung zu tun haben. Die Besorgung von Lebensmitteln ist für weitaus die meisten Menschen in einem durch und durch industrialisierten Land zu einer recht beziehungslosen Tätigkeit verkümmert. Kaum jemand hat sein tägliches Brot tatsächlich noch wachsen gesehen. Das Sammeln von Wald- und Wiesenkräutern ist dagegen echte Selbstversorgung. Um etwas Zusagendes aufzutreiben und den Speisezettel hin und wieder mit neuen Geschmacksarten zu beleben, muß man schon ein wenig mit den Jahreszeiten leben und, fast das Wichtigste, draußen danach suchen.

Vielerlei kann man mit den wildwachsenden Pflanzen zu Hause anstellen. Entweder werden sie als Wildpflanzensalat oder als Wildgemüse verwendet, oder man nimmt geeignete Arten ganz einfach zum Würzen und zur Geschmacksverbesserung anderer Speisen. Immer noch gibt es in vielen Küchen nur Salz und Pfeffer. Dieses Buch möchte gerade auch in dieser Hinsicht Anregungen zur vielseitigen Verwendung von Pflanzen geben und Ihnen traditionelle neben vielleicht ungewöhnlicheren Zubereitungen vorschlagen.

Kräutergärten

Pflanzen, die auch in einer unbelasteten und weniger artenverarmten Natur nicht immer und überall zu bekommen waren, wurden gerne in Gärten gebracht und dort kultiviert. Hinter der schützenden Umzäunung konnten auch wertvolle fremdländische Arten gehalten werden, die zumeist aus dem Mittelmeergebiet eingeführt worden waren und daher besonders fürsorgliche Pflege benötigten. Die ersten Gärten mit reichhaltigem Kräuterbestand wurden sicher in den großen Klöstern angelegt, später auch im Bereich der Burgen, außerhalb des inneren Befestigungsringes. Häufig kann man noch heute aus den Pflanzenvorkommen im Umkreis alter Kloster- und Burgruinen Schlüsse auf den ungefähren Artenbestand ihrer Zier- oder Krautgärten ziehen. In manchen Gebieten gelten solche Standorte sogar geradezu als Reliktvorkommen von Pflanzen, die sonst weitgehend aus der einheimischen Flora verschwunden sind. Die Tradition der Kloster- oder Burggärten ging auf die Bauerngärten über, die ebenfalls weniger mit reinen Zierpflanzen bestückt waren, sondern überwiegend als Apotheke und Würzgarten dienten und damit einen wichtigen Rang in der ländlichen Selbstversorgung einnahmen. Die Überbleibsel der Bauerngärten, die in unserer Zeit ihre ursprüngliche Bestimmung natürlich kaum noch erfüllen und Aussehen und Artenbestand vielfach verändert haben, sind ebenfalls Zufluchtsstätte selten gewordener, nahezu vergessener Pflanzen. Besonders unter den Würz- und Aromapflanzen, die wildwachsend kaum vorkommen, und ebenso

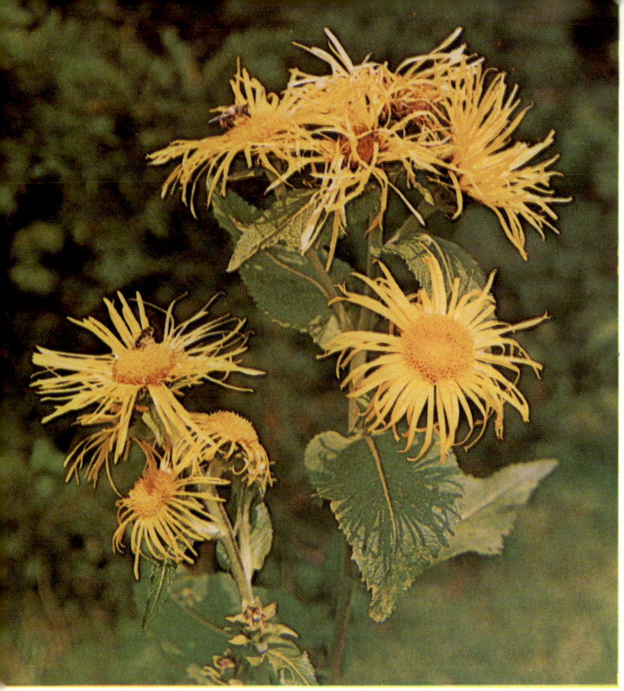

Alant *(Schacht)*

wendung finden könnten. Einjährige Kräuter und mehrjährige Stauden stehen zur Auswahl, ganz zu schweigen von den verschiedenen Blütenfarben oder Blattformen der verschiedenen Arten. Sicher können nicht alle interessanten Gewürz- und Aromapflanzen, die größtenteils gleichzeitig auch Heilpflanzen sind, im Eigenanbau gezogen werden, weil meist schon aus Raumgründen eine Beschränkung auf wenige Kräuter erfolgen muß. Pflanzen, die jedoch unbedingt wieder Eingang in die Kräutergärten finden sollten, sind neben Alant, Eibisch, Engelwurz, Geißraute oder Zitronenmelisse auch Ysop, Estragon und Bibernelle, die bei geschickter Gruppierung sicherlich nicht weniger attraktiv aussehen.

Auf frische Küchenkräuter braucht man aber nicht einmal im Winter und auch dann nicht zu verzichten, wenn ein Garten als Anbaufläche nicht zur Verfügung steht. Ohne besonderen Aufwand und ohne Schwierigkeiten können Gewürzpflanzen auch im Kasten oder Kübel auf dem Balkon gezogen werden. Voraussetzung für eine erfolgreiche Balkonkultur ist lediglich, daß im

bei den Heilpflanzen, finden sich erstaunlich viele Arten, die in Bauerngärten traditionell ihren festen, zugewiesenen Platz einnahmen. Sie sind dort, wenn sie sonstwo kaum noch anzutreffen sind, teilweise immer noch zu sehen. Bauerngärten sind sicher ein Stück vernachlässigter und vergessener Kulturgeschichte.

Ein gut bestückter Kräutergarten direkt beim Haus, in dem außer Petersilie, Sellerie und Schnittlauch auch andere, vielleicht etwas seltenere Geschmacks- und Aromarichtungen vertreten sind, ist eine herrliche Einrichtung. Hier können nicht nur die weniger häufigen unter den wertvollen Kräutern gezogen und damit vor dem endgültigen Vergessen bewahrt werden, ein solcher Garten kann auch ungemein dekorativ angelegt sein. Selbst die kleinste Kräuterecke in einem Nutz- oder Blumengarten stellt interessante gestalterische Aufgaben. Dabei läßt die mögliche Artenauswahl und -zusammenstellung beinahe allen räumlichen Möglichkeiten genügend Spielraum. Es gibt Kräuter verschiedenster Standortansprüche, solche für sehr sonnige Standorte (Rosmarin, Salbei, Thymian) und andere für schattige Stellen (Bärenlauch, Eibisch, Kerbel). Neben kleinwüchsigen Arten wie Basilikum, Portulak oder Thymian gibt es auch solche von ansehnlicher Größe (Fenchel, Königskerze, Liebstöckel), die bevorzugt an der Hauswand oder am Gartenzaun zur Hintergrundbepflanzung Ver-

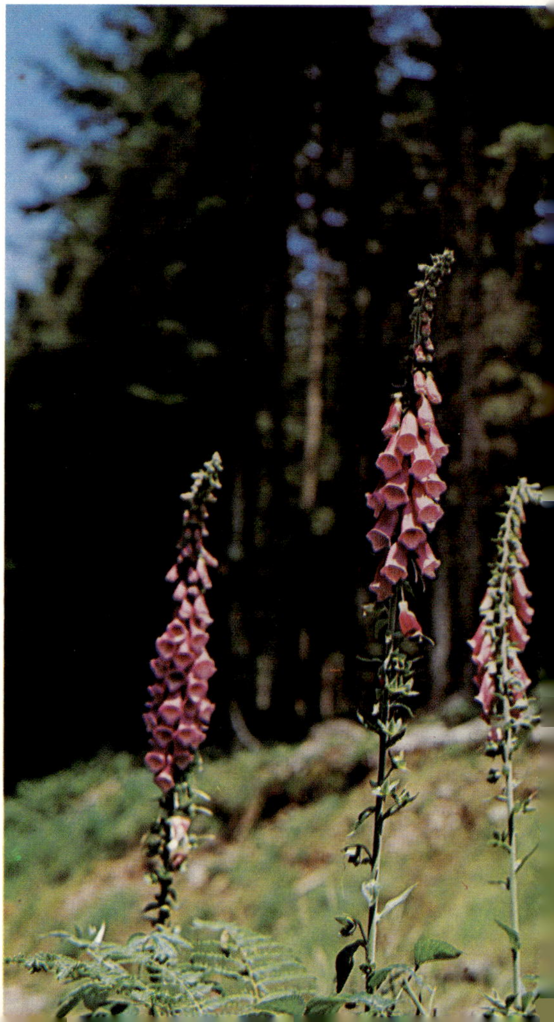

gleichen Pflanzgefäß nur Arten mit ähnlichen Standortansprüchen ausgesät oder (nicht zu dicht) ausgepflanzt werden. Besonders eignen sich für diese Zwecke eine Reihe einjähriger Kräuter wie Basilikum, Borretsch, Dill, Kerbel, Kresse oder Majoran, die einerseits sehr raschwüchsig sind, daher frühzeitig geerntet werden können und aus Folgesaaten über das ganze Jahr hinweg verfügbar bleiben. Aber auch mehrjährige Arten wie Bohnenkraut, Dost, Melisse, Thymian und sogar Rosmarin, Salbei oder Ysop gedeihen im Minikräutergarten auf dem Balkon oder der Terrasse recht zufriedenstellend. Sie werden am besten in einem kühlen, hellen Raum überwintert und kommen ab Mitte Mai wieder ins Freie. Für die Kastenkultur weisen Balkons, die nach Südosten oder Südwesten geöffnet sind, erfahrungsgemäß das günstigste kleinräumige Klima auf.

Küchenkräuter, die in der Kräuterecke des Nutzgartens hübsch aussehen, sind auch als Zimmerpflanzen attraktiv. Grundsätzlich lassen sich viele Gewürz- und Aromapflanzen auch im Blumentopf auf der Fensterbank halten, wenn sie nur genügend Licht und frische Luft (ohne Zug) bekommen, nicht direkt über einem Heizkörper stehen und auch sonst etwas liebevolle Zuwendung erfahren. Basilikum, Bohnenkraut, Borretsch, Dill, Kerbel, Kresse (einjährig), aber auch Dost, Estragon, Majoran, Melisse, Rosmarin oder Salbei (mehrjährig) sind für die Fensterbrettkultur aussichtsreiche Kandidaten. Die einjährigen Arten mit kurzer Kulturzeit lassen sich, genau wie bei der Balkonkastenkultur, durch rechtzeitige Folgesaaten laufend ergänzen. Die ausdauernden, staudenwüchsigen Kräuter müssen nach einiger Zeit wegen allzu gewaltiger Größe ersetzt oder aus Stecklingen erneut angezogen werden. Auch für die Balkon- und Zimmergärtnerei gilt, nicht das vollständige Sortiment in Kultur zu nehmen, sondern von den Pflanzvorschlägen zunächst mit nur wenigen Kräutern, für die man eine besondere Vorliebe hat, zu beginnen und die eigenen Möglichkeiten der Reihe nach auszuprobieren.

Giftige Pflanzen

In der Natur und sogar in Park und Garten gibt es beileibe nicht nur harmlose Pflanzen, die unbesehen den Weg in Kochtopf oder Teekanne antreten dürfen. Viele Pflanzen enthalten nämlich Inhaltsstoffe, die die normalen Körperfunktionen recht empfindlich stören und mitunter beachtliche Schäden anrichten können. Solche Pflanzenstoffe werden als Gifte bezeichnet. Wer Pflanzen sammeln und verwenden möchte, muß auch über die giftigen oder bedenklichen Arten gut informiert sein.

Es gibt viel mehr giftige Pflanzen (und Tiere) in Mitteleuropa, als man gewöhnlich annimmt. Die Chancen, den Speisezettel aber dennoch etwas abwechslungsreicher und damit erfreulicher gestalten zu können, steigen nur dadurch, daß – von einigen fatalen Fällen abgesehen – viele der fraglichen oder gefährlichen Inhaltsstoffe entweder nur in geringen Mengen vorhanden oder hitzelabil sind und dadurch beim Kochen oder Schmoren unschädlich werden. Die meisten der einheimischen Pilze unter Einschluß der ausdrücklich eßbaren Arten enthalten in rohem Zustand giftige Substanzen. Selbst alltägliche Lebensmittel halten in dieser Hinsicht manche Überraschung bereit: So sollte man beispielsweise rohe Gartenbohnen oder größere Mengen Muskat auf keinen Fall zu sich nehmen. Bei den Wildpflanzen ist es oft sehr ähnlich. Deshalb sollten die einschränkenden

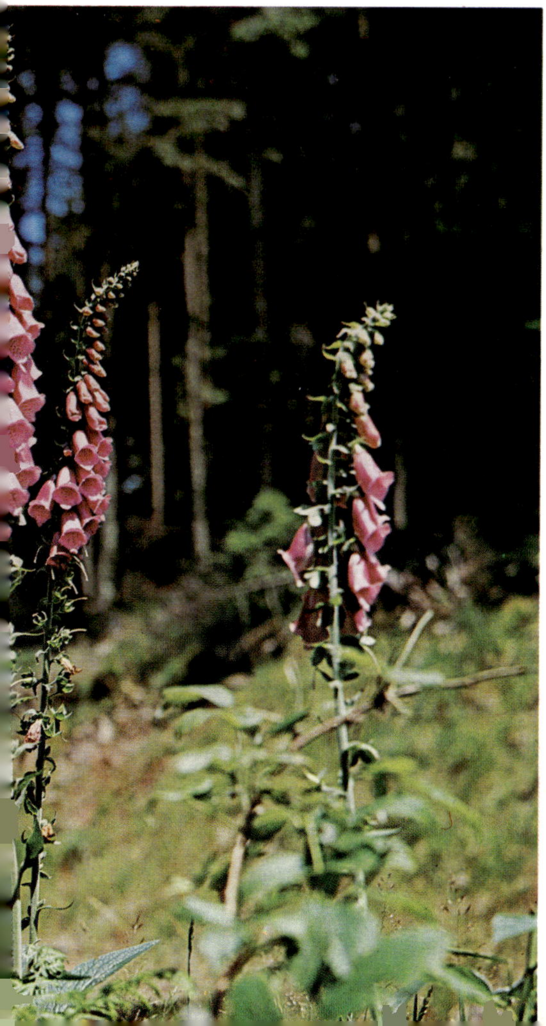

Fingerhut (Fieselmann)

Hinweise im Kräuterverzeichnis immer beachtet werden.
Der Blick in die Giftküche der Natur deckt interessante Zusammenhänge auf. Im Pflanzen- wie im Tierreich lassen sich erstaunliche Beziehungen zwischen Entwicklungshöhe und Art, Menge oder Ort der Giftproduktion aufzeigen. Auffallend ist beispielsweise, daß unter den höchstentwickelten Wirbeltieren, den Vögeln und Säugetieren, die Giftverwendung im Schutz- oder Beutefangverhalten nicht zu finden ist, während sich bei den Blütenpflanzen, die den vorläufigen Abschluß in der Entwicklung des gesamten Pflanzenreiches bilden, besonders zahlreiche giftige Arten finden. Erstaunlich und mit Zufällen sicherlich kaum erklärbar ist auch, daß sich manche pflanzliche und tierische Giftstoffe bis in die Einzelheiten ihrer molekularen Architektur gleichen. So ist beispielsweise das Bufotalidin aus den Hautdrüsensekreten der einheimischen Erdkröte *(Bufo bufo)* chemisch mit dem Hellebrigenin, einem Gift der hübschen Christrose *(Helleborus niger)*, völlig identisch. Mittelalterlicher Aberglaube nahm diese erst durch die unglaublichen Möglichkeiten der modernen Naturstoffchemie aufgedeckte Tatsache durch die Annahme vorweg, Kröten bezögen ihre beachtliche Giftigkeit auf magischem Wege aus Christrosen und deren Verwandten. Warum diese Pflanzen und viele andere Arten schwere Gifte herstellen, ist immer noch unklar und wird mit dem häufig vorgeschlagenen Fraßschutz-Argument auch nicht wesentlich verständlicher.
Die Grenze zwischen den ernsthaft gefährlichen Giften und arzneilich wertvollen Wirkstoffen ist kaum scharf zu ziehen. Viele der hochwirksamen Giftpflanzen liefern bei vorsichtiger Handhabung wichtige und unersetzliche Arzneistoffe, wie das bekannte Beispiel von Tollkirsche oder Fingerhut zeigt. Eine Reihe derartiger Pflanzen ist im systematischen Teil des Buches berücksichtigt worden. Andere Pflanzen, die unterschiedlich stark giftig sind, sind im Anhang in einer eigenen Giftpflanzenliste zusammengefaßt. Diese Übersicht soll zeigen, daß beim Umgang mit Wildpflanzen eine gewisse Vorsicht immer angeraten ist und nur solche Pflanzen oder Pflanzenteile verwendet werden dürfen, deren Unbedenklichkeit zweifelsfrei feststeht. Die Arten der Giftliste gehören ganz gewiß nicht zu den uneingeschränkt harmlosen Erscheinungen der heimischen Flora. Sie sollten deshalb nicht wahllos ausgerottet werden, verdienen aber, mit der nötigen Vorsicht beachtet zu werden. Vor allem Kinder, die vielleicht aus Neugierde allzu gerne Früchte, Samen und andere Pflanzenteile auf ihre Genießbarkeit hin untersuchen und in den Mund stecken, sollten auf die damit verbundenen Gefahren rechtzeitig aufmerksam gemacht werden. Aus Sicherheitsgründen dürfen die allerschlimmsten Vertreter der Giftartenliste auch nicht in der Nähe öffentlicher Kinderspielplätze angepflanzt werden.
Wenn man die Pflanzenarten, die schwerere Vergiftungen hervorrufen können und für die Eigenverwendung untauglich sind, sicher kennt und beim Sammeln meidet, sind mit Sicherheit keine Komplikationen zu befürchten. Zum Glück haben die Gewürzkräuter, Wildobst- und Wildgemüsearten ebenso wie die Heilpflanzen und anderen erfreulichen Gewächse nur sehr selten Verwechslungsarten.

Trollblume (Gessner)

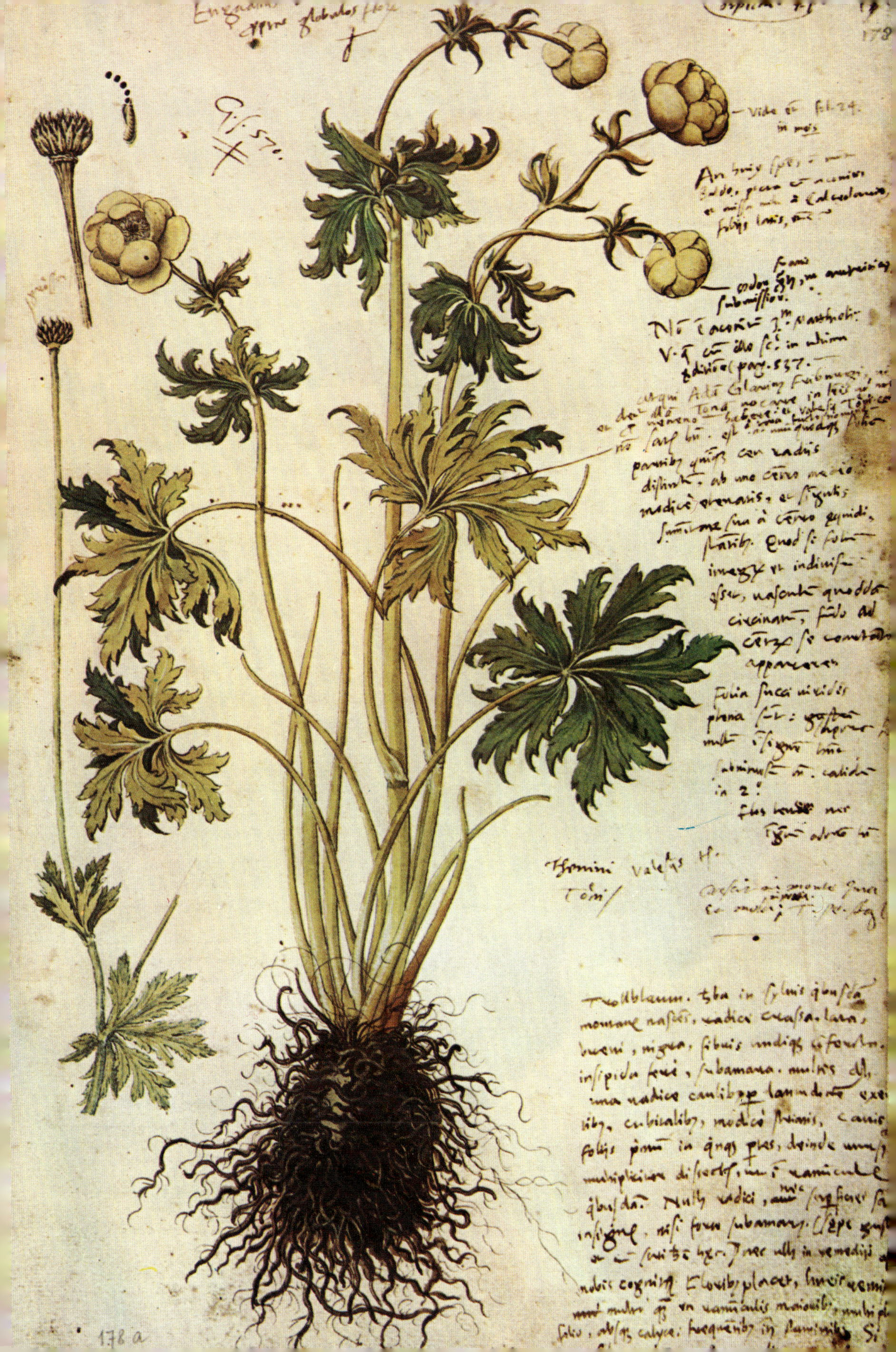

178 a

Erkennen, Sammeln, Aufbewahren

In diesem Buch werden rund 200 verschiedene Pflanzenarten eingehender beschrieben. Sie schließen die wichtigsten Wildobst- und Wildgemüsearten, Gewürz- und Heilpflanzen ein, die in Mitteleuropa wild oder verwildert vorkommen. Diese Auswahl umfaßt damit etwa 10 Prozent aller einheimischen Blütenpflanzenarten. Andere Pflanzengruppen, wie die Farne und Schachtelhalme, spielen als nutzbare Pflanzen nur eine untergeordnete Rolle und sind deswegen auch mit nur je einem Beispiel vertreten. Weitere Gruppen, wie die Flechten oder Meeresalgen, die ebenfalls mancherlei Verwendung zugeführt werden, blieben unberücksichtigt, weil sie selbst unter den begeisterten Botanikern nur wenige Anhänger gefunden haben. Pilze andererseits sind solchermaßen beliebt, daß darüber kaum noch Worte zu verlieren sind.

Die Beschreibungen in diesem Buch sollen Anregungen dazu geben, was man an welchen Stellen am besten sammeln kann und wie das Ernte- und Sammelgut, das man von draußen mitbringt, sinnvoll zu verwenden ist. Unbedingte Voraussetzung dafür ist eine kritische und sichere Artenkenntnis. Um eine gefundene Pflanze bestimmen, d. h. nach Familie, Gattung und Art ansprechen und benennen zu können, braucht man zugegebenermaßen zwar ein wenig Erfahrung, doch sollten sich auch Ungeübte von der überbordenden Formenvielfalt im Pflanzenreich nicht abschrecken lassen. Mit der Praxis gewinnt man den ordnenden Überblick und bekommt damit die zunächst verwirrende Artenfülle zunehmend in den Griff. Wichtig ist dabei, daß man an unbekannten wie an vertrauten Pflanzen jede auch noch so unwichtig erscheinende Einzelheit beobachtet, ihre einzelnen Organe (Sproßachse, Blätter, Blüten, Wurzeln), deren Anordnung, Aufbau und Aussehen untersucht und unterscheiden lernt. Die Natur kennenzulernen ist nur durch einen genaueren Blick auf Details möglich. Eine Pflanze ist erst dann sicher bestimmt, wenn sie mit der Text- und Bilddarstellung in allen wesentlichen Merkmalen übereinstimmt und außer einer gewissen Schwankungsbreite der Kennzeichen keine auffallenden Widersprüche bestehen. Zum sicheren Bestimmungsgang der Pflanzen gehören aber nicht nur ihre äußeren Merkmale, sondern auch ihre Lebensumstände. Bodenbeschaffenheit und Standort geben viele wichtige Hinweise. Die Besiedlung eines bestimmten Lebensraumes durch Pflanzen ist ebensowenig dem Zufall überlassen wie ihre geographische Verbreitung. Jede Art stellt ihre besonderen Ansprüche hinsichtlich Licht, Feuchtigkeit, Temperatur und Boden. Nur weil dabei besondere Gesetzmäßigkeiten eingehalten werden, bilden die einzelnen Pflanzenarten gut abgrenzbare Pflanzengesellschaften. Arten, die für die höheren Gebirgslagen angegeben sind, werden daher normalerweise nicht an den Meeresküsten anzutreffen sein. Verwenden Sie grundsätzlich nur solche Pflanzen, deren Artzugehörigkeit einwandfrei feststeht, die nicht gleichzeitig in der Giftpflanzenliste geführt und im Text ausdrücklich als uneingeschränkt verwendbar geführt werden. Die Auswahl eßbarer Pflanzen der heimischen Flora ist durchaus begrenzt. Neuentdekkungen sind daher ziemlich unwahrscheinlich. Damit wäre die Vorsorge für Ihr Überleben gewährleistet.

Nun soll auch der Schutz der Pflanzen näher bedacht werden. Die meisten Gebiete in Mitteleuropa sind nicht nur durch Industrie und Verkehr, sondern auch durch eine intensive Land- und Forstwirtschaft so stark belastet, daß kaum noch ungestörte, naturbelassene Flächen ohne menschlichen Einfluß geblieben sind. Als Folge davon sind viele Pflanzen in den letzten Jahrzehnten selten geworden oder fast ausgestorben. Der bunte Feldblumenstrauß fällt immer trister aus. Die stark gefährdeten und bedrohten Pflanzenarten sind bereits in einer besonderen „Roten Liste" zusammengefaßt worden, um auch auf diese Weise das Ausmaß der Schäden zu dokumentieren, die wir unserer natürlichen Umwelt inzwischen zugefügt haben.

Keine der Pflanzen, für die in diesem Buch eine Empfehlung oder Anregung gegeben wird, gehört der Roten Liste der unbedingt schützenswerten Arten an. Nur wenige erwähnte Arten, wie etwa Sonnentau oder Fieberklee, stehen unter Naturschutz (Artenschutz) und dürfen deswegen nicht beschädigt oder ausgegraben werden. Pflanzen, für die solche Schutzbestimmungen zutreffen, wurden nur aus Gründen der Vollständigkeit oder ihrer ehemals besonderen Verwendung wegen erwähnt. Zudem besteht auch meist keine Notwendigkeit, ausgerechnet solche anfälligen und geschützten Pflanzen zu sammeln, weil sich immer ein ebenso wirksamer, dafür aber unbedenklicher Ersatz finden läßt. Kein wirklicher Naturfreund wird in Naturschutzgebiete einfallen und dort sammeln, wo Pflanzen und Tiere einer ungestörten Entwicklung überlassen sein sollten. Es gibt sicherlich genügend andere Gebiete, wo ungebremster Sammeleifer keine Schäden anrichten kann. Umsicht und eine gewisse Zurückhaltung sind aber gewiß auch bei allen übrigen Pflanzen und Pflanzenbeständen außerhalb geschützter Flächen angebracht. Von einer einzelnen Pflanze rupft man niemals alle Blätter, alle Blüten oder alle Früchte ab, so daß die traurigen Reste aussehen wie verbrauchte Malerpinsel. Pflanzen, von denen nur einige Triebe oder Blätter abgeschnitten werden und denen noch einige Blüten oder Früchte bleiben, haben immerhin die Chance, weiterzuwachsen, ihre Entwicklung fortzusetzen und sich schließlich auch zu vermehren. Solche Rücksicht kommt also letztlich dem Fortbestand der Pflanzen sehr entgegen. Wird, wie bei vielen einjährigen Pflanzen, das gesamte Kraut einer Art benötigt, sammelt man, sofern es sich nicht um gemeine, überall in lästigen Massen auftretende Arten handelt, vorsichtshalber immer nur Einzelpflanzen aus größeren, geschlossenen Beständen, damit man nicht zufällig die versprengten Ausbreitungspioniere erwischt und deren Fortpflanzungsmöglichkeiten ein jähes Ende setzt. Beim Sammeln von Früchten und Nüssen ist außerdem zu beachten, daß solche Köstlichkeiten nicht ausschließlich für den menschlichen Konsum gewachsen sind. Viele Beeren und Samen dienen auch den Tieren als Nahrung. Manche Bäume und Sträucher werfen ihre Früchte nach der herbstlichen Reife nicht sofort ab, sondern verzögern diesen Vorgang bis zum nachfolgenden Frühjahr. Solche „Wintersteher" werden besonders gerne von Vögeln aufgesucht, wenn durch Schneefall oder Frost andere Nahrungsquellen unzugänglich werden. Überhaupt benötigt man von den meisten Pflanzen weitaus geringere Mengen, als man sich anfangs eingestehen wird. Eine Handvoll Walderdbeeren für die Bowle oder einige Schlehen für einen zünftigen Obstschnaps werden gewöhnlich den nötigsten Bedarf decken. Auch wer entschlossen ist, in Wald und Wiese Kräuter für Küche, Vorratsschrank oder Hausapotheke zu sammeln, wird kaum Veranlassung haben, sich unter Einsatz einer Sense einzudecken. Schließlich werden getrocknete Pflanzen von langer Lagerung nicht besser, und in der kommenden Saison gibt es ohnehin wieder frisches Material. Vermutlich wird es aber ohnehin unnötig sein, vor Vandalismus zu warnen oder auf Sammelbeschränkungen zu bestehen. Ein wenig Einsicht in die Tatsache, daß die Natur ein störanfälliges, verletzliches Gefüge darstellt, ist dem Naturschutzgedanken schon immer förderlicher gewesen als eine Galerie Verbotsschilder.

Einige Sammeltips sind noch von Interesse. Straßenränder und -gräben sind sehr ungeeignete Stellen zum Pflanzensammeln. Einmal gibt es dort meist nur kräftig eingestaubte und verschmutzte Pflanzen, und zum anderen werden sie je nach Verkehrsdichte ständig mit Abgasen und Bleiniederschlägen eingenebelt. Damit sind sie für jede Verwendung untauglich geworden. Ähnliches gilt für alle Stellen, die mit Herbiziden eingesprüht werden, damit kein allzu wuchernder Pflanzenwuchs aufkommt. Bahndämme noch befahrener Eisenbahnstrecken und ihr unmittelbarer Einzugsbereich sind trotz einer oft erstaunlich reichhaltigen Flora ebenfalls ungeeignet, weil sich dort häufig der Anblick einer einzigen, in die Länge gezogenen Müllhalde auftut. In allen anderen Gebieten fernab der Verkehrswege und Industrieanlagen gibt es (hoffentlich noch recht lange) Wälder, Wiesen, Wegränder, Heiden, Hecken oder Brachland, die noch nicht mit Umweltchemikalien vergiftet sind. (Gelegentlich kann es übrigens sinnvoll sein, vor dem Sammeln oder Ernten die Genehmigung des Grundstückseigners einzuholen, um Ärger mit der Obrigkeit zu vermeiden!) Welche Teile von welcher Pflanze wann am besten gesammelt werden können, ist aus dem Sammelkalender auf S. 232 zu entnehmen. Nach Möglichkeit unternimmt man Ernte- und Sammelausflüge an trockenen Tagen. Ideal ist für aromatische Kräuter die Zeit am Vormittag, wenn der Tau gerade verdampft ist und die Pflanzen der Mittagshitze noch nicht ausgesetzt waren. Auch bei den übrigen Arten ist an sonnigen Tagen der Wirkstoffgehalt meist am höchsten. Klitschnaß eingebrachtes Sammelgut verdirbt sehr leicht, weil sich innerhalb kurzer Zeit prächtige Schimmelpilzkulturen entwickeln. Am besten transportiert man die Tagesausbeute, Kräuter wie Früchte, in offenen Behältern. Plastiktüten, allgegenwärtige Kennzeichen unseres Zeitalters, sind in jedem Fall unbrauchbar. Bereits beim Sammeln muß man sorgsam darauf achten, daß nach Arten getrennt sortiert und zusammengestellt wird. Unbekanntes oder Unbrauchbares bleibt besser gleich am Standort.

Gesammelte Kräuter oder Früchte kann man entweder sofort in frischem Zustand oder nach

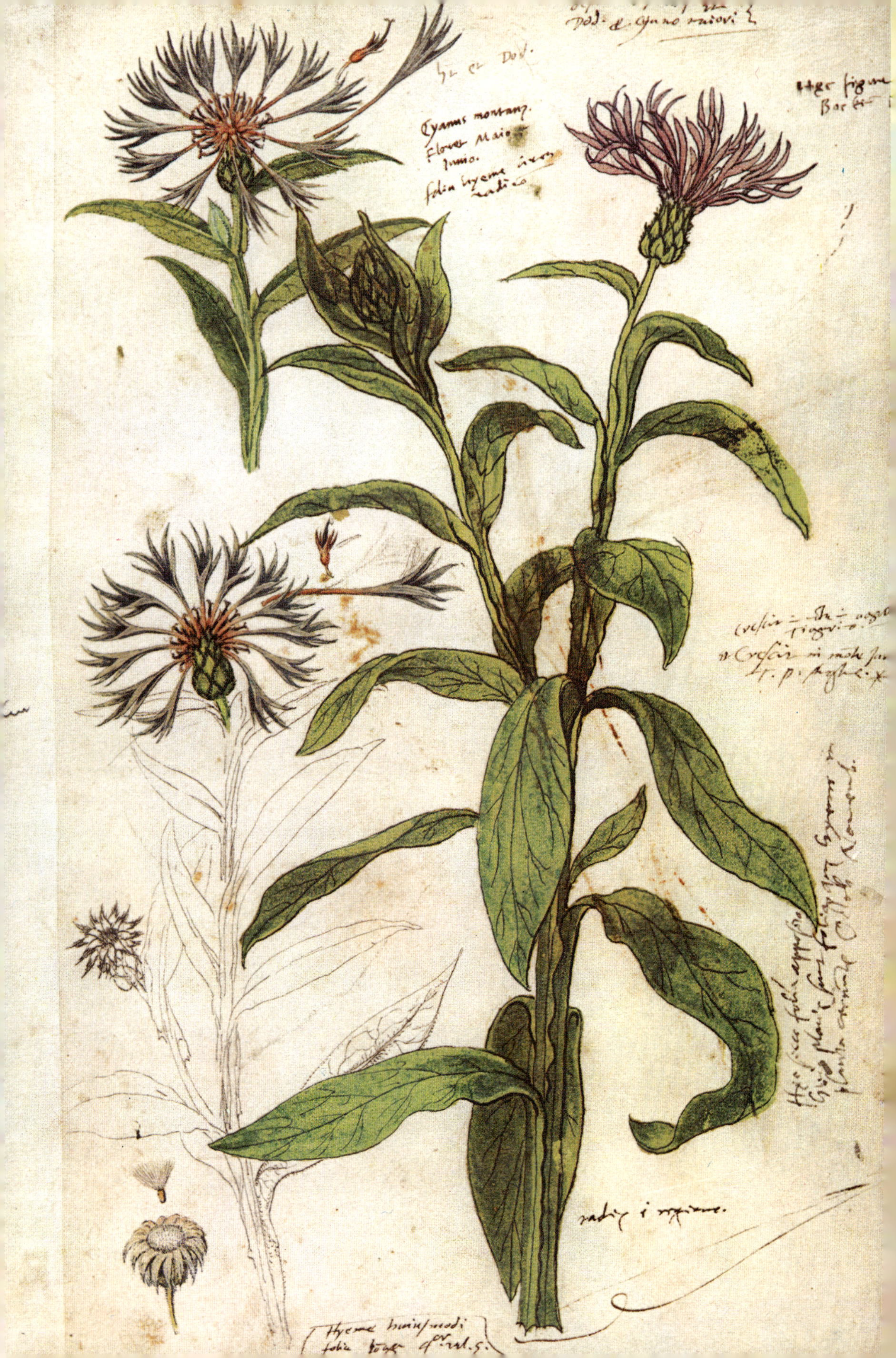
Cyanus montanus
Flores Maio
Iunio.

Flockenblume (Gessner)

Konservierung, z.B. durch Trocknung, verwenden. Wahrscheinlich wird man grundsätzlich solchen Leuten recht geben müssen, die behaupten, Aroma, Duft oder Geschmack der frischen Ernte sei durch nichts zu ersetzen. Für küchentaugliche Pflanzen trifft dies auch sicher zu. Bei den Heil- und Arzneipflanzen bleibt aber meist kein anderer Weg, wenn sie im Bedarfsfall tatsächlich verfügbar sein sollen.

Nicht alle, aber die meisten Kräuter ertragen die Trocknung ohne wesentliche Qualitätseinbuße. Sie werden zu kleinen, lockeren Bündeln oder Sträußen zusammengebunden, zum Trocknen aufgehängt oder einzeln flach ausgebreitet. Pflanzen, die ätherische Öle führen, sollten möglichst wenig hantiert werden, weil sie bei jeder Berührung an Qualität und Aroma verlieren. Trocknen in der Sonne ist gewöhnlich das Ende der Duftstoffe und verwandelt die aromatischsten Kräuter binnen kurzer Zeit in Stroh. In den meisten Fällen ist ein staubfreier Platz in einem Abstellraum, auf dem Dachboden oder an einer anderen zugluft- und feuchtefreien Stelle des Hauses die beste Wahl. Unter solchen Bedingungen werden Farbe, Aussehen und Geschmacksstoffe weitgehend erhalten bleiben. Sehr praktisch ist beispielsweise die Verwendung eines viereckigen Holzrahmens, über den ein lockeres Gewebe (Musselin, Tüll, gegebenenfalls auch eine ausrangierte Gardine) gespannt ist. Das bringt den Vorteil, daß die Luft allseits an das Trockengut herangeführt werden kann und abbröckelnde Teile nicht verlorengehen.

Durchschnittlich weisen Landpflanzen einen Wassergehalt zwischen 75 und 85 Prozent auf. Selbst nach gründlicher Trocknung bleibt ein Restwassergehalt von 10–15 Prozent. Je nach Außenbedingungen und Pflanzengröße wird die Trocknung wenige Tage bis allenfalls eine Woche dauern. Ganz Eilige können jedoch auch den Mikrowellenherd verwenden: Thymian, Petersilie und einige andere Kräuter können darin in Minutenschnelle getrocknet werden. Im allgemeinen ist zusätzliche Wärmezufuhr aber eher ungünstig. Während des Trocknungsprozesses werden die Geschmacks- und Inhaltsstoffe einer Pflanze gegenüber dem Frischmaterial ungefähr auf das Dreifache konzentriert, wobei die unvermeidlichen Verluste bei der Aufbereitung und Trocknung schon berücksichtigt sind. Trockene Kräuter würzen daher wesentlich kräftiger als frische Teile. Bei der Mengenbemessung müssen solche Unterschiede entsprechend einkalkuliert werden.

Auch viele Beeren und andere Früchte können getrocknet werden. Bei den Wacholderfrüchten ist diese Art der Konservierung sogar das übliche Verfahren. Vor allem Früchte mit etwas derberer Schale können dieser Prozedur unterworfen werden. Da sie jedoch andererseits wesentlich langsamer trocknen als krautige Teile und daher sehr

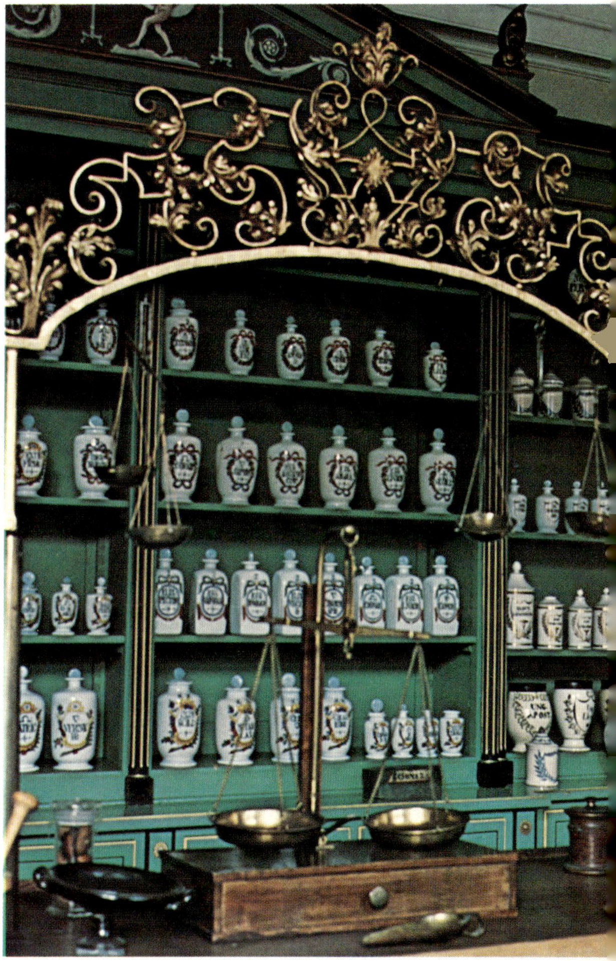

Alte Apotheke (Conradi)

der Gefahr des Schimmelbefalls ausgesetzt sind, muß man mit etwas Temperatur nachhelfen. Auf einem Backblech bei etwa 50°C Ofentemperatur ist die Trocknung nach wenigen Stunden durchlaufen und hörbar dann beendet, wenn die Früchte beim Schütteln auf dem Blech Rasselgeräusche abgeben.

Samen werden im Fruchtstand von den Pflanzen abgeschnitten, in Papiertüten transportiert und darin nötigenfalls auch zur Nachreifung trocken und nicht zu warm aufgehängt. Nach der Ausreifung lösen sich die Samenkörner oft von selbst aus dem Fruchtstand. Oft sind die Balg- und Kapselfrüchte mit sinnvollen Einrichtungen zur Samenausstreuung ausgestattet. Reife Mohnkapseln, die vom Herbstwind hin- und herbewegt werden, arbeiten wie Salz- oder Pfefferstreuer. Saatgut, das für die eigene Kräutergärtnerei bestimmt ist oder sogar aus dem Kräutergarten anfällt, wird genauso behandelt wie Freilandmaterial.

Ebenso wichtig wie sachkundiges Sammeln und Konservieren der Pflanzen ist die richtige Aufbewahrung. Licht, Luft, Feuchtigkeit oder Staub (ggf. auch Schadinsekten) sind qualitätsmindernde oder gar zerstörende Einflüsse, die unbedingt abgeschirmt werden müssen. Trockengut hält sich erfahrungsgemäß am besten in dicht schließenden Dosen oder Gläsern mit Schraubdeckel. Leere Kaffeebüchsen, Bonbondosen, Babynahrungsgläser und andere feste Behälter sollten für solche Zwecke auf die Seite gestellt werden. Plastiktüten und -beutel sind meist zur Aufbewahrung untauglich, weil sie nicht zuverlässig zu verschließen sind. Zur Verpackung werden die gründlich getrockneten Blüten oder Blätter vorsichtig von den Stengeln und Stielen abgestreift, allenfalls noch ein wenig zerribbelt und sofort abgefüllt. Unbedingt erforderlich ist, wie in einem gut geführten Herbarium, ein Etikett aufzukleben, auf dem der Name der Pflanze, das Sammeldatum und vielleicht auch die Herkunft vermerkt sind. Das hilft auf jeden Fall, peinliche Verwechslungen zu vermeiden.

Ob man nun Huflattichblüten für den Hustentee, Dost für ein südländisches Nudelgericht oder Lavendel für das Kräuterbad sammelt und aufbewahrt, hängt von der persönlichen Vorliebe für die eine oder andere Verwendung nützlicher Pflanzen ab. Empfehlungen für die Küche, für Gesundheit oder Schönheitspflege und Anregungen für ein Gericht aus Wildgemüsen oder gar einen gehaltvollen Beerenlikör finden Sie sowohl bei den einzelnen Pflanzen im Kräuterverzeichnis als auch in den anschließenden Übersichten, die die Praxis der Kräuterverwendung nach Anwendungsgebieten getrennt vorstellen.

Albert Anker, Der Quacksalber

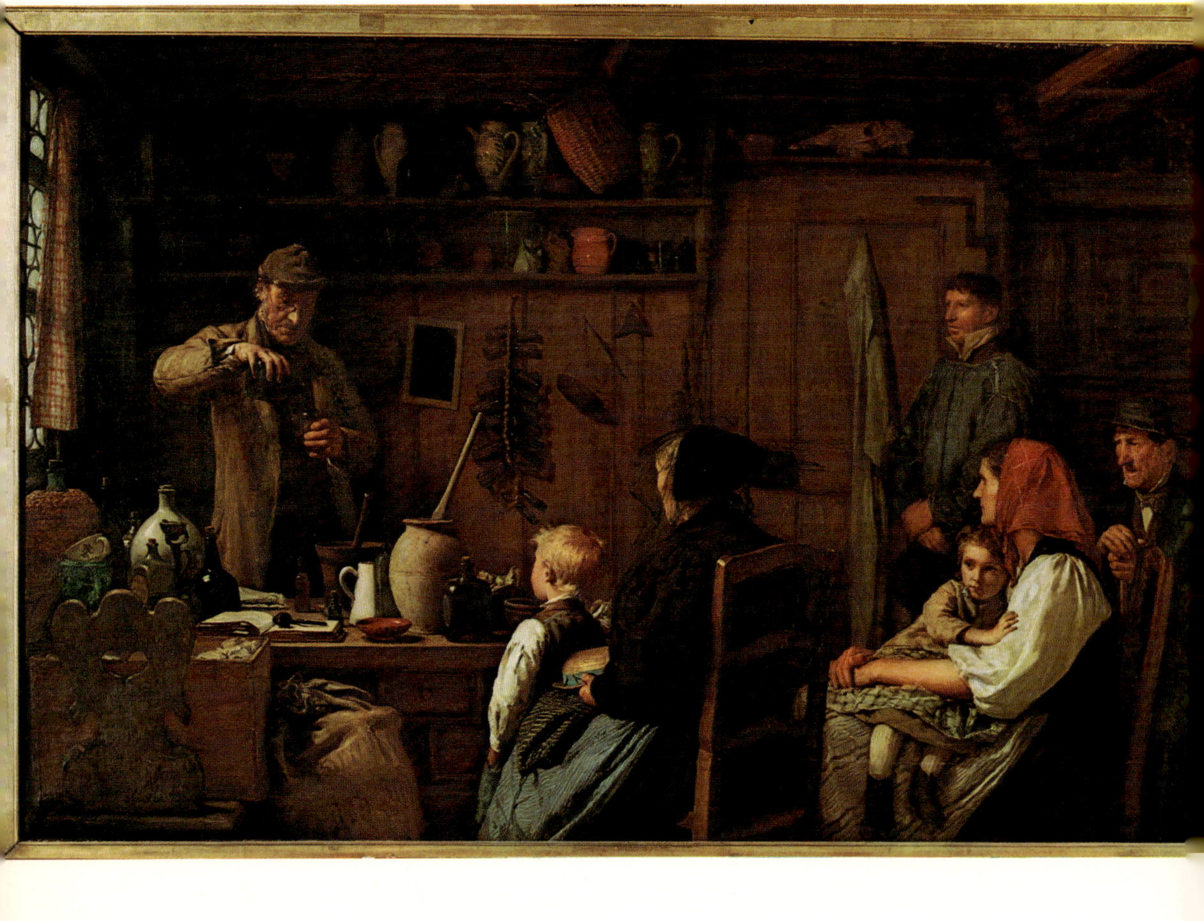

Das Kräuterverzeichnis

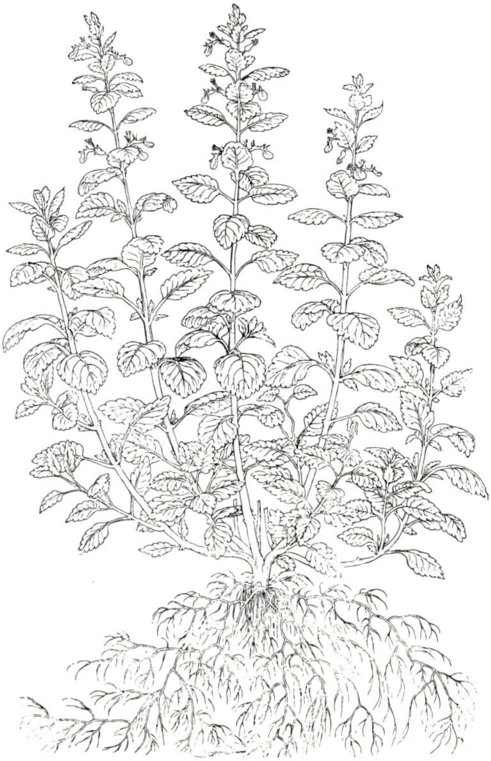

Auf den folgenden Seiten werden wichtige Pflanzen, die eine besondere oder interessante Verwendung finden, im einzelnen vorgestellt. Die Arten sind dabei in der systematischen Reihenfolge der betreffenden Pflanzenfamilien und innerhalb dieser Gruppen nach ihren wissenschaftlichen Namen alphabetisch angeordnet. Die nötigen Angaben und Informationen sind jeweils auf bestimmte, gleichbleibende Abschnitte verteilt. Nach dem deutschen und wissenschaftlichen Namen einer Pflanze finden Sie unter

- ✿ eine vollständige, genaue Beschreibung der Art mit allen kennzeichnenden und sicheren Bestimmungsmerkmalen neben den Angaben der Blüte- bzw. Fruchtzeit;
- ⊙ hält zusätzliche ökologische Angaben zum Vorkommen und zum Standort bereit;
- ✎ bezeichnet die wichtigsten Wirk- und Inhaltsstoffe, nennt die verwendeten Pflanzenteile, deren Drogenbezeichnung und die günstigste Sammelzeit;
- ▣ beschreibt die Nutzung, Verwendung und Kulturgeschichte der einzelnen Pflanzen und gibt Anregungen für die praktische Verwertung;
- ⚖ empfiehlt bei Heilpflanzen erprobte und bewährte Zubereitungen und Dosierungen;
- ▶ verweist auf bemerkenswerte verwandte oder ähnliche Arten.

Keine genauere Beschreibung kommt ohne einen gewissen Bestand üblicher Fachausdrücke aus. Alle Bezeichnungen für bestimmte Form- und Gestaltmerkmale stimmen mit den Begriffen überein, die auch in anderen KOSMOS-Bestimmungsbüchern verwendet und dort ausführlicher erklärt werden.

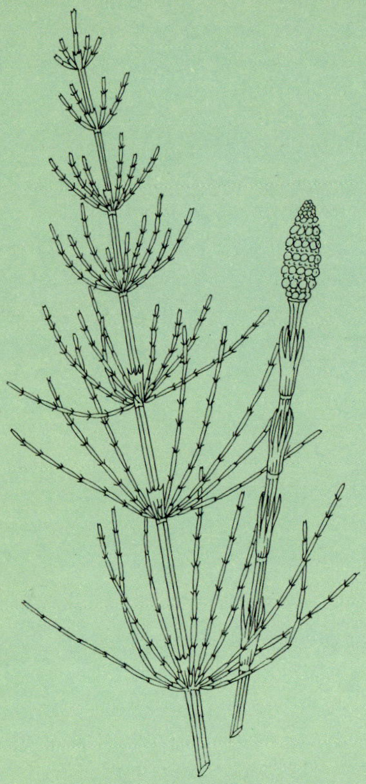

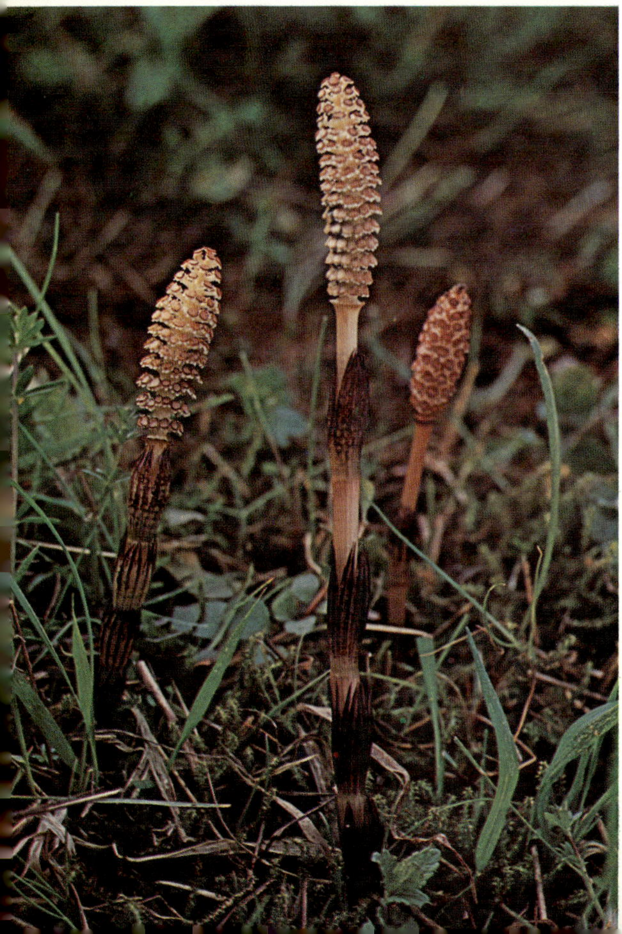

Acker-Schachtelhalm, Zinnkraut
Equisetum arvense L.
Schachtelhalmgewächse *Equisetaceae*

⊞ Ausdauernde, krautige Sproßpflanze mit langem, knotigem, tiefreichendem Rhizom, das mit kleinen Knöllchen besetzt ist. Sporenerzeugende Sprosse III–IV, kurzlebig, aufrecht, chlorophyllfrei und von rötlich-brauner oder gelblicher Färbung, etwa 10–30 cm hoch, in mehrere Abschnitte von Knoten und Knotenzwischenbereiche gegliedert, jeder Knoten mit 5–12 kleinen, an den Enden zugespitzten Blättchen, am Ende mit einem 1–3 cm langen Zapfen, in dem die Sporangien (Sporenbehälter) zusammenstehen. Sterile Sprosse ab IV–V, aufrecht, steif, rauh, graugrün, schachtelartig gegliedert, wirtelig verzweigt. Stengel und Äste an den Knoten mit schuppigen Blättchen wirtelig besetzt, die um die Achsen zu enganliegenden Sproßscheiden verwachsen sind.

⊙ Oft als Unkraut in Pioniergesellschaften, auf Hackfruchtäckern und Kulturland, an Wegrändern, auf Wiesen, Dämmen, in Gräben und Gebüschen, auf nährstoff- und basenreichen Böden. Lehmanzeiger. Bis in mittlere Gebirgsregionen.

✎ Alle Schachtelhalmgewächse zeichnen sich durch einen sehr hohen Kieselsäuregehalt aus, der durch Verkieselung der Zellwände zustande kommt: Die Silikate haben in der Pflanze weitgehend die Festigungsaufgaben des Lignins übernommen. Die grünen, sterilen Sprosse des Acker-Schachtelhalms (DAB *Herba Equisetis*) enthalten außerdem Saponine (Equisetonin) und Flavonoide (Isoquercitrin, Kämpferol, Luteolin) und Spuren von Nicotin. Im nahe verwandten **Sumpf-Schachtelhalm** *(Equisetum palustre)* sind giftige Alkaloide vom Piperidin-Typ (z.B. Palustrin) gefunden worden. Das Kraut wird im Sommer (V–VIII) gesammelt.

Wegen der Verkieselung der Zellwände wurde der Acker-Schachtelhalm früher als Putz- und Poliermittel für Zinngerät benutzt, woraus sich die volkstümliche Bezeichnung Zinnkraut erklärt. In der Heilkunde wird die Pflanze zur Anregung der Nierenfunktion verwendet, gilt aber auch als blutstillendes Mittel und findet deshalb zum Spülen der Nasenhöhle bei Schnupfen und häufigem Nasenbluten Anwendung. Daneben wird die Verwendung einer Abkochung gegen innere Blutungen empfohlen. In größerer Menge ist die Pflanze giftig. Schachtelhalme sind stammesgeschichtlich Vertreter einer kleinen Gruppe von Farnpflanzen, die im Erdaltertum die riesigen Steinkohlenwälder aufbauten.

Gemeiner Wurmfarn
Dryopteris filix-mas (L.) Schott
Schildfarngewächse *Aspidiaceae*

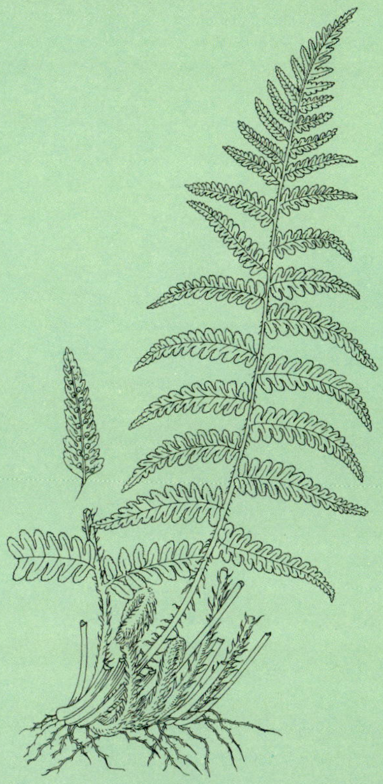

Ausdauernde, kräftige Pflanze mit kurzem, schräg verzweigtem Wurzelstock (Rhizom), der außen dunkelbraun bis rotbraun, im Anschnitt grünlich ist. Farnblätter (= Wedel) 30–120 cm lang, ziemlich derb, aufrecht, von breit-lanzettlichem Umriß, zur Spitze und zur Basis rasch verschmälert, doppelt gefiedert. Fiedern der Spreitenmitte etwa 4–6mal so lang wie breit, beiderseits mit 10–20 bis fast zum Mittelnerv geteilten Abschnitten, Fiederchen vorne spitz oder abgerundet, ringsum gezähnt. Spreitenspindel locker oder dichter mit hellbraunen Spreuschuppen besetzt. Sporangien auf der Wedelunterseite, zahlreich in etwa 3–10 rundlichen Sori, die anfangs von einem zarthäutigen, nierenförmigen Schleier überzogen sind. Sporenreife VII–VIII. Wedel faulen im Herbst erstaunlich rasch. Giftig.

⊙ Häufiger Farn in krautreichen Gebüschen, Laub- und Nadelwäldern, auf frischen und nährstoffreichen, mullreichen Böden. Bildet im Unterholz oft ausgedehnte und unbedingt schützenswerte Farnfluren.

Charakteristische Inhaltsstoffe des Wurmfarns (und anderer Arten der Gattung) sind phenolische Verbindungen wie die Butanonphloroglucide (Aspidinol, Albaspidin, Flavaspinsäure). Arzneiliche Verwendung findet vor allem der im Sommer gegrabene Wurzelstock (DAB *Rhizoma Filicis*), der bei Raumtemperatur vorsichtig getrocknet wird.

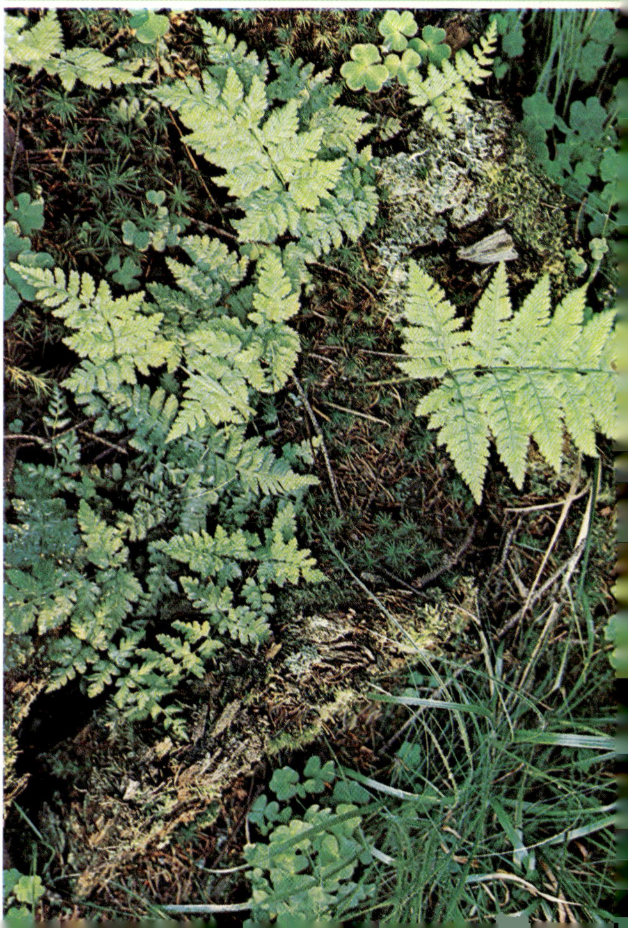

Die Inhaltsstoffe des Wurmfarn-Wurzelstocks sind für warmblütige Lebewesen ziemlich, für wirbellose (kaltblütige) Tiere außerordentlich giftig. Extrakte des Farnrhizoms waren daher lange Zeit als hochwirksames Mittel vor allem gegen Bandwurmbefall in Gebrauch. Die Wirkstoffe lähmen sehr rasch die Wurmmuskulatur, und der Parasit verliert dadurch die Fähigkeit, sich an der Darmwand festzuhalten. Gewöhnlich wurden die Zubereitungen in Verbindung mit einem starken Abführmittel gegeben. Bei falscher Dosierung des Wurmfarns konnten jedoch Erblindung oder sogar der Tod die Folge sein. Wegen der vergleichsweise geringen therapeutischen Breite der Wirkstoffe werden heute andere Mittel verwendet. Die wissenschaftliche Bezeichnung *filix-mas* stammt noch aus einer Zeit, als der Wurmfarn als männliche Pflanze, der **Frauenfarn** *(Athyrium filix-femina)* als weibliches Pendant angesehen wurden.

Eibe, Beereneibe *Taxus baccata* L.
Eibengewächse *Taxaceae*

✿ Ein- oder mehrstämmiger, bis 17 m hoher Baum mit breit ausladender Krone. Stammdurchmesser bis 10 m, häufig von Stockausschlägen sehr dicht umgeben. Rinde rotbraun bis purpurbraun, an älteren Ästen und Stämmen abschilfernd. Äste aufrecht oder abstehend. Nadelblätter flach, unterseits mattgrün–gelbgrün, oberseits dunkelgrün mit erhabener Längslinie, an aufrechten Trieben spiralig stehend, an abstehenden Zweigen zweizeilig, bis 3 mm breit, in scharfe Spitzen auslaufend. Zweihäusig. Männliche Blüten in kleinen, kugeligen Zapfen, weibliche Blüten einzeln, am Grunde mit wulstigem Kragen. Blütezeit III–IV. Zur Fruchtzeit (ab X) mit etwa 1 cm langem, fleischigem, karminrotem Samenmantel (Arillus), der den einzelnen Samen becherförmig umgibt. Pflanze stark giftig.

⊙ Ursprünglich im Unterstand schattiger Buchen- oder Buchen-Tannen-Wälder, bis auf wenige Ausnahmen nur noch im Gebirge anzutreffen. Rückgang besonders durch forstliche Nutzung der Wälder verursacht. Wird sehr alt: Ältestes europäisches Exemplar bei Fortingall/Schottland wird auf 3000 Jahre geschätzt. Häufig in Gärten und Parkanlagen angepflanzt. Tertiärrelikt.

✎ Die Eibe enthält in allen Teilen hochgiftige Verbindungen alkaloider Natur, die früher als Taxin bezeichnet wurden und ein Gemisch aus Polyhydroxy-Diterpenen (mit Essigsäure und/oder Dimethylaminophenylpropionsäure verestert) darstellen. Nur der rote Samenmantel, der zur Samenverbreitung durch Vögel dient, ist mit Sicherheit ungiftig.

▮ Obwohl der Samenmantel völlig giftfrei und außerdem auch noch sehr wohlschmeckend ist, sollte man mit dem Verzehr zurückhaltend sein – zu groß ist die Gefahr, daß man sich an den übrigen Teilen der Pflanze vergiftet. Besonders Pferde reagieren auf das Eibengift äußerst empfindlich. Bei den Germanen war es zur Vergiftung von Pfeilen und Speeren in Gebrauch. Im Mittelalter war mancher Giftanschlag durch Verwendung der Eibe erfolgreich. Eibenholz diente wegen seiner ungewöhnlichen Härte und Dichte zur Herstellung von Schäften und Bögen. Anpflanzungen in der Nähe von Burgen haben sich teilweise bis heute erhalten.

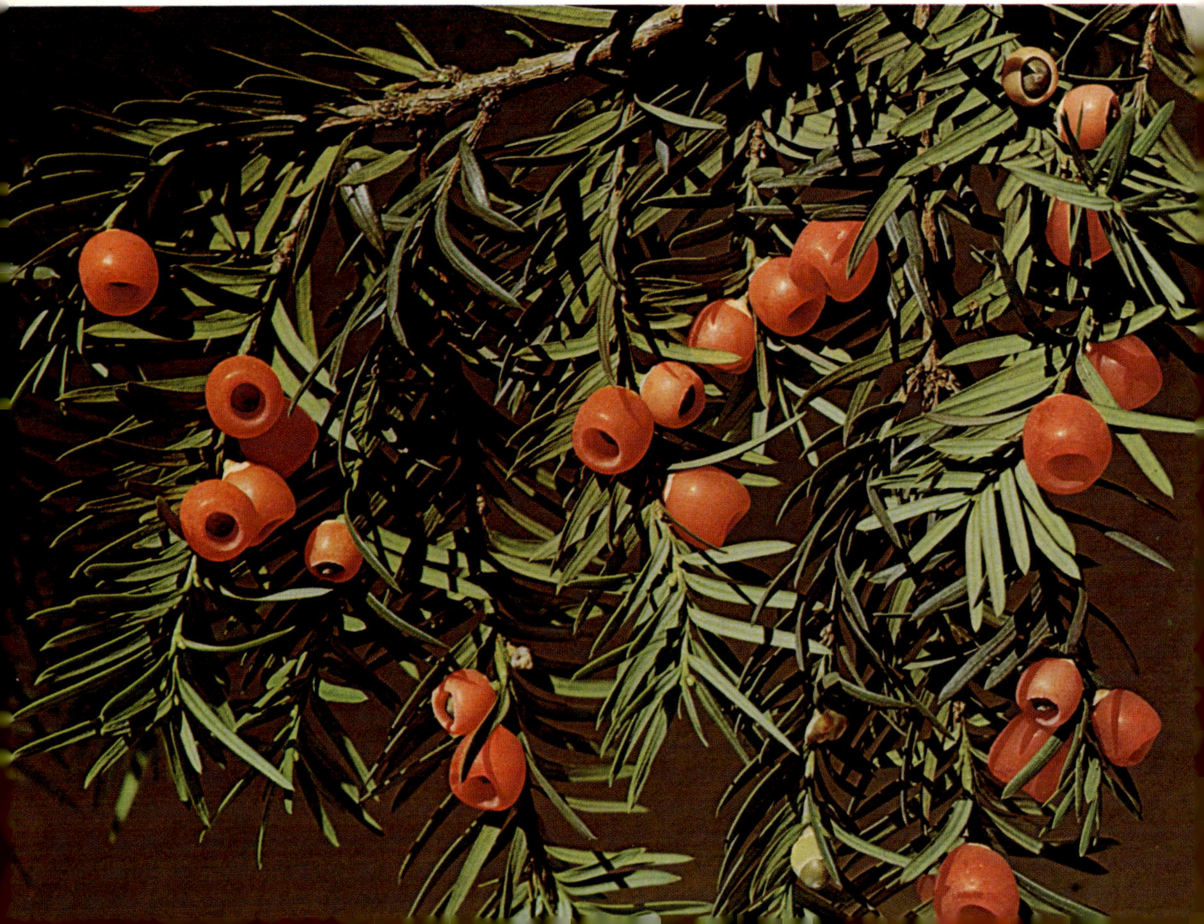

Gemeine Fichte, Rottanne *Picea abies* (L.) Karst.
Kieferngewächse *Pinaceae*

⊞ Immergrüner, einstämmiger, recht schnellwüchsiger Nadelbaum, bis 60 m hoch und damit größter einheimischer Baum. Alter bis ca. 300 Jahre. Krone regelmäßig kegelförmig, mit quirligen, im oberen Stammteil ansteigenden Ästen. Rinde kupferrotbraun, fein geschuppt oder in kleinen, rundlichen Platten. Zweige durch bleibende Nadelblattpolster rauh. Nadelblätter im Querschnitt rautenförmig, allseitig, gleichfarbig dunkelgrün, mit feinen weißen Linien, sehr spitz, hart, 1–2 cm lang. Einhäusiger Windblüter. Männliche Blütenzapfen nur an alten Bäumen, kugelig, anfangs karminrot, später gelb. Weibliche Zapfen gedrängt an den oberen Ästen. Blütezeit V. Samenreife erst im dritten Jahr nach der Bestäubung. Samen sind typische Drehflieger.
⊙ Heimisch und bestandsbildend nur in den höchsten Mittelgebirgslagen (Harz, Schwarzwald) und in den Alpen ab etwa 800 m. Sonst überall angepflanzt: Forstwirtschaft zerstört bodenständige, artenreiche Laubwälder durch Nadelholzmonokulturen (Flächenanteil außerhalb des natürlichen Verbreitungsraums ca. 40%).
✎ Wie alle Vertreter dieser Familie enthalten die Fichten in den Exkretgängen der Nadelblätter ätherische Öle (Terpentinöle) mit einem breiten Fächer verschiedener Monoterpenkohlenwasserstoffe (α- und β-Pinen, Limonen, Carven, als Geruchsträger auch Borneol und Bornylacetat); in den Exkretgängen des Holzes finden sich die als Terpentin bezeichneten Öl-Harz-Gemische, deren Harzanteil Colophonium genannt wird und aus verschiedenen Diterpensäuren (Abietinsäure u. a.) besteht.

▮ Fichtennadel-Öl (DAB *Oleum Piceae*), das aus frischen Nadeln und Zweigspitzen abdestilliert wird, ist Bestandteil vieler geruchsverbessernder Raumsprays und wird auch zur Inhalation sowie als Badezusatz empfohlen. Da seine Bestandteile schleimhautabschwellend und lösend wirken, finden sie auch in Hustenteemischungen Verwendung. Von gleicher Wirkung ist, roh oder mit Honig genommen, der Preßsaft aus jungen Fichtensprossen, der zeitweise unter der Bezeichnung Fichtenhonig im Handel war. Das Sammeln junger, noch hellgrüner Zweigspitzen, die auch größere Mengen Vitamin C enthalten, wird bei Forstbehörden vermutlich wenig Verständnis finden. Das fette Öl der Fichtensamen ist als Speiseöl geeignet.

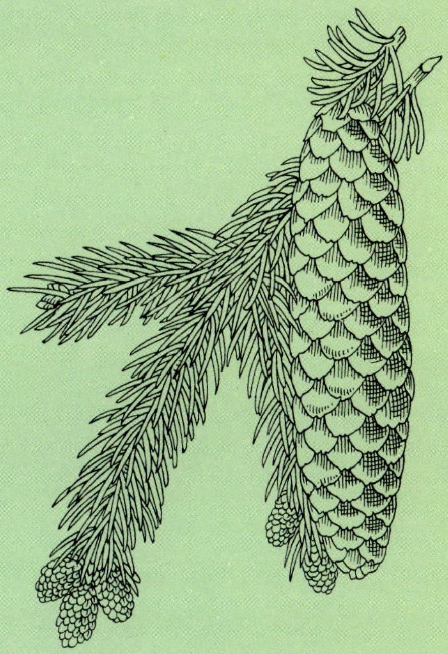

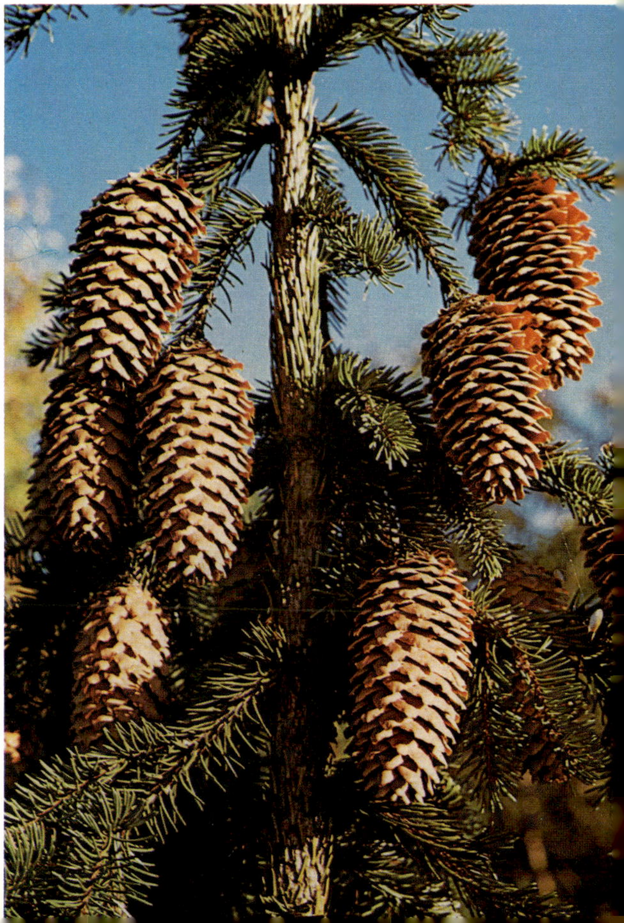

Gemeine Wald-Kiefer, Föhre *Pinus silvestris* L.
Kieferngewächse *Pinaceae*

❁ Immergrüner Nadelbaum bis etwa 40 m Höhe und 1 m Stammdurchmesser. Krone bei jungen Exemplaren kegelförmig mit quirlästiger Verzweigung; nach Abschluß des Längenwachstums Hauptstamm weitgehend astlos und Krone von unbestimmter Form. Berindung anfangs hellgrau mit schuppigen Furchen, im Alter tiefrissig, mit schwarz-dunkelroten Schuppen. Nadelblätter immer an Kurztrieben, je zwei zusammen, blaugrün bis graugrün, 5–7 cm lang, häufig gedreht. Männliche Blütenzapfen büschelig gedrängt unter der Spitze vorjähriger Langtriebe mit überreicher Pollenproduktion („Schwefelregen"); weibliche Zapfen endständig an den Spitzen neuer, starker Triebe. Blütezeit V. Samenreife ab VII im dritten Jahr nach der Bestäubung. Samen als kurz- und langflügelige Drehflieger. Formenreich.

⊙ Von Natur aus nur örtlich bestandsbildend (Oberrhein-Gebiet) und dann bevorzugt auf laubholzfeindlichen Sand-, Dünen- und Moorböden. Auf besseren Böden auch in Laubmischwäldern. Durch Aufforstung heute überall verbreitet und häufig.

✐ Die Nadelblätter und das Holz der Kiefer enthalten in den Exkretgängen ätherische Öle mit zahlreichen, aromatisch riechenden Bestandteilen wie Pinen, Limonen, Phellandren und Borneol. Die Zweige und Stämme führen reichlich Öl-Harz-Gemische, aus denen Terpentinöl gewonnen werden kann.

Kiefern, die bis fast 500 Jahre alt werden können, liefern nicht nur wichtige Forst- und Ziergehölze, sondern wurden jahrhundertelang auch in anderer Weise genutzt. Die harzreichen Zapfen, Kienäpfel oder Kienspäne genannt, waren früher das einzige Beleuchtungsmittel. Auch Schusterpech ließ sich aus Kiefernharz gewinnen. Unter der prosaischen Bezeichnung „Waldwolle" wurden Kiefernnadeln als Füll- und Polstermaterial verwendet. Vor der Zeit der Citrus-Früchte standen Kiefernsprosse als Lieferanten von Vitamin C und als Mittel gegen Skorbut in hohem Ansehen. Kiefernnadel-Öl wird aufgrund der recht ähnlichen Zusammensetzung wie Fichtennadel-Öl verwendet. Die ätherischen Öle verwandter Arten, z.B. Latschen-Kiefern-Öl, gibt es außerdem in hochprozentiger Form (Latschenkiefern-Geist). Eine Handvoll frischer Kiefern-Triebe (Förster!!), in 1 l Wasser gekocht, ist ein brauchbarer Badezusatz.

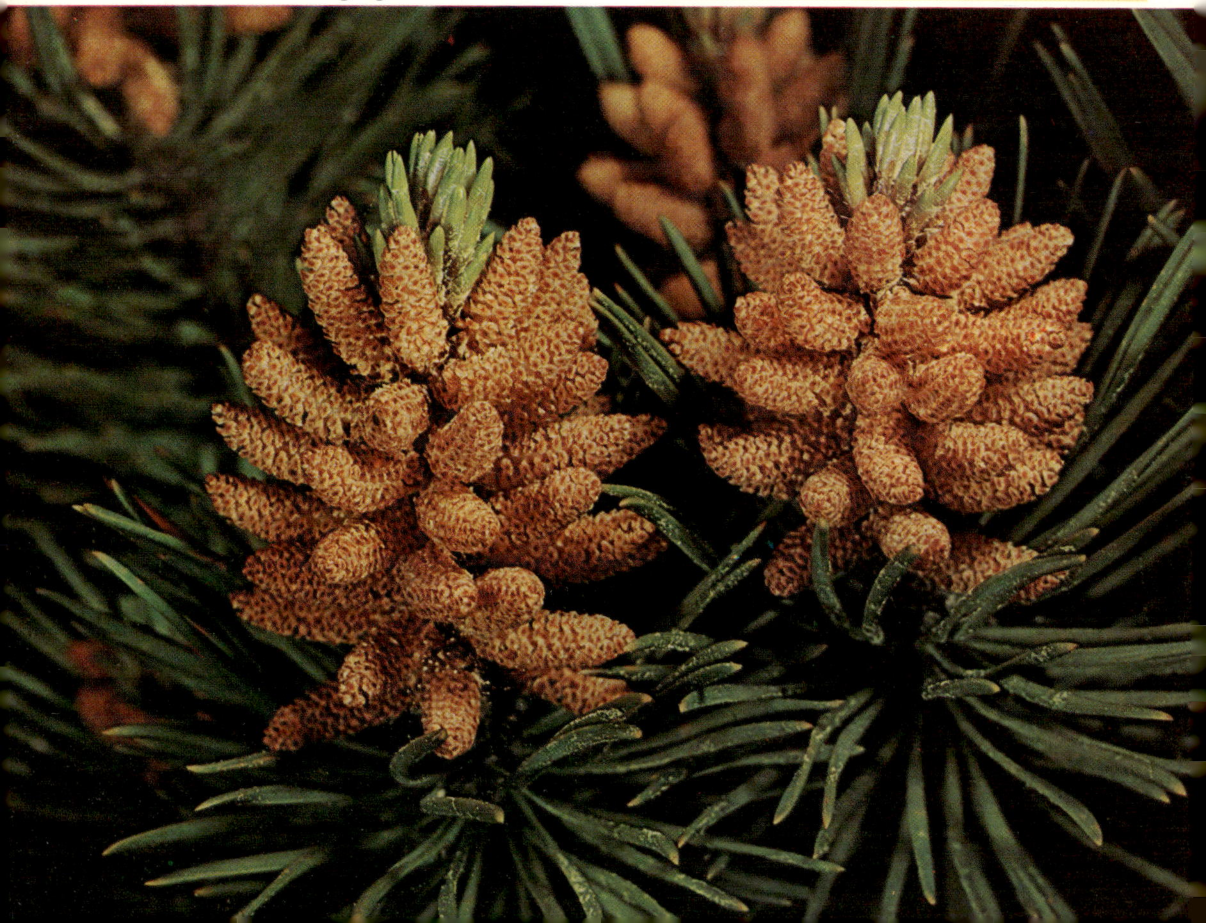

Gemeiner Wacholder *Juniperus communis* L.
Zypressengewächse *Cupressaceae*

⊡ Immergrüner, niederliegender, aufsteigender oder aufrechter Strauch von säulenförmiger Gestalt bei 1–3 m Höhe, selten auch noch höher (Lüneburger Heide, Südschweden). Rinde graubraun, schält an älteren Exemplaren in faserigen Längsstreifen ab. Blätter immer nadelförmig, in dreizähligen, entfernten Wirteln, starr abstehend, graugrün, mit scharfer Spitze, auf der Innenseite konkav gewölbt, 1 mm breit und 8–15 mm lang. Meist zweihäusig, selten auch einhäusig. Blüten unscheinbar grünlich-gelb. Blütezeit IV–V. Die drei obersten Samenschuppenblätter der weiblichen Blüte werden allmählich fleischig, bilden aber keine eigentliche Beere, sondern sind als Beerenzapfen aufzufassen, der erst im zweiten Jahr ausreift. Vogelverbreitung, z.B. durch Wacholder-Drosseln oder Birkwild.

⊙ Typisches Lichtholz in Heiden und heideartigen Gebüschgesellschaften, aber auch auf Magerrasen und an Waldsäumen auf mäßig trockenem Boden. Beweidungszeiger. Wird wegen des Rückgangs der Schafwirtschaft immer seltener. Von der Ebene bis in die Krummholzregion. Geschützt.

✐ Vor allem die arzneilich genutzten Wacholder-„Beeren" (DAB *Fructus Juniperi*) enthalten neben Gerbstoffen und Harzen ätherische Öle überwiegend mit α-Pinen, aber auch weiteren Verbindungen wie Juniperin, Junen, Junipen usw. Sammelzeit für die reifen, zweijährigen Beerenzapfen ist der Herbst (IX–X).

Durch den Gehalt recht beträchtlicher Mengen ätherischen Öls, dessen Bestandteile unmittelbar am Nierengewebe angreifen, wirken Wacholderbeeren oder daraus hergestellte Auszüge sehr stark diuretisch und können bei allzu hoher Dosierung durchaus zu Nierenreizungen bis hin zu Nierenblutungen führen. Deshalb ist beim Umgang mit diesen Früchten Vorsicht angeraten. Auf keinen Fall sollten größere Mengen der recht schmackhaften Beeren gegessen werden. Im Bereich der Küche sind Schädigungen weniger zu befürchten. Hier stehen die Früchte wegen ihres süßlich-bitteren Aromas hoch im Kurs und werden gerne zum Nachwürzen von Sauerkraut und vielen Fleischspeisen (Wildmarinaden) verwendet. Wacholderbeeren sind auch die Aromalieferanten verschiedener Spirituosen (Gin in Irland, Genever in den Niederlanden, Steinhäger in Westfalen).

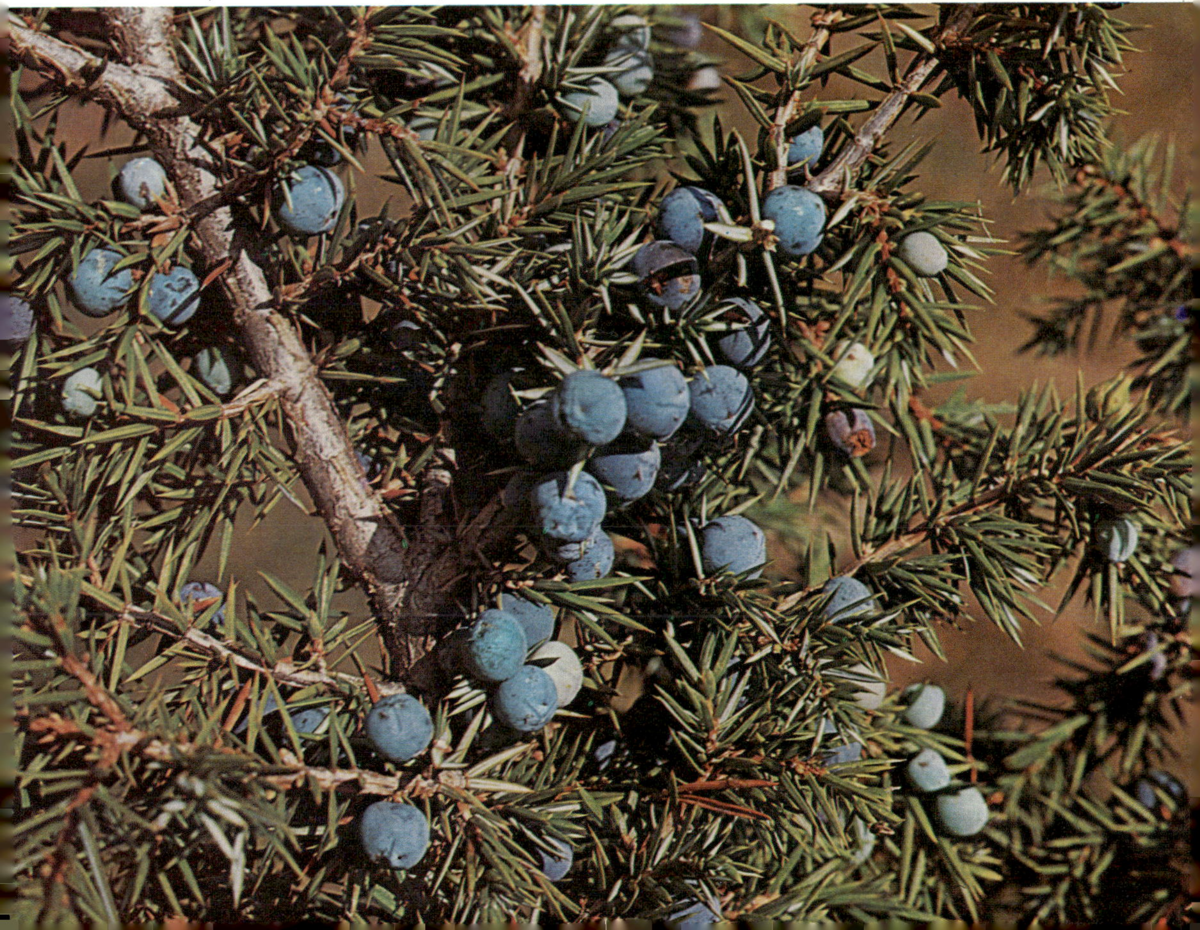

Haselwurz *Asarum europaeum* L.
Osterluzeigewächse *Aristolochiaceae*

⊞ Mehrjährige, krautige Pflanze von niederem Wuchs, etwa 5–15 cm hoch, mit langem, kriechendem, halbunterirdischem Rhizom, das mit kleinen, weißlichen Schuppenblättern besetzt ist. Spitzen steigen nur wenig auf. Blätter dunkelgrün, oberseits glänzend, langgestielt, Spreite von nieren- bis herzförmigem Umriß, jährlich zu zweit an den Knoten des Wurzelstocks erscheinend. Blattstiele behaart. Blüten einzeln, kurzgestielt, kurz über dem Boden oder in der Erde, mit einfachem, dreizähligem, kronartigem Perigon, außen schmutziggrün, innen dunkelpurpurn bis braunrot, mit 12 Staubblättern. Blütezeit III–V. Frucht eine vielsamige, in unregelmäßige Lappen aufspringende Kapsel. Geruch beim Zerreiben recht scharf, Geschmack pfefferartig. Giftpflanze.

⊙ Zerstreut und nur stellenweise häufig in krautreichen Laub- und Laubmischwäldern, auch in Auenwäldern, auf sickerfeuchten, nährstoffreichen, meist kalkhaltigen Böden. Mullboden-Wurzler. Von der Ebene bis in mittlere Gebirgslagen.

✐ Alle Teile der Pflanze, vor allem der arzneilich verwendete Wurzelstock (DAB *Rhizoma Asari*), enthalten ätherische Öle, die je nach geographischer Herkunft der Pflanze unterschiedlich zusammengesetzt sind. Daher lassen sich chemische Rassen trennen. Drei dieser Rassen enthalten Hydroxyphenylpropane als Hauptbestandteil (Rasse 1: Isoelemicin, Rasse 2: Isoasaron, Rasse 3: Isoeugenolmethyläther), eine vierte weist Terpenalkohole mit Eudesmol auf. Nördlich des Mains kommen nur Pflanzen der Rasse 2, zwischen Main und Donau überwiegend solche der Rasse 3 vor. Die Eudesmol-Sippe scheint auf den Südalpenraum beschränkt zu sein.

Das scharfriechende, schleimhautreizende ätherische Öl der Haselwurz zeigt vielerlei Wirkungen. Abkochungen der getrockneten oder frischen Rhizome wurden zeitweise benutzt, um bei rechtzeitig erkannten Pilz- oder Nahrungsmittelvergiftungen rasches Erbrechen herbeizuführen. Zudem war die Pflanze als Abtreibungsmittel bekannt und allzu leichtfertig in Gebrauch, wobei meist tödlich verlaufende, schwere Vergiftungen auftraten. Bei vorsichtiger Dosierung fördern die Wirkstoffe die Schleimverflüssigung bei Bronchialerkrankungen und erleichtern das Abhusten. Nicht ohne ärztliche Anweisung und Kontrolle verwenden.

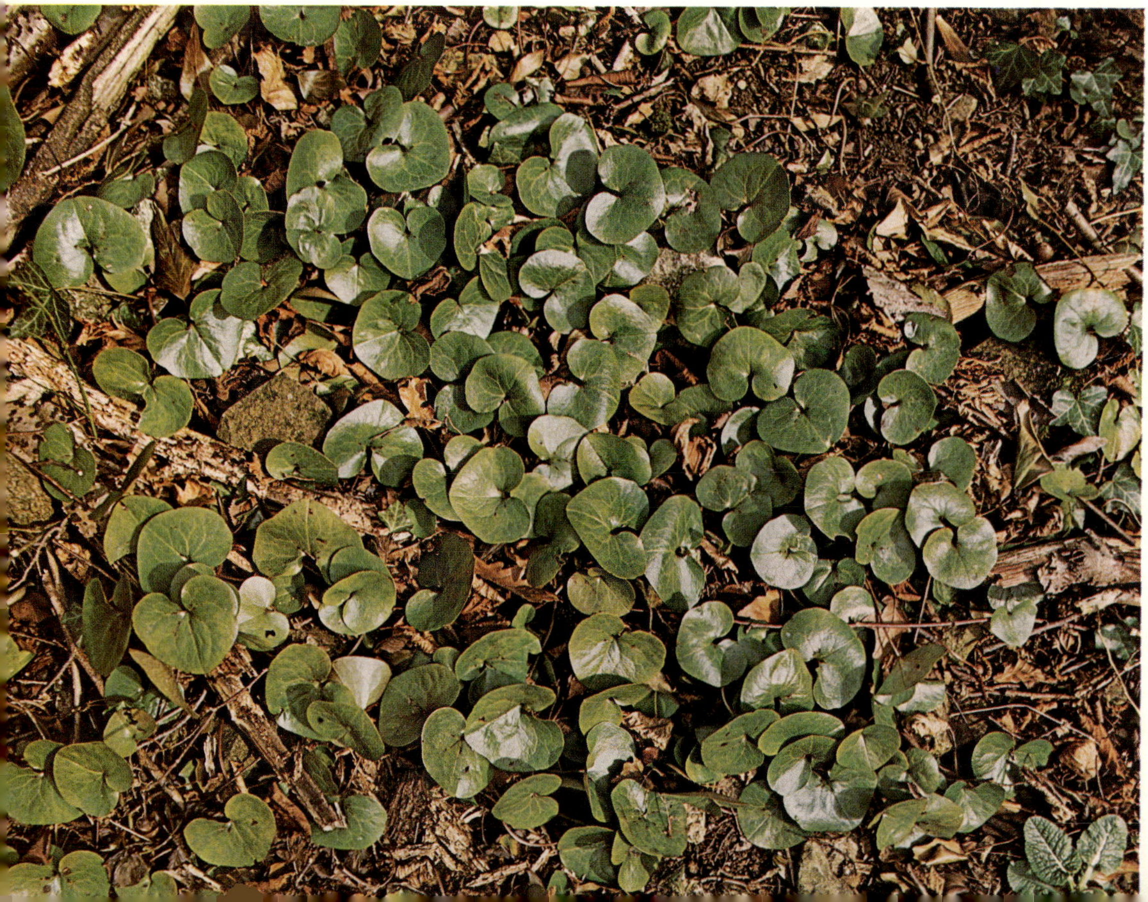

Blauer Eisenhut, Sturmhut *Aconitum napellus* L.
Hahnenfußgewächse *Ranunculaceae*

⊞ Mehrjährige Pflanze von 50–150 cm Höhe mit aufrechtem, behaartem Stengel und knollig verdicktem Speicherrhizom. Blätter recht groß, wechselständig, handförmig gelappt und fünf- bis siebenfach geteilt, Endzipfel schmal, zugespitzt, oberseits glänzend dunkelgrün, unterseits hellgrün. Blüten helmförmig, in dichten, endständigen Trauben. Kelchblätter (Perigonblätter) blauviolett, übernehmen die Lockfunktion der Krone, oberstes sehr groß, kahnförmig, nicht gespornt. Eigentliche Kronblätter in langgestielte Nektarblätter umgewandelt und im Inneren des Helms („Venuswagen mit Pferden"). Spezialisierte Insektenblüte: Nur kräftige Hummeln können das Helmvisier hochdrücken und an die Nektarien gelangen. Blütezeit VI–VIII. Formenreich. Giftpflanze.

⊙ Auf gut durchfeuchteten Böden in Hochstaudenfluren, Bruchwäldern, Quellfluren, Laubwäldern, aber auch auf alpinen Viehweiden (Lägerflur). Stickstoffzeiger. Gelegentlich auch als Zierpflanze in Gärten und von dort verwildert. Steht unter Naturschutz und darf nicht beschädigt (gegraben oder gepflückt) werden.

✎ Alle Teile der Pflanze, vor allem der stärkespeichernde Wurzelstock (DAB *Tubera Aconiti*) enthalten verschiedene Terpen-Alkaloide, darunter das hochgiftige Aconitin. Die Eisenhut-Arten gehören zu den giftigsten einheimischen Pflanzen.

Aconitin und die übrigen Eisenhut-Alkaloide lähmen nach anfänglicher Erregung schon in kleinen Mengen die Nervenendigungen. Gelangt Saft der Pflanze auf die Haut, kommt es nach brennendem Juckreiz bald zu völliger Gefühllosigkeit. Da die Alkaloide die Haut durchdringen und auch im Körper ihre starke Wirkung entfalten können, ist beim Umgang mit der Pflanze Vorsicht geboten. Schon 2–5 g Pflanzenmaterial (entsprechen etwa 3–6 mg Aconitin) führen zum Tod durch Atemstillstand und Herzlähmung. Noch im Ersten Weltkrieg verwendete man die Pflanze zur Schmerzstillung nach Verwundungen. Wegen ihrer Gefährlichkeit ist sie als Droge heute nicht mehr im Gebrauch. Früher Standardmittel der Giftmörder. Da der Eisenhut wegen seines aparten Aussehens gerne in Gärten gepflanzt wird, kann er insbesondere für spielende Kinder eine nicht zu unterschätzende Gefahr darstellen. Er teilt seine beachtliche Giftigkeit mit vielen anderen Vertretern der Hahnenfußgewächse.

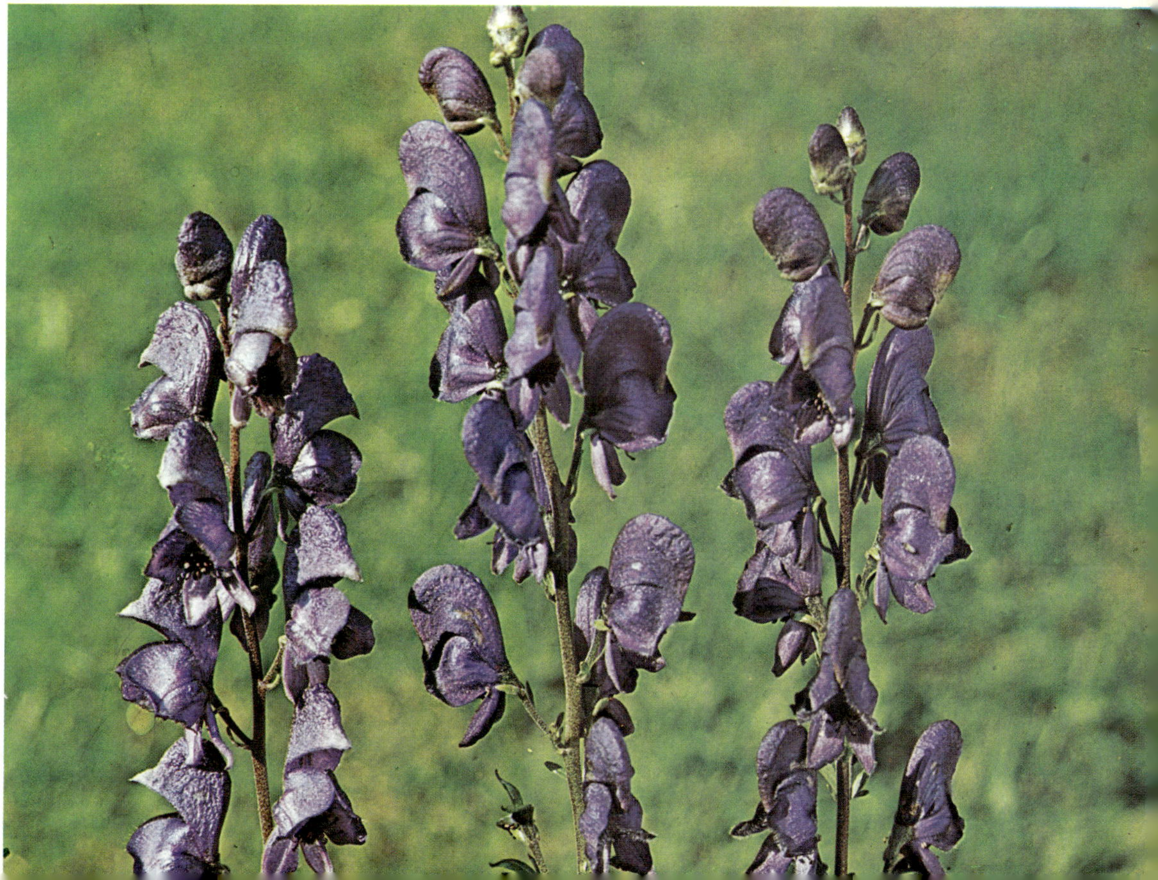

Sauerdorn, Berberitze *Berberis vulgaris* L.
Berberitzengewächse *Berberidaceae*

Winterkahler Strauch bis etwa 3 m Höhe. Langtriebe enden in dreiteilige, bis 2 cm lange Dornen (= umgewandelte Ober- und Nebenblätter), in deren Achseln normal beblätterte Kurztriebe stehen. Blätter verkehrt-eiförmig, stechend gewimpert, fein gesägt. Blüten gelb, in hängenden Trauben, mit drei kelchblattartigen Perigonblättern und sechs kronblattartigen Nektarblättern. Staubblätter öffnen sich mit Klappen. Staubfäden an der inneren Basis sehr druckempfindlich: Bei Berührung bewegen sie sich schlagartig zum Griffel hin, so daß Blütenbesucher kräftig mit Pollen eingestäubt werden. Blütezeit IV–VI. Früchte sind längliche, mehrsamige, scharlachrote Beeren. Fruchtzeit IX–X.

In wärmeliebenden Gebüschen und Wäldern auf nährstoff- und meist kalkreichen, trockenen bis mäßig feuchten Böden, vor allem in den Kalkgebieten des gemäßigten Europas, nach Nordwesten zu seltener. Als Zwischenwirt des Getreideschwarzrostes (orangerote Äzidien auf der Blattunterseite!) in landwirtschaftlich genutzten Gebieten nahezu ausgerottet.

Die Blätter und vor allem die Wurzelrinde enthalten das leicht giftige Alkaloid Berberin aus der Gruppe der Isochinolin-Verbindungen – Wurzelrinde und -holz sind durch den Alkaloidgehalt gelb gefärbt. Arzneilich war in erster Linie dieses Pflanzenmaterial in Gebrauch (DAB *Cortex Radicis Berberis*). Die hübschen Beerenfrüchte sind weitgehend alkaloidfrei und enthalten größere Mengen Apfelsäure und anderer Fruchtsäuren, die für ihren säuerlichen Geschmack (Name) verantwortlich sind. Sammelzeit für die Beeren ist der Herbst.

Das Hauptalkaloid der Berberitze wirkt besonders auf glatte Muskulatur, z.B. die des Darms, anregend und fand daher als Abführmittel zeitweilig Verwendung, wurde aber gleichzeitig auch bei Störungen der Leber- und Gallenfunktion angewendet. Unproblematischer ist die Verwendung der appetitlichen Beeren. Wenn ausnahmsweise einmal viele Früchte zur Verfügung stehen sollten, kann man daraus nach Standardrezepten ein recht schmackhaftes Fruchtgelee zubereiten. Mancherorts ist die Weiterverarbeitung zu Spirituosen (Berberitzengeist) bekannt. Kleinere Beerenmengen, kurz vor dem Garen über einen Braten gestreut, geben eine interessante Geschmacksnote.

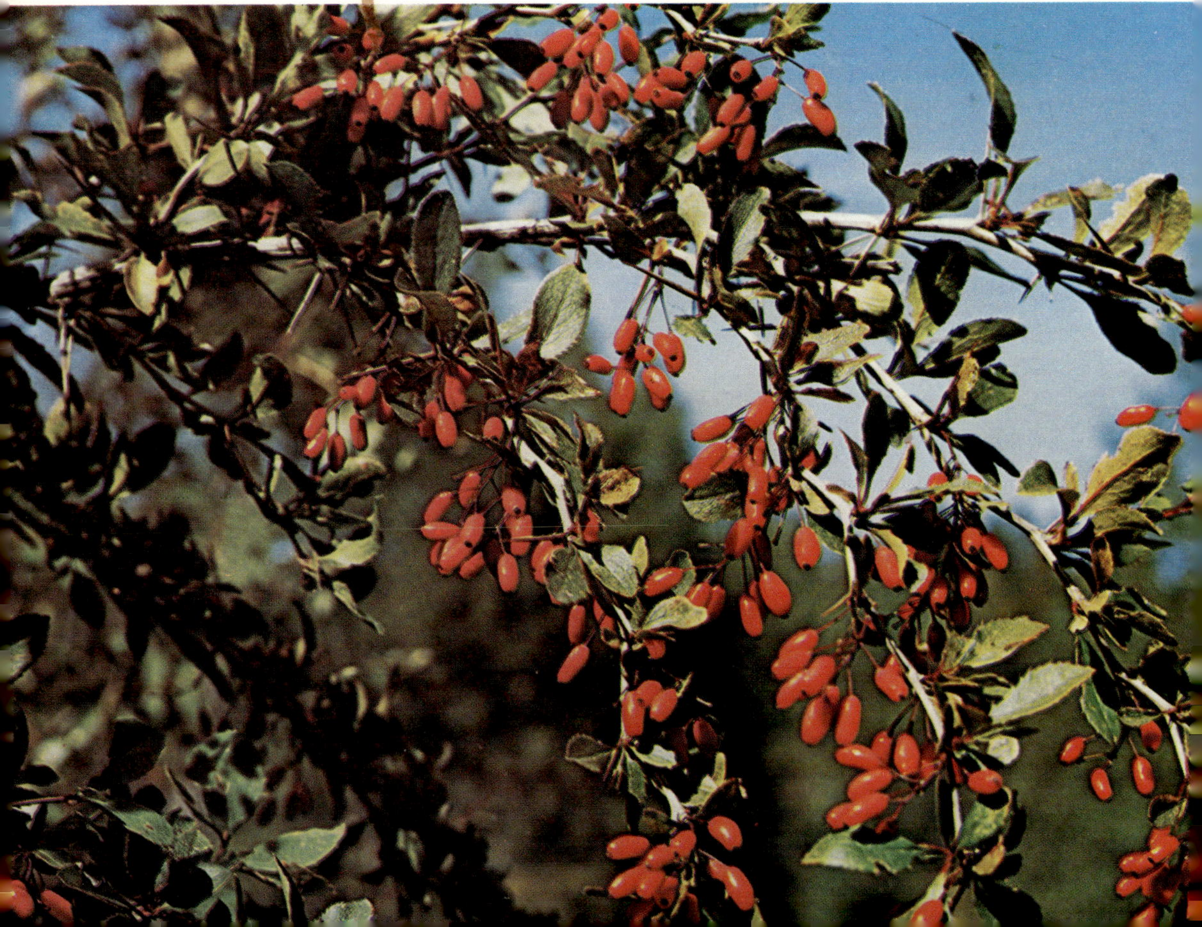

Mahonie *Mahonia aquifolium* (Pursh) Nutt.
Berberitzengewächse *Berberidaceae*

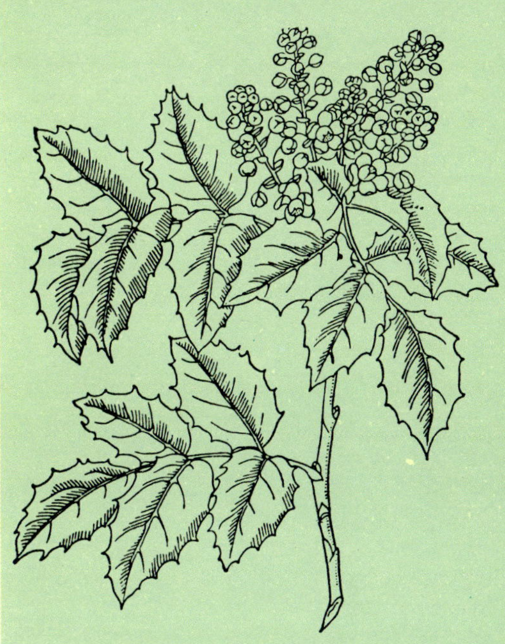

❂ Immergrüner Strauch von 50–150 cm Höhe ohne Dornen oder Stacheln an den Langtrieben. Blätter ledrig, oberseits dunkelgrün glänzend, unterseits hellgrün, in der Jugend oft auch rötlich, unpaarig gefiedert, Fiederblätter (5–9) buchtig, dornig gezähnt. Blüten sechszählig, in aufrechten Trauben in den Achseln von Knospen rispig gehäuft, goldgelb. Wie bei der verwandten Berberitze sind auch bei dieser Art die Staubfäden an der basalen Innenseite leicht reizbar: Die Berührung mit einem spitzen Gegenstand (Nadel oder Grashalm) löst eine rasche Schlagbewegung zum Griffel des Fruchtknotens aus. Nach 15 Minuten kann das Experiment wiederholt werden. Blütezeit IV–VI. Früchte sind kugelige, anfangs grüne, später bereifte blauschwarze Beeren mit dunkelrotem Saft. Fruchtzeit VII–IX. Vogelverbreitung.
⊙ Die Mahonie stammt aus dem nordwestlichen Nordamerika und wurde von dort im 19. Jahrhundert nach Europa gebracht. Wegen seiner immergrünen Blätter wird der Strauch häufig als Ziergehölz gepflanzt und ist fast überall als Park- und Heckenstrauch anzutreffen. In milden Lagen gelegentlich auch verwildert und auf meist kalkarmen Böden als Unterholz.
✎ Wie bei allen Vertretern der Berberitzengewächse sind auch in der Mahonie, die nach dem amerikanischen Botaniker B. MacMahon benannt wurde, Alkaloide aus der Isochinolingruppe enthalten. Der Gesamtwirkstoffgehalt ist jedoch wesentlich geringer als bei der einheimischen Berberitze, so daß die Pflanze sich für medizinische Verwendungen kaum eignet. Praktisch alkaloidfrei sind die Beerenfrüchte, die im späteren Sommer gesammelt werden können.

◘ Mahoniensträucher ähneln im Aussehen etwas der ebenfalls immergrünen Stechpalme, unterscheiden sich aber mit ihren zusammengesetzten Blättern deutlich von dieser Pflanze, die außerdem rote und giftige (!) Früchte trägt. Mahonienbeeren werden von verschiedenen Vogelarten, z. B. Drosseln, gerne als Nahrung genommen. Das muß nicht unbedingt ein Hinweis auf ihre Verwendbarkeit sein, aber sie eignen sich tatsächlich recht gut als Früchtekompott oder als Fruchtgelee.

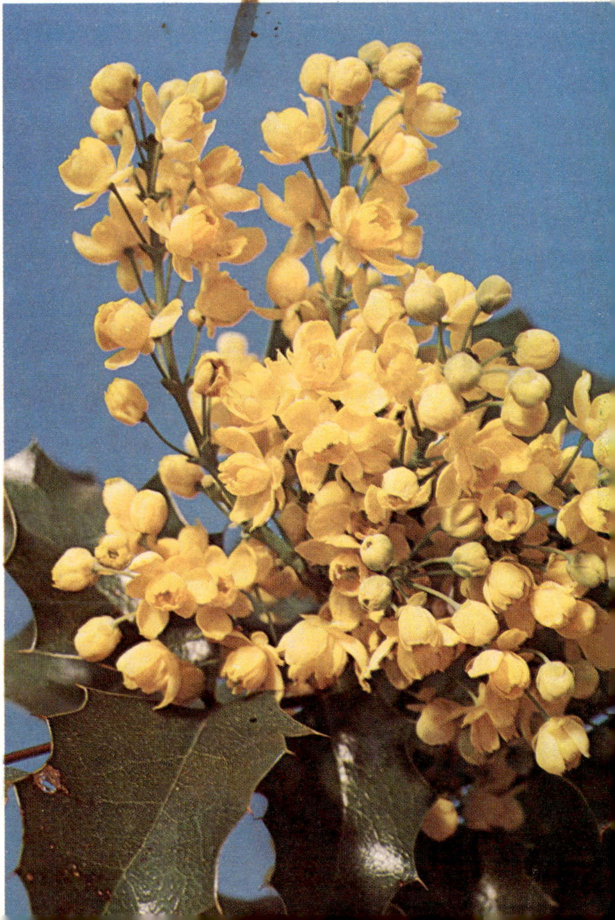

Hohler Lerchensporn
Corydalis bulbosa (L.) Pers.
Erdrauchgewächse *Fumariaceae*

✿ Mehrjährige, krautige Pflanze von 15–30 cm Höhe mit großer, hohler Stengelknolle. Ausnahmsweise einkeimblättrig. Stengel aufrecht, unverzweigt, zweiblättrig, ohne schuppige Niederblätter. Blätter doppelt dreizählig, matt graugrün bis hellgrün, zart, hell. Blüten zahlreich (10–20) in aufrechten, allseitswendigen Trauben, Hochblätter im Blütenstand ganzrandig. Einzelblüten meist trübrot, daneben aber auch weiße oder (selten) violettrote Exemplare. Krone 1–3 cm lang, eines der vier Kronblätter in einen schlanken, gebogenen Sporn verlängert (Name!), zweiseitig symmetrisch und an der Traube um 90° aus der Normalstellung gedreht – der ungewöhnlich gelegene Blüteneingang wird daher von vielen Insekten nicht gefunden und durch Bißöffnung des Sporns (Nektareinbruch) umgangen. Typischer Frühjahrsblüher (frühjahrsgrüner Knollen-Geophyt). Blütezeit III–V. Frucht eine mehrsamige Schote. Ameisenverbreitung.

⊙ Zerstreut, aber immer truppweise in krautreichen Edellaubwäldern, auch in Auenwäldern oder aufgelassenen Obstgärten auf frischen, tiefgründigen, nährstoffreichen Böden. Mullbodenpflanze. Im Nordosten recht selten, nach Süden häufiger.

✎ Aus der großen Gruppe der Isochinolin-Alkaloide, die in verschiedener Abwandlung, aber schwerpunktmäßig bei einigen Pflanzenfamilien wie etwa Hahnenfußgewächse (Ranunculaceae), Berberitzengewächse (Berberidaceae), Mohngewächse (Papaveraceae) usw. vorkommen und neben anderen Merkmalen deren nähere Verwandtschaft begründen, finden sich auch in den Erdrauchgewächsen (Fumariaceae) eine Reihe Inhaltsstoffe. Der Hohle Lerchensporn führt als wichtigstes Alkaloid Bulbocapnin (mit Aporphin-Gerüst); der giftige Wirkstoff ist aber überwiegend in der Knolle enthalten.

Isochinolin-Alkaloide sind meist sehr giftig. Da jedoch nur die Lerchensporn-Stengelknolle Bulbocapnin in nennenswerter Menge enthält, normalerweise aber sehr tief (> 30 cm) im Boden sitzt, sind unbeabsichtigte Vergiftungen durch diesen hübschen und auffallenden Frühjahrsblüher praktisch ausgeschlossen. Bulbocapnin wirkt auf das zentrale Nervensystem und ist Bestandteil in Medikamenten zur Behandlung schwerer Nervenkrankheiten, z.B. des Parkinsonismus.

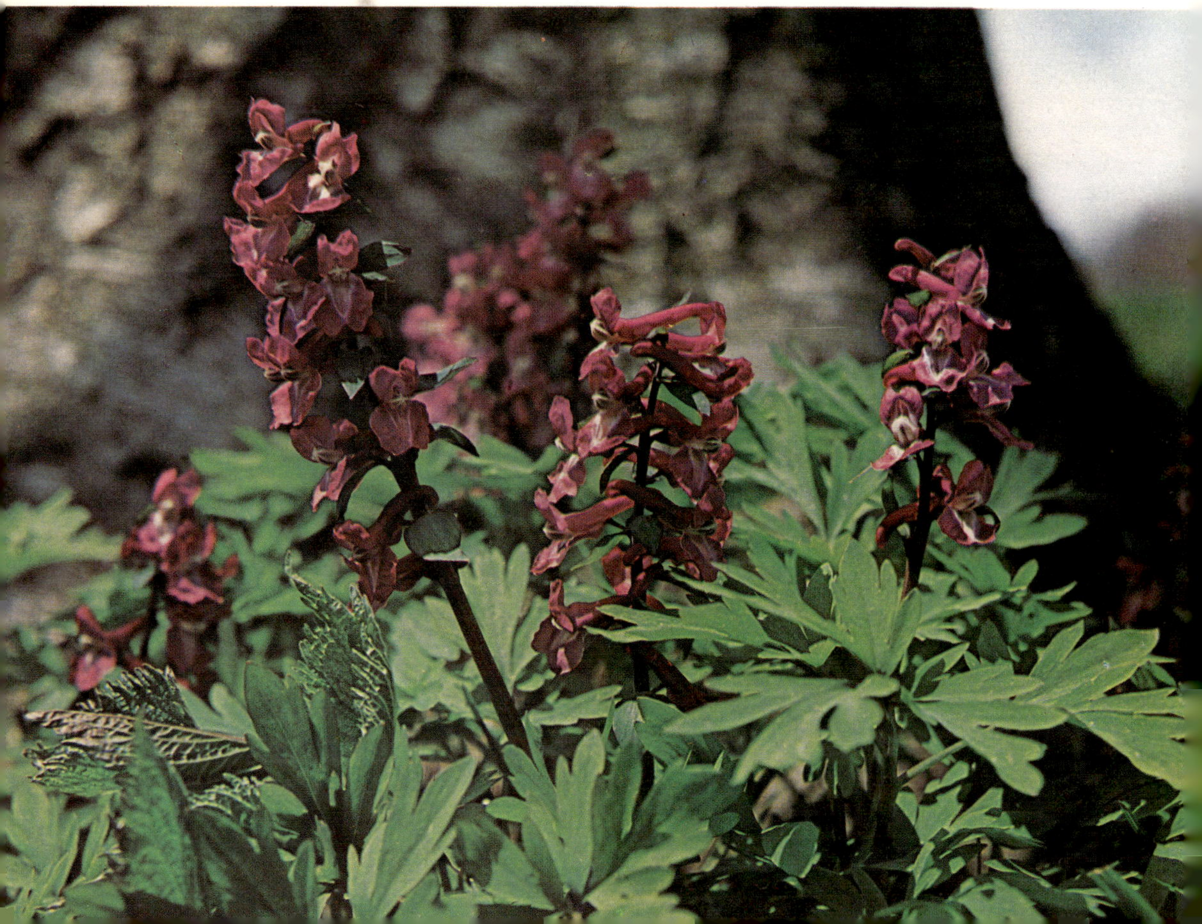

Gemeiner Erdrauch *Fumaria officinalis* L.
Erdrauchgewächse *Fumariaceae*

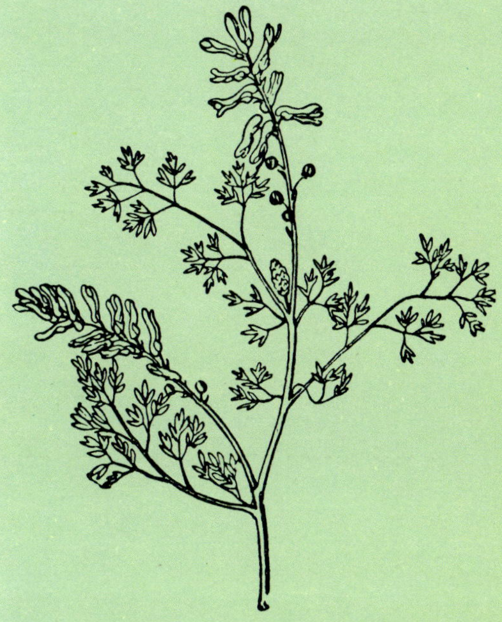

⊡ Einjährige, krautige, tiefwurzelnde Pflanze von 15–30 cm Höhe mit zartem, reichverzweigtem, aufrechtem oder bogig aufsteigendem Stengel. Blätter wechselständig, zart, matt graugrün, doppelt oder dreifach fiederteilig mit feinen, schmallinealischen Zipfeln, Fiederabschnitte deutlich oder länger gestielt. Blüten zahlreich in langen, allseitswendigen Trauben, blaßrosa bis purpurrot, an der Spitze immer dunkler. Kelchblätter hinfällig, Kronblätter ungleich: eines der beiden äußeren mit kurzem Sporn, die beiden inneren an der Spitze verwachsen. Staubblätter zu je drei in zwei Bündeln. Krone etwa 7–9 mm lang. Blütezeit V–X. Frucht eine einsamige, kugelige Nuß. Der wäßrige Saft der Pflanze riecht charakteristisch und schmeckt sehr bitter.

⊙ Häufige Pflanze in offenen Unkrautfluren von Gärten, Weinbergen, Hackfruchtäckern, auf frischen, nährstoffreichen, lockeren, sandigen oder reinen Lehmböden. Seit der Jungsteinzeit Kulturbegleiter des Menschen und heute in Mitteleuropa fast überall anzutreffen.

Bei den Vertretern der Erdrauchgewächse werden Inhaltsstoffe aus der sehr bedeutsamen Gruppe der Isochinolin-Alkaloide angetroffen. Leitalkaloid des Erdrauches ist das Protopin (= Fumarin), an Fumarsäure gebunden, das mit den Alkaloiden der Berberitzengewächse und anderer Familien des gleichen Verwandtschaftskreises gewisse Ähnlichkeiten aufweist. Für Heilzwecke wird das Kraut (DAB *Herba Fumariae*) der blühenden Pflanze ab Frühsommer gesammelt und schonend und rasch getrocknet.

Der Erdrauch gehört in die engste Verwandtschaft der Mohngewächse (Papaveraceae), wurde zeitweise auch in diese Familie gestellt, unterscheidet sich aber von den Vertretern dieser Familie durch fehlenden Milchsaft und zweiseitig symmetrische Blüten. Fumaria ist seit dem Altertum als Heilpflanze bekannt – Dioskurides, Galen, Paracelsus, Otto Brunfels u.a. erwähnen sie ausdrücklich. Eine echte Neuentdeckung unserer Zeit ist die günstige regulierende Wirkung auf den Gallenfluß, wobei sowohl übersteigerte wie auch unzureichende Gallenabsonderung beeinflußt werden.

Etwa 1 Teelöffel des getrockneten, zerkleinerten Krauts wird in 1 Tasse Wasser über Nacht kalt ausgezogen. Der Auszug wird im Laufe eines Tages getrunken. Dosierung nicht erhöhen!

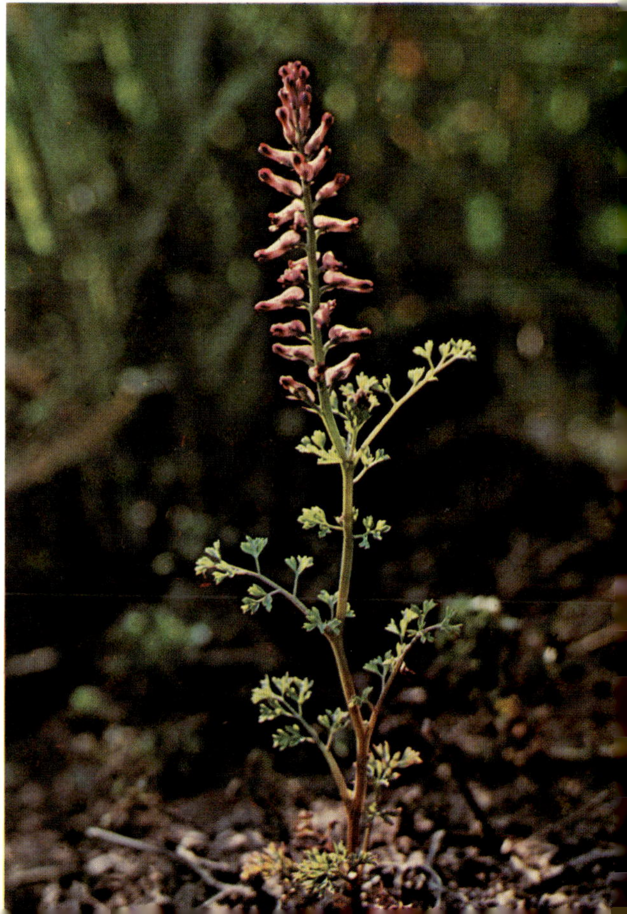

Schöllkraut *Chelidonium majus* L.
Mohngewächse *Papaveraceae*

⊡ Ausdauernde Halbrosettenpflanze von 30–70 cm Höhe mit verzweigtem, walzenförmigem, ziemlich dickem Wurzelstock, der außen rötlichbraun, innen orangegelb gefärbt ist. Stengel aufrecht, rund, etwas spröde und leicht knickend, abstehend behaart. Grundblätter langgestielt, buchtig fiederteilig; Stengelblätter (fast) sitzend, fiederspaltig bis buchtig gekerbt, weich, oberseits frischgrün, unterseits blaugrün. Blüten goldgelb, vierzählig, etwa 1–2 cm breit, in doldigen Blütenständen, seltener einzeln blattachselständig. Blütezeit IV–X. Frucht: Schmale Schoten; Samen schwarzglänzend mit Ölkörperchen zur Ameisenverbreitung. Alle Teile mit orangegelbem Milchsaft. Giftig.

⊙ Weit verbreitet in Unkrautfluren an Wegen, Wald- und Heckensäumen, Mauern, Zäunen und Schuttplätzen. An mäßig beschatteten Standorten auf frischen, lockeren bis sandigen Böden. Stickstoffanzeigende, kulturbegleitende Pflanze, vor allem im ländlichen Siedlungsbereich überall anzutreffen.

✎ Wie alle Vertreter der Mohngewächse enthält auch das Schöllkraut in allen Teilen verschiedene Isochinolin-Alkaloide. Neben Verbindungen mit Protopin- und Protoberberin-Gerüst fallen die Alkaloide vom Benzophenanthridin-Typ (Chelerythrin, Chelidonin, Sanguinarin) auf, die dem Milchsaft seine eigenartige orangegelbe Färbung verleihen. Über 20 verschiedene Alkaloide unterschiedlicher Wirksamkeit sind bisher aus der Pflanze isoliert worden. Unter der Drogenbezeichnung *Herba Chelidonii* hat sie auch Eingang in die Arzneibücher gefunden.

Die Schöllkraut-Alkaloide wirken stark ätzend und können insbesondere im Schleimhautbereich arge Schäden anrichten. Um so erstaunlicher ist, daß der gelbe Milchsaft in fast allen Kräuterbüchern (z. B. Leonhart Fuchs 1543) als Augenheilmittel angepriesen wird. Die unkontrollierte innerliche Anwendung kann zu schweren Vergiftungen, eventuell sogar mit tödlichem Ausgang, führen. Als Schmerzlinderungsmittel ist Schöllkraut längst nicht so wirksam wie die verwandten Mohnarten. Bekannt ist die Verwendung des Milchsaftes zur Behandlung von Warzen; da besonders das Chelidonin eine cytostatische Wirkung aufweist, könnte dieses oft beschworene Heilverfahren tatsächlich begründet sein.

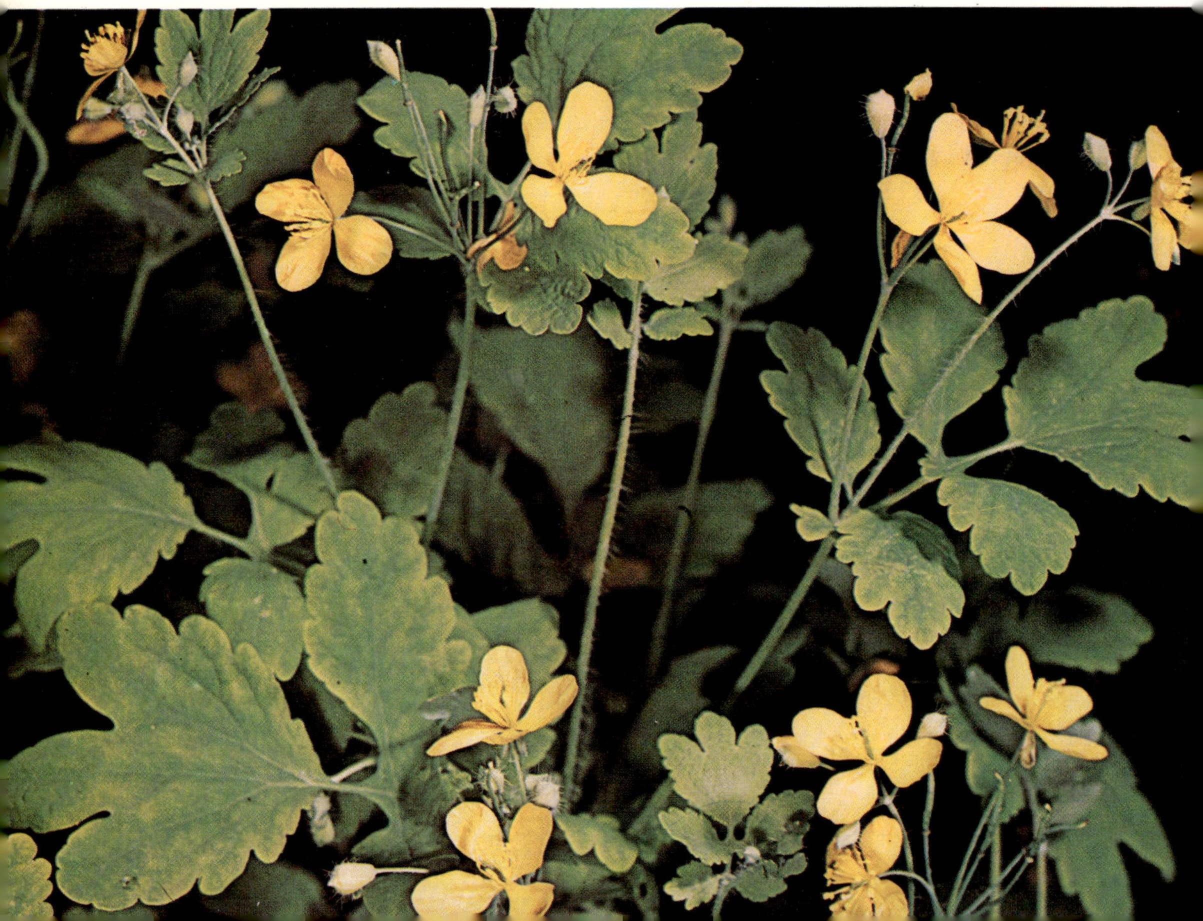

Klatsch-Mohn *Papaver rhoeas* L.
Mohngewächse *Papaveraceae*

❂ Einjährige oder winterannuelle, tiefwurzelnde Halbrosettenpflanze von 30–90 cm Höhe mit aufrechtem, ästig verzweigtem und abstehend borstig behaartem Stengel. Blätter sitzend, wechselständig, tief fiederspaltig geteilt, gezähnt, mit schmalen Zipfeln. Blüten einzeln, recht groß (bis 7 cm), vor dem Aufblühen nickend. Kronblätter auffällig, hochrot, am Grunde mit schwärzlicher Farbzeichnung (durch Überlagerung blauer und roter Farbzellen). Fruchtknoten kahl, mit dachartig verbreiterter Narbe als Insektenanflugplatz. Je Blüte bis zu 150 Staubblätter. Blütezeit V–VII. Mit weißem Milchsaft. Frucht eine breit-eiförmige Kapsel, aus der die reifen Samen nach dem Salzstreuerprinzip ausgestreut werden. Fruchtreife VII–VIII. Formenreich.

⊙ Wärmeliebende Pflanze vor allem in oder an Getreidefeldern, aber auch an ruderal beeinflußten Standorten wie Wegrändern, Schuttstellen oder Bahngelände. Durch Herbizide und Saatgutreinigung aus dem Erscheinungsbild von Getreidefeldern (vgl. Bilder von Claude Monet) weitgehend verdrängt. Ursprünglich wohl in Vorderasien, doch seit der Jungsteinzeit Kulturbegleiter und heute weltweit verschleppt.

✎ Die Mohngewächse *(Papaveraceae)* sind eine bedeutende alkaloidführende Pflanzenfamilie, die diese Inhaltsstoffe in gegliederten Milchsaftschläuchen enthält. Auch Klatsch-Mohn weist eine ganze Reihe von Isochinolin-Alkaloiden auf, doch sind diese bei weitem nicht so wirksam wie die Inhaltsstoffe verwandter Arten. Hauptalkaloid ist das Rheoadin neben geringen Mengen Berberin, Thebain und einem Dutzend weiterer Verbindungen. Für Heilzwecke wurden früher die Blüten (DAB *Flores Rhoeados*) verwendet.

Klatschmohn-Blüten wurden gelegentlich (als Sirup oder Abkochung) als Beruhigungsmittel gegeben und sind in ländlichen Gegenden in dieser Form immer noch in Gebrauch. Sie sind weitgehend ungefährlich, sofern sie nicht in ungewöhnlich großen Mengen genommen werden. Die intensiv roten Blütenfarbstoffe (Anthocyane) sind unbedenkliche und recht brauchbare Lebensmittelfarben, die früher (in Holland) zum Färben von Käse verwendet wurden. Die schiefergrauen Samen, die man zur Fruchtreifezeit einfach aus den Kapseln schüttelt, können zur Verzierung von Gebäck verwendet werden. Sie enthalten fette Öle.

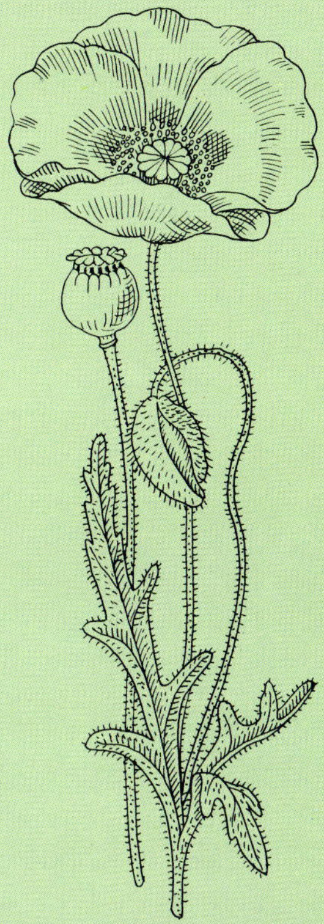

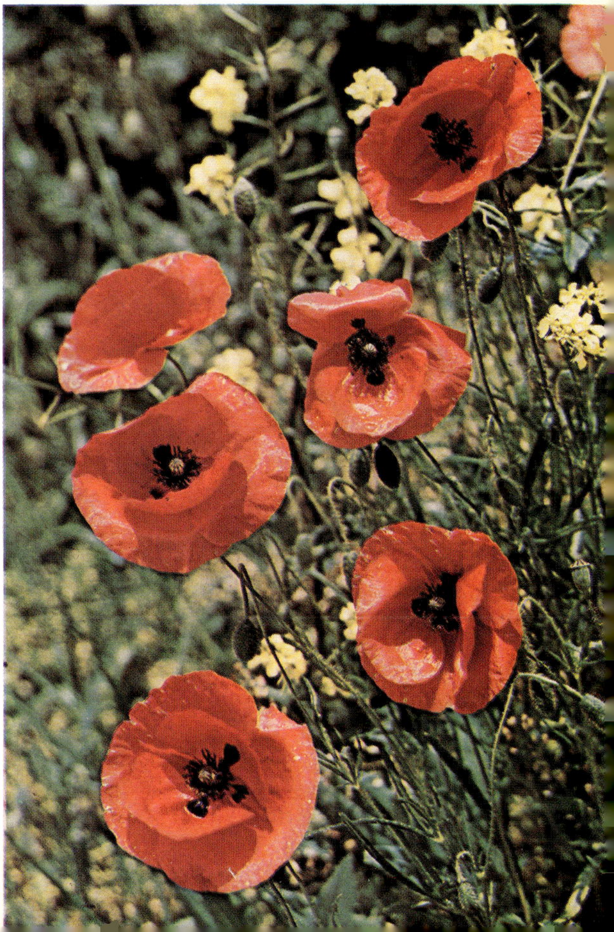

Schlaf-Mohn *Papaver somniferum* L.
Mohngewächse *Papaveraceae*

⊠ Einjährige, kräftige Pflanze von 50–150 cm Höhe mit verzweigtem, aufrechtem, rundem, meist kahlem Stengel. Blätter ungeteilt, sitzend, halbstengelumfassend, blaugrau, buchtig-gezähnt, von lanzettlichem Umriß. Blüten sehr groß (bis 10 cm), einzeln, mit vier blaßlila, violetten oder weißen Kronblättern, die am Grunde ein dunkleres Saftmal tragen. Blütezeit VI–VIII. Frucht eine große, kugelige Porenkapsel, aus der die schiefergrauen Samen ausgestreut werden. Alle grünen Teile mit weißem Milchsaft. Giftpflanze.

⊙ Vermutlich stammt der Schlaf-Mohn von der im Mittelmeerraum beheimateten Art *Papaver setigerum* ab. Seit der Bronzezeit wird er als Ölpflanze (Mohn-Öl) angebaut. Häufig findet man die Art auch als Zierpflanze in Gärten, aber nur gelegentlich verwildert in wärmeren Lagen auf frischen Lehmböden in Schuttunkraut-Gesellschaften.

✐ Trotz jahrtausendelangen Anbaus entdeckten ägyptische Ärzte wahrscheinlich erst im 7. Jahrhundert v. Chr. die schmerzstillende, beruhigende Wirkung des Schlaf-Mohns. Er liefert die Droge Opium, den luftgetrockneten Milchsaft der ausgewachsenen, noch grünen, unreifen Mohn-Kapsel, die in ihren Milchsaftschläuchen etwa 90% aller Wirkstoffe speichert. Rohopium besteht zu 20–30% aus Isochinolin-Alkaloiden; etwa 40 verschiedene Alkaloide sind bis jetzt bekannt. Sie verteilen sich auf die Phenanthren-Gruppe (Morphin, Codein, Thebain), die Benzylisochinolin-Gruppe (Papaverin, Laudanin), Phthalidisochinolin-Gruppe (Noscapin, Narcein) u.a. Morphin wurde 1805 als erstes pflanzliches Alkaloid von Sertürner in Einbeck isoliert.

⊡ Die gereinigten Mohn-Alkaloide sind unentbehrlicher Bestandteil vieler Arzneimittel, wobei Morphin als zentralwirksames Schmerzmittel, Codein wegen seiner hustenreizdämpfenden Wirkung und Papaverin wegen seiner krampflösenden Wirkung Verwendung finden. Opium-Alkaloide waren schon im Theriak des Andromachus oder im Laudanum von Paracelsus enthalten. Alle diese Stoffe, besonders aber das Morphin und dessen Abkömmlinge (Diacetylmorphin = Heroin), sind starke Rauschmittel und heute eine sehr ernste Gefahr (Suchtprobleme). Trotzdem können Sie Ihr Mohnbrötchen unbesorgt verzehren: Die ölreichen Samen des Schlaf-Mohns, die zur Verzierung von Gebäck dienen, sind alkaloidfrei.

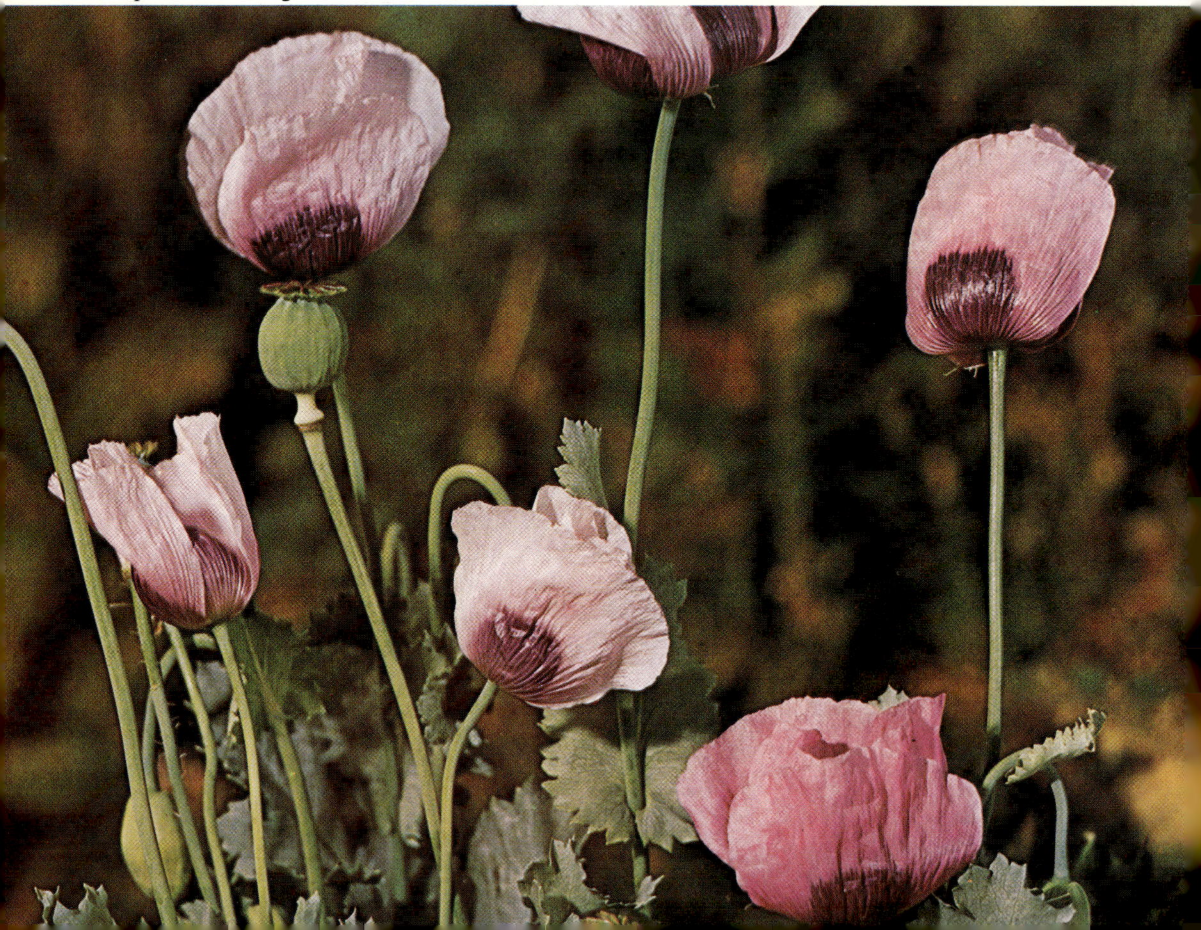

Wilde Rübe *Beta maritima* L.
Gänsefußgewächse *Chenopodiaceae*

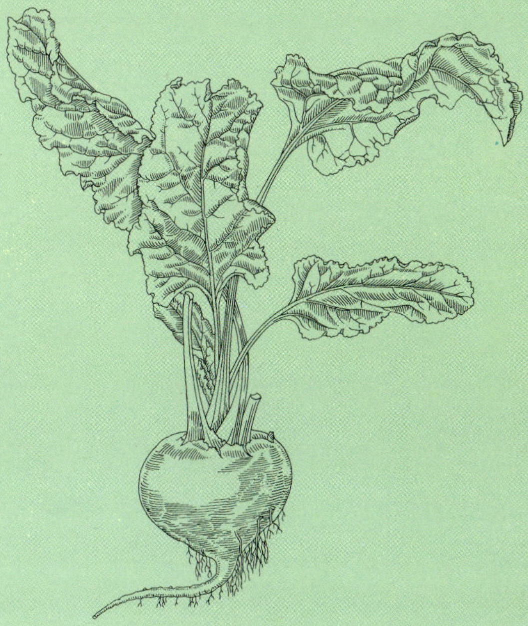

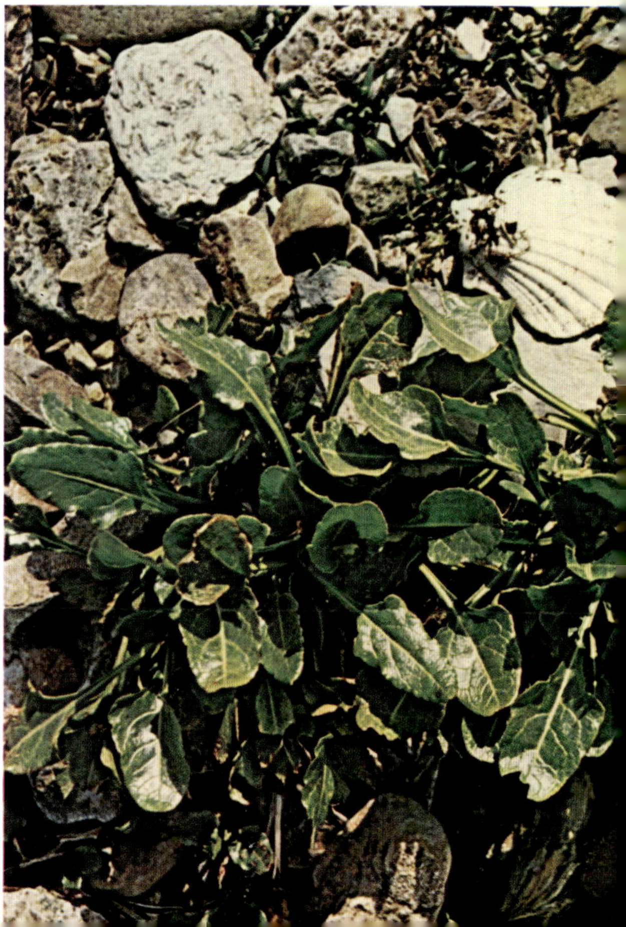

⊞ Ein- oder zweijährige, kräftige Pflanze von 20–80 cm Höhe mit niederliegendem oder aufsteigendem, manchmal auch aufrechtem Stengel. Wurzel spindelförmig, nicht oder nur wenig verdickt. Grundblätter rosettig, nicht bodenanliegend, langgestielt, mit rautenförmiger bis spatelförmiger Spreite; Stengelblätter sitzend, ungeteilt, länglich-lanzettlich, oberseits glänzend dunkelgrün, unterseits etwas heller, immer ziemlich fest und etwas dicklich. Blüten sehr unscheinbar, grünlichgelb, zu je zwei bis vier in Knäueln an einem langgestreckten, rispigen Blütenstand (Scheinähre). Einzelblüten mit fünfteiliger (fünfspaltiger) Blütenhülle, die am Grunde mit dem Fruchtknoten verwachsen ist. Blütezeit VII–IX. Frucht eine Deckelkapsel.

⊙ Charakteristische, an den Meeresküsten verbreitete Pflanze im Bereich der Spülsäume und Strandwälle, wo angeschwemmtes organisches Angespül einer lebhaften Zersetzung unterliegt. Stickstoffliebende, salzverträgliche Art. An allen europäischen Atlantikküsten und im Mittelmeergebiet. In Deutschland nur in wenigen Exemplaren auf Helgoland.

✎ Die Pflanze enthält infolge ihres meeresnahen Standortes vor allem im Stengel und in den Blättern reichlich Mineralstoffe und Spurenelemente. Verwendet werden die im Sommer gesammelten grundständigen Blätter.

▣ *Beta maritima* ist die Stammpflanze aller heute angebauten Rüben und deren Kulturvarietäten, von der Futter- oder Runkelrübe über Garten-Mangold und Rote Bete bis hin zur Zuckerrübe, die als letzte der Sippe erst vor etwa 250 Jahren herausgezüchtet und in der Zwischenzeit eine unserer wichtigsten Kulturpflanzen überhaupt wurde: Etwa 30% des Welt-Rohrzuckerbedarfs wird aus Zuckerrüben gedeckt, die bis über 20% Zukker enthalten können, während die Wildpflanze nur wenig Kohlenhydrat (etwa 2%) speichert. Die Unterschiede zwischen diesen vier Kulturpflanzen sind so groß, daß eine gemeinsame Abstammung zunächst unwahrscheinlich klingt. Die Grundblätter der Wilden Rübe, die man z.B. während des Urlaubs am Meer sammeln kann, geben ein sehr schmackhaftes Wildgemüse. Man bereitet sie genau wie Blattspinat oder Mangold zu und rührt abschließend gewürfelte Tomate und ein paar gemahlene Walnüsse unter. Die Blätter können aber auch roh als Salat verwendet werden.

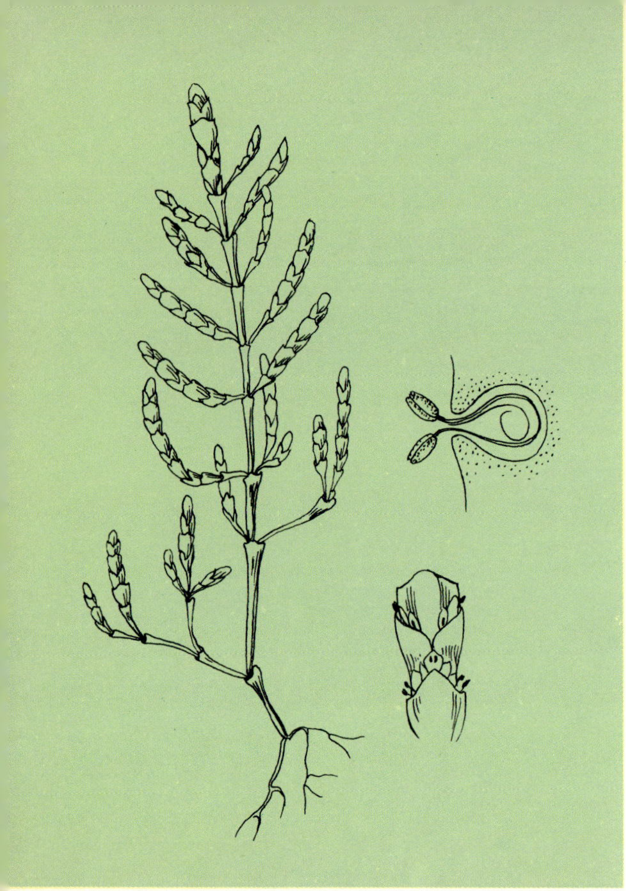

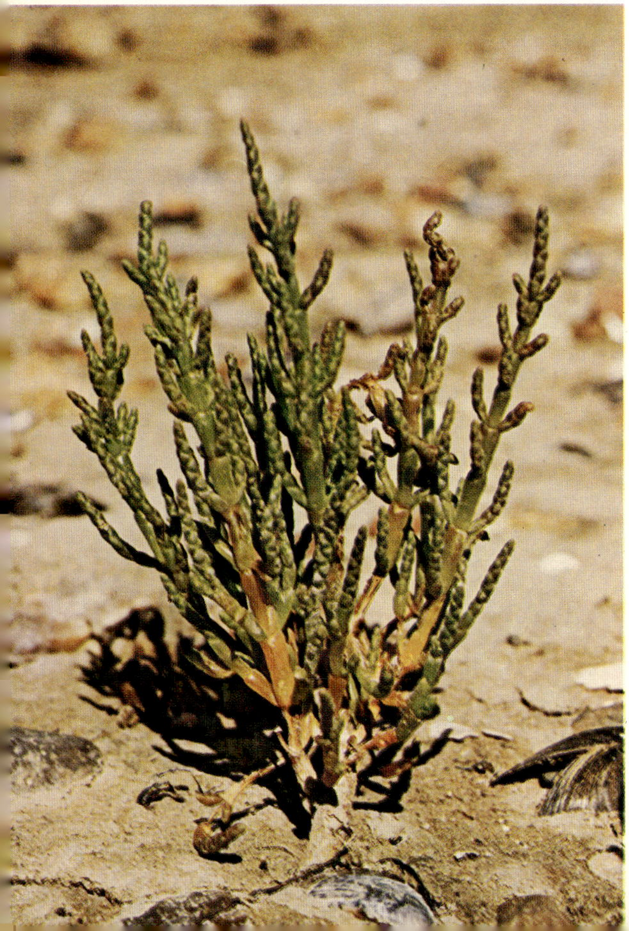

Gemeiner Queller *Salicornia europaea* L.
Gänsefußgewächse *Chenopodiaceae*

⊡ Einjährige, stammsukkulente Pflanze von 5–30 cm Höhe, mit verdicktem, quirlig verzweigtem, aufrechtem oder niederliegendem bis bogig aufsteigendem Stengel, der durch regelmäßige Einschnürungen gelenkartig gegliedert ist. Alle Blätter sehr stark zurückgebildet und nur noch als winzige, dem verdickten Stengel anliegende Schuppen vorhanden. Blüten zwittrig, sehr klein und unscheinbar, meist zu dritt in der Achsel eines einfachen, schuppenförmigen Tragblattes in die Vertiefungen zwischen den einzelnen Stengelgliedern eingesenkt, kaum erkennbar. Die blütentragenden Stengelabschnitte bilden eine von der übrigen Pflanze deutlicher abgesetzte, zapfenförmige Scheinähre. Blütezeit VIII–X. Die Blütenbestäubung übernehmen nicht die Insekten oder der Wind, sondern der Gezeitenstrom, in den die schwimmfähigen, fadenförmigen Pollen entlassen werden. Daneben kann aber Wind- oder Selbstbestäubung eintreten. Sehr formenreiche Sammelart.

⊙ Weitverbreitete, häufige Charakterpflanze der Quellerflur und Pionierpflanze im Anschluß an die Seegraswiesen auf stark salzimprägnierten Böden der Wattengebiete. An allen atlantischen Küsten Europas. Auch an Salzstellen des Binnenlandes (Neusiedler-See-Gebiet), dort aber meist unter Naturschutz.

✎ Die Dickfleischigkeit (Sukkulenz) der Quellerstengel steht sicher in engem Zusammenhang mit dem recht hohen Salzgehalt des Bodens im periodisch überfluteten Schlickwatt. Um aus der Bodenlösung überhaupt das lebensnotwendige Wasser aufnehmen zu können, muß die Pflanze auch in steigendem Maße Salz anreichern. Folglich enthält sie viele Mineralstoffe und alle im Meerwasser vorkommenden Spurenelemente.

Die alkalireiche Asche des Quellers wurde früher bei der Glasherstellung zur Erniedrigung des Erstarrungspunktes der Glasschmelze beigemischt und führte zur Benennung „Glasschmalz". Queller ist aber nicht nur eine alte technische Nutzpflanze, sondern verdient auch als leicht beschaffbares Wildgemüse Interesse. Die jüngeren Stengel, während des Hochsommers vor der Blüte gesammelt, geben einen knackigen Salat von erfrischendem Geschmack trotz des vielleicht schon hohen Salzgehaltes. Man kann die grob zerschnittenen Stengel aber auch als Gemüse zubereiten (10 Minuten kochen und in Butter dünsten), um sie zu Geflügel, Fisch oder Lamm zu servieren.

Kahles Bruchkraut *Herniaria glabra* L.
Nelkengewächse *Caryophyllaceae*

❖ Einjährige oder (seltener) ausdauernde, krautige Pflanze von 5–15 cm Höhe mit zarten, ausgebreiteten, reich verzweigten Stengeln, die dem Boden flach anliegen und ihn in dichten, hellgrünen Flecken bedecken. Blätter klein, gegenständig, kahl, verkehrt-eiförmig bis länglich-elliptisch, am Grunde verschmälert, vorne abgerundet. Blüten unscheinbar, klein, ohne Krone, gelblichgrün, in dichten Knäueln in den Blattachseln. Blütezeit VI–VII.

⊙ Zerstreute oder seltenere Pflanze in Sandrasen, an Wegen und Dämmen, in Dünen oder in lockeren Unkrautbeständen auf verschiedenen Schuttplätzen. Bevorzugt stickstoffreichen, lockeren, humus- und feinerdearmen Kies- oder Sandboden. Von der Ebene bis in mittlere Gebirgslagen.

✐ Arzneiliche Verwendung findet das zur Blütezeit gesammelte Kraut (DAB *Herba Herniariae*) ohne Wurzel, das sorgfältig gereinigt und schonend bei Raumtemperatur getrocknet wird. Wirkstoffe der Pflanze sind das Cumarinderivat Umbelliferon und dessen Methyläther Herniarin, daneben Saponine, Flavonoide und eine Reihe anderer Verbindungen.

In der mittelalterlichen Heilkunde wurde die Pflanze gegen Leistenbruch und damit zusammenhängende Beschwerden verordnet, woraus sich auch ihr lateinischer Gattungsname ableitet. Heute ist die getrocknete Pflanze vielfach Bestandteil von Teemischungen und Zubereitungen zur Behandlung von Erkrankungen der ableitenden Harnwege. Eine diuretische Wirkung ist zwar etwas zweifelhaft, doch ist eine desinfizierende Wirksamkeit vor allem bei Blasen- und Nierenbeckenentzündungen sowie bei Steinleiden dieser Organe gesichert. Bei gleichzeitiger Erkrankung von Leber und Galle sollte die Pflanze jedoch nicht verwendet werden, weil sonst Komplikationen zu befürchten sind.

Etwa 2–3 Eßlöffel der getrockneten und zerkleinerten Pflanze werden über Nacht in 1 l Wasser kalt ausgezogen. Der gewonnene Extrakt wird mehrmals täglich eßlöffelweise eingenommen.

▶ Die Pflanze gleicht etwas dem **Hirschsprung** *(Corrigiola litoralis)* und der **Knorpelblume** *(Illecebrum verticillatum)*, mit denen zusammen sie mitunter in eine eigene Familie *Illecebraceae* gestellt wird.

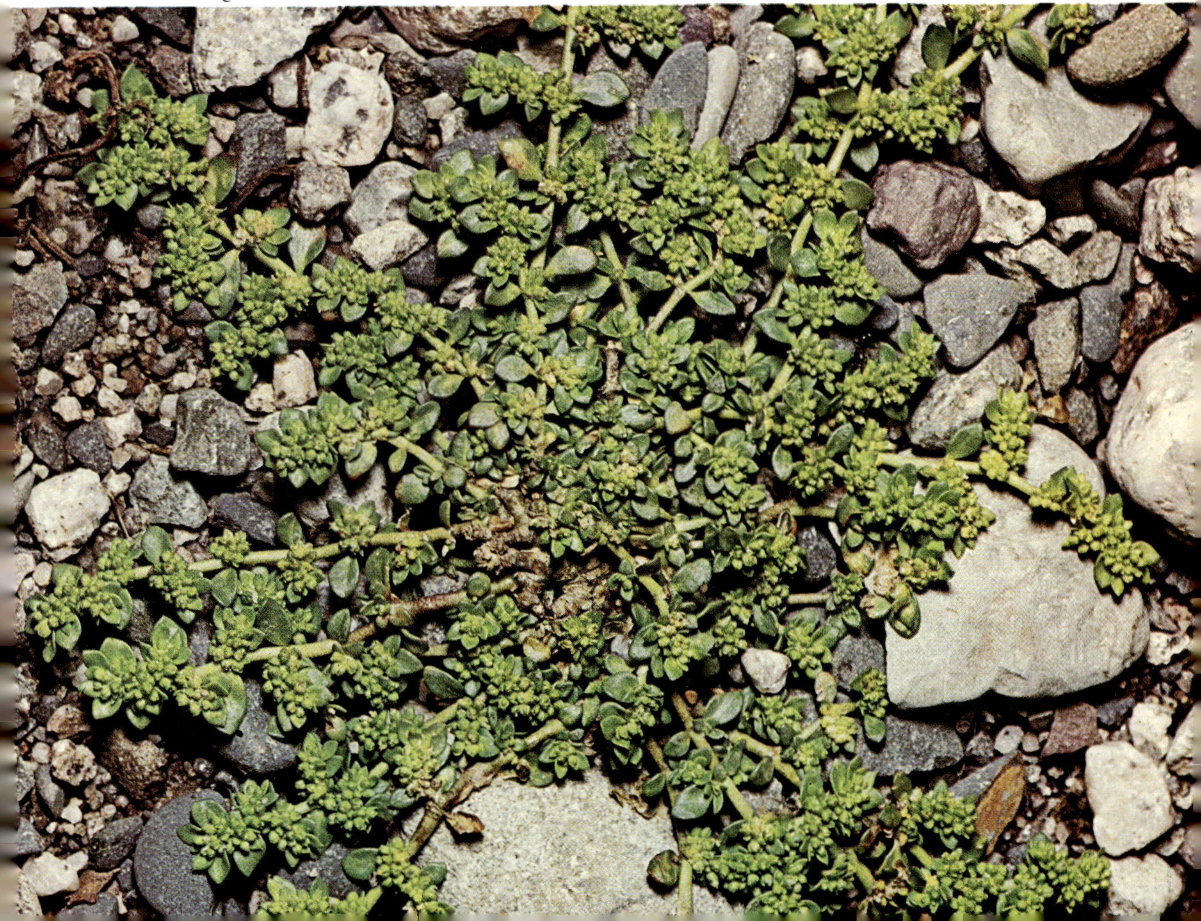

Echtes Seifenkraut *Saponaria officinalis* L.
Nelkengewächse *Caryophyllaceae*

⊞ Ausdauernde, ansehnliche Pflanze von 30–70 cm Höhe mit aufrechtem, feinflaumigem, unverzweigtem oder nur im Blütenstand ästigem Stengel. Wurzelstock kriechend, stark verzweigt, etwa fingerdick, außen rostbraun, innen zitronengelb. Blätter elliptisch bis lanzettlich, kreuzgegenständig, dreinervig, fast kahl, mattgrün. Blüten bis 3 cm groß, fünfzählig, in Trugdolden büschelig an den Enden von Seitenzweigen. Kronblätter weiß, blaßrosa oder rötlich. Kelchblätter zu einer engen Röhre verwachsen. Blütezeit VI–IX. Geruch sehr angenehm. Typische Nachtfalterblume. Formenreich.

⊙ Zerstreute, stellenweise auch verbreitete Pflanze in Unkrautfluren an Flußufern, auf Bahndämmen und Kiesbänken, aber auch an Wegen und verschiedenen anderen Schuttstellen, auf mäßig trockenem bis frischem Stein-, Sand- oder Kiesboden. Kulturbegleiter und seit der Jungsteinzeit auch verschiedentlich gepflanzt. Stromtalpflanze.

✎ In allen Teilen des Seifenkrautes, vor allem im Wurzelstock, der offizinellen roten Seifenwurzel (DAB *Radix Saponariae rubrae*), sind giftige Triterpen-Saponine enthalten, deren wäßrige Lösungen sich durch sehr starke Schaumbildung auszeichnen und beispielsweise rote Blutkörperchen zerstören können. Das Rhizom erreicht im Hochsommer den höchsten Saponingehalt und wird im Juli oder August gegraben.

Seifenkraut ist in erster Linie eine alte technische Nutzpflanze, deren stark oberflächenaktive Inhaltsstoffe einer ganzen Stoffgruppe (lat. *sapo* = Seife) den Namen gab. Seit dem Altertum wurde die Seifenwurzel in gemahlener Form als Waschmittel benutzt und sogar bis zum Beginn unseres Jahrhunderts auch angebaut und als Seifenersatz verwendet. Hinzu kommt der Gebrauch für Heilzwecke. Auch hier wird die lösende Wirkung der Saponine ausgenutzt und z. B. bei hartnäckigem Husten eine Schleimverflüssigung angestrebt. Äußerlich findet die Pflanze bei verschiedenen Hautproblemen Anwendung.

Ein Kaltauszug von 1 Teelöffel der getrockneten und zerkleinerten Wurzel in 1 Tasse Wasser kann zur Hautpflege und Rettung des Teints äußerlich verwendet werden. Vorsicht auch bei kleinen offenen Wunden!

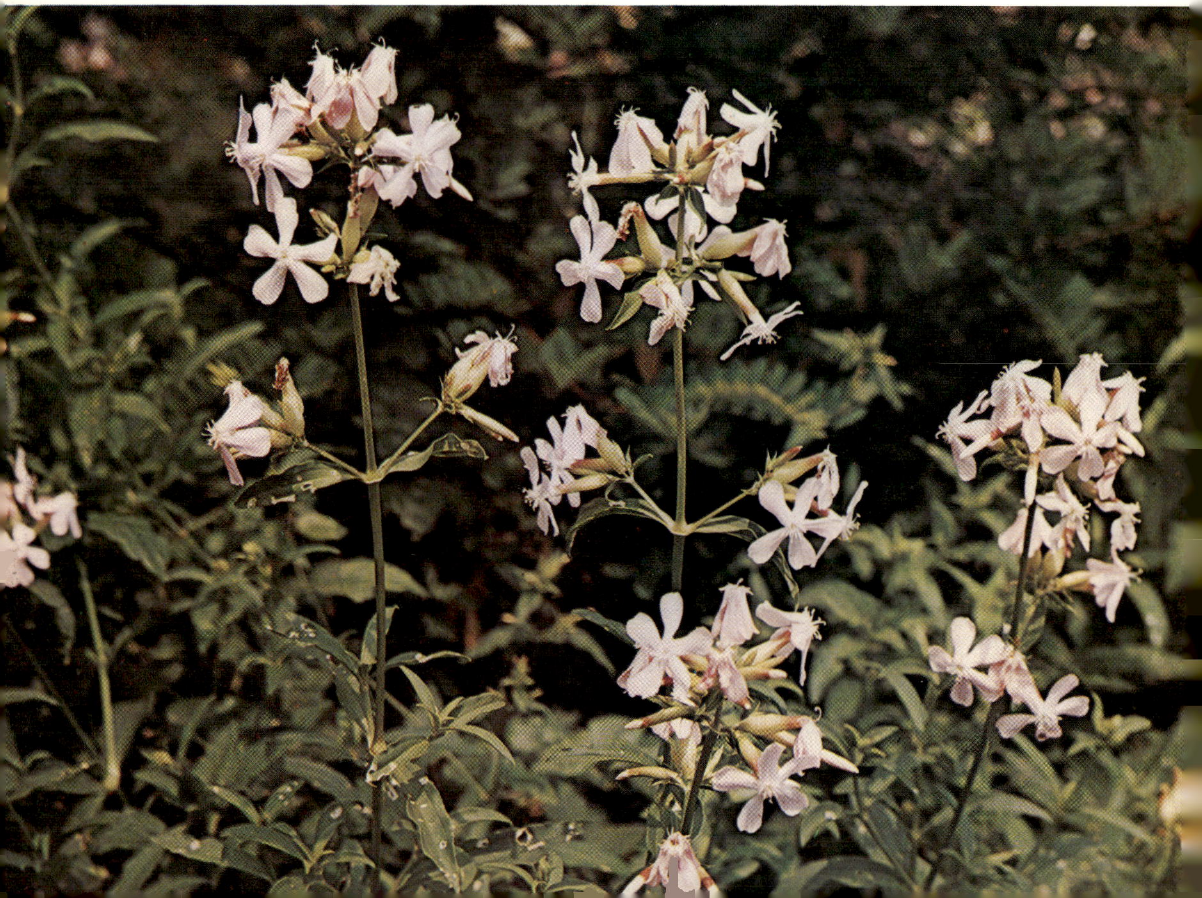

Vogel-Sternmiere, Vogelmiere *Stellaria media* L.
Nelkengewächse *Caryophyllaceae*

❀ Einjährige oder überwinternde, krautige Pflanze von 10–40 cm Höhe mit weichem, saftigem, sehr ästigem, niederliegendem oder aufsteigendem (kletterndem) Stengel, der nur eine einzelne, deutliche Haarleiste trägt. Blätter gegenständig, untere gestielt mit eiförmiger bis herzförmiger Spreite, obere sitzend und länglich-elliptisch. Blüten recht klein, mit breit-elliptischen bis lanzettlichen Kelchblättern. Staubblattzahl unbestimmt (0–10), aber immer drei Griffel vorhanden. Krone weiß, nur wenig kürzer oder ebenso lang wie der Kelch, manchmal auch ganz fehlend. Kronblätter tief zweispaltig. Blütezeit I–XII. Fruchtstiele abwärts gerichtet. Samen dunkel rötlichbraun, mit vier Reihen warziger Erhebungen. Formenreich.

⊙ Eine der häufigsten Arten unter den kleineren, weißblühenden Nelkengewächsen. Überall verbreitet in lockeren Unkrautfluren, auf Äckern, in Gärten und Weinbergen, an Wegen und Schuttstellen, meist auf frischem und nährstoffreichem Boden. Stickstoffliebend, Überdüngungsanzeiger. Seit der Jungsteinzeit Kulturbegleiter und heute weltweit verschleppt.

⁄ Die Pflanze enthält geringe Mengen Saponine und diente zeitweise als Heilpflanze, wobei das ganzjährig gesammelte Kraut *(Herba Alsinis)* verwendet wurde.

Die Vogelmiere gehört zu den wenigen einheimischen Pflanzen, die ziemlich unabhängig von den jahreszeitlichen Bedingungen gedeihen und selbst mitten im Winter blühend angetroffen werden können. Bis zu fünf Generationen kann eine Pflanze jährlich hervorbringen, woraus sich die auffallende Häufigkeit und weite Verbreitung der Art erklärt. Ihre Verwendbarkeit als Heilpflanze wurde erst durch S. Kneipp entdeckt, der ihre schleimlösende und beruhigende Wirkung beschrieb. Obwohl aber gerade Gartenliebhaber sie als wenig erfreuliches Unkraut empfinden, ist die Vogelmiere aber auch ein hervorragendes Wildgemüse, das für Küchenzwecke schon im Mittelalter genutzt wurde. Die gesammelten Pflanzen werden, nachdem Wurzeln und bräunliche Blätter entfernt wurden, mit Butter, Gewürz und etwas Zwiebel gedünstet und mit etwas Zitronensaft abgerundet. In dieser Zubereitung liefert die Vogelmiere eine milde, sehr schmackhafte Gemüsebeilage zu Fleischgerichten. Die zerkleinerte Pflanze kann auch in Suppen verwendet werden.

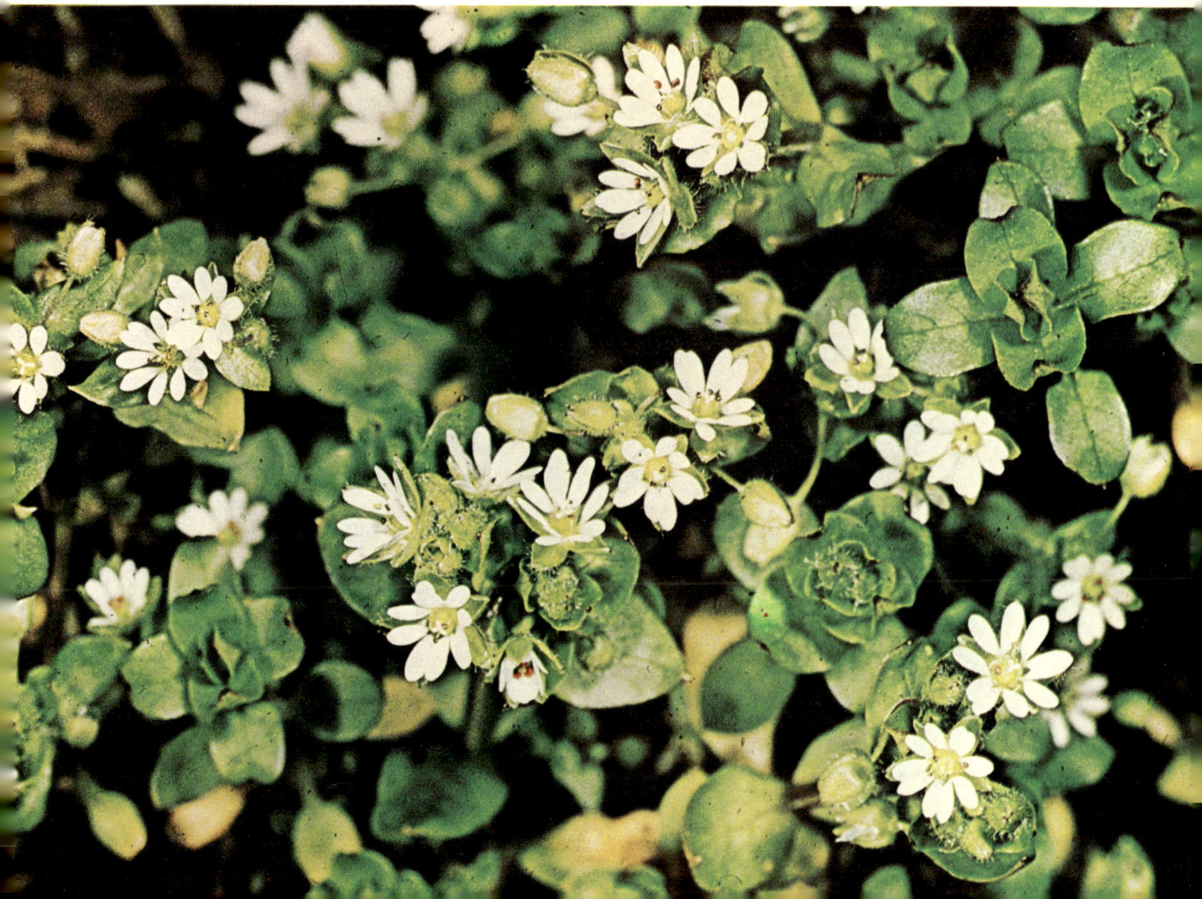

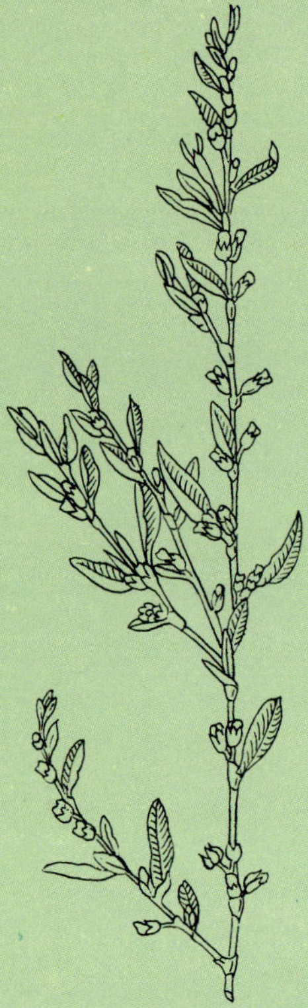

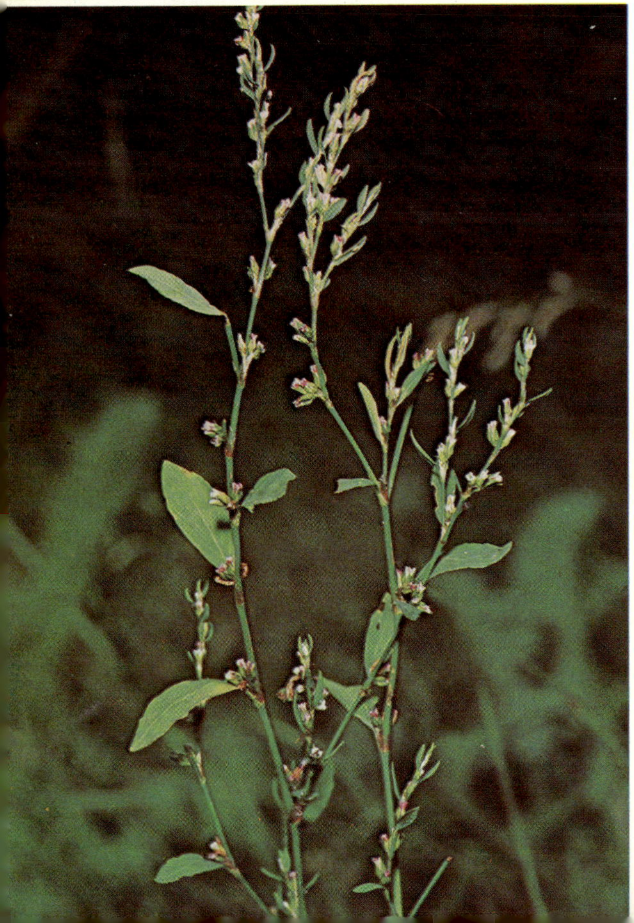

Vogel-Knöterich *Polygonum aviculare* L.
Knöterichgewächse *Polygonaceae*

⊞ Einjährige, krautige Pflanze mit faseriger Wurzel und 5–50 cm langen, niederliegenden oder aufsteigenden, reichästigen, durch Blattknoten gegliederten Stengeln. Blätter wechselständig, lanzettlich bis elliptisch, sitzend, dunkelgrün, mit häutiger, hellgrüner und etwas streifiger, tütiger Blattscheide aus verwachsenen Nebenblättern (Ochrea). Blüten unscheinbar klein, einzeln oder in kleinen Büscheln in den Blattachseln, mit einfacher, nicht in Kelch und Krone gegliederter, weißlicher oder rötlicher Blütenhülle. Blütezeit V–X. Meist Selbstbestäubung. Frucht eine gestreifte, matte Nußfrucht. Verbreitung durch Wind und Regenwasser.

⊙ Sehr häufige Pflanze in Unkrautfluren auf Äkkern und Schuttplätzen, an Wegrändern, Feldwegen und zwischen den Fugen des Straßenpflasters. Stickstoffliebend. Charakterpflanze der Tritt-Gesellschaften, auf mäßig-trockenem, rohem Sand- oder Lehmboden. Kulturbegleiter.

✎ Seit dem Altertum wird die Pflanze als Heilkraut verwendet und erscheint bis heute in vielen Arzneibüchern. Verwendung findet nur das blühende Kraut (DAB *Herba Polygoni*), das gut gereinigt und bei mäßiger Temperatur getrocknet wird. Inhaltsstoffe sind Gerbstoffe, Kieselsäure, ein Glykosid (Aviculin) und verschiedene andere Verbindungen.

Vogel-Knöterich heißt die Pflanze, weil ihre Samen gerne von Vögeln gefressen und auch als Vogelfutter gesammelt werden. Als Heilkraut leistet sie zwar keine herausragenden Wirkungen, wird aber doch gerne zu verschiedenen Teemischungen (z.B. zusammen mit Spitz-Wegerich oder Gänse-Fingerkraut) genommen, die bei Erkrankungen der Harnwege verwendet werden. Die Volksmedizin setzt die etwas adstringierend schmeckende Pflanze weiterhin als blutstillendes Mittel, gegen Steinleiden, bei Bronchitis und bei Diarrhöen ein. Äußerliche Anwendungen erstrecken sich auf schlecht heilende Wunden. Alle diese Wirkungen finden sich, in zum Teil recht drastischen Darstellungen beschrieben, in verschiedenen Quellen, z.B. bei Adamus Lonicerus in seinem 1679 erschienenen, dickleibigen „kreutterbuch".

Zur innerlichen und äußerlichen Anwendung wird ein Tee (1–2 Teelöffel auf 1 Tasse kochendes Wasser) empfohlen, der täglich zwei- bis dreimal getrunken wird.

Wiesen-Knöterich, Schlangen-Knöterich
Polygonum bistorta L.
Knöterichgewächse *Polygonaceae*

⊞ Ausdauernde Halbrosettenpflanze von 30–100 cm Höhe mit unverzweigtem, wenig beblättertem, aufrechtem Stengel und kräftigem, kriechendem Rhizom, das wegen seiner gewundenen Form der Pflanze den volkstümlichen Namen „Schlangenwurz" eingetragen hat. Grundständige Blätter oberseits kahl, dunkelgrün, etwas gewellt, unterseits blaugrün, mit lanzettlicher Blattspreite und geflügelten Blattstielen. Obere Blätter sitzend, mit stengelumfassender, rötlicher Blattscheide. Blüten mit fünf kronblattähnlichen rötlichen Perigonblättern, in büscheligen Wikkeln, die ihrerseits zu einer endständigen Scheinähre vereinigt sind. Blütezeit V–VII. Gute Bienenweide. Futterpflanze. Verbreitung durch Pflanzenfresser.

⊙ Meist häufig und gesellig auf feuchten Wiesen besonders im Bergland, aber auch in Hochstaudenfluren, Auenwäldern oder in Weidengebüsch an Ufern. Auf sickernassen, nährstoffreichen Böden. Fehlt in Nordeuropa, sonst von der Ebene bis ins Gebirge. Stellenweise wegen Entwässerung und Überdüngung im Rückgang.

✐ Verwendung findet der im Spätsommer (August–September) gegrabene Wurzelstock *(Rhizoma Bistortae)*, der Gerbstoffe und, als unterirdisches Speicherorgan, viele Kohlenhydrate enthält.

Nach der mittelalterlichen Signaturenlehre mußte der gekrümmte und gewundene Wurzelstock gegen Schlangenbisse einzusetzen sein. Hieronymus Bock (1577) dehnt die Heilanzeigen der Pflanze sogar noch aus: „Das wasser von kraut und wurtz gebrannt/heilet alle Gifftige Spinnen und Skorpion stich." Adamus Lonicerus (1679) übernimmt Vorstellungen aus älteren Quellen und empfiehlt: „Naterwurtzsafft warm in die ohren gelassen/benimbt das saussen in denselbigen. Naterwurtz gestossen/und auf die zerknirschten glieder gelegt/hilfft ihnen zur Heilung." Erwiesen ist die günstige Wirkung des Rhizoms bei Durchfall, dem Hauptanwendungsgebiet der Pflanze. Die Blätter des Schlangen-Knöterichs eignen sich auch als Wildgemüse und sind, da ihnen die großen Oxalsäuremengen des Sauerampfers fehlen, sogar noch unbedenklicher. Häufig werden sie auch zusammen mit anderen Wildpflanzen (Frauenmantel, Löwenzahn) verwendet.

Eine Wurzelstockabkochung (1–2 Eßlöffel/1 l Wasser) nimmt man mehrfach täglich in kleinen Portionen.

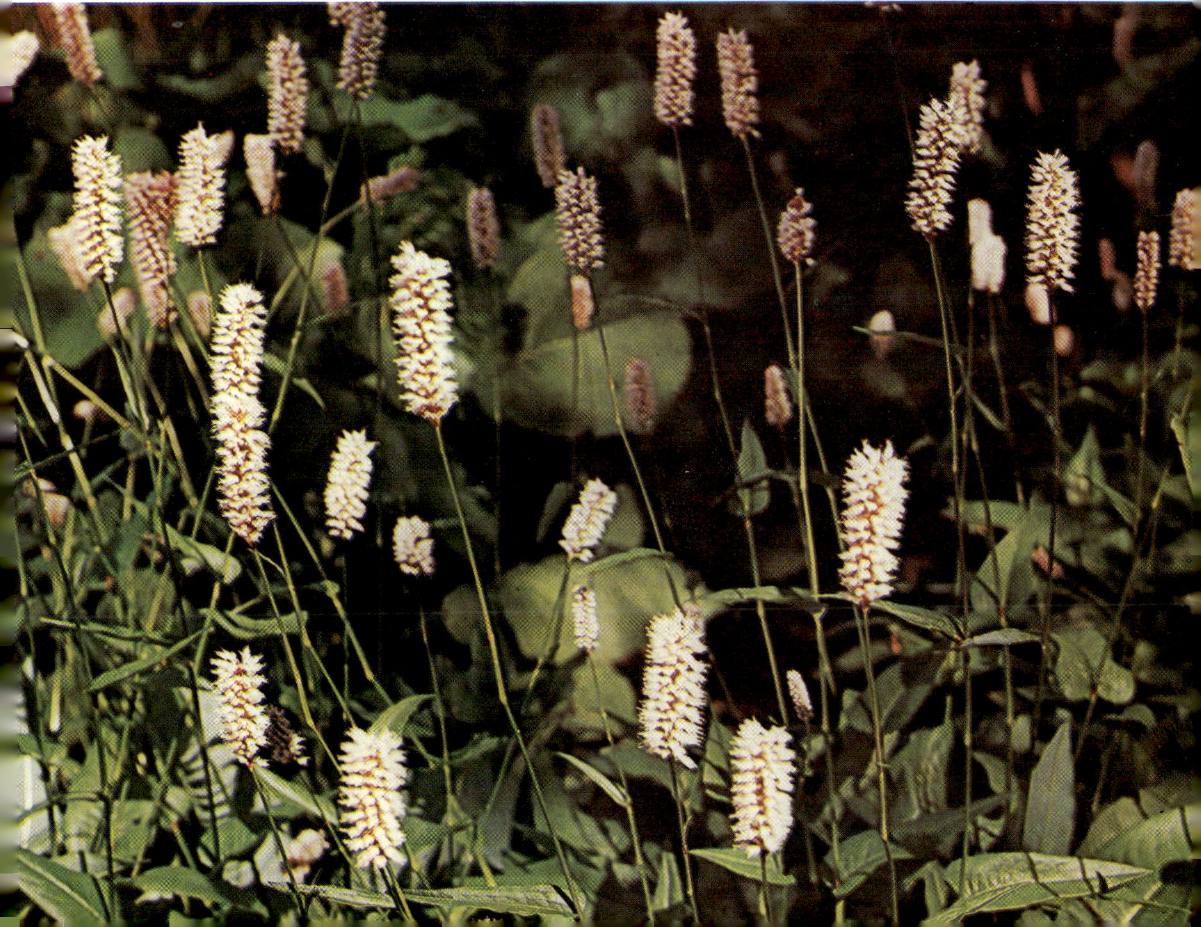

Gemeiner Rhabarber, Gemüse-Rhabarber
Rheum rhabarbarum L.
Knöterichgewächse *Polygonaceae*

⊞ Ausdauernde Pflanze von 1–3 m Höhe mit stark gestauchten, knollig angeschwollenen Sproßabschnitten und riesigen Blättern auf langen, fleischigen Blattstielen. Wurzel oder Wurzelstock werden häufig auch als Wurzelrübe gedeutet, an deren oberem Ende jährlich in den Achseln abgestorbener Rosettenblätter neue Knospen austreiben. Blätter ungeteilt, ganzrandig und nicht gelappt, allenfalls am Rande etwas wellig oder kraus. Blüten mit fünf oder sechs weißen, gelblichweißen oder rötlichen Perigonblättern und neun Staubblättern, in riesigen, vielblütigen, rispig verzweigten Blütenständen. Blütezeit V–VI. Frucht eine einsamige, kantige Nuß. Formenreich.
⊙ Rhabarber stammt aus Zentralasien (China), wo er seit Jahrtausenden kultiviert wird. Als Heilpflanze war er in Europa schon im Altertum bekannt, wurde aber kaum angebaut. Die Versorgung mit der Wurzeldroge erfolgte überwiegend über den Fernosthandel. Die Zubereitung der Blattstiele kam erst um 1750 in England in Gebrauch, und gegen 1840 entstand in den Hamburger Vierlanden die erste Rhabarberpflanzung. Nur selten verwildert.

✎ Die Pflanze enthält größere Mengen freier Oxalsäure und ihre Salze sowie Anthraglykoside (Anthrachinon- und Anthranolglykoside) in den Blattspreiten (nicht in den Blattstielen!) und vor allem im Wurzelorgan (DAB *Rhizoma Rhei*).

Rhabarber ist in Gartenkultur heute kaum noch in reinen Arten anzutreffen. Neben dem überwiegend als Gemüsepflanzen genutzten *Rh. rhabarbarum* und dem ähnlichen *Rh. rhaponticum* sind die mit handförmig gelappten oder eingeschnittenen Blättern ausgestatteten Formenkreise *Rheum palmatum* und *Rh. officinale* eher als Medizinalpflanzen von Bedeutung. Die Anthraglykoside wirken recht stark und sind den Bestandteilen der Faulbaumrinde vergleichbar (s. d.). Rhabarber-Wurzeln sind daher für den Eigengebrauch ungeeignet. Da auch die Blattspreiten diese Inhaltsstoffe aufweisen, dürfen sie auf keinen Fall als Gemüse zubereitet und gegessen werden. Unbedenklich sind dagegen die angenehm säuerlich schmeckenden Blattstiele, die z.B. als Rhabarberkaltschale (Stielstückchen in Wasser dünsten, reichlich zuckern und mit Weißwein verrühren) zubereitet werden können. Als Kompottpflanze ist der Rhabarber über die Grenzen Deutschlands hinaus kaum bekannt.

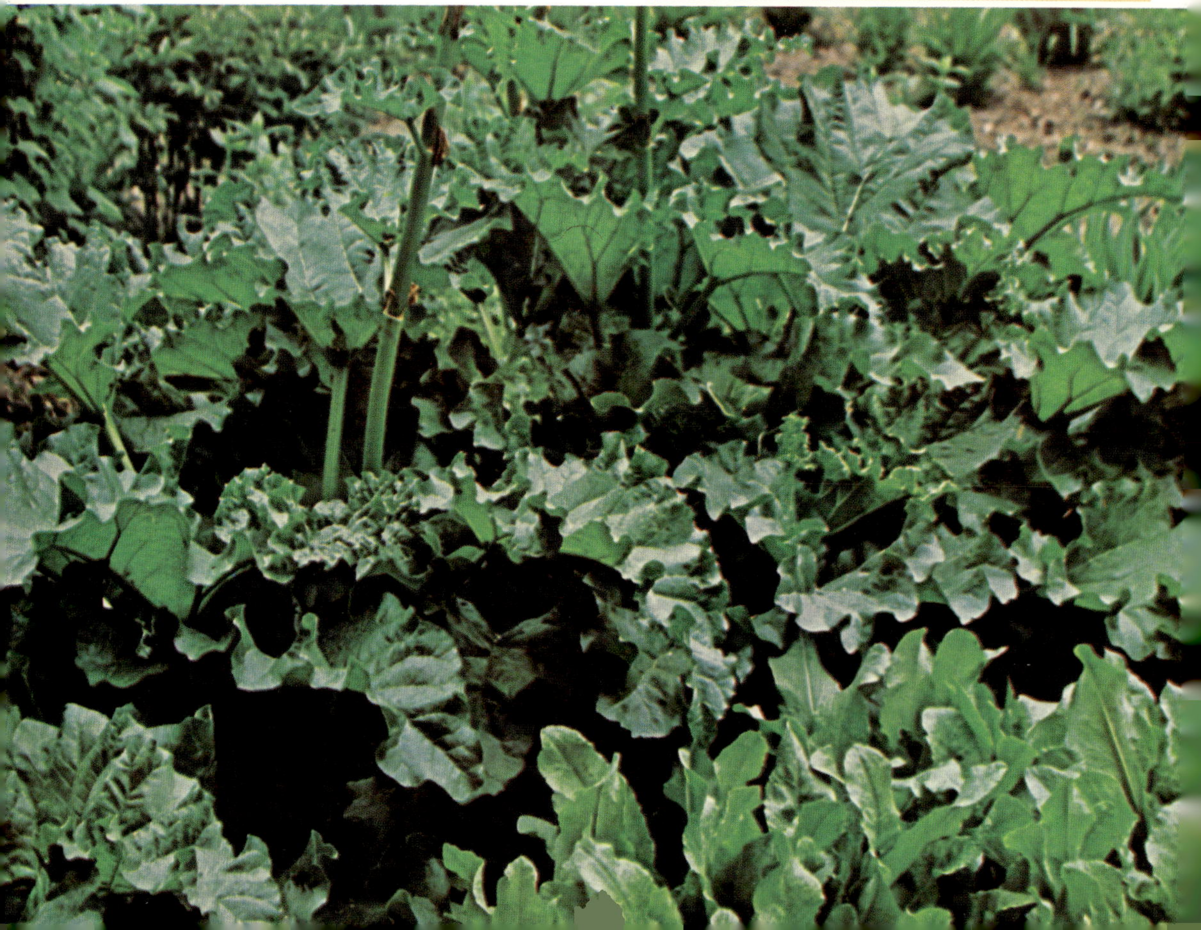

Wiesen-Sauerampfer *Rumex acetosa* L.
Knöterichgewächse *Polygonaceae*

⊡ Ausdauernde, meist sogar wintergrüne, krautige Pflanze von 30–100 cm Höhe mit aufrechtem, gestreiftem, oft rötlich überlaufenem, hohlem Stengel und kriechendem, braunschwarzem Wurzelstock. Grundständige Blätter langgestielt, Stengelblätter kurzgestielt bis sitzend, mit pfeilförmiger Spreite, etwas derb und fleischig, am Grunde mit zerschlitzter oder gezähnter Blattscheide, die aus den verwachsenen Nebenblättern entstanden ist. Blüten mit sechs schwieligen Perigonblättern (wovon die inneren drei bei der Fruchtreife weiterwachsen), grün oder rötlich, in schlanken Rispen quirlig angeordnet. Zweihäusig, männliche Blüten mit sechs Staubblättern, weibliche mit drei pinselartigen, roten Narben. Blütezeit V–VI. Windblütig. Bis zu 300 Millionen Pollen je Blütenstand.
⊙ Häufige Pflanze in fetten Wiesen und Weiden, an Ufern und Wegen auf nährstoff- und stickstoffreichen, tiefgründigen oder lockeren Lehmböden. Am Standort mitunter auch massenhaft und dann mit seinen rötlichen Blüten farbbestimmend.
✎ Junge Blätter der Pflanze haben einen hohen Vitamin-C-Gehalt und enthalten größere Mengen Oxalsäure und deren Salze (Kleesalz, benannt nach dem Vorkommen im **Wald-Sauerklee,** *Oxalis acetosella*), die für den angenehm säuerlichen Geschmack verantwortlich ist.

Sauerampfer ist eines der bekanntesten Wildgemüse und wurde während und nach den Weltkriegen in allen Empfehlungen zum Sammeln und Zubereiten von wildwachsenden Pflanzen berücksichtigt. In rohem Zustand oder in zu großen Mengen verzehrt, kann Sauerampfer gesundheitsschädlich sein, wobei insbesondere Kinder recht empfindlich reagieren. Der enorme Oxalsäuregehalt entzieht dem Körper durch Bildung schwerlöslicher Salze große Mengen Calcium. Bei gründlichem Abbrühen und Abgießen des Suds wird jedoch sehr viel Oxalsäure entfernt. Sauerampfer sollte man nicht bei Gicht, Rheuma oder Steinleiden verwenden. Verfeinerte Zubereitungen sind Sauerampfersauce (sauce à l'oseille), zu der die feingehackten Blätter in Butter gedünstet, mit Mehlschwitze und Fleischfond gut durchgekocht und mit Sahne verrührt werden, oder auch Sauerampferpüree, wobei die gekochten Blätter durch ein Sieb gerieben und mit Sahne gebunden werden.

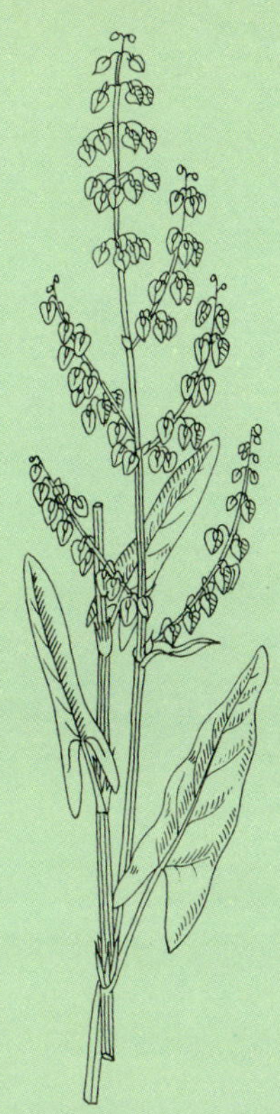

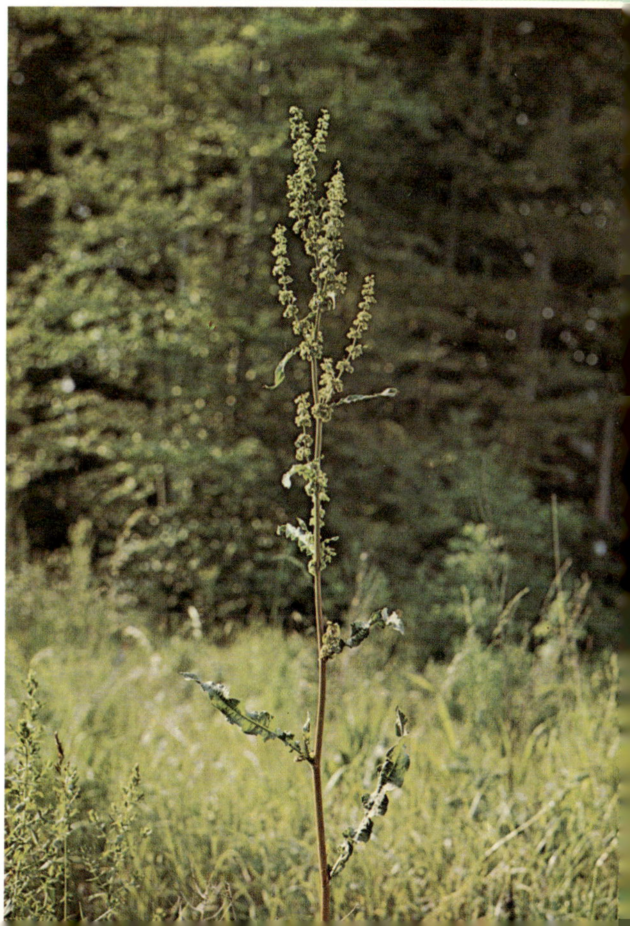

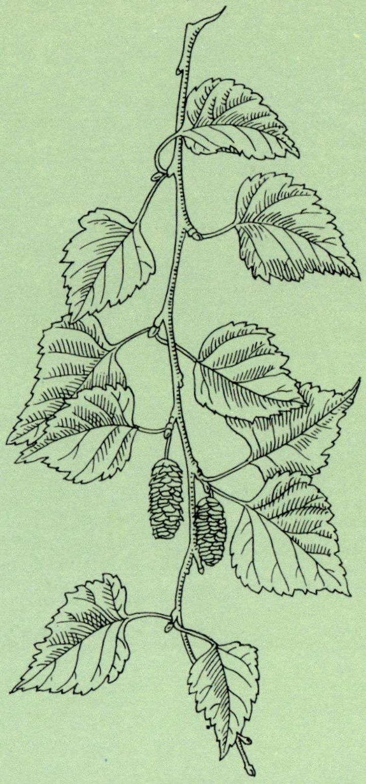

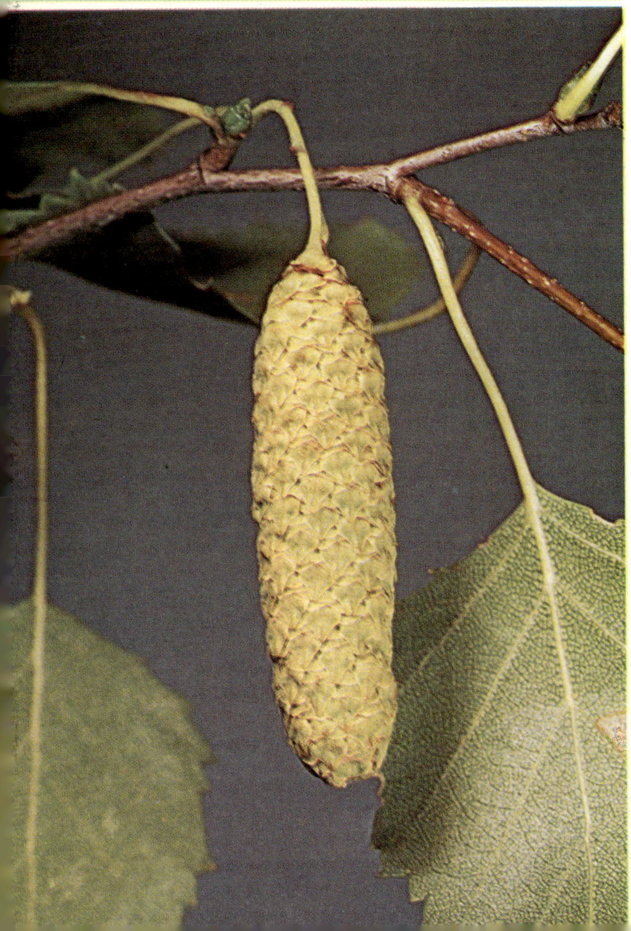

Hänge-Birke, Weiß-Birke, Sand-Birke
Betula pendula Roth
Birkengewächse *Betulaceae*

❀ Sommergrüner Baum bis etwa 25 m Höhe. Rinde an jungen Zweigen und Ästen glänzend rotbraun mit kleinen warzigen Erhebungen, später rosa-weiß spiegelnd mit breiten, waagerechten Bändern, im Alter hellweiß mit großen, schwarzen Rauten und knorrigen, harten Leisten. Krone schmal-kegelförmig, spitz, aufrecht, später auch hochgewölbt mit lang herabhängenden Zweigen. Blätter lang zugespitzt, dreieckig-rautenförmig mit kaum gerundeten Seitenecken, stets kahl. Einhäusig. Männliche Kätzchen zu zwei bis vier an den Enden vorjähriger Zweige, schon während des Winters sichtbar, zur Blütezeit mit je etwa 5,5 Millionen Pollen, weibliche Kätzchen meist zu sechs am Ende neuer Triebe. Blütezeit IV–V. Seitenlappen der Fruchtschuppen deutlich abwärts gebogen. Fruchtzeit IX–X. Raschwüchsig: Sämlinge können im ersten Jahr 1 m Höhe erreichen.
⊙ Konkurrenzschwaches Licht- und Pioniergehölz auf ärmeren, vernäßten, sandigen Böden. Häufig in Schlägen, Heiden, aufgelassenen Steinbrüchen, auf Mooren und in Magerweiden. Humuszehrer und Waldbodenbereiter.
✎ Die Birke enthält in allen Teilen besonders in den jungen Blättern Saponine, Gerbstoffe, Flavonoide, wenig ätherisches Öl und eine Reihe weiterer Verbindungen. Gesammelt werden die jungen, klebrigen Blätter (DAB *Folia Betulae*), die ohne Behandlung schonend getrocknet werden.

Viele Teile der Birke werden für die verschiedensten Zwecke genutzt. Birkenholz ist trotz seines geringen Gewichtes ziemlich zäh und diente daher zur Herstellung von Flugzeugpropellern und, in der Stellmacherei, von verschiedenen Wagenbauteilen. Die dünnen Zweige werden vielerorts immer noch zu Reisigbesen zusammengebunden. Die arzneilich verwendeten Birkenblätter haben eine starke harn- und schweißtreibende Wirkung, ohne dabei jedoch das Nierengewebe allzu stark zu reizen. Sie finden daher als Bestandteil verschiedener Blutreinigungstees oft Verwendung. Birkenteer wird durch Trockendestillation von Birkenholz gewonnen und bei der Gerbung von Juchtenleder benutzt. Birkenwasser ist der Blutungssaft der im Frühjahr angezapften Stämme mit angeblich haarwuchsfördernder Wirkung.

Birkenblatt-Tee: 1 Eßlöffel der jungen, getrockneten Blätter 15 Min. lang in 1 Tasse Wasser aufkochen und im Laufe eines Tages trinken.

Gemeine Hasel, Haselnuß *Corylus avellana* L.
Haselgewächse *Corylaceae*

✿ Winterkahler, vielstämmiger, breiter Strauch oder (selten) kleiner Baum bis 7 m Höhe. Rinde glänzend dunkelbraun bis graubraun, schon an jüngeren Ästen in schmalen Streifen abrollend. Junge Triebe hellbraun, mit steifen, langen Drüsenhaaren. Blätter ziemlich groß, fast kreisrund, mit schlanker, deutlich abgesetzter Spitze, doppelt gesägt, an der Basis herzförmig, unterseits auf den Blattnerven flaumig behaart. Einhäusig. Männliche Kätzchen schon im Vorjahr angelegt, anfangs bräunlich, später gelb, einzeln oder zu mehreren zusammenstehend; weibliche Blütenstände einzeln, eiförmig, grünlichbraun, mit weit herausragenden, violettroten Narben. Blütezeit II–IV. Nußfrucht ab IX. Die Fruchthülle (Cupula) besteht aus den stark vergrößerten verwachsenen Vorblättern der weiblichen Blüten. Verbreitung durch Eichhörnchen, Haselmäuse und größere Vögel.

⊙ Häufig als Unterholz in krautreichen Laubwäldern, in Säumen und Hecken, auch in Feldgehölzen oder in Bachauen, auf grundfrischem, nährstoffreichem Boden. Licht- oder Halbschattenpflanze. Vielfach auch in Gärten und Parks angepflanzt.

✐ Außer den Haselnüssen können vom Haselstrauch auch die jungen Blätter (Folia *Coryli avellanae*), die man kurz nach dem Laubaustrieb sammelt, verwendet werden. Als Droge heute kaum in Gebrauch.

In früheren Zeiten war auch der Haselstrauch, wie viele andere einheimische Pflanzen, Gegenstand von allerlei abergläubischem Schabernack. So wurden aus den Zweigen die Wünschelruten geschnitten, mit denen begabte Rutengänger nach Wasseradern im Erdreich suchten. Ausgerechnet die Benediktineräbtissin Hildegard von Bingen empfiehlt Haselnüsse als Mittel gegen Impotenz. Der toskanische Botaniker Matthiolus, der einen umfangreichen Kommentar zu den Werken von Dioskurides herausgab, preist die gemahlenen Nüsse, mit Bärenfett gemischt, als Haarwuchsmittel an. Tatsache ist aber, daß Haselnüsse sehr schmackhaft und außerdem auch nahrhaft sind. Ein Aufguß von Haselblättern (vgl. Hänge-Birke) wirkt etwas blutgefäßerweiternd.

▶ Die im Handel erhältlichen Haselnüsse stammen meist von **Lamberts-Hasel** *(C. maxima)* oder von **Baum-Hasel** *(C. colurna)*, die beide in Südeuropa beheimatet sind.

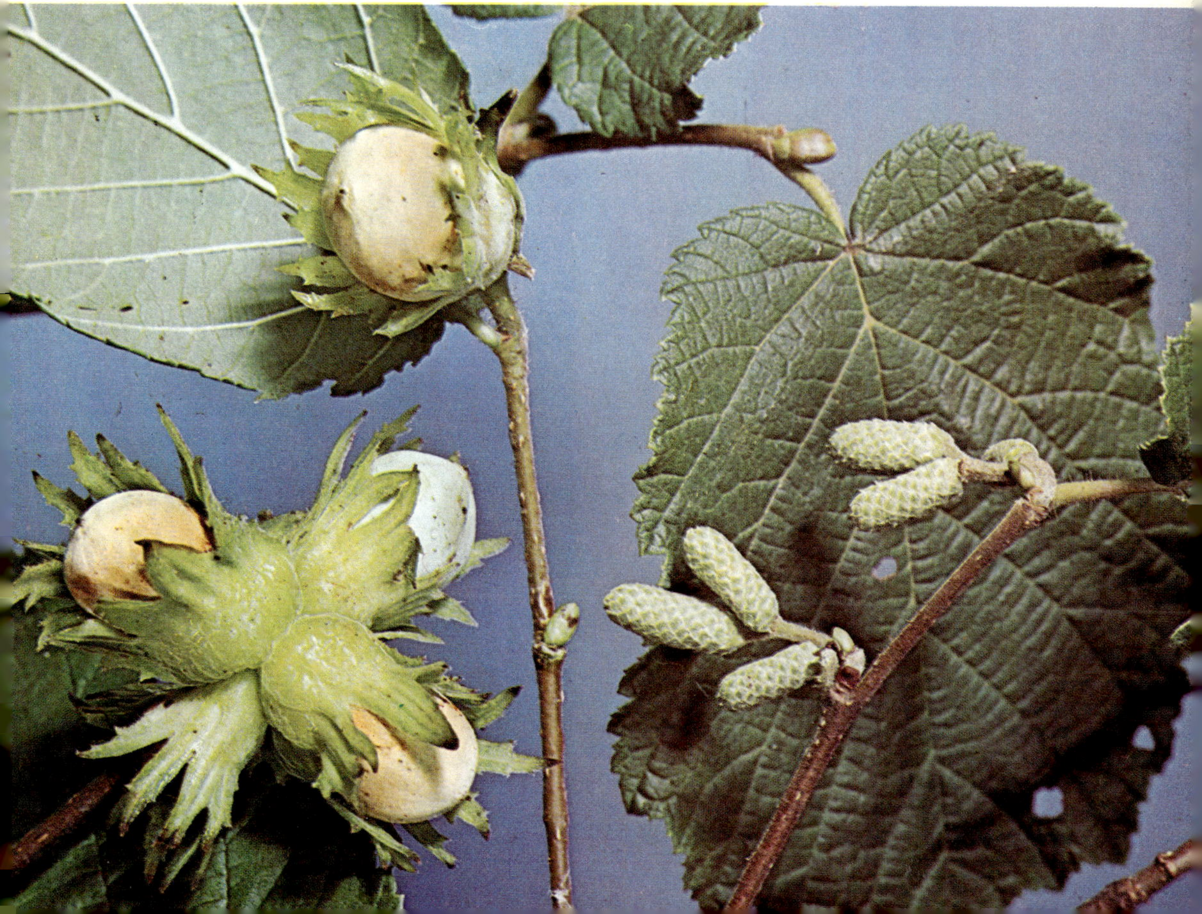

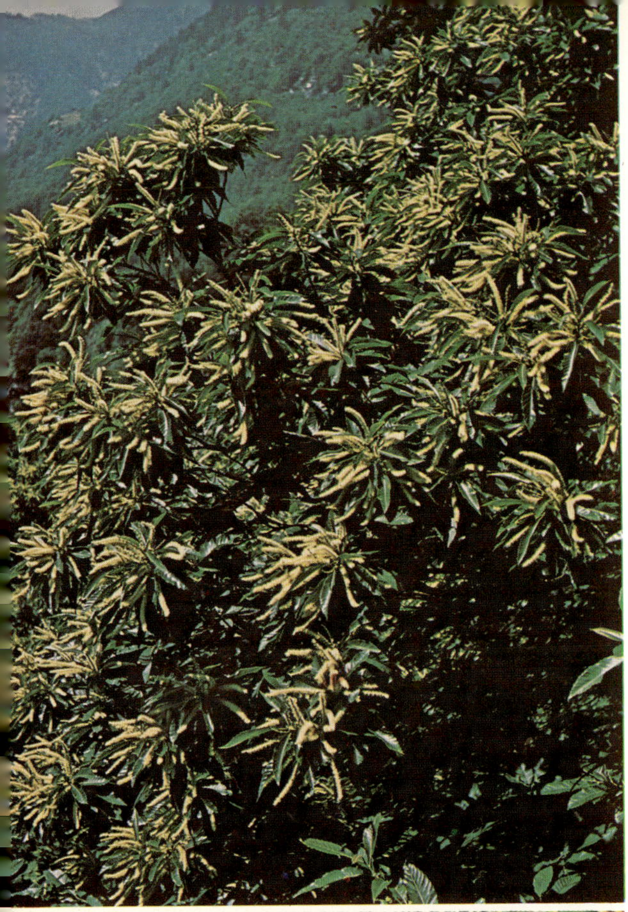

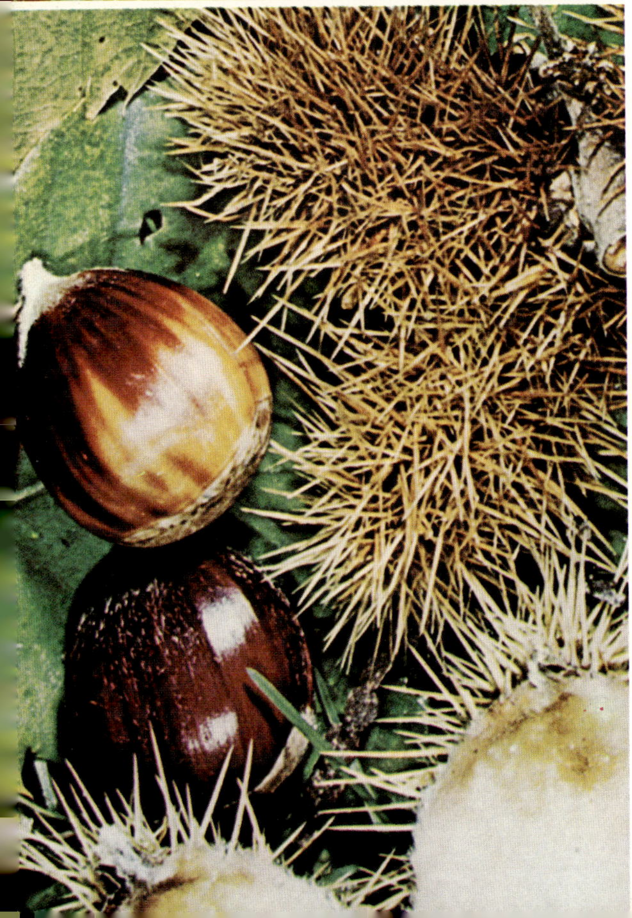

Eß-Kastanie, Edel-Kastanie *Castanea sativa* Mill.
Buchengewächse *Fagaceae*

⊞ Sommergrüner Laubbaum bis 35 m Höhe mit kegelförmiger, offener, hochgewölbter Krone und gewundenen, dicken, aufrecht abstehenden Ästen. Rinde anfangs rötlich-grau, später silbrig, ziemlich glatt, mit senkrechten, dunklen Furchen. Borke alter Bäume dunkelgrau bis schwarz, tiefrissig. Triebe ziemlich dick, zunächst grau bereift und lang behaart. Blätter einfach, lanzettlich, 15–30 cm lang und 5–10 cm breit, gestielt, etwas lederig, jeder der deutlich vortretenden Blattnerven endet in einem stacheligen Blattzahn; unregelmäßig wechselständig oder gegenständig, beiderseits kahl, unterseits etwas heller, oberseits wenig glänzend. Blüten einhäusig, in blattachselständigen Kätzchen; männliche Blüten zahlreich, hellgelb, mit je 6–12 Staubblättern; weibliche Blüten entweder zu 5–6 an kleinen weiblichen Kätzchen oder zu 1–2 am Grunde langer männlicher Kätzchen, deren männliche Blüten sich dann aber nicht öffnen. Blütezeit VI–VII. Früchte (= Eßkastanien) zu 2–3 in einer gelbgrünen, stacheligen Hülle (Cupula), die innen seidigweiß behaart ist. Eßkastanien ungleich groß, meist eine dicke, rundliche neben einer kleineren, eingedellten, glänzendbraun, an der Spitze mit Griffelresten. Fruchtzeit IX–XI.

⊙ Bestandsbildend in Südeuropa (Mittelmeergebiet), Kleinasien und Nordafrika. Nach Mitteleuropa schon zur Römerzeit zusammen mit dem Weinstock eingeführt. In Deutschland sind ansehnliche Exemplare nur im Süden und Westen, oft in Parkanlagen, selten in Wäldern anzutreffen.

✎ Eßkastanien enthalten größere Mengen von Gerbstoffen (vgl. Eicheln), worauf ihr in rohem Zustand zusammenziehender Geschmack zurückzuführen ist. Außerdem kommen Kohlenhydrate und eingespeicherte Fette vor.

Die stacheligen Gehäuse, die im Herbst von den Kastanienbäumen herunterfallen, entsprechen den vierklappigen Behältern, in denen die ölreichen Bucheckern der Rotbuchen zusammenstehen, sowie den rundlichen Bechern der Eicheln. Es sind nicht die Reste der weiblichen Blütenhülle, sondern Sonderbildungen der Blütenstandsachse. Eßkastanien oder Maronen reifen auch in mitteleuropäischem Klima aus. Zum Rösten müssen sie unbedingt seitlich angeschlitzt werden, weil sie sonst explodieren. Geschälte und in Fleischbrühe weich gekochte Maronen werden als Püree oder zur Geflügelfüllung verwendet.

Stiel-Eiche, Sommer-Eiche *Quercus robur* L.
Buchengewächse *Fagaceae*

✿ Winterkahler, tiefwurzelnder Laubbaum bis 45 m Höhe und 3 m Stammdurchmesser. Rinde hellgrau, in kurzen, schmalen, längsrissigen Platten dicht gefurcht. Krone breit, unregelmäßig gewölbt, mit nur wenigen massiven, gedrehten Ästen. Blätter kurzgestielt, länglich-oval, am Grunde geöhrt, unregelmäßig buchtig, größte Lappen an der Spitze, bis zur Spreitenmitte eingeschnitten. Einhäusig. Männliche Blüten bräunlichgelb, dreizählig, in sehr schlanken Kätzchen; weibliche Blütenstände endständig am jungen Trieb, kugelig, mit dunkelroten Narben. Eicheln (einsamige Nußfrüchte) meist zu zweit an langen Stielen („Stiel"-Eiche!) in flacher, becherförmiger Cupula. Wird sehr alt: Ältestes deutsches Exemplar bei Erle/Westfalen soll ca. 1200 Jahre alt sein.

⊙ Häufig und oft bestandsbildend in Laubmischwäldern der tieferen und mittleren Lagen auf sickerfeuchten, tiefgründigen, oft auch kalkhaltigen Böden. Wichtiger Forstbaum mit wertvollem Holz.

✐ Alle Teile der Pflanze, vor allem aber die Rinde von Zweigen und jungen Stämmen (DAB *Cortex Quercus*) und die Eicheln (DAB *Semen Quercus*) enthalten nennenswerte Mengen an Gerbstoffen, neben Gallotanninen (Ester der Gallussäure) überwiegend Ellagitannine (mit Hexhydroxydiphensäure) und eine Reihe sogenannter kondensierter Gerbstoffe mit anderen Bausteinen. Sammelzeit für die Rinde ist April (Bestände schonen!), für die Eicheln der Herbst.

▣ Eichen wurden früher häufig im Niederwaldbetrieb (Eichenschälwald) gehalten und als glattrindige Stämme zur Saftzeit im Frühjahr geschält. Die getrocknete Rinde (Eichenlohe, Gerberlohe) war unentbehrlicher Gerbstofflieferant für die Ledergerbung. In der Heilkunde wird der Gerbstoffgehalt der Rinde oder der Eicheln zur Blutstillung, bei Halsentzündungen, Magen-Darm-Katarrh und Durchfall genutzt. Auch dienten Rindenzubereitungen als Gegenmittel bei Schwermetallvergiftungen oder Vergiftungen mit Alkaloiden (Ischinolinen), mit denen die Gerbstoffe unwirksame Verbindungen eingehen können. Aus der Gallussäure der Blattgalläpfel wurde früher die urkundenechte Eisengallustinte hergestellt. Geröstete Eicheln verwendete man zeitweise auch als Kaffee-Ersatz. Eichel-Zubereitungen sollte man nicht über zu lange Zeit anwenden, da der Gerbstoffgehalt schädlich sein kann.

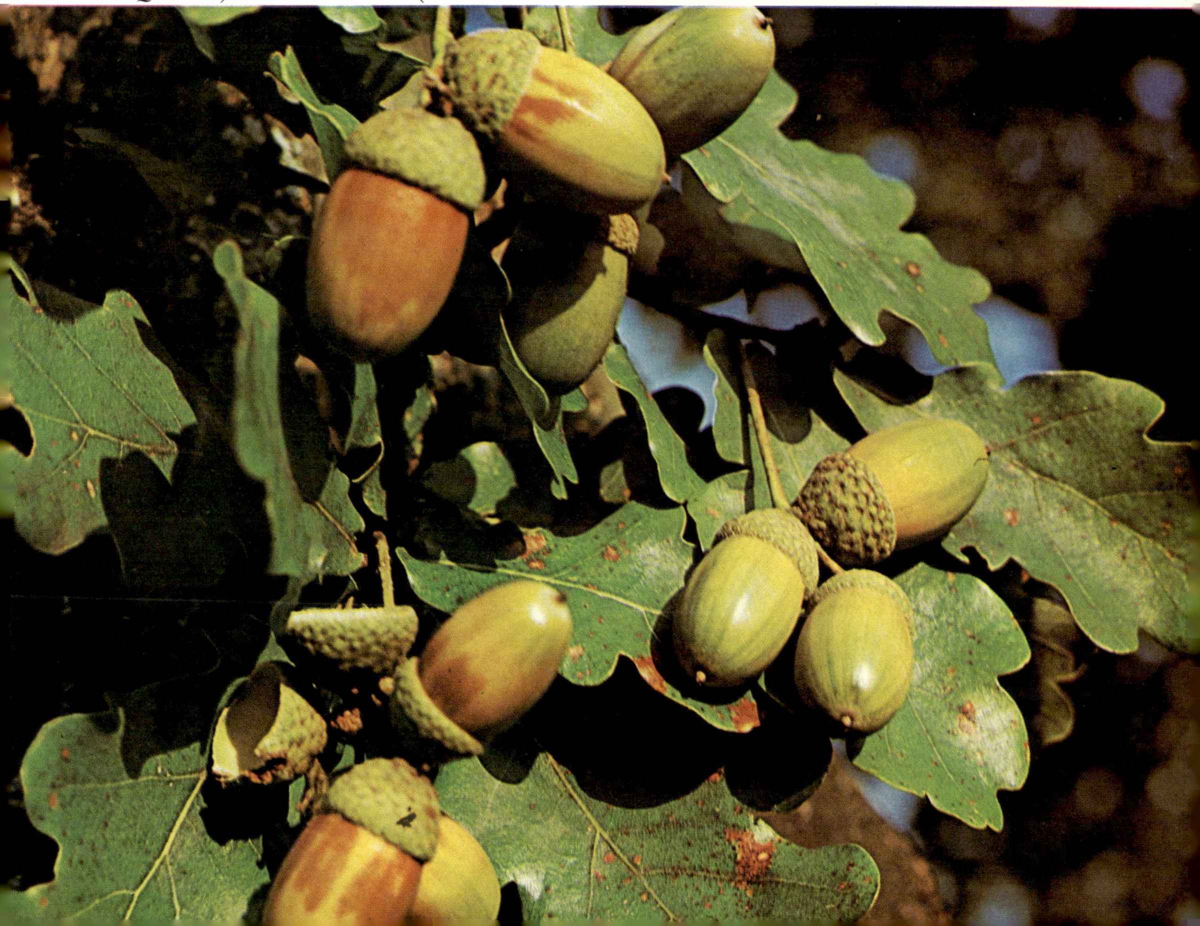

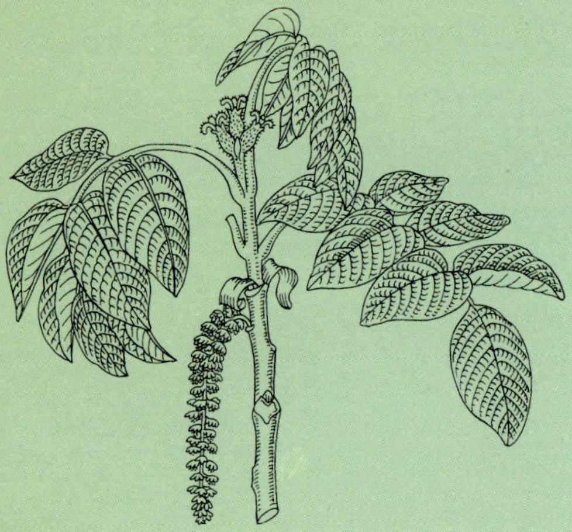

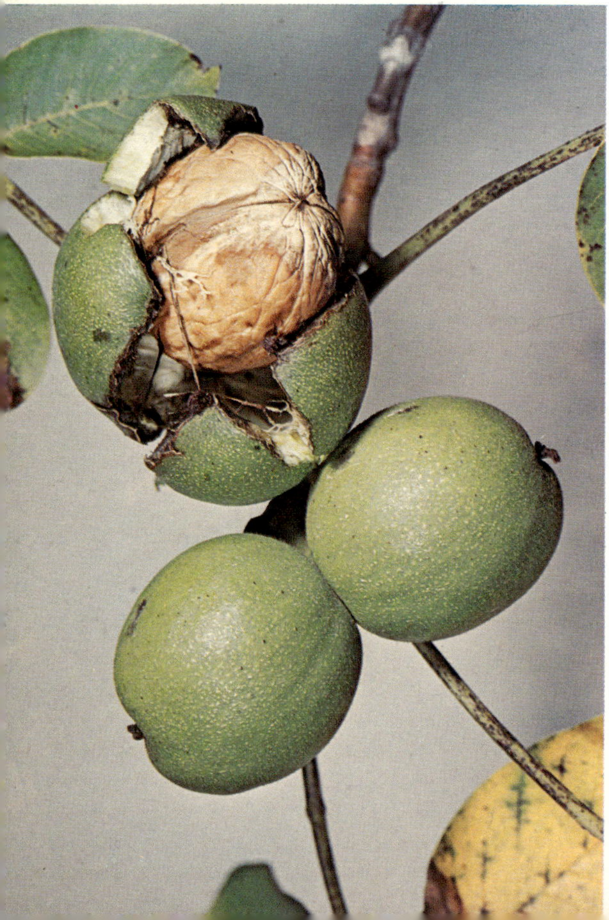

Echte Walnuß *Juglans regia* L.
Walnußgewächse *Juglandaceae*

⊞ Winterkahler Laubbaum bis 25 m Höhe, aber kaum 100 Jahre alt werdend. Rinde hellgrau, zwischen breiten, tiefen Furchen sehr glatt; an Zweigen und jüngeren Ästen auch glänzend. Krone weit ausladend mit großen, bogigen Ästen. Blätter wechselständig, unpaarig gefiedert; Endfieder am größten, seitliche Fiedern zur Basis hin an Größe abnehmend, dunkelgrün, ganzrandig, etwas lederig-derb. Einhäusig. Männliche Kätzchen dick, 5–10 cm lang, achselständig an den vorjährigen Trieben; weibliche Blüten zu zwei bis fünf mit behaarten, flaschenförmigen Fruchtknoten endständig an den neuen Trieben. Blütezeit V. Walnuß ist eine Steinfrucht mit grüner, aufspringender, faseriger Hülle.

⊙ Verbreitungszentrum der Walnuß ist Südosteuropa. Sie wurde jedoch schon im Altertum durch Anpflanzungen verbreitet und kam vermutlich durch die Römer nach Mitteleuropa, wo sie vor allem in den milderen Klimalagen der Weinbaugebiete verwildert vorkommt und dann in frischen Laubmischwäldern und in Eichen-Ulmen-Auen anzutreffen ist.

✐ In der Heilkunde sind besonders die im Frühsommer (Juni) gesammelten Walnuß-Blätter (DAB *Folia Juglandis*) von Bedeutung, die Gerbstoffe und einen Bitterstoff neben einigen anderen Verbindungen enthalten. Sie werden als Aufguß wie andere Gerbstoffdrogen (Eiche, Frauenmantel) oder gegen Zahnfleischentzündungen und verschiedene Hautprobleme verwendet.

▮ Der sehr wohlschmeckende Kern der Walnüsse sind die beiden Speicherkeimblätter, die bis zu 50% fettes Öl enthalten. Nußöl trocknet gut und wurde daher oft für Malerfarben verwendet; heute ist es in Sonnenschutzmitteln enthalten. Walnußblätter und -früchte liefern recht haltbare Farbstoffe, die ohne Vorbeizen auf Wolle aufgezogen werden können. Etwa 200 g getrocknete Blätter, für 6 Stunden in Wasser vorgeweicht und 1 Stunde lang gekocht, liefern eine Flotte für messinggelbe Farbtöne. Die gemahlenen Nußschalen (60 g in 2 l Wasser 1½ Stunden auskochen) geben brauchbare Farbnuancen zwischen Hellbeige und Dunkelbraun. Die grüne Fruchtschale (ca. 1 kg in 1 l Wasser einweichen) liefert orange- bis rotbraune Färbungen, die auf der Faser erst nach der Lufttrocknung entstehen, aber bei Raumtemperatur aufgezogen werden können.

Gagel, Gagelstrauch *Myrica gale* L.
Gagelgewächse *Myricaceae*

⊞ Winterkahler, buschiger Strauch von 50–150 cm Höhe mit dunkelbraun berindeten, aufrechten Ästen. Rinde der Zweige mit gelbglänzenden, stark duftenden Harzkügelchen besetzt, die aus Harzdrüsen der Rindenepidermis abgeschieden werden. Blätter wechselständig, eiförmig bis lanzettlich, am Grunde keilig, zur Spitze hin etwas gesägt, oberseits dunkelgrün, unterseits flaumhaarig. Zweihäusig. Männliche Kätzchen zylindrisch, aufrecht abstehend, orangegelb; weibliche Kätzchen klein, kugelig, rötlich. Blüten erscheinen vor dem Laubaustrieb. Blütezeit IV–V. Frucht in Form winziger Steinfrüchte mit wachsbereifter Schale. Verbreitung durch Wind und Tiere. Giftig.
⊙ Charakteristischer Strauch in Weidenbrüchern, Heidemooren, an Moorrändern und in nassen Gebüschen auf kalkarmem, saurem Moorboden. Atlantische Pflanze der Ebene, nur nördlich der Mittelgebirge verbreitet. Wegen Standortzerstörung (Entwässerung) im nordwestlichen Mitteleuropa stark im Rückgang. Steht unter Naturschutz.
✐ Die Pflanze enthält in der Rinde Gerbstoffe und aromatisches Harz, und in den Blättern zusätzlich ein ätherisches Öl. Früher wurde sie unter der Drogenbezeichnung *Herba Myrti Brabantini* geführt.

Die heute für Heilzwecke nicht mehr verwendete, bedauerlicherweise auch schon recht seltene Pflanze hat als Nutzpflanze eine lange Tradition. Die Rinde des schmucken Strauches wurde in der Gerberei benutzt, die geschnittenen und getrockneten Zweige waren ein gebräuchlicher Mottenschutz, und das ätherische Öl der Blätter und Früchte fand sich in verschiedenen Kräuterlikörs. Vor allem aber verwendete man die Pflanze in germanischer Zeit bei der Bereitung des Mets und später, anstelle des noch weitgehend unüblichen Hopfens, bei der Bierherstellung. Der Echte Sumpf-Porst (*Ledum palustre*) und/oder Gagel waren die als Grut bezeichneten Bestandteile zur Würzung und Konservierung des Bieres. Die Wirkung dieses durchaus nicht schlecht schmeckenden Bieres war indes fatal, denn die ätherischen Öle beider Pflanzen sind recht giftig und können, unabhängig vom Alkoholgehalt des Gebräus, rauschartige Zustände mit Schwindelgefühl bis hin zu tiefer Bewußtlosigkeit hervorrufen. Allein diesem Umstand ist zu verdanken, daß etwa ab dem 16. Jahrhundert der weitaus unbedenklichere Hopfen in Gebrauch kam.

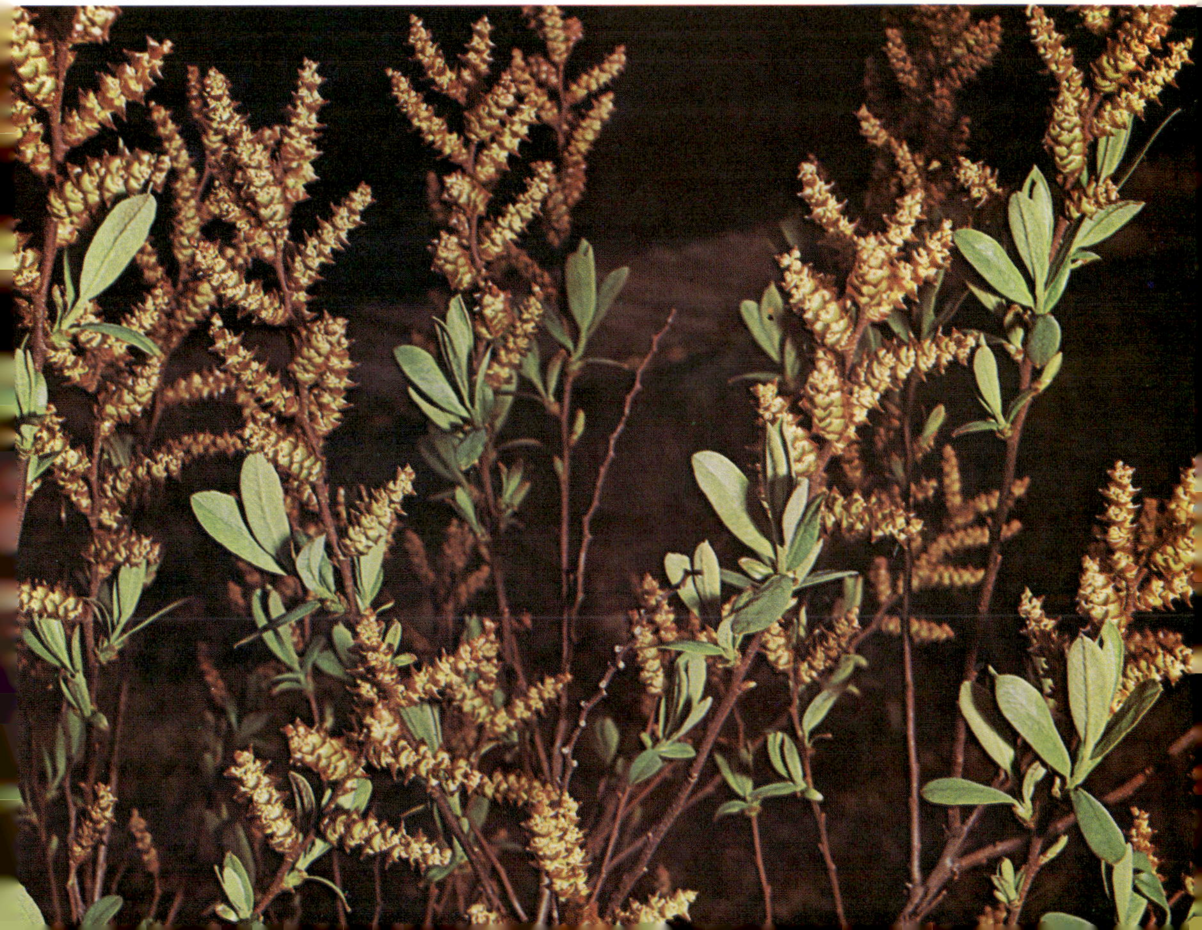

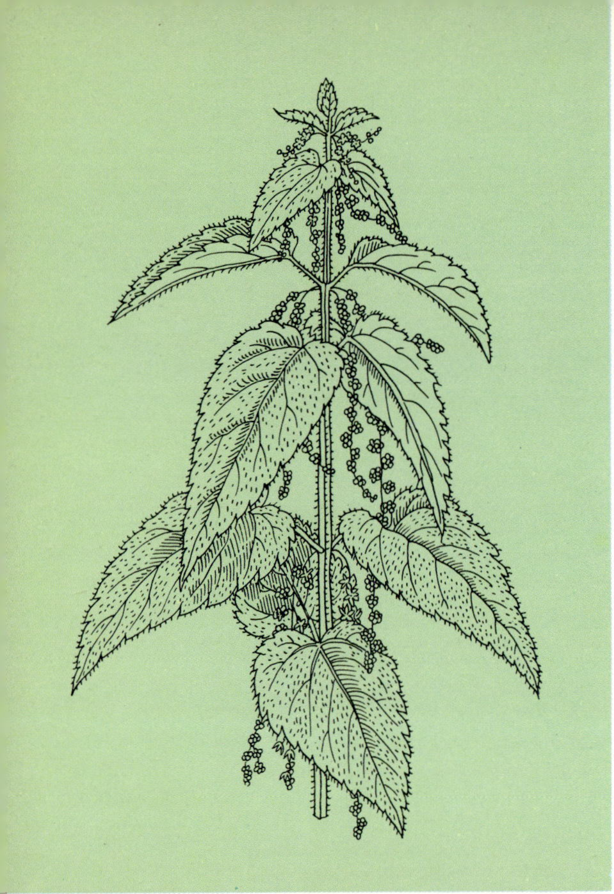

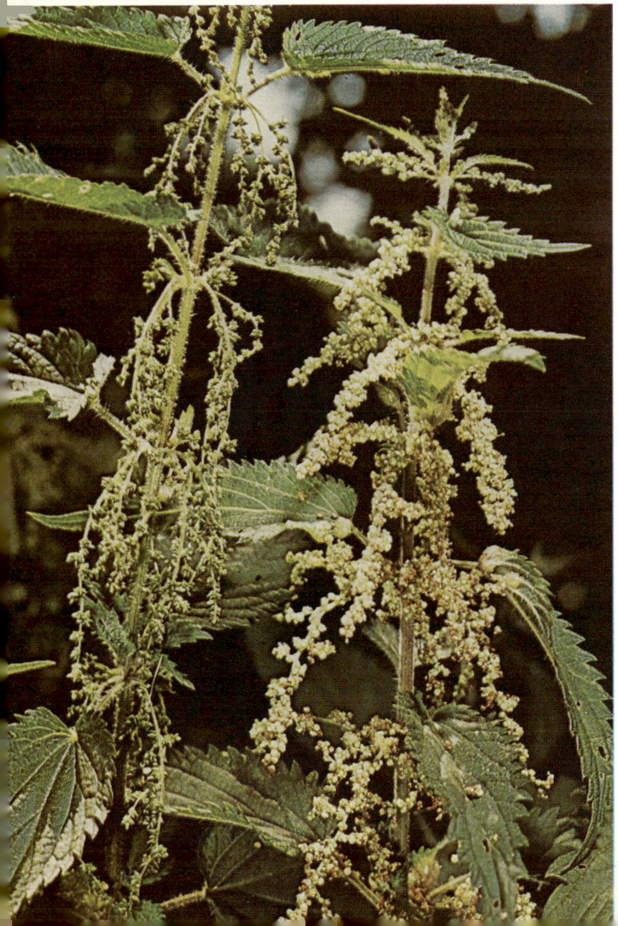

Große Brennessel *Urtica dioica* L.
Brennesselgewächse *Urticaceae*

Ausdauernde, krautige Pflanze bis über 200 cm Höhe mit aufrechtem, stark kantigem, unverzweigtem Stengel. Blätter gegenständig, gestielt, eiförmig-länglich, zugespitzt, grob gezähnt, mit kleinen, pfriemenförmigen Nebenblättern, oberseits dunkelgrün. Blattstiele flaumhaarig. Stengel und Spreiten mit kurzen, grauen Haaren besetzt. Zusätzlich mit wenigen, farblosen, einzelligen Brennhaaren, die in einen vielzelligen, becherförmigen Fuß eingebettet sind. (Bei der wesentlich aggressiveren **Kleinen Brennessel** *(Urtica urens)* besteht die Behaarung nur aus Brennhaaren). Haarzelle mit verkieseltem, brüchigen Ende: Die aufgeritzte Haut zieht die Brennflüssigkeit kapillar auf. Zweihäusig. Blüten grün, mit vier-/fünfzähligem Perigon. Männliche Rispen länger als die Blattstiele. Blütezeit VII–X.

⊙ Häufige Pflanze an Wegen und Schuttstellen, an Gräben und Zäunen, in Auenwäldern, Gebüschen und Schlägen, auf meist tiefgründigem Boden. Stickstoffzeiger.

Die hautreizenden Inhaltsstoffe der Brennhaare sind Acetylcholin, Histamin und Serotonin. Ameisensäure liegt in Form ihrer Salze vor. Die übrigen Teile der Pflanze enthalten Mineralstoffe, Gerbstoffe und große Mengen an Vitamin C.

Von der Großen Brennessel können verschiedene Teile zu verschiedenen Zwecken verwendet werden. Ein Auszug aus den Blättern wirkt als schleimlösendes, blutreinigendes Mittel. Die grausame Behandlung von gichtkranken Gelenken durch Nesselpeitschen (Urtikation) ist mittelalterlich und unnütz. Brennesseln enthalten 5–7 cm lange Bastfaserzellen, die zu den längsten Zellen einheimischer Pflanzen gehören. Lange Zeit wurden sie zu besonders festen Stoffen (Nessel) und Stricken verarbeitet. Die gastronomische Verwendung der Pflanze stößt meist auf Ablehnung. Dennoch gehört sie zu den Wildgemüsen, die man einmal versucht haben muß. Man wählt junge Blätter und Sproßspitzen, gart sie eine Viertelstunde in Salzwasser, gießt den Sud ab, fügt Zwiebel und Muskat hinzu und füllt mit Fleischbrühe auf. In dieser Mischung können auch Geißfuß- und Löwenzahnblätter mitverwendet werden. Gekochte Blätter kann man auch als flockiges Blattpüree oder als Kräutersuppe mit feinsäuerlichem Geschmack zubereiten. Alte Blätter dürfen wegen ihrer Gerbstoffe nicht zu Gemüse verwandt werden.

Wild-Hanf *Cannabis sativa* L.
Hanfgewächse *Cannabaceae*

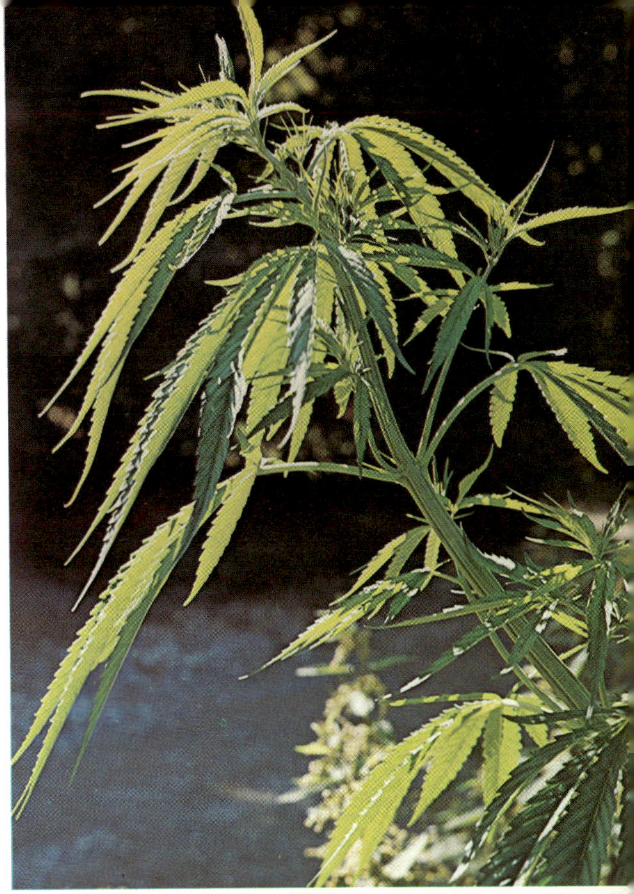

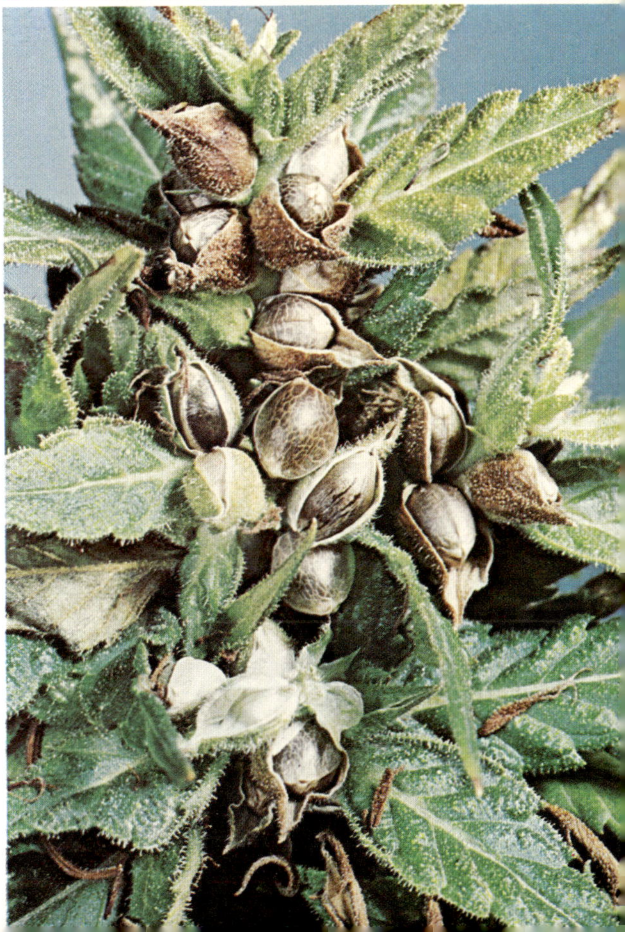

⊠ Einjährige, kräftige, tiefwurzelnde Pflanze von 40–150 cm Höhe mit aufrechtem, unbehaartem, undeutlich kantigem Stengel, der besonders am oberen Ende schopfige Blattbüschel trägt. Blätter gegenständig, drei- bis siebenlappig tief handförmig bis zur Hauptrippe geteilt, Teilblätter schmal-lanzettlich, an beiden Enden verschmälert, grob mit spitzenwärts weisenden Zähnen gesägt. Zweihäusig. Männliche Blüten auf kleineren, meist helleren und weniger verzweigten Pflanzen mit fünf hängenden Staubblättern und einfacher, ausgebreiteter, grünlichgelber Blütenhülle (Perigon) in langgestielten Rispen; weibliche Blüten in endständigen, unterbrochenen Ähren auf robusteren, dunkleren, stärker verzweigten Pflanzen, mit einzelnem, schuppenförmigen, gewölbten Perigonblatt und gabeliger, langer Narbe. Tragblätter der weiblichen Blüten mit Köpfchendrüsen. Blütezeit VII–VIII. Windblütig.

⊙ Kultur- und Wildpflanze sind nur sehr schwer unterscheidbar. Ursprünglich sicher nur in Westasien, in Mitteleuropa schon seit dem Altertum als Nutzpflanze häufig angebaut. Nur gelegentlich verwildert auf Äckern und an Ruderalstellen in verschiedenen Schuttunkraut-Gesellschaften.

✎ Nur die Tragblätter der weiblichen Blüten tragen die kopfigen Drüsen, die eine harzartige Masse ausscheiden, in der neben wenig ätherischem Öl die Cannabis-Wirkstoffe Cannabidiol, Cannabinol und Tetrahydrocannabinol u.a. enthalten sind. Die Samen enthalten ein fettes Öl mit hohem Anteil ungesättigter Fettsäuren.

Während Cannabidiolsäure und Cannabidiol beruhigend und antibiotisch wirken und Cannabinol keine Wirkung zeigt, erzeugt Tetrahydrocannabinol rauschartige Zustände (Haschisch, Marihuana). Die Fähigkeit, diese Stoffe zu bilden, scheint nicht auf einen bestimmten Formenkreis innerhalb der Art („Rauschhanf") beschränkt zu sein, sondern hängt offenbar mit dem Standortklima zusammen. In Mitteleuropa gewachsener Hanf enthält fast ausschließlich Cannabidiol. Nur im tropischen Klima wird auch Tetrahydrocannabinol, dessen Wirkung heute weniger verharmlosend beurteilt wird, synthetisiert. Hanf ist auch eine alte technische Nutzpflanze und liefert bis 3 cm lange Bastfasern, die zur Herstellung von Tauen, Seilen und Bindfäden dienen (Faserhanf). Der Anbau ist wegen der mächtigen Kunstfaserkonkurrenz rückläufig.

Gemeiner Hopfen *Humulus lupulus* L.
Hanfgewächse *Cannabaceae*

⊞ Ausdauernde, sommergrüne Kletterstaude bis 6 m Höhe mit (ausnahmsweise!) rechtswindendem Stengel, der durch feine Widerhaken sehr rauh ist. Blätter gegenständig, gestielt, drei- bis fünflappig handförmig geteilt, stachelspitzig gezähnt. Männliche Blüten in Rispen mit sympodialen Seitenzweigen. Weibliche Blüten in zapfenförmigen Kätzchen (Ähren), die zu 5–9 traubig auf blattachselständigen Seitenzweigen angeordnet sind. Die Deckblätter der weiblichen Blütenstände (Hopfen„dolden") tragen am Grunde kurzstielige Drüsen, die abfallen und das Hopfenmehl bilden. Blütezeit VII–VIII. Windblütig.
⊙ Recht häufige, etwas wärmeliebende Pflanze in Schleiergesellschaften an Auwaldrändern und in Auenwäldern, in Gebüsch und Niederungswald auf grundfeuchtem oder nassem, zeitweise überschwemmtem Boden. Als Brauhopfen werden nur weibliche Pflanzen angebaut und durch Fechser vegetativ vermehrt. Ihre Blüten dürfen nicht bestäubt werden, weshalb im weiten Umkreis um Hopfenkulturen die männlichen Pflanzen ausgerottet werden.
✎ Die gelblichen Drüsen *(Glandulae Lupuli)* auf der Blütenhülle der weiblichen Blüte und den Vor- und Deckblättern des Blütenstandes *(Strobuli Lupuli)* enthalten ein ätherisches Öl (mit Humulen, Caryophyllen u.a.) und eine harzige Masse, die überwiegend aus den Hopfen-Bitterstoffen mit Polyketid-Bittersäuren der Humulon- und Lupulon-Reihe besteht.

Die Hopfen-Bitterstoffe haben ausgeprägte antibiotische, beruhigende (sedative) und östrogene Eigenschaften. Die geschmacklichen und antibiotischen Wirkungen werden bei der Bierbereitung (Aromatisierung, Konservierung) eingesetzt. Hopfen konnte sich als Bierwürze erst im 16. Jahrhundert durchsetzen und Gagel und Porst verdrängen, obwohl er zuvor schon bei den Ägyptern für den gleichen Zweck verwendet worden war. Junge Sprosse, die nicht später als Mai gesammelt werden, können als Hopfenspargel oder Hopfensprossen-Salat gegessen werden. Hopfensprosse auf bayerische Art werden in Salzwasser knackig gekocht, mit Béchamelsauce und Butter angemacht, mit Zucker, Pfeffer, Muskat, Salz und feingewiegter Petersilie gewürzt. Als Salat werden sie mit Essig, Öl, Pfeffer, Salz, Schnittlauch und hartgekochtem Ei angerührt.

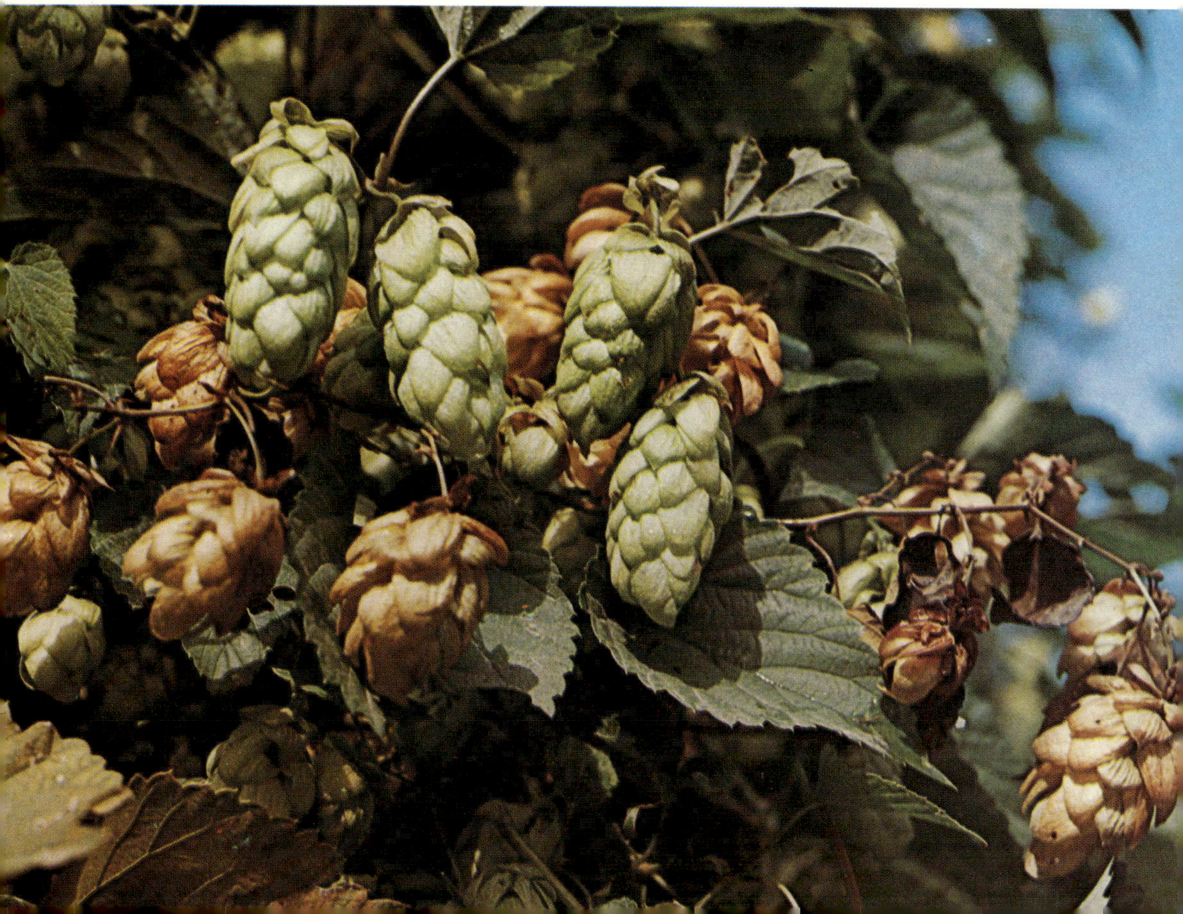

März-Veilchen *Viola odorata* L.
Veilchengewächse *Violaceae*

⊠ Ausdauernde, wintergrüne Rosettenpflanze von 5–10 cm Höhe, ohne aufrechten, oberirdischen Stengel, mit kriechenden, bewurzelten Ausläufern, die der vegetativen Vermehrung dienen. Blätter langgestielt, nierenförmig – breitoval, mit herzförmigem Grund, zugespitzt, dunkelgrün, gekerbt, manchmal wenig behaart. Blüten gestielt in den Achseln der Grundblätter, zweiseitig symmetrisch, zwei Kronblätter sind aufwärts gerichtet, die seitlichen Kronblätter weisen abwärts, so daß eine dreiteilige Unterlippe entsteht; dunkelviolett, selten heller, mit geradem, dickem Sporn der gleichen Farbe. Staubblätter stehen zu einem festgeschlossenen Streukegel zusammen. Blütezeit III–IV. Von angenehmem Aroma. Blüten entwickeln keinen Samen. Erst die im Sommer erscheinende zweite Garnitur, die aber in der Knospe verschlossen bleibt (Kleistogamie), setzt durch Selbstbestäubung Früchte an. Samen mit Ölkörper zur Ameisenverbreitung.

⊙ In Gebüschen, an Waldrändern und Gehölzsäumen, in Obstgärten und an Wegrainen auf frischen, nährstoffreichen, sandigen oder reinen Lehmböden. Oft in Siedlungsnähe. Möglicherweise in Mitteleuropa nur verwildert. Halbschattenpflanze, Nährstoffzeiger. In Norddeutschland sehr zerstreut, im Süden häufiger. Pflanze des mediterranen/submediterranen Verbreitungstyps.

✎ Die Blüten des Veilchens enthalten ein ätherisches Öl, das beim Trocknen weitgehend verlorengeht. Die Blätter führen Saponine und Salicylsäuremethylester. Im Rhizom sind Saponine und Glykoside enthalten. Die Blüten werden im Frühjahr, die Blätter im Sommer gesammelt.

Das Veilchen ist eine alte Heilpflanze, von der Plinius wunderliche Heilkräfte berichtet, die die Verfasser von Kräuterbüchern 2000 Jahre lang unkritisch übernommen haben. Erwiesen ist die milde, schleimlösende Wirkung der Pflanze, die bei verschiedenen Formen von Bronchitis oder auch bei Keuchhusten Verwendung finden kann. Dazu werden 2 Teelöffel des getrockneten Krautes in 1 Tasse Wasser eine Viertelstunde lang gekocht. Als Kinderarznei war ein blauer Veilchensirup aus den Blüten und mit reichlich Zucker sehr beliebt. Um die Jahrhundertwende gab es auf den Jahrmärkten kandierte Veilchenblüten. Pastillen mit (synthetischem) Veilchenaroma sind auch heute noch erhältlich.

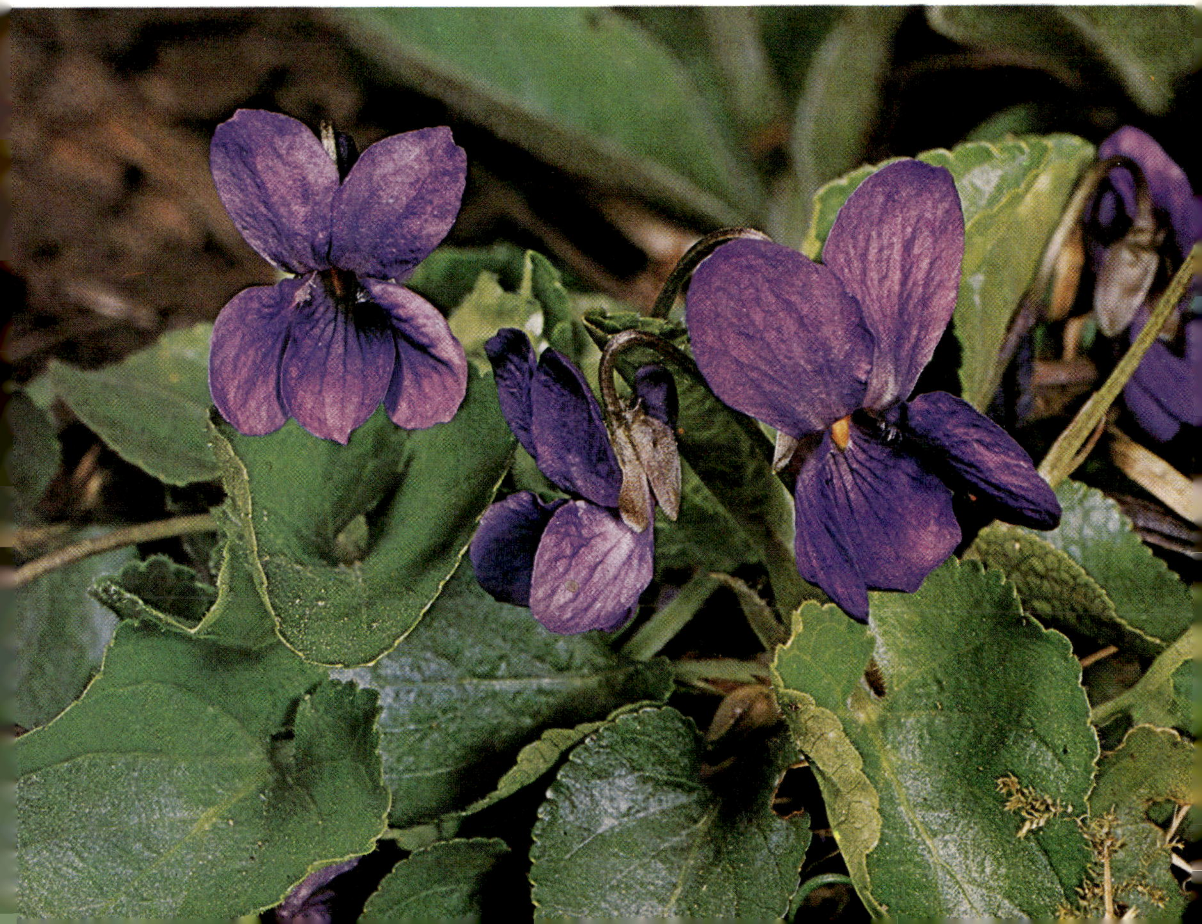

Wildes Stiefmütterchen *Viola tricolor* L.
Veilchengewächse *Violaceae*

⊡ Einjährige oder ausdauernde Halbrosettenpflanze von 10–40 cm Höhe mit einfacher Wurzel und aufrechtem oder aufsteigendem, beblättertem, kantigem Stengel. Blätter wechselständig, gestielt, eiförmig-lanzettlich, gekerbt, am Rande oft wellig. Nebenblätter sehr groß, fiederteilig, mit 2–3 Paar schmaler Seitenfiedern und größerer, rundlicher Endfieder. Kronblätter länger als der Kelch; wenigstens das unterste Kronblatt, das einen leicht gebogenen Sporn trägt, ist gelb, Krone sonst überwiegend weißlich, blauweiß oder violett. Beim nahe verwandten **Feld-Stiefmütterchen** *(Viola arvensis)* tragen die Nebenblätter nur schmale, lanzettliche Endfiedern und cremefarbene, bläulich überlaufene Kronblätter, die ungefähr so lang wie der Kelch sind. Blütezeit IV–IX. Sehr formenreich.

⊙ Während der Formenkreis Feld-Stiefmütterchen (= Acker-Stiefmütterchen) Wintergetreidefelder, Ackerunkrautfluren oder Ruderalstellen an Wegen und Schuttplätzen bevorzugt, findet sich das Wilde Stiefmütterchen häufiger in Felsfluren, Sandtrockenrasen, Weiß- und Graudünen der Meeresküsten und in Sandäckern auf kalkarmem, trockenem Boden.

⁄ Die Pflanze enthält Saponine, Schleimstoffe und ein Glykosid, das Salicylsäuremethylester abspaltet, neben einigen anderen Inhaltsstoffen. Gesammelt wird das blühende Kraut (DAB *Herba Violae tricoloris*), das rasch getrocknet werden muß.

Stiefmütterchen heißen alle diejenigen Viola-Arten, bei denen die seitlichen (mittleren) Kronblätter zumindest seitwärts abstehen oder nach oben weisen und dann die obersten, meist andersfarbenen Kronblätter („Stieftöchter") am Rande überdecken. *Viola tricolor* ist eine sehr formenreiche Sammelgruppe; die hier gekennzeichneten Formenkreise werden zum Teil weiter untergliedert. Stiefmütterchen sind in erster Linie Saponindrogen. Daher steht ihre stoffwechselanregende und mild abführende Wirkung bei der Verwendung im Vordergrund. Gleichzeitig werden sie als Haut- und Blutreinigungsmittel eingesetzt und sind häufig Bestandteil von Teemischungen für Frühjahrskuren.

1 Teelöffel der getrockneten, zerkleinerten Pflanze wird in 1 Tasse Wasser eine Viertelstunde lang gekocht. Der wäßrige Auszug wird im Laufe eines Tages getrunken. Bei Überdosierung kann ein unangenehmer Hautausschlag auftreten.

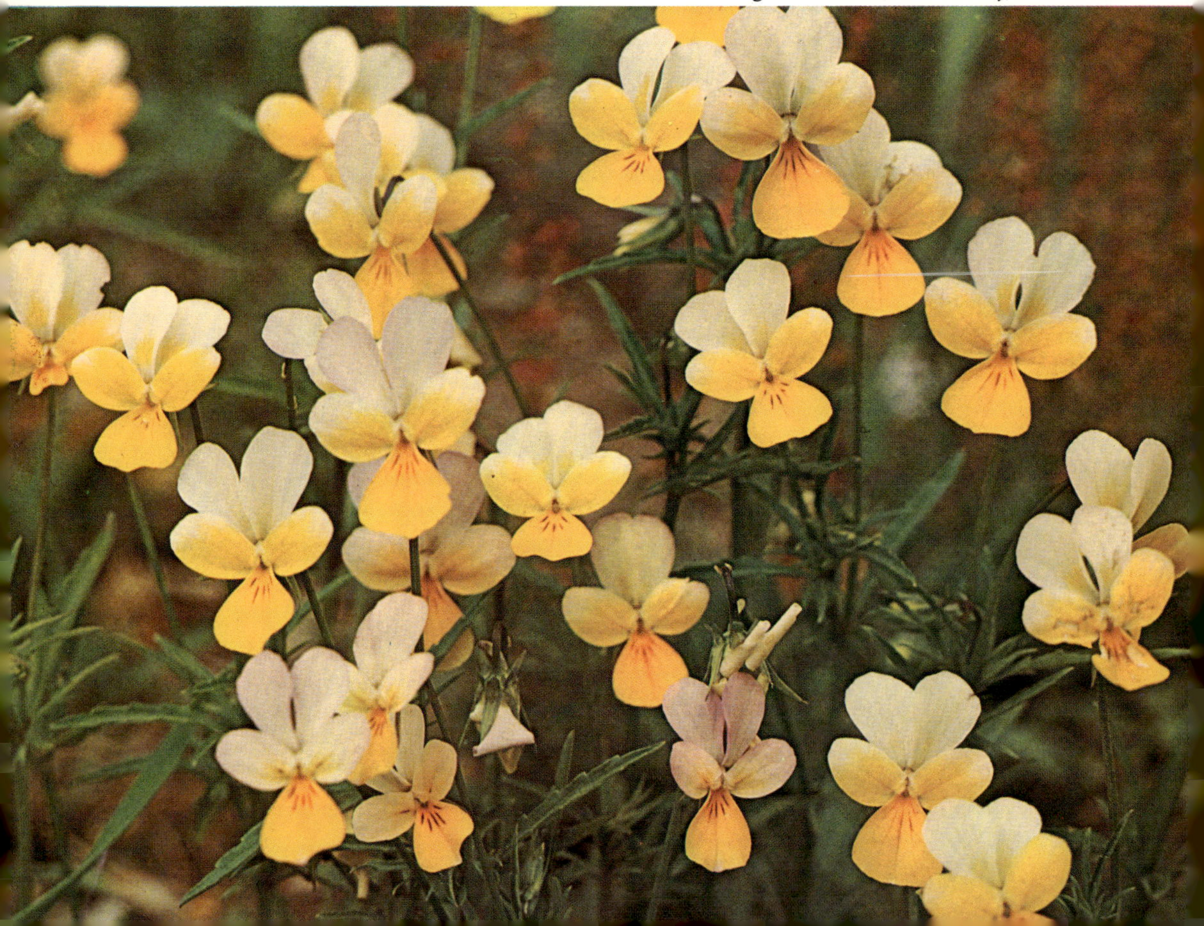

Rotbeerige Zaunrübe *Bryonia dioica* Jaqu.
Kürbisgewächse *Cucurbitaceae*

Ausdauernde, sommergrüne Kletterpflanze von 2–4 m Länge mit dicker, vielköpfiger Rübe aus Wurzel- und Hypokotylgewebe. Stengel biegsam, rankend, längsstreifig. Blätter gestielt, fünflappig, mit zugespitzten, ganzrandigen Lappen von dreieckigem Umriß, bei weiblichen Pflanzen schmaler und tiefer gelappt. Die Blätter können in fadenförmige Ranken umgewandelt werden, die kreisförmige Suchbewegungen ausführen und nach Verankerung von der Basis her schraubig aufgewunden werden, so daß die Pflanze federnd aufgehängt ist. Zweihäusig. Männliche Blüten lang-, weibliche kurzgestielt in blattachselständigen Doldenrispen. Kronblätter grünlich-weiß, gestreift. Blütezeit VI–VIII. Frucht eine matte, scharlach- oder karminrote Beere. Fruchtreife VIII–IX. Giftig. Die ähnliche **Weiße Zaunrübe** *(Bryonia alba)* ist einhäusig und trägt schwarze Beeren.

Wärmeliebende Pflanze in Säumen von Hekken, an Zäunen, Wegen, Schuttstellen und in Schleiergesellschaften, auf nährstoffreichen, lokkeren, mäßig-frischen Böden. Im nördlichen Mitteleuropa Neubürger, im Süden häufiger und ziemlich verbreitet.

Die Pflanze enthält besonders in der Wurzelrübe und in den Beeren Harzglykoside (Bryoresin) und verschiedene Bitterstoffglykoside (Bryonin, Bryonidin u. a.). Arzneilich wurde die frische Wurzel (DAB *Radix Bryoniae*) verwendet.

Die Inhaltsstoffe der Zaunrübe wirken drastisch abführend und verursachen Magenschmerzen, Nierenschäden und schwere Darmkrämpfe. Tödliche Vergiftungen sind möglich. Wegen der schwierigen Dosierung wird die Pflanze heute kaum noch eingesetzt. Die eigenartig gestalteten Wurzeln wurden im Mittelalter häufig zur Fälschung von Alraunen und als Alraunenersatz verwendet, wobei gerne mit dem Schnitzmesser nachgeholfen wurde. Die meist zweibeinigen Wurzeln der Echten Alraune *(Mandragora officinarium)*, einem im östlichen Mittelmeergebiet heimischen Nachtschattengewächs, waren nicht immer einfach zu bekommen, mußten teuer bezahlt werden und galten als begehrte Glücksbringer. Eine unendliche Reihe von Sagen, Geschichten und Bräuchen rankt sich um den Alraunenkult: „Der eine faselt von Alraunen, der andere von dem schwarzen Hund“ (Goethe, Faust II). Seit der frühen Antike ist die Alraune eine der wichtigsten Zauberpflanzen.

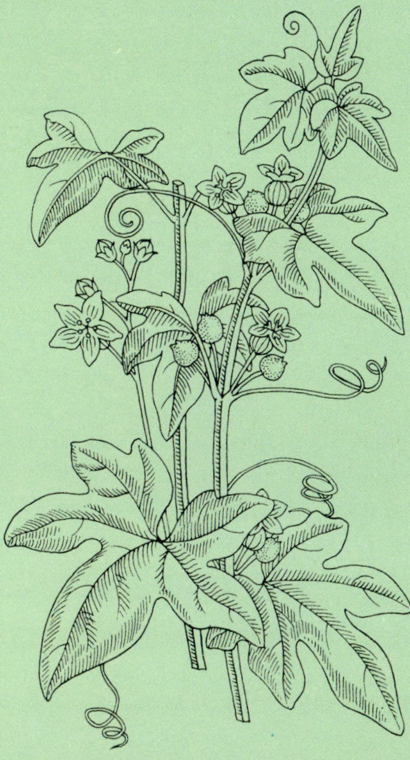

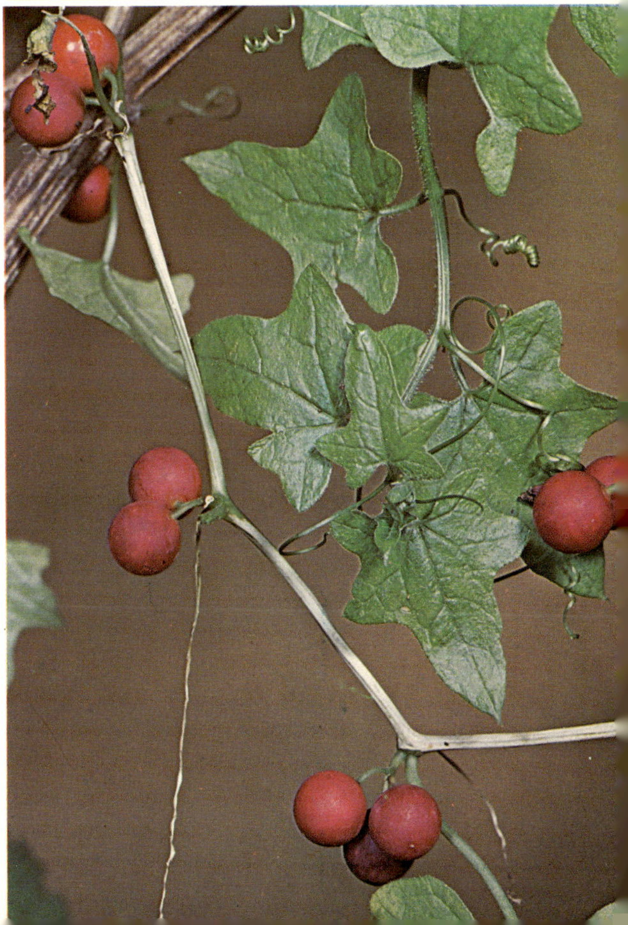

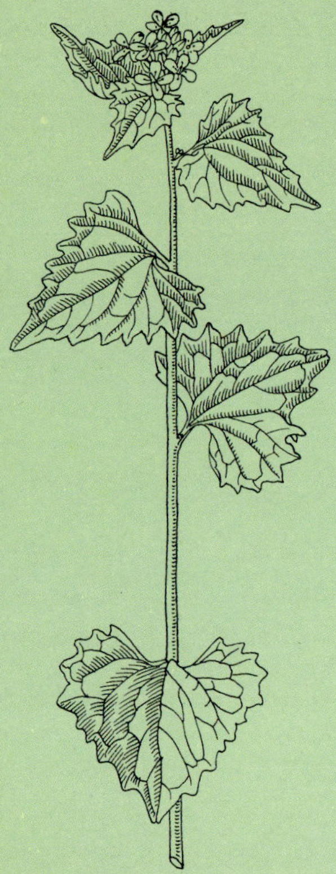

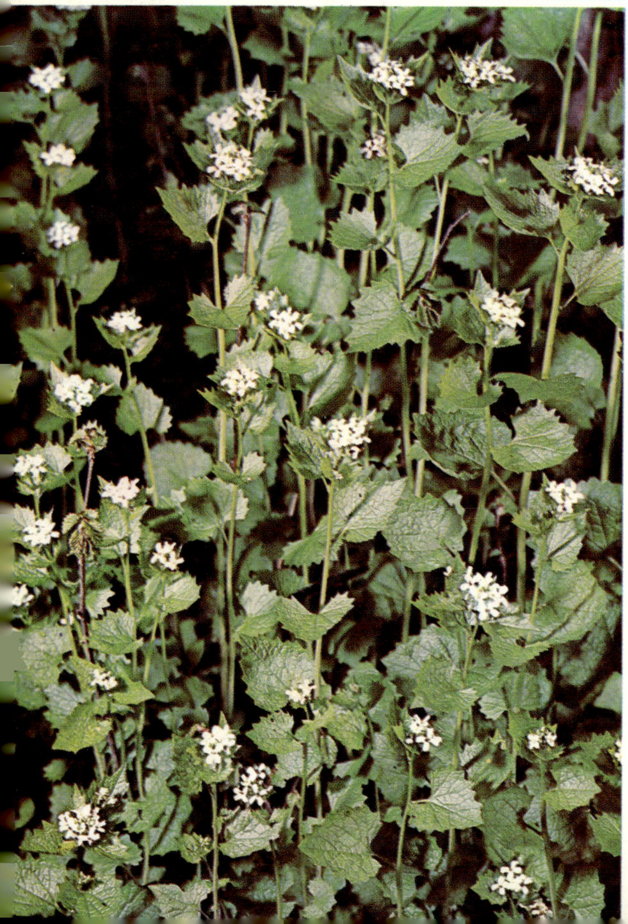

Knoblauchsrauke, Lauchhederich
Alliaria petiolata (M.B.) C. & Gr.
Kreuzblütengewächse *Brassicaceae*

⊡ Einjährig-überwinternde, krautige Pflanze von 20–100 cm Höhe mit aufrechtem, kahlem, rundem, unverzweigtem, reichbeblättertem Stengel. Blätter wechselständig, gestielt, herzförmig-nierenförmig, von dreieckigem Umriß, buchtig gekerbt. Grundblätter mit gerundeter, Stengelblätter mit verlängerter Spitze. Blüten in endständigen, traubigen Scheindolden, die sich beim Abblühen verlängern, Kreuzblüten mit kleinen, grünen Kelchblättern und weißen Kronblättern, etwa 1 cm breit. Blütezeit III–VI. Frucht eine aufrechte, bis 4 cm lange Schote, die sich mit zwei Klappen öffnet. Pflanze riecht beim Zerreiben stark nach Knoblauch.

⊙ Häufige, weit verbreitete Pflanze in Unkrautfluren an Waldrändern, in Hecken, Waldschlägen, an Zäunen, in aufgelassenen Gärten und anderen, ruderal beeinflußten Standorten. Bevorzugt auf nährstoffreichen, lockeren, sandigen oder reinen Lehmböden. Stickstoffzeiger. Kommt auch epiphytisch auf alten Bäumen vor. Von der Ebene bis in höhere Mittelgebirgslagen. Fehlt in den Alpen.

✎ Charakteristische Inhaltsstoffe der Kreuzblütler sind die Senfölglykoside. Sie werden von einem besonderen Enzym Myrosinase begleitet, das in eigenen Zellen von den Glykosiden getrennt in den Pflanzen vorkommt. Beim Zerstören z. B. von Blattgewebe bekommt das Enzym Kontakt mit den Glykosiden, spaltet sie in Glucose, Sulfat und Alkylisothiocyanat (= Senföl). Die Senföle sind stechend riechende Substanzen, wofür das Allylsenföl des Lauchhederichs ein gutes Beispiel ist, oder geruchlose, aber scharf schmeckende Verbindungen. Der Lauchhederich wird wegen dieser Aromastoffe im Frühjahr gesammelt. Beim Trocknen läßt das Aroma merklich nach; daher sollten nur frische Pflanzen verwendet werden.

Knoblauchsrauke oder Lauchhederich war früher auch eine Heilpflanze, deren antiseptische und stoffwechselanregende Eigenart genutzt und äußerlich bei kleineren Entzündungen im Bereich der Mundhöhle eingesetzt wurde. Man kann die Pflanze (oder besser: einige wenige Blätter!) auch als Gewürzkraut anstelle von Knoblauch verwenden und feingehackt den Speisen zusetzen. Die Würzkraft ist enorm, aber doch nicht so penetrant und anhaltend wie beim echten Knoblauch. Eine Lauchhederich-Sauce paßt beispielsweise gut zu einem (österlichen) Lammbraten.

Meerrettich *Armoracia rusticana* G. M. Sch.
Kreuzblütengewächse *Brassicaceae*

⊡ Ausdauernde, krautige Pflanze von 60–120 cm Höhe mit kriechender, kräftiger, vielköpfiger Wurzel, die stark verdickt ist. Blätter der grundständigen Rosette langgestielt, ungeteilt, gesägt oder gekerbt, am Rande oft gewellt, aufrecht, bis 100 cm lang, dunkelgrün, unbehaart. Stengelblätter wechselständig und wie die Jugendblätter fiederspaltig. Blütenstand entwickelt sich ab dem zweiten Jahr mit weißen Kreuzblüten in lockeren, blattachselständigen Trauben. Blütezeit V–VII. Früchte in Form fast kugeliger, häufig unentwikkelter Schötchen und nur manchmal mit Samenansatz.

⊙ Meerrettich stammt aus Südosteuropa und Westasien und wird in Mitteleuropa zumindest seit dem 12. Jahrhundert angebaut: Hildegard von Bingen erwähnt ihn als „meeredich". Die Pflanze ist winterhart und verwildert daher häufiger aus der Gartenkultur. Als Kulturflüchtling recht beständig in staudenreichen Unkrautfluren an Wegen und Zäunen, in Gräben, an Bahndämmen und Schuttstellen, besonders im Umkreis dörflicher Siedlungen. Bevorzugt tiefgründigen, sandigen oder einen Lehmboden.

✎ Die Blätter und erst recht die Wurzel enthalten das Senfölglykosid Sinigrin. Beim Anschnitt der Wurzel wird das Glykosid gespalten und setzt die zu Tränen rührenden Senföle frei. Wurzeln von Wildpflanzen können im Sommer und im Herbst gegraben werden.

▯ Da Meerrettich gewöhnlich nur in kleinen Mengen benötigt wird, kann man den Normalbedarf gegebenenfalls ausschließlich aus dem Bedarf von Wildpflanzen decken, die sich an irgendeinem Standort sicher auffinden lassen. Die Kulturflüchtlinge haben gegenüber den im Garten kultivierten Meerrettichpflanzen allerdings den Nachteil, daß die Wurzeln weniger dick anschwellen, sich stärker verzweigen und gegebenenfalls, besonders bei älteren Exemplaren, ein ziemlich undurchdringliches Gewirr bilden, das bei der Verarbeitung einige Geduld erfordert. Im beißenden, scharfen Geschmack unterscheiden sich Garten- und Wildpflanzen nicht. Meerrettich-Sauce (Krensauce, horseradish sauce, sauce raifort) oder entsprechende Zubereitungen mit Butter, Mayonnaise und Sahne werden meist zu hellem Fleisch genommen. Der wissenschaftliche Gattungsname wurde von dem bretonischen Wort armor = am Meer abgeleitet und weist auf den ursprünglich küstennahen Standort der Wildpflanze.

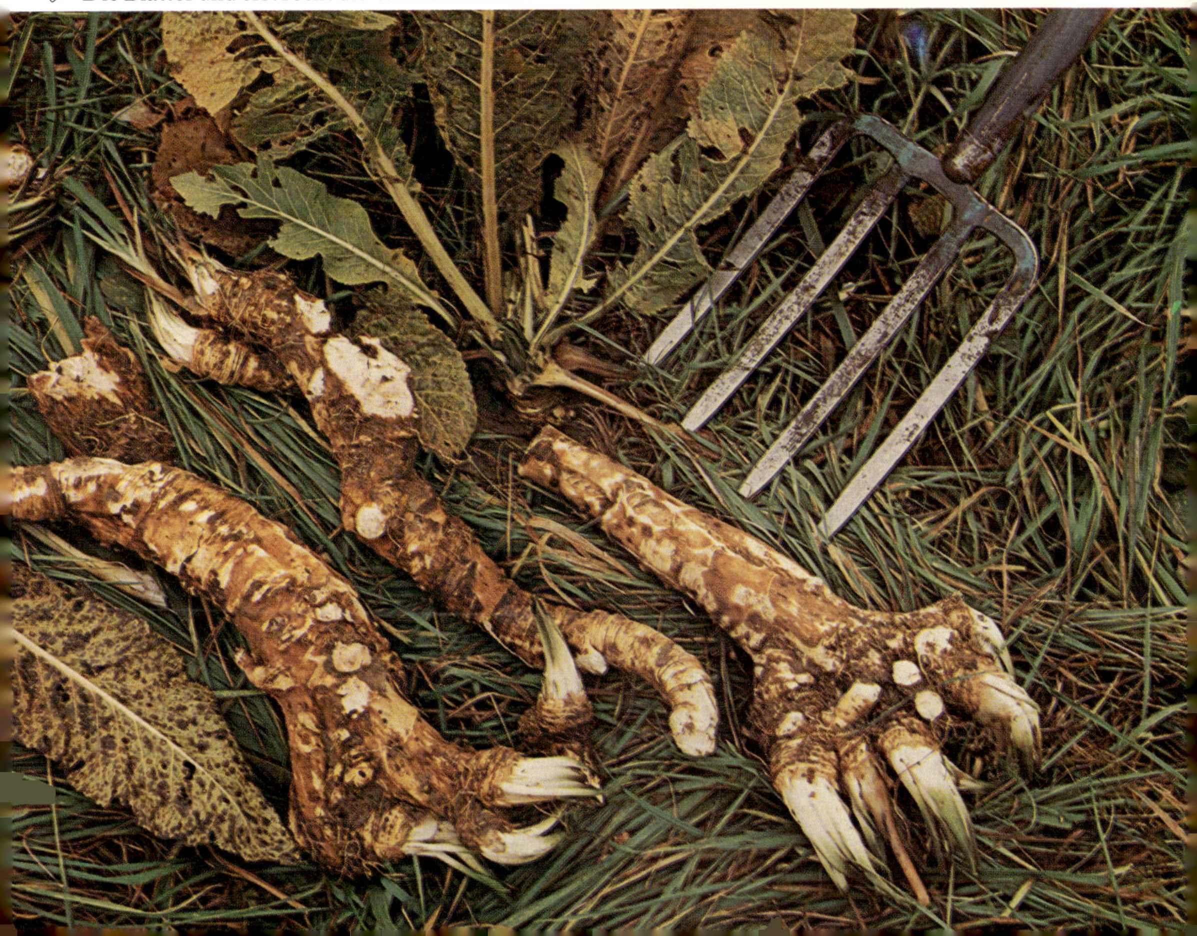

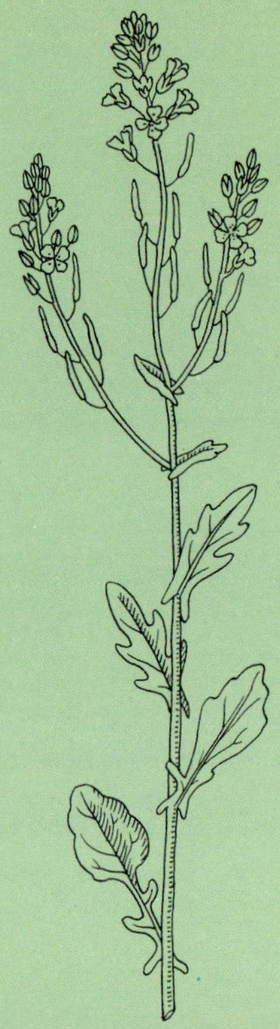

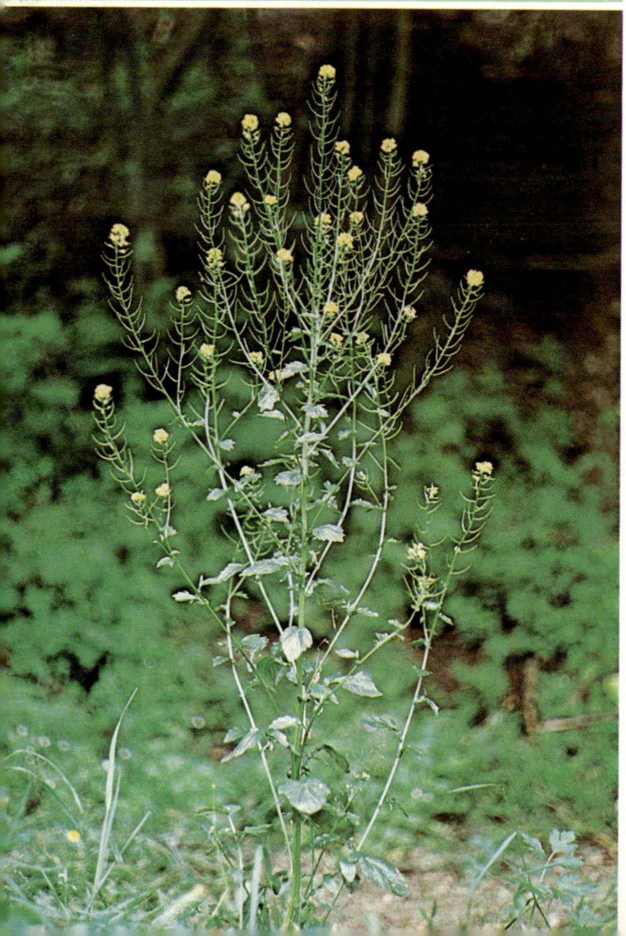

Echte Winterkresse, Barbarakraut
Barbarea vulgaris R. Br.
Kreuzblütengewächse *Brassicaceae*

Zweijährige, meist wintergrüne, krautige Pflanze von 30–60 cm Höhe mit aufrechtem, verzweigtem, gerilltem Stengel. Blätter wechselständig, untere buchtig-leierförmig, mit zwei bis drei Paar Seitenlappen und rundlichem Endlappen, der kürzer als der Rest des Blattes und höchstens so breit wie der erste Seitenlappen ist; mittlere und obere Blätter fiederschnittig oder fast ungeteilt. Blüten in endständigen, etwas kopfig gedrängten Trauben, mit chromgelben Kronblättern, die fast doppelt so lang sind wie die grünen Kelchblätter, aber breiter als lang sind. Blütenknospen kahl. Blütezeit V–VII. Schoten aufrecht-abstehend auf dünnen Fruchtstielen. Formenreich.

⊙ Recht häufige Pflanze in Unkrautfluren an Wegen, Dämmen, Ufern, vor allem in Bach- und Flußauen, aber auch in Waldschlägen, an Ackerrändern und in Kiesgruben auf sickerfeuchtem, nährstoff- und basenreichem Kies-, Sand- und Lehmboden. Typische Stromtalpflanze. In gemäßigten Zonen heute weltweit verschleppt.

Die Pflanze enthält Senfölglykoside, deren Spaltprodukte den Geschmack der Blätter bestimmen, jedoch keinen so stechenden Geruch entwickeln wie andere Arten der Familie. Die Blätter der Winterkresse werden von September bis Oktober oder ab März geerntet. Grundsätzlich sind auch die Blätter verwandter Arten verwendungsfähig. Die **Steife Winterkresse** *(Barbarea stricta)* oder die **Mittlere Winterkresse** *(Barbarea intermedia)* sind jedoch recht selten und sollten besser unbeschädigt bleiben.

Winterkresse ist eine Alternative zur Brunnenkresse und entwickelt einen ähnlichen, aber nicht allzu scharfen Geschmack. Daher finden Winterkressenblätter zu Salaten oder als Rohkostbeigaben Verwendung. Für einen Vorfrühlings-Wildpflanzensalat nimmt man sie neben Bachbunge, Giersch, wenig Scharbockskraut oder Brennessel-Trieben und rührt die Mischung mit Olivenöl, Zitronensaft, etwas Zucker und frisch gemahlenen Haselnüssen an. Fein zerhackte Winterkressenblätter eignen sich für Kräuterbutter. Der deutsche Pflanzenname Barbarakraut stammt noch aus dem Mittelalter; für Pflanzen, die in der antiken Literatur unerwähnt blieben, wurden häufig Heiligennamen (vgl. Johanniskraut, Christophskraut) gewählt, um deutschsprachige Bezeichnungen zu schaffen.

Schwarzer Senf *Brassica nigra* (L.) Koch
Kreuzblütengewächse *Brassicaceae*

Einjährige, krautige Pflanze von 20–100 cm Höhe mit aufrechtem, reichästigem, etwas längsstreifigem Stengel. Alle Blätter wechselständig, nicht stengelumfassend, grasgrün, nicht bläulich bereift (Unterschied zum Raps, *Brassica rapa)*, die unteren leierförmig oder gelappt bis unregelmäßig fiederteilig mit großem Endabschnitt, die oberen kurzgestielt und häufig ungeteilt. Blüten recht klein, bis etwa 5 mm breit, mit waagerecht abstehenden Kelchblättern und gelben Kronblättern, in end- und blattachselständigen Trauben (Doppeltraube). Blütezeit VI–IX. Frucht eine linealische, 1–2 cm lange Schote, die der Traubenspindel dicht anliegt (Unterschied zum Weißen Senf, *Sinapis alba*), mit sehr dünnem Fruchtschnabel. Samen dunkelrotbraun.

⊙ Die Pflanze stammt wahrscheinlich aus dem östlichen Mittelmeergebiet, wird aber in Mitteleuropa schon seit der Römerzeit angebaut. Sie verwildert aus dem Anbau recht häufig und ist in unkrautigen Staudenfluren an Flußufern, seltener an Schuttstellen oder an Wegen, eingebürgert. Vor allem auf sickernassem, zeitweise überschwemmtem Boden zwischen Hoch- und Niedrigwassermarke im Rhein- (Mosel-, Main-, Neckar-), Weser-, Elbe- und Saale-Gebiet. Stromtalpflanze. Heute weltweit verbreitet.

Die Blätter und vor allem die Samen dieser Pflanze, die manchmal auch Brauner Senf genannt wird, enthalten einen Bitterstoff und das Senfölglykosid Sinigrin, das leicht das flüchtige, stechend riechende Allylsenföl abspaltet. Als Droge unter der Bezeichnung *Semen Sinapis* in den Arzneibüchern.

Die medizinische Verwendung von Senfsamen war früher sehr ausgedehnt. Senfpflaster wurden in den Arzneibüchern bis in unser Jahrhundert verzeichnet. Umschläge mit gepulverten Senfkörnern werden gelegentlich auch heute noch als durchblutungsförderndes, stark hautreizendes Mittel eingesetzt. Die eigentliche Bedeutung der Pflanze liegt in ihrer Verwendung bei der Senfherstellung. Seit dem Mittelalter ist diese Würzpaste bekannt. Dazu werden die Senfsamen in Weinessig oder Most (daher Mostrich) zerstoßen und mit Olivenöl gebunden. Schwarzer Senf liefert mild schmeckende Sorten. Selbstgesammelte Samen verwendet man am besten zu einem Rindersteak, in dessen Oberfläche sie (anstelle oder mit Pfefferkörnern) eingedrückt werden.

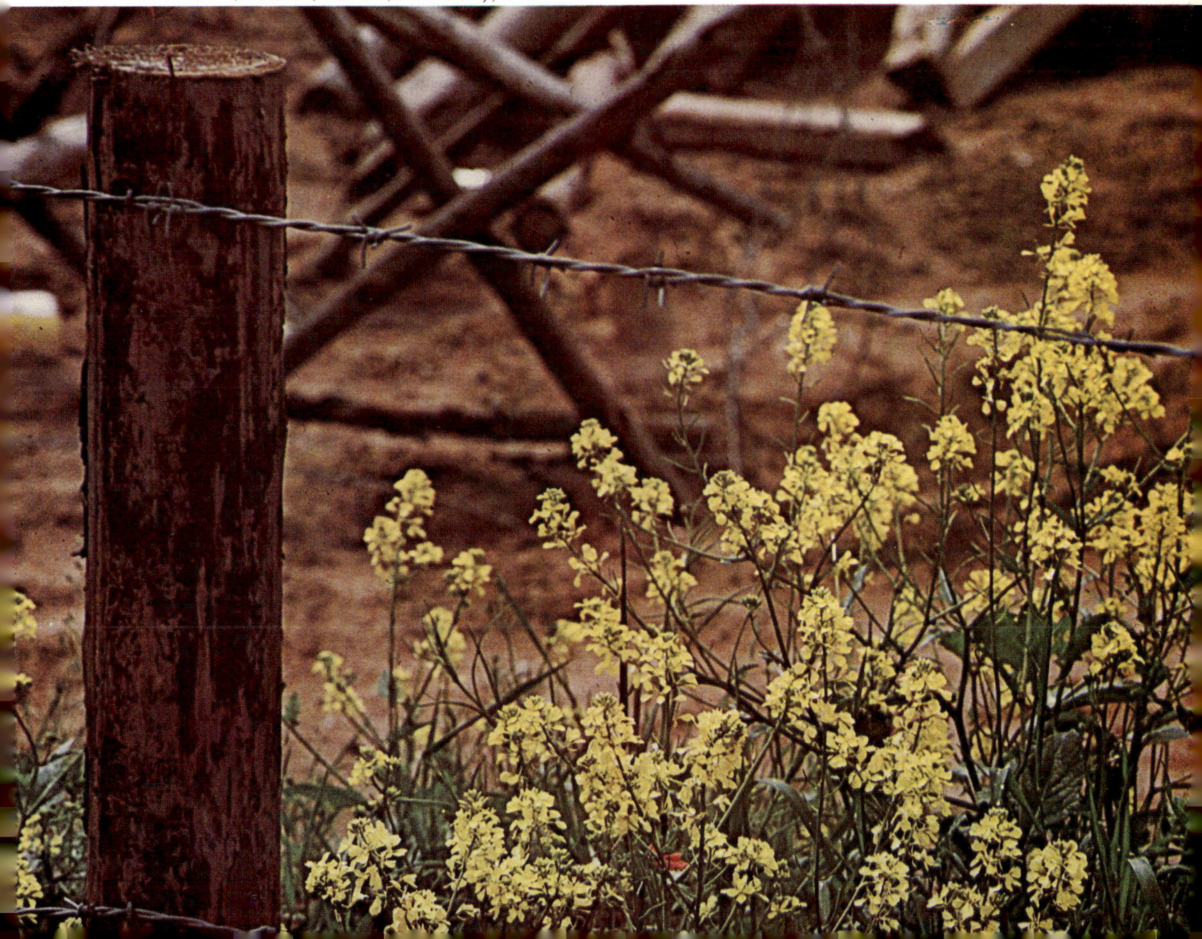

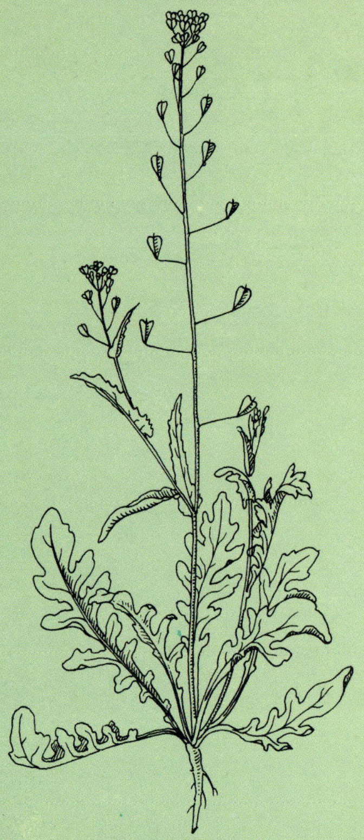

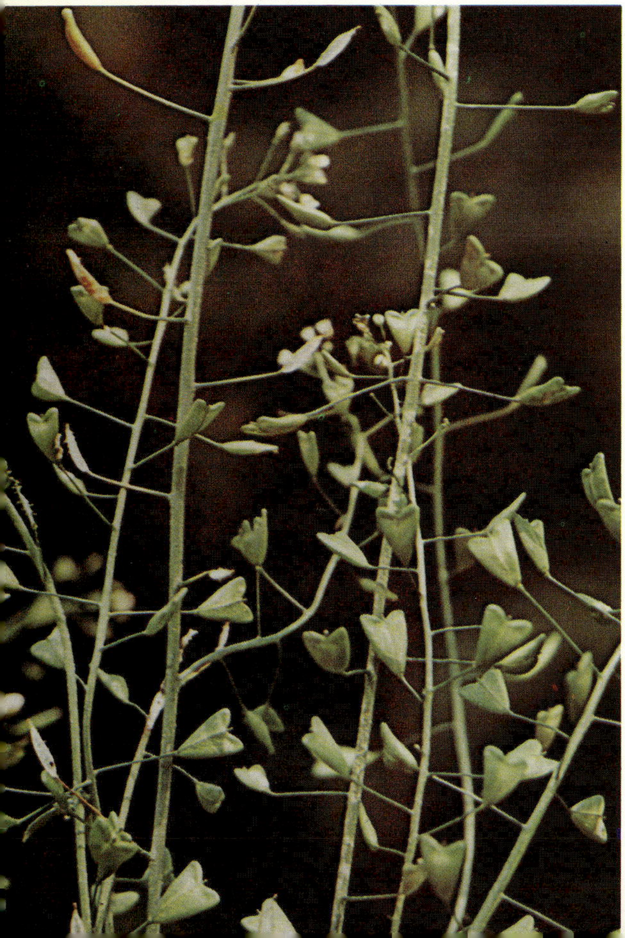

Gemeines Hirtentäschelkraut
Capsella bursa-pastoris (L.) Med.
Kreuzblütengewächse *Brassicaceae*

⊞ Einjährige oder winterannuelle, tiefwurzelnde Rosettenpflanze von 5–70 cm Höhe mit aufrechtem, ästigem oder unverzweigtem, kahlem oder kurzhaarigem Stengel. Rosettenblätter gestielt, sehr vielgestaltig, schrotsägeförmig fiederteilig oder tief fiederschnittig, bodenanliegend; Stengelblätter sitzend, einfach, lanzettlich, ganzrandig oder wenig gekerbt. Blüten in reichblütigen Trauben, die sich während der Blütezeit ständig verlängern, unscheinbar, klein, mit weißen Kronblättern. Blütezeit I–XII. Frucht ein abgeflachtes Schötchen in Form eines verkehrt-herzförmigen Dreiecks („Hirtentäschel"), wirft zur Fruchtreife (IV–XI) die beiden Klappen ab. Wind- und Tierverbreitung. Formenreich.

⊙ Sehr häufige Pflanze in lückigen Unkrautfluren, Äckern, Gärten, an Wegen und Schuttplätzen auf frischen, nährstoffreichen, sandigen, steinigen oder reinen Lehmböden. Oft als Pionierpflanze. Stickstoffzeiger. Ursprünglich nur im Mittelmeergebiet verbreitet, als Kulturfolger heute weltweit verschleppt. Bis zu vier Generationen pro Jahr.

✎ Hirtentäschelkraut wird nicht als Salatpflanze verwendet, obwohl die Blätter einen süßlich-bitteren Geschmack zeigen. Die Pflanze ist von medizinischem Interesse: Alle Teile, besonders Blätter und Samen, enthalten Flavonglykoside (z.B. Diosmin) und aktive Substanzen wie die biogenen Amine Cholin, Acetylcholin und Trymin. Verwendet wird das blühende, im Sommer und Herbst gesammelte Kraut (DAB *Herba Bursae pastoris*).

Hirtentäschelkraut wirkt blutdrucksteigernd und gerinnungsfördernd. Hinzu kommt eine gezielte Wirkung auf die Muskulatur der Gebärmutter, deren Kontraktionsfähigkeit gesteigert wird. So wirkt die Pflanze wie die Mutterkornalkaloide. Die blutstillende Wirkung war schon im Mittelalter bekannt und wurde von den Ärzten sehr geschätzt. Später wurde die Pflanze wegen ihrer schlechten Dosierbarkeit von den praktischeren Substanzen im *Secale cornutum* (Mutterkorn) verdrängt, oft aber dennoch erfolgreich eingesetzt. Wichtige Anwendungsgebiete sind Uterusblutungen, Menstruationsstörungen und Nierenerkrankungen. Auch kann die Pflanze zur Verstärkung der Wehentätigkeit oder zur Einleitung des Geburtsvorgangs eingesetzt werden. Hirtentäschelkraut ist als Hausmittel ungeeignet und soll nur auf ärztlichen Rat angewendet werden.

Bitteres Schaumkraut *Cardamine amara* L.
Kreuzblütengewächse *Brassicaceae*

⊡ Ausdauernde Pflanze von 10–60 cm Höhe mit aufrechtem, verzweigtem, fünfkantigem, markigem und beblättertem Stengel. Grundblätter nicht als Rosette angeordnet, unpaarig gefiedert mit großem, rundlichem Endabschnitt; Stengelblätter wechselständig, einfach bis doppelt fiederspaltig oder fiederschnittig mit keilförmigen Abschnitten, saftig grün, etwas fleischig. Blüten in traubigem Blütenstand, mit breit-eiförmigen, ausgebreiteten, etwa 10 mm langen, weißen Kronblättern, Kelchblätter nur halb so lang, Staubblätter leuchtend violett. Blütezeit IV–VI. Frucht eine schmal-linealische Schote.
⊙ Zerstreut vorkommende Pflanze in Quellfluren und Erlenbrüchen, an Bächen und Gräben, überwiegend auf sickernassem, nährstoffreichem Lehm- oder Gleiboden. Von der Ebene bis in mittlere Gebirgslage. Typische mitteleuropäische Pflanze, wird nach Westen oder Süden seltener.
✎ Die Pflanze enthält Vitamin C, einen Bitterstoff und, wie das verwandte Löffelkraut, das Senfölglykosid Glucocochlearin, das unter anderem geschmacksbestimmend ist. Vom Bitteren Schaumkraut wird die blühende Pflanze im Frühjahr oder Frühsommer gesammelt und ausschließlich frisch verwendet.

◨ Bitteres Schaumkraut gleicht im Aussehen etwas der Brunnenkresse, unterscheidet sich aber doch eindeutig durch seine auffallend violetten Staubblätter. Sein Geschmack ist weniger scharf als der der Brunnenkresse, dafür kommt noch eine fein bittere Note hinzu, die die Pflanze insgesamt als brauchbares, küchentaugliches Wildkraut auszeichnet. Früher war seine magenstärkende Wirkung sogar so geschätzt, daß man die Pflanze in Arzneibücher aufnahm. Bitteres Schaumkraut läßt sich entweder alleine oder zusammen mit anderen Wildpflanzen verwenden: Außer Brunnenkresse, Barbarakraut, Bachbunge und Löwenzahn können dazu auch ein paar milder schmeckende Erscheinungen wie Beinwell oder Lungenkraut bzw. Giersch ausgewählt werden. Anstelle oder zusammen mit dieser Art sind auch die näheren Verwandten geeignet. Besonders empfehlenswert ist das **Wiesen-Schaumkraut** *(Cardamine pratensis)*, das in nassen und feuchten Wiesen vorkommt, wesentlich häufiger ist und einen besonders delikaten Salat ergibt. Ähnlich ist auch das **Viermännige Schaumkraut** *(Cardamine hirsuta)* zu beurteilen, das trockenere Standorte, z.B. Weinberge, bevorzugt.

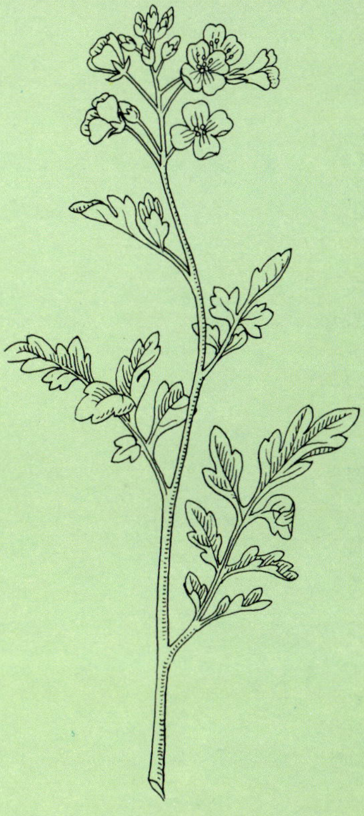

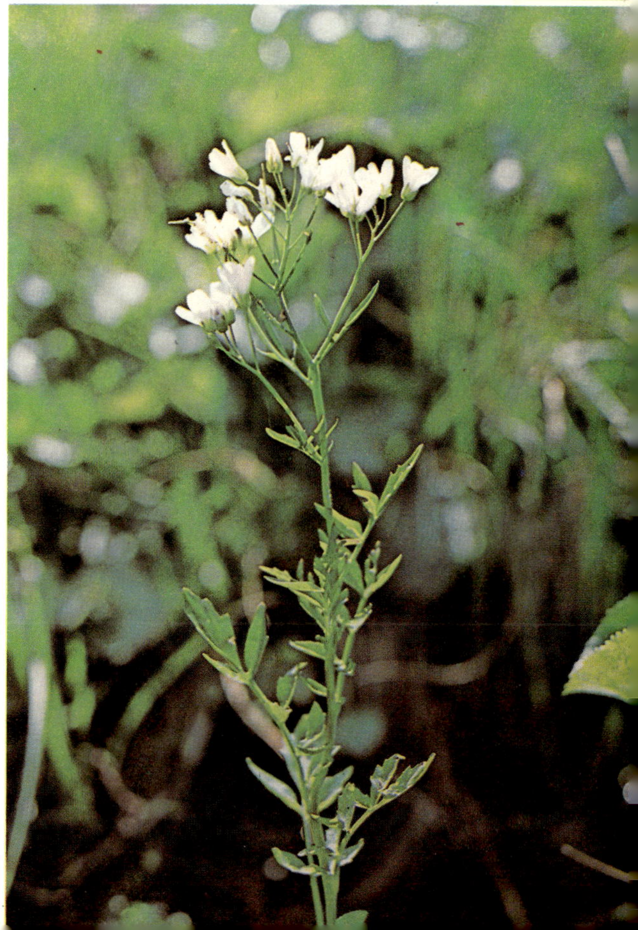

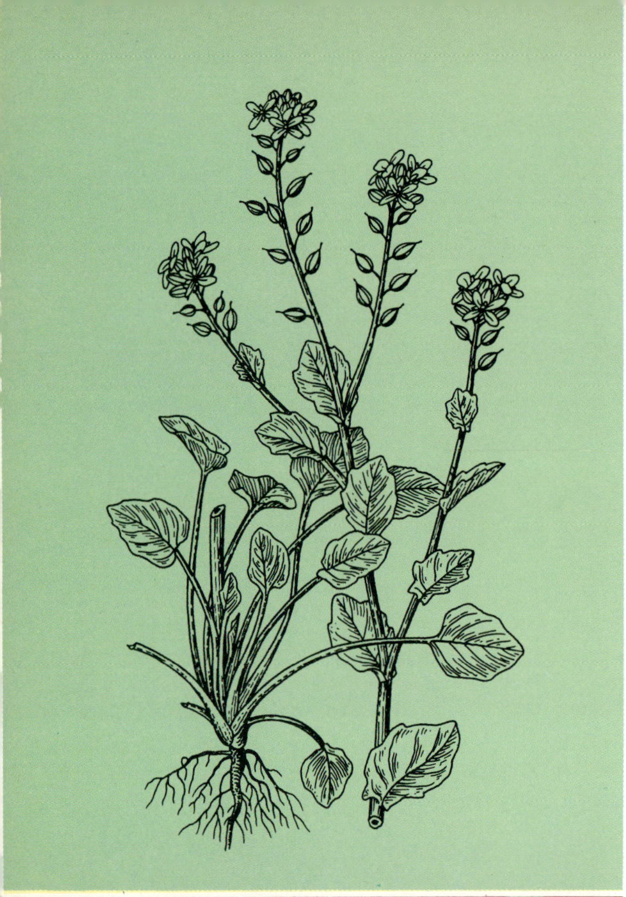

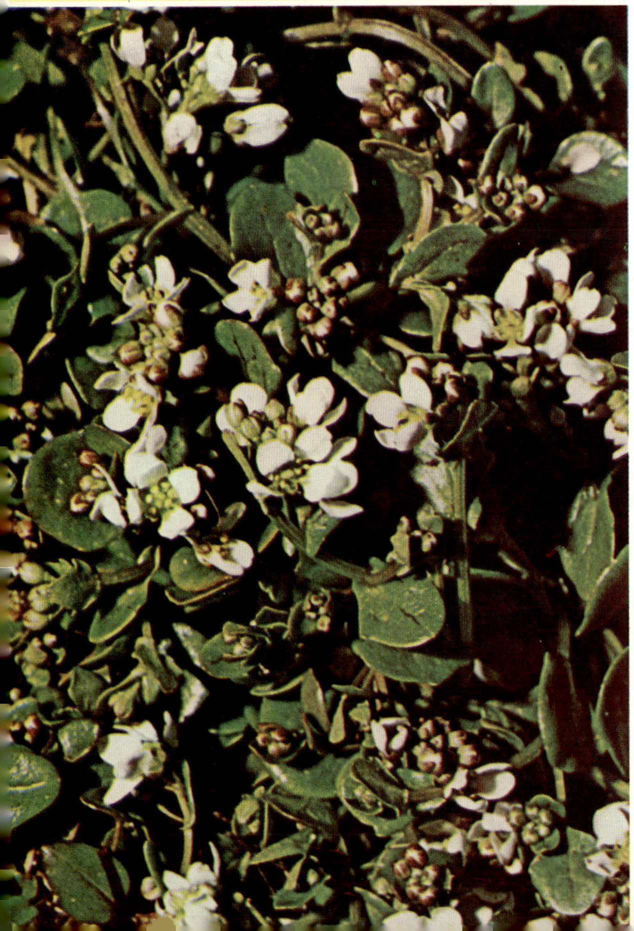

Gebräuchliches Löffelkraut
Cochlearia officinalis L.
Kreuzblütengewächse *Brassicaceae*

⊡ Zweijährige oder ausdauernde, krautige Pflanze von 10–30 cm Höhe mit niederliegendem oder aufsteigendem, verzweigtem Stengel. Grundblätter langgestielt, nierenförmig oder rundlich-herzförmig; Stengelblätter (zumindest die oberen) sitzend, deutlich geöhrt, halbstengelumfassend, glänzend-dunkelgrün, glatt, ziemlich fleischig. Blüten in vielblütigen, endständigen, dichten Trauben, weiß oder leicht rosa, etwa 8–10 mm breit. Blütezeit V–VI. Frucht ein breit-eiförmiges bis kugeliges Schötchen auf fast waagerecht abstehenden Fruchtstielen. Nach dem Absprengen der Schötchenklappen bleibt die löffelförmige Scheidewand stehen.

⊙ Salzliebende Art in Salzwiesen und Salzröhrichten der Atlantikküsten. Zerstreut an vielen Stellen der Nord- und Ostseeküste, vereinzelt auch im Binnenland, dort meist aus Kultur verwildert.

✎ Die Pflanze ist sehr vitaminreich (besonders Vitamin C) und enthält das Senfölglykosid Glucocochlearin, das beim Zerreiben Senföle von stechendem, charakteristischem Geruch und pikant scharfem Geschmack abspaltet. Gesammelt wird die Pflanze vom Frühjahr bis zum Spätsommer und nach Möglichkeit nur frisch verwendet.

▣ In Küstenregionen schätzte man schon vor Jahrhunderten den beachtlichen Vitamingehalt dieser Pflanze und verwendete sie entsprechend häufig als Antiskorbuticum bei längeren Seereisen. Bereits 1557 hatte der deutsche Arzt J. Wier diese Wirkung der Pflanze entdeckt und ihr damit zu großer Popularität verholfen. Auch wenn das getrocknete Kraut recht bitter schmeckte, wurden ganze Kistenladungen davon an Bord der Segelschiffe verladen, um der gefürchteten Vitaminmangelerkrankung Skorbut wirksam begegnen zu können. Noch bis ins 19. Jahrhundert wurden sogar Löffelkrauttinkturen und -geister in Apotheken bereitgehalten, bis die regelmäßigere Versorgung mit Citrusfrüchten und Gemüse die Bedeutung dieser Pflanze einschränkte.
In Gegenden, wo das Löffelkraut oder seine beiden sehr ähnlichen Verwandten **Englisches Löffelkraut** *(Cochlearia anglica)* und **Dänisches Löffelkraut** *(Cochlearia danica)* häufiger vorkommen, kann man die Pflanze als interessante Salatzutat verwenden oder gemischt als Löffelkraut-Tomatensalat anrichten, in den außerdem ein saurer Apfel und Schnittlauch hineingehören.

Garten-Kresse *Lepidium sativum* L.
Kreuzblütengewächse *Brassicaceae*

✿ Zweijährige, krautige Pflanze von 20–40 cm Höhe mit aufrechtem, kahlem, etwas bläulich bereiftem und oberwärts verzweigtem Stengel. Blätter wechselständig, unpaarig gefiedert, tief-fiederschnittig oder auch zwei- bis dreifach fiederteilig mit schmallinealischen Abschnitten. Blüten ziemlich klein, nur wenige Millimeter breit, mit weißen Kronblättern, etwas kopfig gedrängt in endständigen Trauben. Blütezeit V–VII. Frucht ein 5–6 mm langes und 3–4 mm breites Schötchen, das im oberen Teil sehr breit geflügelt ist, auf kürzeren, steif aufrechten Fruchtstielen.

⊙ Die Pflanze ist in West- und Zentralasien beheimatet, wurde aber schon in der Antike auch im Mittelmeergebiet angebaut und häufig verwendet. Berühmte Ärzte des Altertums wie Hippokrates und Galen empfahlen sie ausdrücklich als Gemüse- und Heilpflanze. Im frühen Mittelalter kam sie auch nach Mitteleuropa und wird seither häufig angebaut. Die anspruchslose Art ist mitunter auch verwildert in Schuttunkrautgesellschaften auf ruderalen Standorten anzutreffen.

✐ Die Pflanze enthält in allen Teilen große Mengen an Vitamin A und C und ein Senfölglykosid, aus dem Benzylsenföl freigesetzt wird. Dieser Stoff ist für den scharfen Geschmack der voll entwickelten Pflanze verantwortlich. Oft werden daher die Keimpflanzen verwendet, die auch vitaminreich, aber weniger scharfschmeckend sind.

◘ Keimlinge der Garten-Kresse haben gegenständige und, als einzige Ausnahme unter den Kreuzblütlern, dreizählig gefingerte Keimblätter, während die Folgeblätter schon eher den arttypischen Blattschnitt erkennen lassen. In dieser Form kommen die Pflänzchen, in Pappschachteln ausgesät, häufig auf den Markt. Die Kultur der Kresse ist aber so einfach, daß man sie mühelos auch auf dem Fensterbrett selbst durchführen kann. Man benötigt dazu nicht einmal Pflanzerde, sondern kann die Samen in Schalen oder Dosen direkt auf Fließpapier auslegen, das ständig gut feucht gehalten werden muß. Nach etwa zwei Wochen sind die Pflänzchen 5–8 cm hoch und können dann als Gewürzkraut geschnitten werden. Kresse-Samen kann auch in Mischsaat mit Schwarzem oder Weißem Senf gekeimt werden, da auch die Keimpflanzen dieser Arten ähnlich verwendet werden. Garten-Kresse kann man in nahezu beliebiger Form zu allen Speisen nehmen, denen ein besonderer, pikanter Geschmack verliehen werden soll.

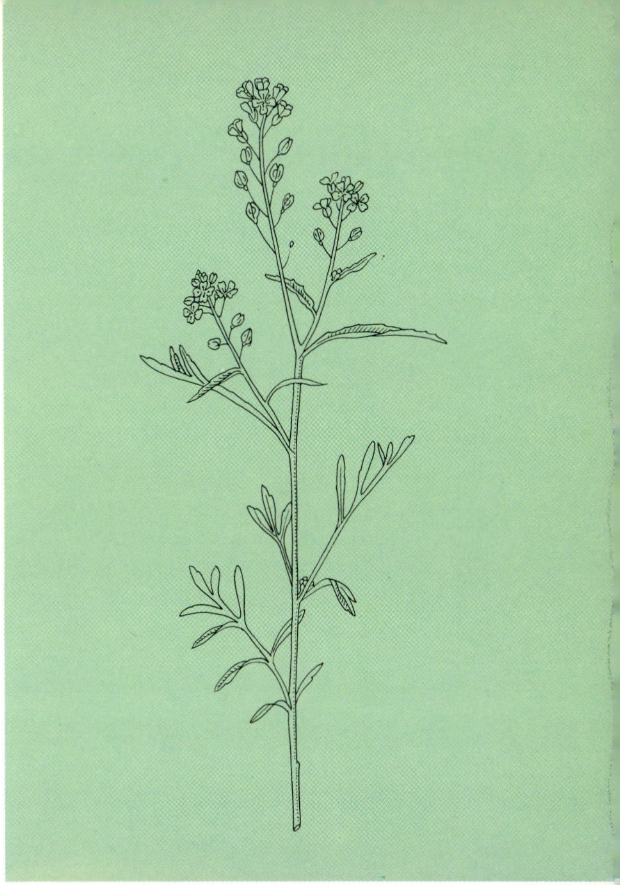

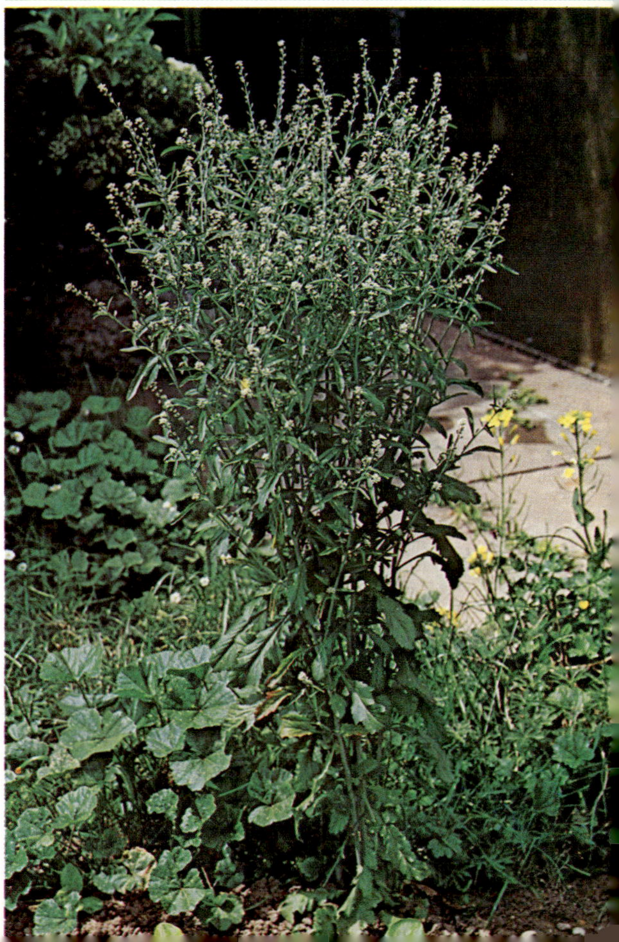

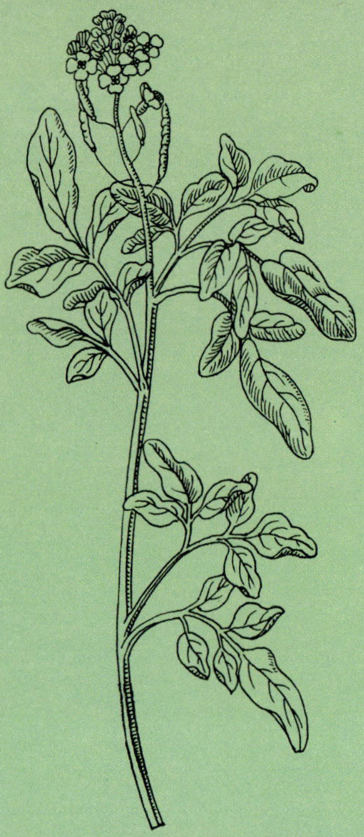

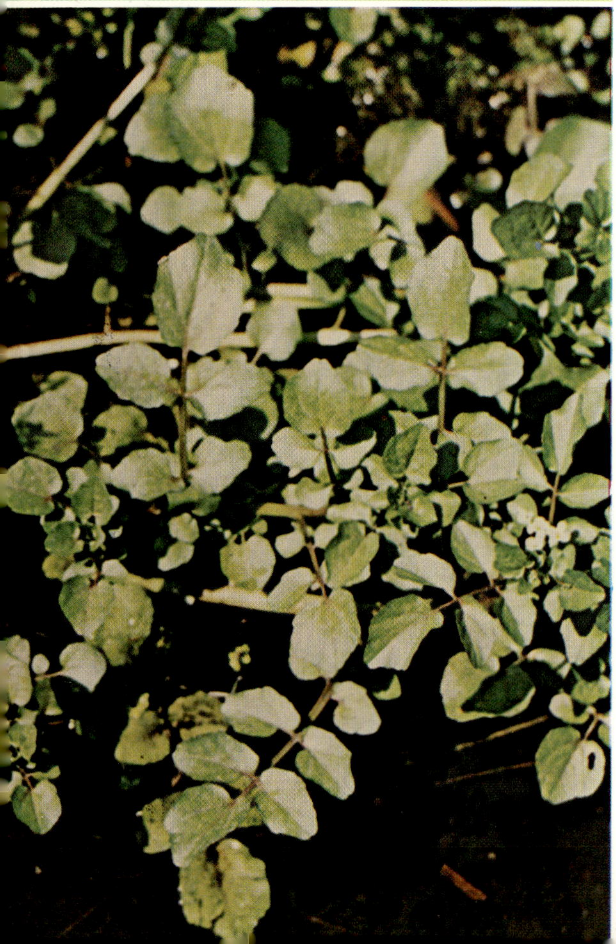

Gemeine Brunnenkresse *Nasturtium officinale* R. Br. *(= Rorippa nasturtium-aquaticum)*
Kreuzblütengewächse *Brassicaceae*

Ausdauernde, wintergrüne, krautige Wasserpflanze von 5–80 cm Länge mit teils untergetauchtem, teils kriechendem, aufrechtem, etwas streifigem, kahlem, hohlem Stengel. Im kriechenden Teil mehrfach bewurzelt. Blätter wechselständig, dunkelgrün, fleischig, unpaarig gefiedert, mit zwei Paar sitzenden, elliptischen Seitenfiedern und einer endständigen, sehr großen, oft rundlichen Fieder. Kreuzblüten klein, mit anliegenden Kelchblättern, weißen Kronblättern und dottergelben Staubblättern, in endständigen oder blattachselständigen Trauben. Blütezeit V–X. Schoten dick, 1–2 cm lang, mit zwei Reihen Samen, auf geraden oder wenig gebogenen, kräftigen Fruchtstielen. Wasservogel-Verbreitung.

⊙ Sehr zerstreut vorkommende Pflanze im dichten Röhricht und Flutsaum von Bächen und Gräben, in Quellen, in rasch fließenden, kühlen, unverschmutzten Wasserläufen auf sandig-kiesigem Schlammboden, höchstens bis 1 m Wassertiefe. Pflanze von subatlantisch-mediterraner Verbreitung, fehlt in Norddeutschland.

Die Pflanze enthält einen Bitterstoff und Senfölglykoside, die beim Zerkleinern der Blätter in Glucose und Senföl gespalten werden und für den würzig-scharfen Meerrettichgeschmack verantwortlich sind. Die Pflanze enthält außerdem Vitamine und Mineralstoffe.

Wo die Versorgung mit Gemüse und Salat schlecht ist, wird gern auf Brunnenkresse zurückgegriffen, die auch während des Winters ihr Wachstum nicht völlig einstellt und schon zeitig im Frühjahr als vitaminreiche Kost geerntet werden kann. Die Vorliebe für den Geschmack der frischgrünen Brunnenkressenblätter ist geblieben, nur ist die Pflanze heute selten geworden. Vermutlich fehlen ihr geeignete Lebensräume in sauberem Wasser. Wenn man einen Standort kennt, sollte man ihn nicht plündern, sondern nur einige Pflanzen abschneiden. Wildpflanzen müssen immer vor der Verwendung gründlich gewaschen werden, da auch Fortpflanzungsstadien des Leberegels ihre Vorliebe für das Kraut haben. Ist kein ergiebiger Bestand erreichbar, kann man die Brunnenkresse auch zu Hause ziehen. Dazu wird ein wasserdichter Balkonkasten benötigt, in dem nach der Einwurzelung von zweiwöchigen Pflänzchen oder Stecklingen der Wasserstand auf 1–2 cm über dem Boden eingestellt wird.

Rettich *Raphanus sativus* L.
Kreuzblütengewächse *Brassicaceae*

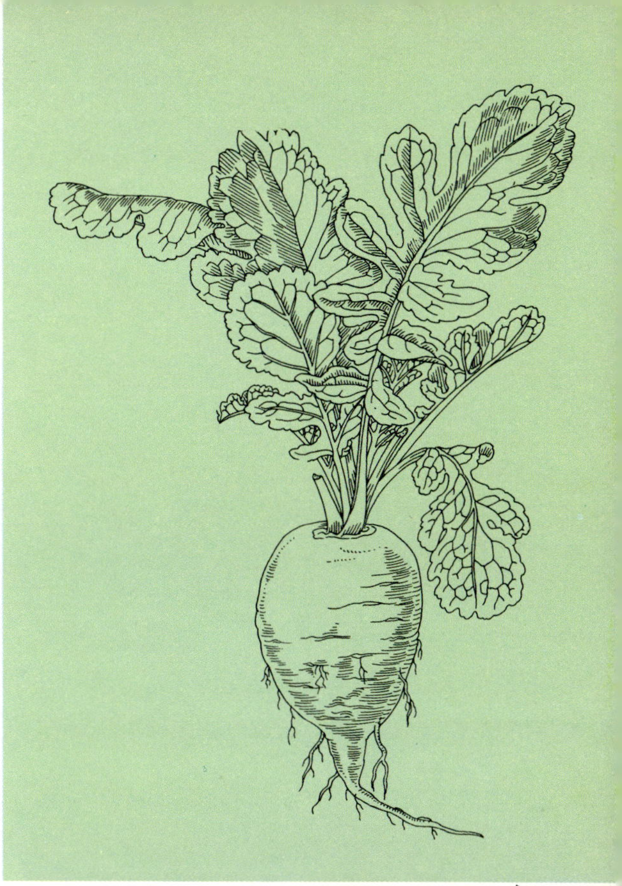

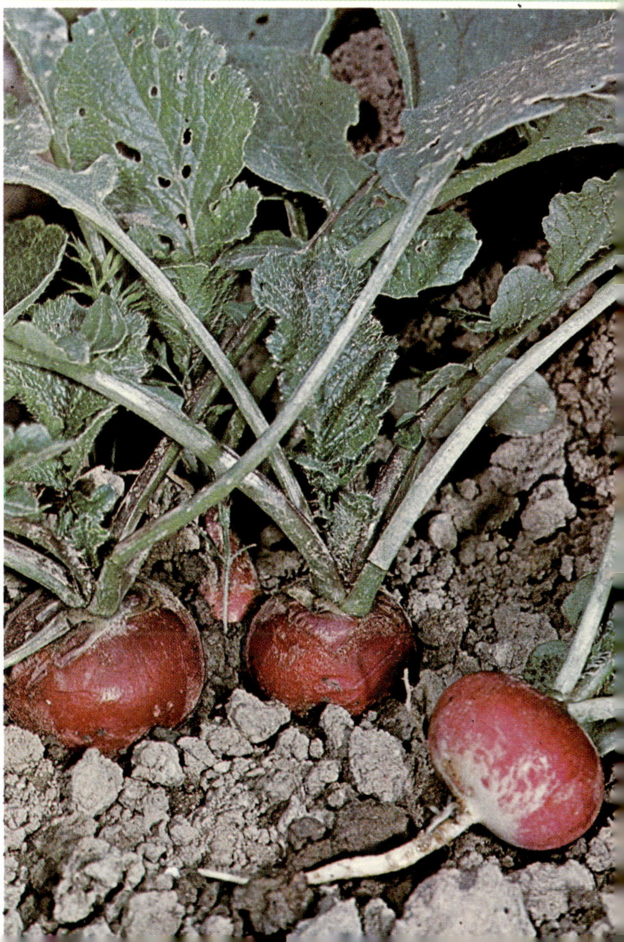

❁ Ein- oder zweijährige Pflanze von 30–60 cm Höhe mit aufrechtem, glattem Stengel. Blätter gestielt, sehr groß, etwas fleischig, leicht bläulich bereift, ungeteilt oder buchtig und leierförmig gelappt, nicht gefiedert. Blüten in verlängerten Trauben, Kelchblätter anliegend, Kronblätter ausgebreitet, violett oder weiß und dann dunkel geadert. Blütezeit V–VI.
Der **Acker-Hederich** *(Raphanus raphanistrum)*, wahrscheinlich eine der Wildformen der angebauten Rettiche, trägt gelbe oder weiße Blüten mit dunklerem Adernetz. Außerdem ist die Schote durch Einschnürungen zwischen den Samen auffallend gegliedert. Blütezeit VI–VII. Tiefwurzler.
⊙ Die angebauten Kultursorten treten normalerweise nicht als Kulturflüchtlinge verwildert auf. Der Acker-Hederich ist eine ziemlich häufige Pflanze in Unkrautfluren von Äckern und Getreidefeldern, ist aber auch auf Schuttplätzen und anderen Ruderalstellen auf nährstoffreichen, lockeren, sandigen oder reinen Lehmböden zu finden. Kulturbegleiter seit der Jungsteinzeit.
✎ Blätter und Wurzeln der *Raphanus*-Arten enthalten Senfölglykoside, neben Sinapin auch Glucobrassicin, das z.B. in Kohl-Arten vorkommt und durch geringe Abwandlung bei der Spaltung Rhodanide liefert. Rhodanide beeinflussen in größeren Mengen den Jodhaushalt der Schilddrüse.

In der Gattung *Raphanus* sind als Kulturpflanzen Rettich und Radieschen bekannt. Während der Rettich eine verdickte Wurzel darstellt, an der sich auch Hypokotylgewebe beteiligt (im Unterschied zur Möhre ist hier der Holzteil angeschwollen), ist das Radieschen eine reine Hypokotylbildung. Außer diesen in vielen Varietäten gezogenen Vertretern sind auch die nur wenig verdickten Wurzeln des Acker-Hederichs oder Acker-Rettichs verwendbar; allerdings sind sie nur von bescheidenem Wert. Dafür kann man die jüngeren Blätter dieser Wildpflanze zusammen mit Brunnenkresse, Bachbunge, Beinwell, Löwenzahn, Giersch und Gänseblümchen zu einem sehr schmackhaften Salat zusammenstellen, in dem die würzig-scharfen Aromabestandteile von Brunnenkresse und Hederich mit dem Bittergeschmack des Löwenzahns und den milden übrigen Blattzutaten einen interessanten Kontrast geben. Die Salat-Mischung wird nach gründlicher Reinigung mit wenig Weinessig und Olivenöl sowie Salz und Pfeffer nach Geschmack angemacht.

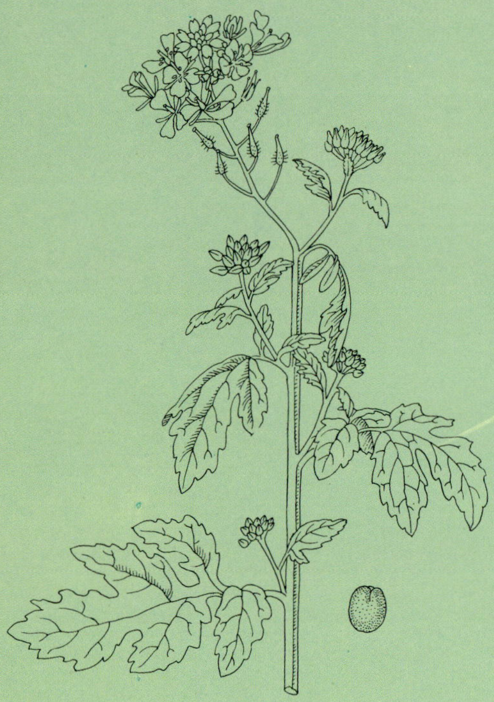

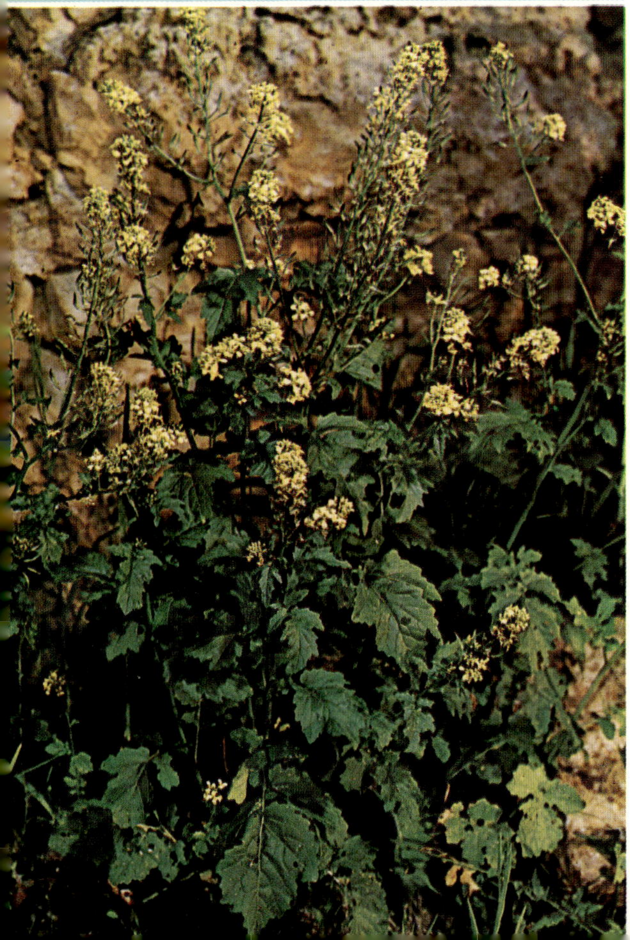

Weißer Senf *Sinapis alba* L.
Kreuzblütengewächse *Brassicaceae*

⊞ Einjährige, krautige Pflanze von 30–60 cm Höhe mit aufrechtem, borstigem, verzweigtem Stengel. Blätter wechselständig, gestielt, leierförmig-fiederspaltig oder gefiedert, oberseits dunkelgrün, steif behaart. Blüten groß, meist über 1 cm breit, mit waagerecht abstehenden, schmallanzettlichen Kelchblättern und goldgelben Kronblättern, in langen, end- und blattachselständigen Trauben (Doppeltraube). Blütezeit VI–VII. Frucht eine zylindrische, sehr steifborstige Schote, die vom Stengel (Traubenspindel) absteht und einen sehr langen, schwertförmig abgeflachten Schnabel trägt. Samen gelblich.
Der nah verwandte **Acker-Senf** *(Sinapis arvensis)* trägt ungleich grob gezähnte, nicht buchtig fiederteilige Blätter und eine fast kahle Schote mit schwarzen Samen.

⊙ Beide Arten stammen aus dem Mittelmeergebiet. Während der Acker-Senf sich aber schon vor Jahrtausenden als Kulturbegleiter eingebürgert hat (Archäophyt), wird der Weiße Senf, der seit dem Mittelalter in Mitteleuropa angebaut wird, nur gelegentlich und sehr unbeständig verwildert angetroffen. Beide Arten kommen in Acker-Unkrautfluren, auf Brach- und Ödland, an Wegen und Schuttplätzen auf meist mäßig trockenem, kalkhaltigem, sandigem oder reinem Lehmboden vor.

✎ Die Samen des Weißen Senfs enthalten neben fettem Öl und Eiweiß das Senfölglykosid Sinalbin, das sich beim Zerkleinern der Körner in Glucose und p-Hydroxybenzylsenföl, eine fast geruchlose, aber scharf schmeckende Verbindung, spaltet. Als Droge (DAB *Semen Erucae*) auch von gewisser medizinischer Bedeutung.

Die gelben Senfkörner werden größtenteils zur Senfherstellung verwendet, wobei sie gemahlen und mit Weinessig zu einem Brei verrührt werden, dem je nach Geschmacksrichtung Meerrettich, Cayenne-Pfeffer, Estragon und andere Gewürze zugesetzt werden. Seit Jahrhunderten ist Senf beliebt. Clemens VI., Gegenpapst in Avignon, beschäftigte eigens einen päpstlichen Obersenfmeister. Das kräftig würzende Aroma ist auch in geringer Menge in den Blättern enthalten. Junge Blätter vom Weißen Senf, aber auch die von Schwarzem Senf oder Acker-Senf, können als Gemüse gegessen werden. Dazu werden sie in Salzwasser gegart, abgeseiht, mit Fleischbrühe aufgefüllt und mit etwas Zwiebel und geriebener Muskatnuß abgeschmeckt.

Schwarz-Pappel *Populus nigra* L.
Weidengewächse *Salicaceae*

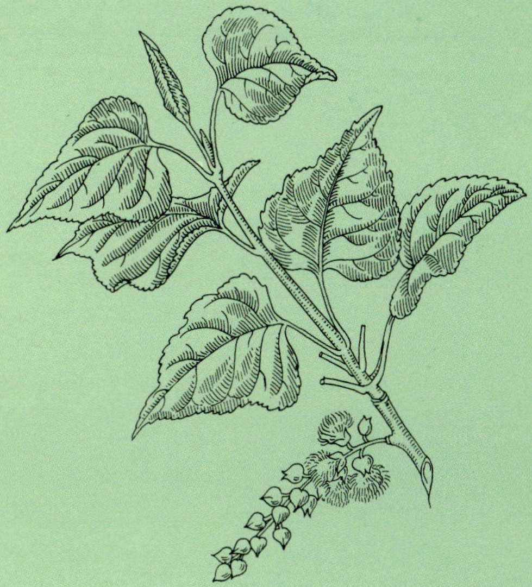

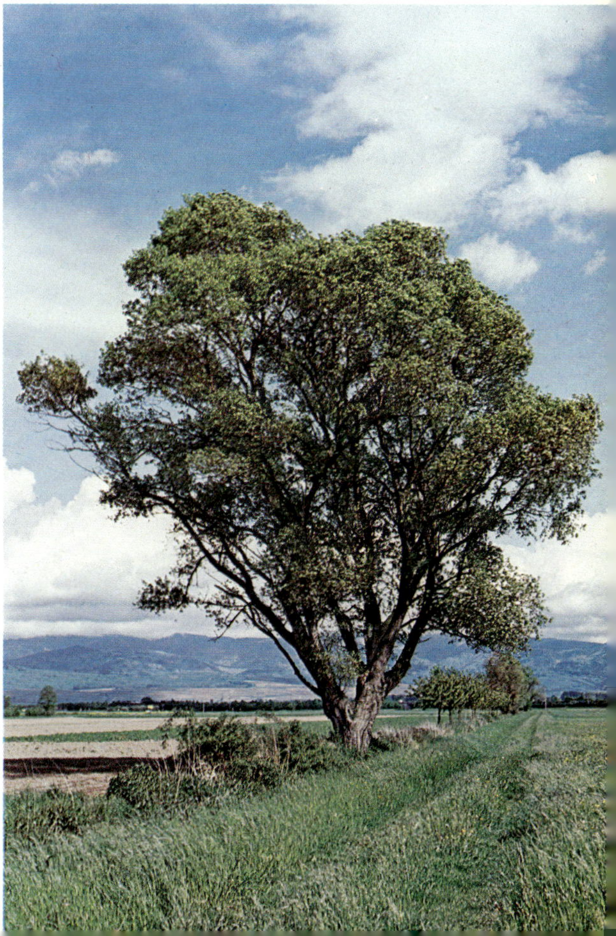

⊡ Winterkahler, raschwüchsiger, mächtiger Baum bis 30 m Höhe mit weit ausladenden, bogig übergeneigten Ästen in einer breiten, unregelmäßigen Krone. Rinde grauweiß, sehr rissig, an alten Bäumen auch bräunlich, mit tiefen Längsfurchen. Junge Triebe dünn, rundlich, ohne Korkrippen, blaßgelb, später glänzend und glatt. Blätter beim Austrieb bräunlichgrün, später oberseits glänzend grün, unterseits heller, unbehaart, von dreieckigem bis rhombischem Umriß, am Grunde gestutzt, kurz oder lang zugespitzt, mit vorwärts gebogenen, hakigen Zähnen, 5–8 cm lang, 6–8 cm breit, wechselständig, langgestielt. Zweihäusig. Männliche Kätzchen karminrot, hängend, etwa 5 cm lang; weibliche Kätzchen grünlich-weiß, bis 7 cm lang. Blütezeit III–IV. Die weißwolligen Samen werden im Juni freigesetzt. Im Unterschied zu den Weiden-*(Salix-)*Arten sind die Pappeln windblütig. Formenreich.
⊙ Zerstreut in Auenwäldern oder Auenwaldverlichtungen, an Altwassern, aber auch als Feldgehölz oder Parkbaum, auf feuchten, nährstoffreichen, sandigen, lehmigen oder kiesigen Böden. Wild nur in den flußbegleitenden Gehölzen von Oder, Elbe, Havel, Donau, Rhein und Main. Sonst nur angepflanzt. Häufiger als die Stammform wird die Pyramiden-Pappel, eine um 1750 in Italien gefundene Mutante, überwiegend in männlichen Exemplaren, angepflanzt. Sie ist sehr brüchig und wenig windfest.
✎ Charakteristischer Inhaltsstoff der Pappel-Rinde und besonders der Blattknospen sind Phenolglykoside, z. B. Salicin (vgl. Silber-Weide) und Populin, das um einen Benzoyl-Rest länger ist als das Salicin (Benzoyl an der Glucose des Salicins gebunden). Die Knospen wurden gesammelt, solange sie noch geschlossen waren.

Das Sammeln der Schwarzpappel-Knospen ist gewiß keine sehr schonende oder dem Wachstum des Baumes zuträgliche Methode. Zudem ist sie auch unnötig, denn der wirksame Inhaltsstoff spaltet in die gleichen Bestandteile auf, die in Weiden-Rinde und -Blättern ohnehin und in größerer Menge enthalten sind. Bevor synthetische Salicylatpräparate verfügbar waren, waren die Vertreter der Weidengewächse die wichtigsten Lieferanten dieser therapeutisch bedeutsamen Verbindungen. Pappel-Holz ist sehr weich und dient heute zur Herstellung von Zündhölzern und Papier.

Silber-Weide *Salix alba* L.
Weidengewächse *Salicaceae*

⊡ Strauch oder bis 25 m hoher Baum mit aufrechten oder abstehenden Ästen und Zweigen. Krone unregelmäßig, ziemlich hoch, bei jüngeren Bäumen spitzkegelig. Rinde dunkelbraun, regelmäßig netzadrig und mit dickeren Leisten versehen. Junge Triebe und Zweige rotbraun bis hellgelb, dicht behaart, nicht brüchig. Blätter wechselständig, schmal-lanzettlich, etwa 7–8 cm lang, 1 cm breit, lang zugespitzt, fein gesägt, oberseits dunkel graugrün, unterseits heller und kurz oder dicht silberweiß behaart. Zweihäusig. Männliche Kätzchen und Blätter gleichzeitig erscheinend, aufrecht oder bogig, um 6 cm lang, Staubblätter in der unteren Hälfte wollig, Tragblätter der Blüten einfarbig; weibliche Kätzchen 4–5 cm lang, am Grunde lockerblütig, Fruchtknoten kahl. Blütezeit IV–V. Größte der einheimischen Weiden-Arten. Bienenfutter.

⊙ Ziemlich häufig und bestandsbildend an unverbauten Ufern, in Auenwald-Säumen, als flußbegleitendes Gehölz auf bewegtem, nassem, zeitweilig überschwemmtem, sandig-kiesigem Tonboden. Weichholz.

✎ Arzneilich verwendet werden die Weiden-Rinde (DAB *Cortex Salicis*) und die jüngeren Blätter. Die Pflanze enthält verschiedene Phenolglykoside, darunter das wichtige Salicin, sowie Gerbstoffe. Die Rinde junger Zweige und die Blätter werden von April bis Mai gesammelt und vorsichtig getrocknet. Auch andere Weiden-Arten wie **Bruch-Weide** *(Salix fragilis)* und **Purpur-Weide** *(Salix purpurea)* kommen in Frage.

▣ Aus dem Salicin entsteht im Körper durch Zuckerabspaltung Salicylalkohol, der leicht zu Salicylsäure oxidiert werden kann. Diese Verbindung hat eine ausgeprägte schmerzlindernde, fiebersenkende und antirheumatische Wirkung. Daher stand Weiden-Rinde als „europäische Fieberrinde“ früher hoch im Kurs. Die Entwicklung synthetischer Salicylsäurepräparate, z. B. Aspirin, für die der Weiden-Naturstoff das Vorbild lieferte, machte die Droge weitgehend entbehrlich.

⚖ 1 Teelöffel der getrockneten Rinde/Blätter wird über Nacht in 1 Tasse Wasser kalt ausgezogen. Nicht zu häufig oder in größeren Dosen verwenden.

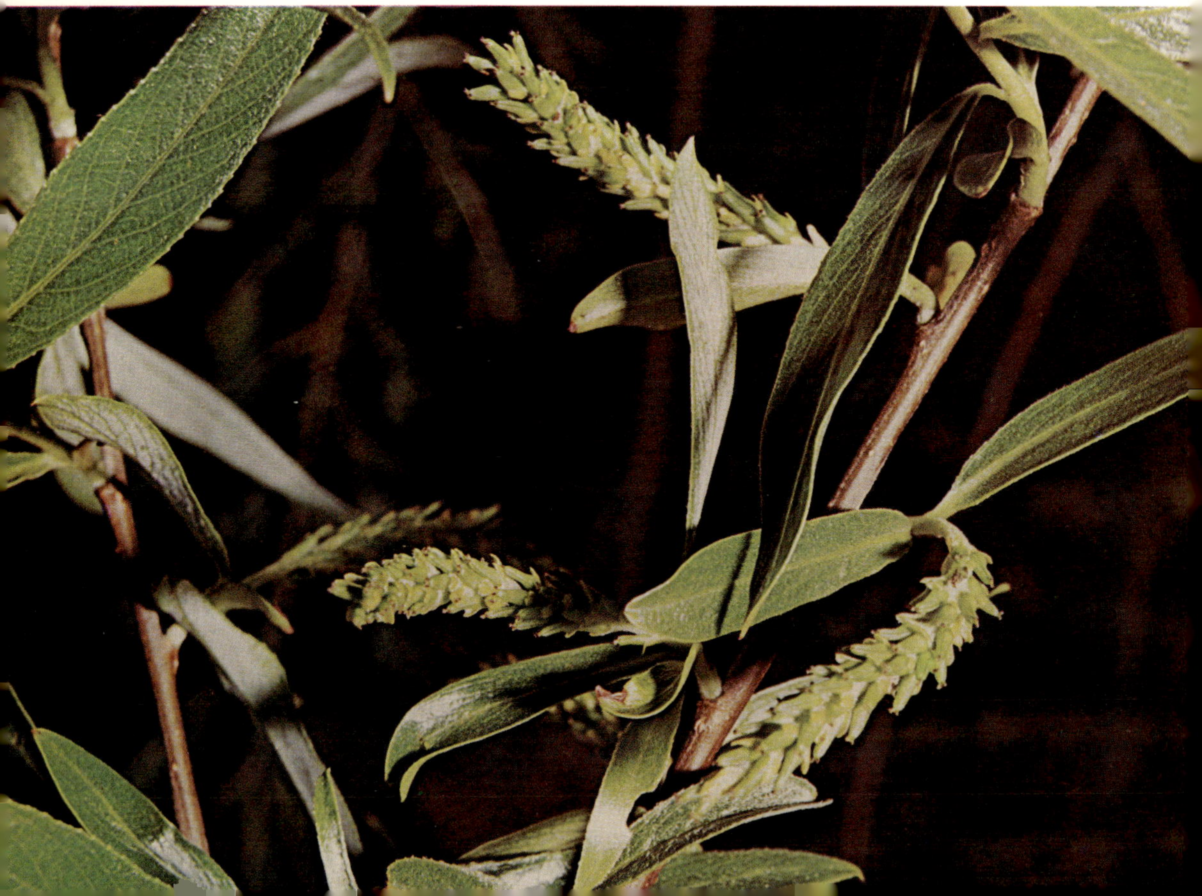

Tüpfel-Hartheu, Johanniskraut
Hypericum perforatum L.
Hartheugewächse *Hypericaceae*

⊞ Ausdauernde, krautige Pflanze von 30–60 cm Höhe mit reichästigem, aufrechtem, etwas steifem, kahlem, zweikantigem Stengel und kriechendem Rhizom. Blätter gegenständig, sitzend, ohne Nebenblätter, oval-länglich bis elliptisch, ungeteilt, ganzrandig, mit zahlreichen Ölbehältern durchscheinend punktiert. Blüten mit fünf lanzettlichen, sehr spitzen Kelchblättern und fünf schief-elliptischen, goldgelben Kronblättern, beide mit vereinzelten schwarzen Strichen und Punkten, die beim Zerreiben einen roten Farbstoff freisetzen. Staubblätter sehr zahlreich, in drei über den Kronblättern stehenden Gruppen verwachsen, Fruchtknoten oberständig mit drei Griffelästen. Blüten zahlreich in rispigen Blütenständen, die (zur Fruchtzeit gut erkennbar) aus Schraubeln bestehen. Blütezeit VII–VIII. Formenreich.

⊙ Wärmeliebende Pflanze in Gebüschsäumen, an Waldrändern, Wegen und Böschungen, in Magerrasen, Ginster- und Heidekrautheiden oder als Pionierpflanze auf mäßig trockenem, tiefgründigem, sandig-steinigem Lehmboden. Magerkeitszeiger. Weltweit verschleppt. Sehr häufig und oft bestandsbildend.

Die zahlreichen kugeligen Exkretbehälter der Blätter enthalten ein ätherisches Öl mit Pinen und Sesquiterpenen. Die Exkrete in den Gewebslükken der Blütenblätter bestehen aus dem Naphthodianthron Hypericin, einem photosensibilisierend wirkenden roten Farbstoff. Außerdem kommen Gerbstoffe und einige weitere Verbindungen, z. B. das Flavonoid Hyperosid (= Quercitrin-3-galaktosid) vor. Gesammelt wird das blühende Kraut (DAB *Herba Hyperici*), das schonend getrocknet und dunkel aufbewahrt wird.

Johanniskraut ist eine sehr alte Heilpflanze, die häufig mit biblischen Motiven in Zusammenhang gebracht wird. Einzigartig unter den heimischen Pflanzen sind ihre großen Ölbehälter. „Er hielt dessen kleine Blättchen gegen das Licht, um die hundert winzigen Nadelstiche in ihnen zu betrachten" (H. Hesse, Narziß und Goldmund). Das Hypericin erhöht auffallend die Empfindlichkeit für Licht; hellfarbene Tiere, besonders Pferde, erkranken daher, wenn sie allzuviel von der Pflanze fressen. Umgekehrt wird das Öl der Pflanze zur Heilung von Brandverletzungen und schlecht heilenden Wunden verwendet. Innerlich gegen Nervosität.

1 Eßlöffel Kraut wird in 1 Tasse Wasser aufgekocht; davon nimmt man täglich 1–2 Eßlöffel.

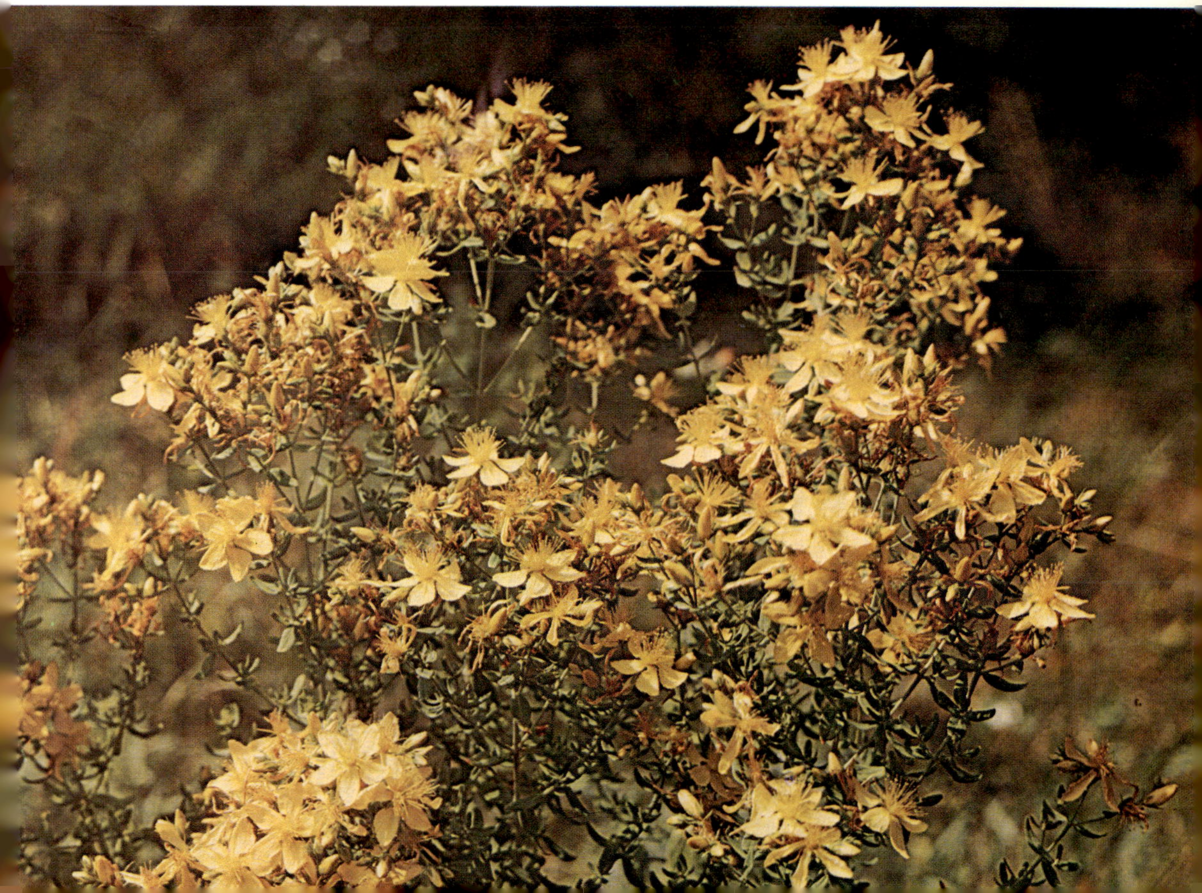

Winter-Linde *Tilia cordata* Mill.
Lindengewächse *Tiliaceae*

⊡ Winterkahler Laubbaum bis etwa 30 m Höhe, mit hoher, unregelmäßig gewölbter Krone und, besonders an alten Bäumen, starken, abwärts gebogenen Ästen. Rinde grau mit wenigen hellgrauen Rissen, im Alter auch dunkelgrau oder braun und in flache Platten zerbrechend. Junge Triebe unbehaart, mahagonibraun mit hellbraunen Lentizellen. Blätter fast rund, am Grunde herzförmig eingeschnitten, mit aufgesetzter, schlanker Spitze, 4–7 cm lang und 3–5 cm breit, feingesägt, dick und derb, unterseits blaugrün, mit rostbraunen Achselbärten (Domatien). Blüten in kurzen, aufrechten oder abstehenden Trugdolden; Kelchblätter elliptisch, weiß, Kronblätter lanzettlich, weißlich durchscheinend. Blütezeit VII. Frucht eine kugelige, kaum gerippte, kahle Nuß. Bienenweide.

⊙ Zerstreut in sommerwarmen Eichen-Hainbuchen-Wäldern und krautreichen Laubmischwäldern auf mäßig-trockenem, basenreichem, tiefgründigem Lehm- oder Lößboden. Sehr oft auch an Straßen und in Parkanlagen angepflanzt. Dorflinden gehören meist dieser Art an. Baum von gemäßigt-kontinentaler Verbreitung.

✎ Auch die Blüten der Winter-Linde liefern die Droge *Flores Tiliae* und können genauso wie die Blüten der Sommer-Linde (s. d.) verarbeitet und verwendet werden. Die Blüten beider Arten werden getrennt aufgehoben.

▶ Linden neigen zur Bastardbildung. In Anpflanzungen an Straßen und in Grünanlagen findet man daher weniger die reinen Arten. Häufig ist beispielsweise der natürliche Kreuzungsbastard der Sommer- und Winter-Linde, die **Holländische Linde** *(Tilia vulgaris)* vertreten. Dieser Baum wird sogar bis 40 m hoch; seine Blätter tragen unterseits in Blattnervenwinkeln weiße und braune Haarbüschel. Die Blüten dieser Art sowie die von anderen häufig angepflanzten Linden sind als Sammelgut ungeeignet, weil sie zum Teil schlecht schmeckende Blütentees liefern. Besonders übel gerät der Aufguß von Blüten der **Silber-Linde** *(Tilia tomentosa),* der **Krim-Linde** *(Tilia euchlora)* und der **Amerikanischen Linde** *(Tilia americana):* ihr kratzendes Aroma hält keinem Vergleich mit dem Tee der offizinellen Arten stand. Eine ungewöhnliche, aber interessante Verwendung sind Lindenblatt-Sandwichs: Frisch gesammelte, gut gereinigte Linden-Blätter (beliebiger Arten) werden mit etwas Weichkäse zwischen Toastbrot oder Weißbrotscheiben gelegt und gegessen.

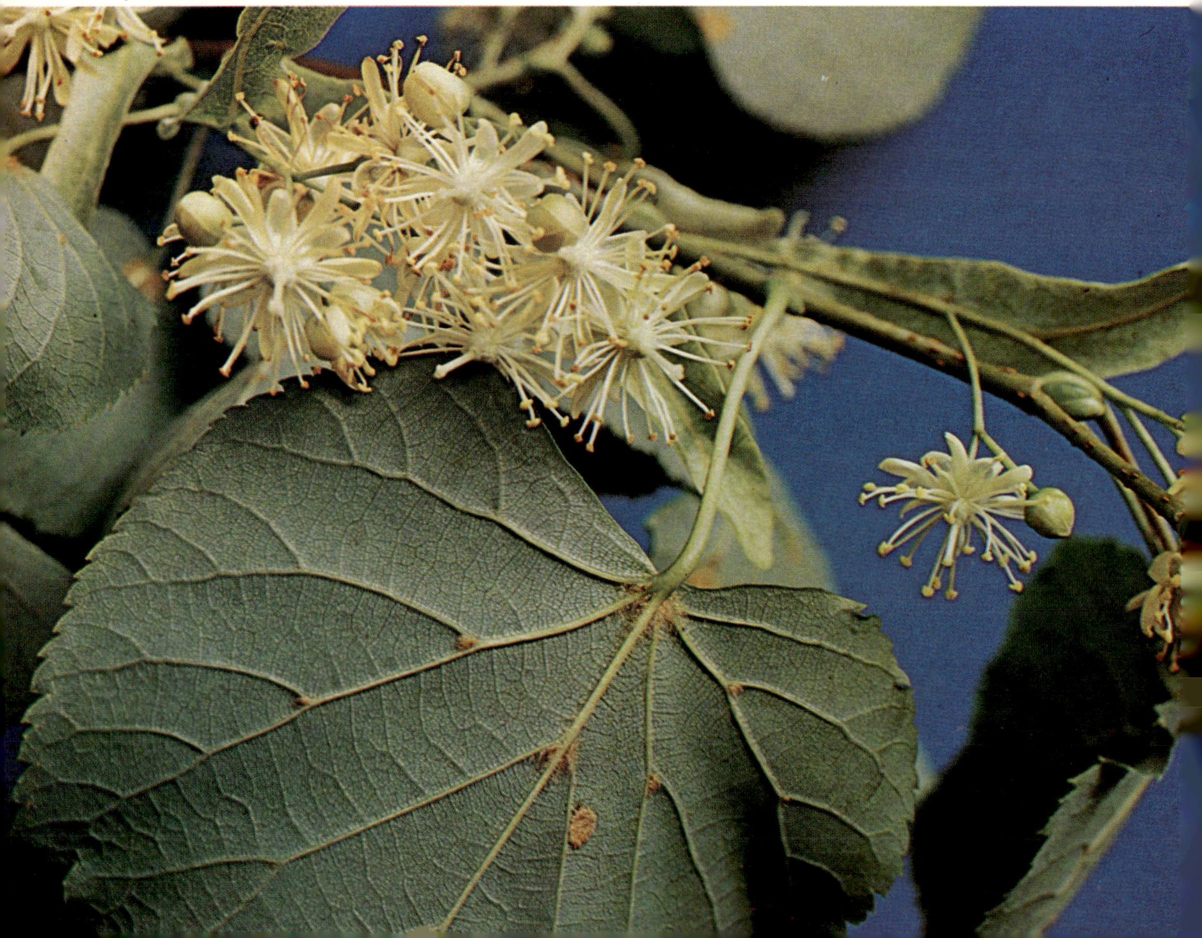

Sommer-Linde *Tilia platyphyllos* Scop.
Lindengewächse *Tiliaceae*

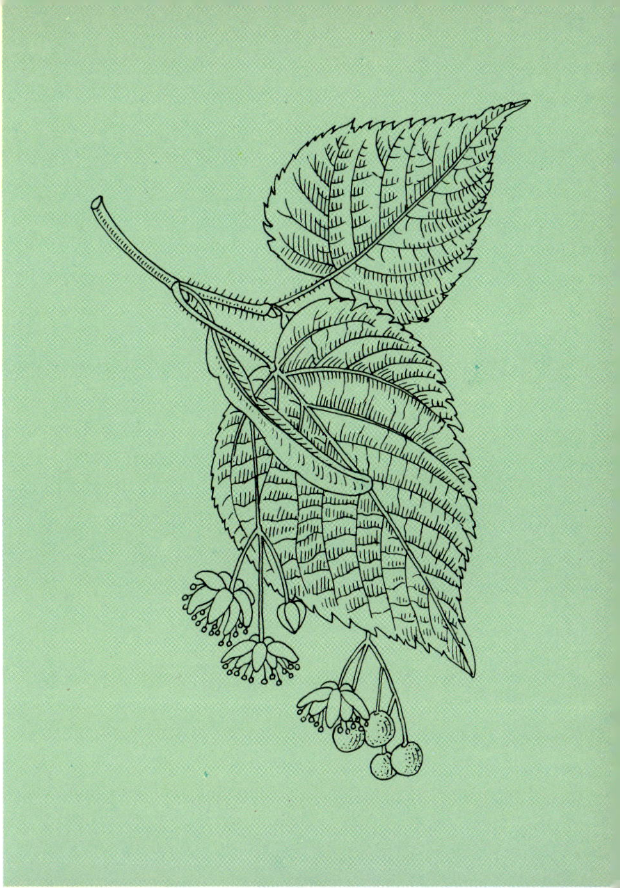

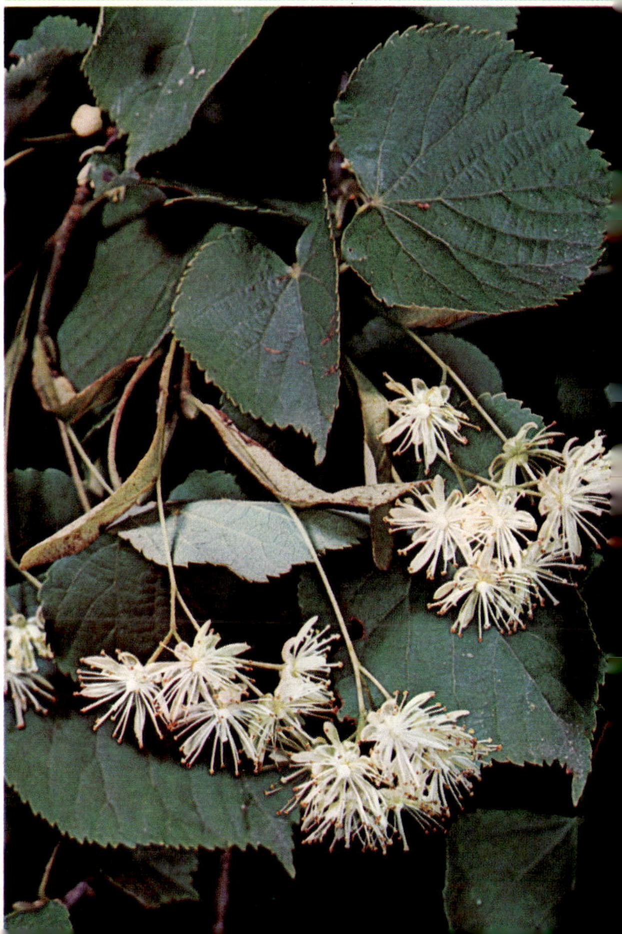

⊞ Winterkahler Laubbaum bis etwa 30 m Höhe mit hoher, schmal gewölbter Krone und steil ansteigenden, dicken Ästen, seltener breit ausladend. Rinde dunkelgrau, feinrissig, manchmal auch gerieft und mit flachen Leisten. Junge Triebe rötlichgrün, dicht, gegen Ende des Sommers nur an der Spitze behaart. Blätter wechselständig, gestielt, eiförmig-rundlich, mit schlanker Spitze, am Grunde herzförmig, scharf gekerbt oder gesägt, oberseits dunkelgrün und kurzhaarig, unterseits hellgrün und auf den Blattnerven dicht behaart, 6–15 cm lang und ebenso breit. Blüten zu dritt in hängenden Trugdolden, mit fünf gelblichweißen Kelchblättern und fünf gelben Kronblättern; Stiel des Blütenstandes zur Hälfte mit dem zungenförmigen Vorblatt verwachsen, dient als Flugeinrichtung. Blütezeit VI. Frucht eine kantige, stark holzige, behaarte Nuß.

⊙ Zerstreut in krautreichen Ulmen-Ahorn-Eschen-Schluchtwäldern, in Buchen-Bergwäldern auf sickerfeuchten Böden in wintermilden Klimalagen. Baum von subatlantisch-submediterraner Verbreitung. Reagiert empfindlich auf Luftverunreinigungen und ist daher besonders im Stadtbereich, wo die Art häufig gepflanzt wird, stark beeinträchtigt.

Arzneilich werden von der Sommer-Linde die Blüten (DAB *Flores Tiliae*) verwendet. Man erntet die Blütenstände zusammen mit dem häutigen Flugorgan zu Beginn der Blütezeit, ohne Zweige zu zerbrechen oder den Baum sonstwie zu beschädigen. Nur bei vorsichtiger Trocknung, während der sie nicht gewendet werden sollten, behalten sie einen schwach aromatischen Duft. Lindenblüten werden nicht länger als bis zur nächsten Ernte dunkel aufbewahrt. Inhaltsstoffe sind Flavonglykoside (Hesperidin, Quercitrin u. a.) und ein ätherisches Öl (mit Farnesol) neben anderen Stoffen.

Lindenholz ist als Schnitzholz sehr beliebt, wird aber auch zu Holzkohle verarbeitet, die medizinisch als Adsorbens bei Vergiftungen gegeben wird. Lindenblütentee ist eines der bekanntesten Hausmittel mit schweiß- und harntreibender Wirkung und wird vor allem bei Erkältungen und Grippe gerne verwendet.

Etwa 3–5 g getrocknete Blüten/Tasse sind, als Tee zubereitet, recht wohlschmeckend. Der Tee kann mehrmals täglich getrunken werden.

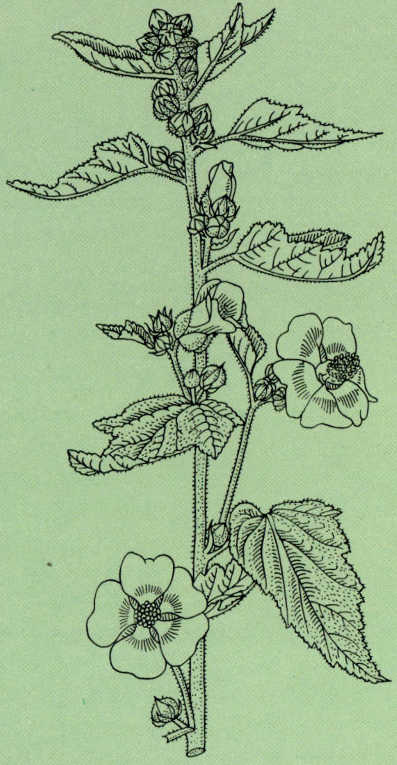

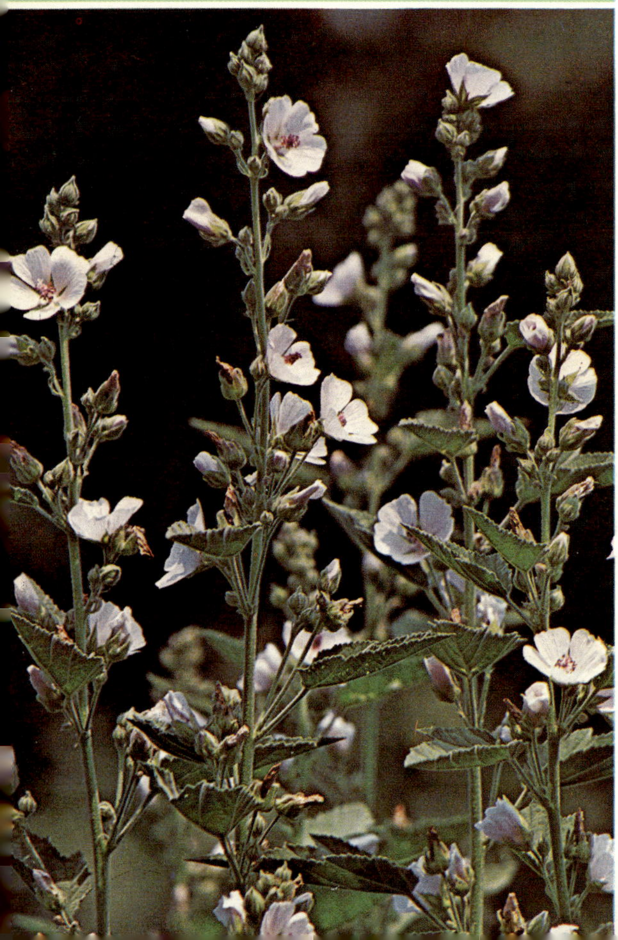

Echter Eibisch *Althaea officinalis* L.
Malvengewächse *Malvaceae*

⊡ Ausdauernde, ansehnliche, krautige Pflanze von 60–120 cm Höhe mit aufrechtem, nicht oder nur wenig verzweigtem, samtig-filzig behaartem Stengel und kräftiger, büschelig verzweigter Wurzel. Blätter gestielt, wechselständig, drei- bis fünffach lappig geteilt oder länglich eiförmig, unregelmäßig gesägt, graugrün, dichtfilzig behaart, ziemlich groß. Blüten büschelig in blattachselständigen Trauben, etwa 3–5 cm breit, mit sechs- bis neunblättrigem Außenkelch, fünf Kelchblättern und weißen, rötlichen oder rotvioletten Kronblättern, die vorne leicht ausgerandet sind. Staubblätter zahlreich, zu einer Säule verwachsen. Blütezeit VI–IX. Frucht zerfällt in etwa 10–15 einsamige Teilfrüchte (Spaltfrucht). Pflanze mit schwachem Geruch.

⊙ Sehr zerstreut vorkommende Pflanze in Binsenwiesen und Binsenröhrichten oder an Gräben auf wechselnassem, wechselfeuchtem, meist auch salzimprägniertem, dichtem Tonboden. Salzzeiger. Vor allem an den Atlantikküsten in Salzwiesen, im Binnenland in der Nähe von Salzquellen. Schützenswert. In Südosteuropa häufiger.

✎ Vor allem die unterirdischen Teile der Pflanze enthalten große Mengen Schleimstoffe (u.a. aus Galacturonrhamnanen und Arabinogalactanen) neben anderen Kohlenhydraten wie Stärke und löslichem Zucker. Schleimstoffe finden sich auch in den Blättern. Von arzneilicher Bedeutung sind Blätter (DAB *Folia Althaeae*) und die Wurzeln (DAB *Radix Althaeae*). Die Blätter werden während der Blütezeit gesammelt; die Wurzel kann im Herbst gegraben, geschält und getrocknet werden.

▣ Im Capitulare de villis et curtis imperialibus von 812 ordnet Karl der Große den Anbau von Eibisch an, da die Pflanze bis dahin durch die botanischen Schriften antiker Autoren bereits zu großer Berühmtheit gelangt war. Eibisch ist eine typische Schleimdroge und wird daher vor allem bei Erkrankungen der Luftwege als reizmilderndes und entzündungshemmendes Mittel angewandt. Wurzeln und Blätter finden sich häufig als Bestandteile von Hustenteemischungen, denen die Pflanze außerdem ein angenehmes Aroma verleiht. Aus den kohlenhydratreichen Wurzeln, die auch noch Eiweißstoffe (Albumin) und Geschmacksstoffe enthalten, wurde früher eine besonders in England sehr beliebte Süßspeise zubereitet, die nach dem englischen Artnamen dieser Pflanze als Marshmallow benannt wurde.

Wilde Malve, Roßpappel, Große Käsepappel
Malva sylvestris L.
Malvengewächse *Malvaceae*

⊞ Zweijährige oder ausdauernde, krautige Halbrosettenpflanze von 30–100 cm Höhe mit niederliegendem, aufsteigendem oder auch aufrechtem, rauhhaarigem, verzweigtem Stengel. Blätter wechselständig, gestielt, wollig behaart, fünflappig handförmig geteilt, gekerbt oder gesägt. Blüten in büscheligen Trauben in den Achseln der Blätter, mit dreiblättrigem Außenkelch; Kelchblätter bis zur Hälfte verwachsen, bilden einen fünfzipfligen Kelch; Kronblätter 2–3 cm lang, wesentlich länger als der Kelch, am Grunde schmal, vorne tief ausgerandet, rosa oder rotviolett, mit dunkleren Strichmalen; Staubblätter zu einer Säule verwachsen. Nektar wird von der Kelchblattoberseite abgesondert. Blütezeit VI–IX. Fruchtstiele aufrecht oder abstehend; Spaltfrüchte in feuchtem Zustand klebrig: Verbreitungseinrichtung. Pflanze geruchlos. Formenreich.

⊙ Zerstreut vorkommende, wärmeliebende Pflanze in lückigen Unkrautbeständen, an Wegen, Mauern, Schuttstellen auf trockenen, oft kalkhaltigen, nährstoffreichen Ton- und Lehmböden. Kulturfolger seit der Jungsteinzeit.

Die Pflanzen, vor allem ihre Blüten, enthalten wie der verwandte Eibisch große Mengen Schleimstoffe, daneben aber auch Gerbstoffe. Die Blüten werden im aufgeblühten Zustand ohne Blütenstiele, aber mit den Kelchen gesammelt und schonend getrocknet (DAB *Flores Malvae*). Die Blätter sollten, da sie häufig von Rostpilzen befallen werden, sehr sorgfältig ausgelesen werden (DAB *Folia Malvae*).

Die Wilde Malve und ihre näheren Verwandten, z. B. die **Weg-Malve** *(Malva neglecta)* sind seit Jahrhunderten geschätzte Gemüse- und Heilpflanzen. Wie der Eibisch sind sie aufgrund ihres Schleimstoffreichtums vorwiegend als reizmildernde Mittel bei Bronchialkatarrhen, Heiserkeit und Halsentzündung anzuwenden. Malvenblüten und -blätter sind daher wertvolle und wirksame Bestandteile gängiger Hustenteemischungen und können auch zur äußerlichen Anwendung, z. B. bei Schleimhautentzündungen im Mundbereich, eingesetzt werden. Die Blütenfarbstoffe (u. a. Malvidin aus der Gruppe der Anthocyane) sind als Lebensmittelfarbstoffe geeignet. Die jungen Blätter der Wilden Malve geben ein sehr schmackhaftes, mildes Wildgemüse. Auch die Früchte der Malven („Käsepappel“) sind eßbar.

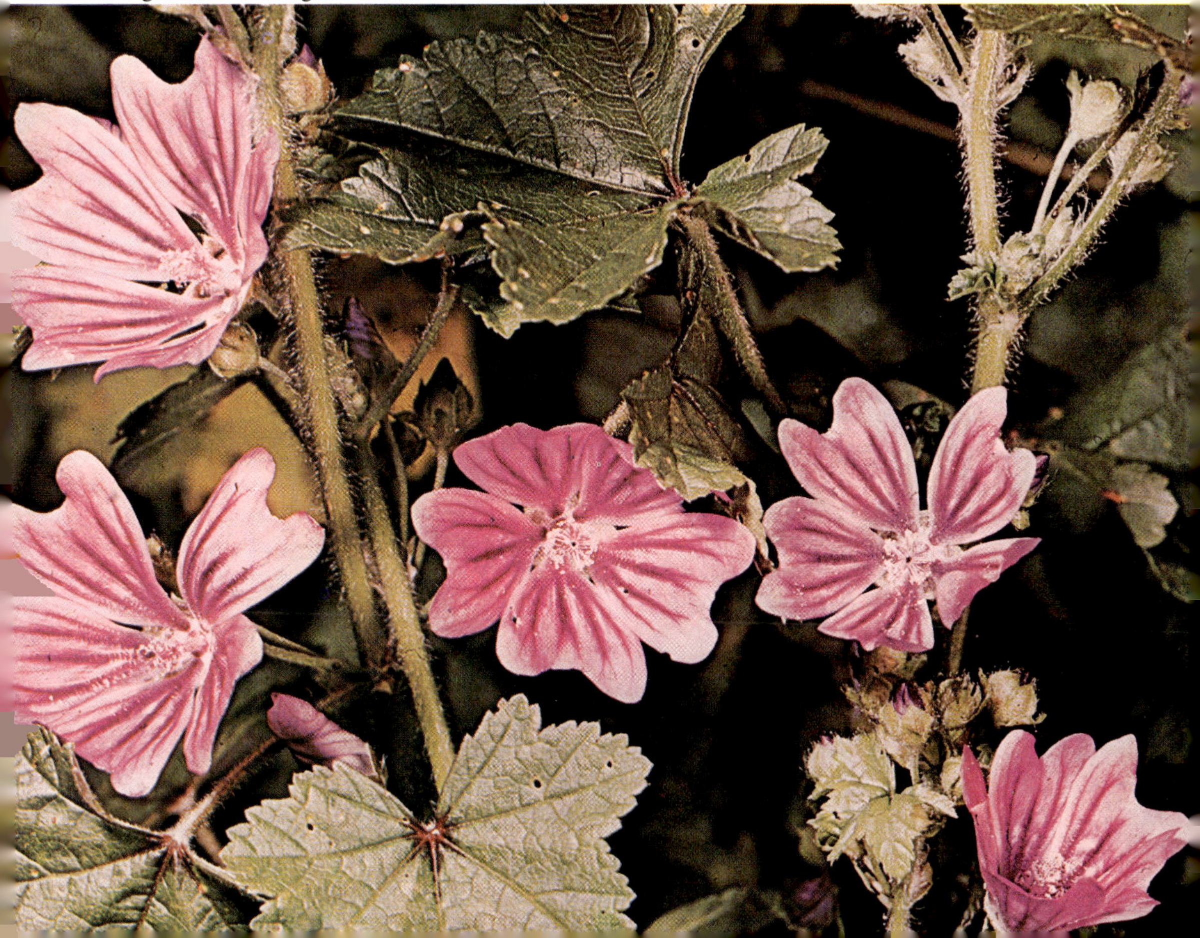

Wiesen-Primel, Wiesen-Schlüsselblume
Primula veris L.
Primelgewächse *Primulaceae*

⊞ Ausdauernde, krautige Rosettenpflanze, die als zwiebelförmige Knospe und mit einem kräftigen, senkrechten Wurzelstock überwintert. Blütenstengel unbeblättert, kurzhaarig, etwa 10–30 cm hoch. Blätter in grundständiger Rosette, sehr runzlig, gestielt, eiförmig-länglich, mit dicklicher, auffallender Mittelrippe, unregelmäßig gekerbt und wellig. Spreite vom geflügelten Blattstiel deutlich abgesetzt. Blüten in einseitswendiger, endständiger Trugdolde, mit bauchig aufgeblasenem, fünfzähnigem Kelch. Krone langröhrig, mit fünfteilig gelapptem Saum, dottergelb, innen mit rotgelben, duftenden Schlundsaftmalen. Blüten entweder langgrifflig mit Narben am Blütenausgang oder kurzgrifflig mit Staubblättern am Kronröhreneingang. Blütezeit IV–VI. Formenreich.

⊙ Zerstreut vorkommende Pflanze in Magerrasen, an Rainen, Waldrändern, auf kalkhaltigen, mäßig-trockenen, humosen oder steinigen Ton- und Lehmböden. Im Nordwesten selten, im Süden häufiger. Geschützt. Darf nicht ausgegraben werden.

✎ Charakteristisch für die Vertreter der Primelgewächse sind die Vorkommen von Triterpen-Saponinen, von denen u.a. das Primulagenin in der Schlüsselblume und ihren näheren Verwandten vorkommt. Besonders die Blütenkelche und der Wurzelstock enthalten diese Verbindungen. Daneben finden sich Glykoside (Primulaverin), das, in Primverose und Methoxysalicylsäuremethylester gespalten, den süßlichen Duft des getrockneten Rhizoms bedingt. Arzneiliche Verwendung finden die Blüten (DAB *Flores Primulae*) und das Rhizom (DAB *Radix Primulae*). Die nahe verwandten Arten, z.B. auch die Garten-Primeln, sind medizinisch gleichwertig, so daß die Wildpflanzenbestände verschont bleiben können.

Primula-Arten wurden erst im Mittelalter als Heilpflanzen erkannt. Hildegard von Bingen erwähnt sie erstmals und gab ihnen den deutschen Namen Schlüsselblume. Wegen des hohen Saponingehaltes werden sie bei grippeartigen Infektionen, fiebriger Erkältung, Husten und Bronchialkatarrh verwendet, wobei die Auszüge schleimlösend und auswurffördernd wirken. Für diesen Anwendungsbereich kommen Primeln in vielen Hustenteemischungen vor.

⚖ Bei Bedarf 1 g getrocknete Wurzel oder 2–3 g getrocknete Blüten von Garten-Primeln/Tasse als Tee.

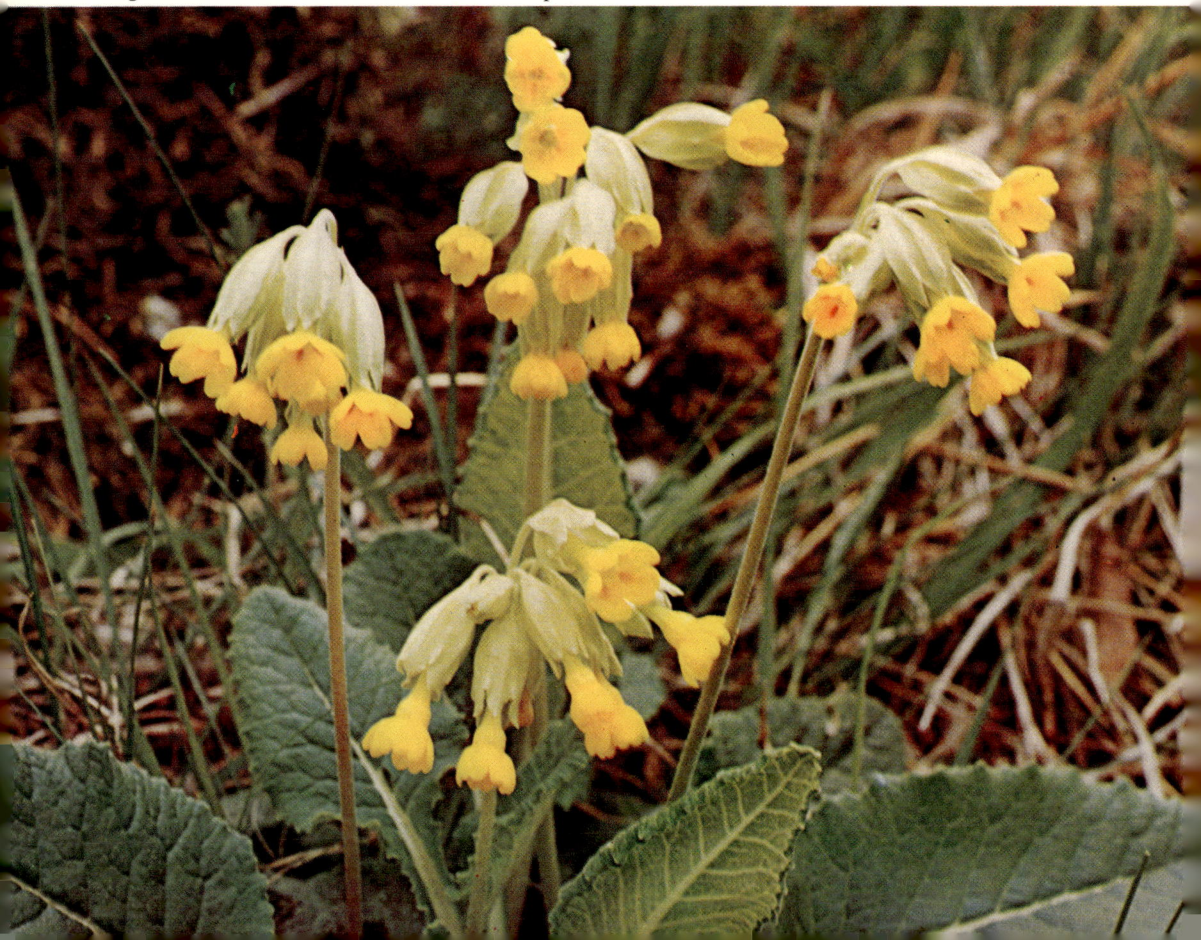

Echte Bärentraube
Arctostaphylos uva-ursi (L.) Spr.
Heidekrautgewächse *Ericaceae*

Immergrüner Zwergstrauch von 20–60 cm Höhe mit langen, kriechenden, niederliegenden oder an den Enden bogig aufsteigenden, verholzten, wurzelnden Zweigen. Blätter ziemlich lederig, wechselständig, kurzgestielt, verkehrt-eiförmig, 15–20 mm lang, an den Zweigenden büschelig gehäuft, beidseits kahl, unterseits netzadrig (Unterschied zur ähnlich aussehenden: **Preiselbeere** [*Vaccinium vitis-idaea*] mit unterseits drüsig punktierten Blättern), ganzrandig, oberseits glänzend dunkelgrün. Blüten krugförmig, weiß oder rosa, Saum von fünf dunkleren Zipfeln, Fruchtknoten oberständig. Endständige Trauben. Blütezeit III–VII. Frucht eine rotglänzende, 4–6 mm dicke, mehlige, beerenartige Steinfrucht.

⊙ Seltenere Pflanze, aber gesellig in lichten Kiefernwäldern, Gebüschen oder (Zwergstrauch-) Heiden auf kalkarmem, mäßig-trockenem, sommerwarmem Lehm- oder Steinboden in kontinentaler Klimalage. Vor allem in Skandinavien (bis 70° n. Br.) und in den Alpen zwischen 1500 und 2500 m.

Die Blätter der Bärentraube enthalten eine Menge Phenolheteroside, vor allem Arbutin (Monoglucosid des Hydrochinons) und Methylarbutin, neben verschiedenen Flavonoiden und Gerbstoffen aus der Catechin- und Gallotannin-gruppe. Der Wirkstoffgehalt kann je nach Herkunft und Jahreszeit unterschiedlich sein. Die beste Sammelzeit sind trockene, warme Sommertage. Als Droge nur beschränkt lagerungsfähig.

Die Benenner dieser Pflanze haben sich bei der Namensfindung nichts Besonderes einfallen lassen, denn *Arctostaphylos* (griech.) und *uva-ursi* (lat.) bedeuten Bärentraube. Angeblich sollen Bären, die im Verbreitungsgebiet der Pflanze vorkamen, für die nach unserem Geschmack kaum eßbaren Früchte eine Vorliebe entwickelt haben. Vor der Entwicklung der Sulfonamide und Antibiotika waren die Wirkstoffe der Bärentraubenblätter wichtige Mittel zur Behandlung von Infektionskrankheiten der Harnwege, besonders der Nieren und der Blase. Bei alkalischer Reaktion des Urins, die bei entzündlichen Prozessen dieser Organe vorliegt, wird Arbutin gespalten und setzt giftiges, bakterizides Hydrochinon frei, so daß eine wirksame Desinfektion der Harnwege möglich wird. Bärentraubenblätter sind als Hausmittel für den Dauergebrauch ungeeignet und sollten nur auf ärztliche Anordnung genommen werden.

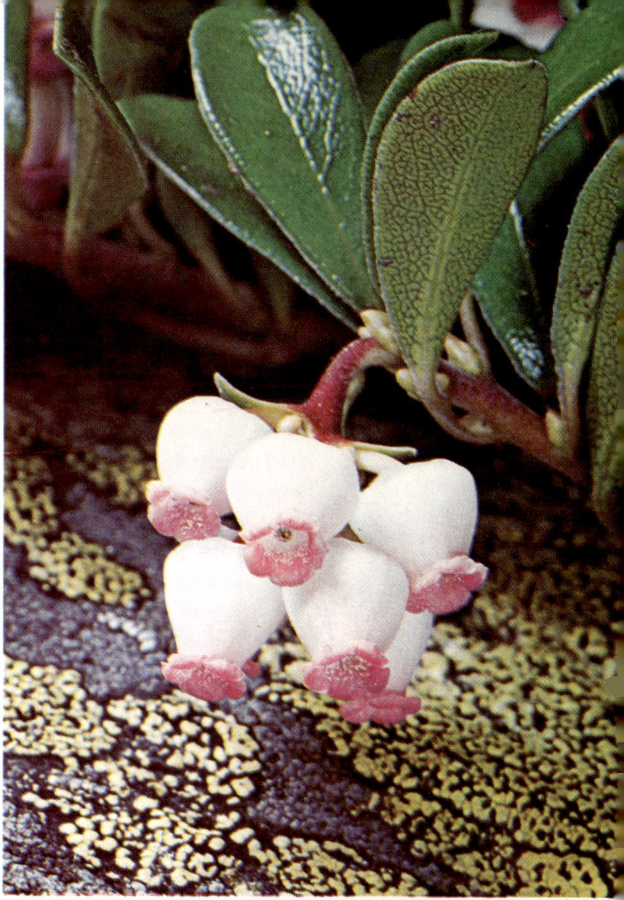

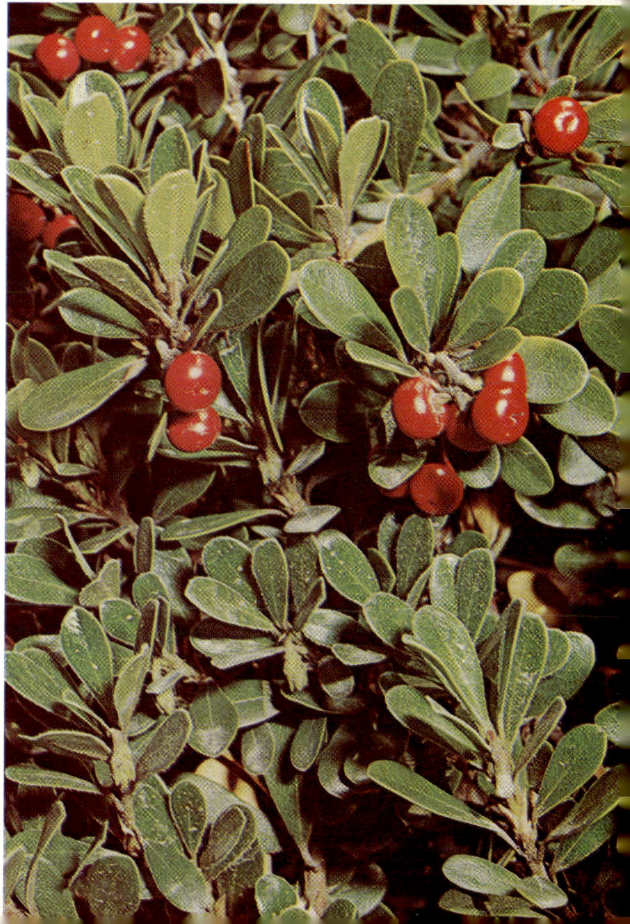

Heidekraut, Besenheide *Calluna vulgaris* L.
Heidekrautgewächse *Ericaceae*

⊞ Immergrüner Zwergstrauch oder Strauch von 20–100 cm Höhe mit reichverzweigten, sparrig rutenartigen, etwas gewundenen Ästen, die niederliegend kriechen oder an den Enden bogig aufsteigen. Wurzeln immer mit Wurzelpilz. Blätter wechselständig, dreikantig schuppenförmig, 1–4 mm lang, linealisch-lanzettlich, dachziegelartig in vier Reihen angeordnet, oberseits mit einer deutlichen Rinne, am Grunde in zwei pfriemenartige Öhrchen verlängert (Lupe). Blüten etwas nikkend, mit grünem Außenkelch aus Hochblättern, Kelch kronblattartig rotlila ausgefärbt, Krone länglich-glockig, unscheinbar, meist hellila oder weißlich, in dichten, einseitswendigen Trauben. Blütezeit VII–X. Fruchtreife erst im nachfolgenden Frühjahr (vielsamige Kapselfrüchte). Wertvolle Bienenweide.

⊙ Verbreitete und gesellige Pflanze in Heiden, auf Magerweiden, in lichten Kiefern- und Eichenwäldern, in Mooren, auf mäßig feuchtem bis trockenem, nährstoffarmem, saurem, oft flachgründigem Boden. Säurezeiger. Verschlechtert den Boden, da die Blätter und Zweige zu saurem Rohhumus zersetzt werden. Ausgedehnte Bestände nur bei intensiver Schafbeweidung aufrechtzuerhalten (Lüneburger Heide).

Die Pflanze enthält verschiedene Flavonglykoside (Quercitrin und Myricitrin) und, als familientypische Inhaltsstoffe, Gerbstoffe der Catechin-Gruppe und Phenolheteroside (Arbutin u.a.). Arzneiliche Bedeutung kommt dem blühenden Kraut (DAB *Herba Ericae*) zu, von dem im Spätsommer allerdings nur die oberen, jüngeren Abschnitte mit den Blüten gesammelt werden. Die getrocknete Pflanze sollte nicht länger als bis zur nächsten Ernte aufbewahrt werden, da sich die Wirkstoffe sonst ungünstig verändern.

Der Inhaltsstoff Arbutin, durch den die Bärentraubenblätter zu einer wertvollen Arzneidroge werden, kommt in der Besenheide in geringerer Konzentration vor. Auch die diuretische Wirkung fällt etwas schwächer aus. Dennoch wird Heidekraut bei chronischen oder akuten Infektionen der Harnwege eingesetzt. Meist erfolgt die Anwendung in Teemischungen zusammen mit anderen wirksamen Heilkräutern wie Vogel-Knöterich, Bruchkraut, Odermennig oder Ehrenpreis. In dieser Zusammenstellung kann die Pflanze auch bei Störungen des Harnsäurestoffwechsels (Gicht) verwendet werden. Ein Tee, der ausschließlich aus den frischen oder getrockneten Heidekraut-Blüten zubereitet und mit Heidehonig gesüßt wird, ist sehr wohlschmeckend.

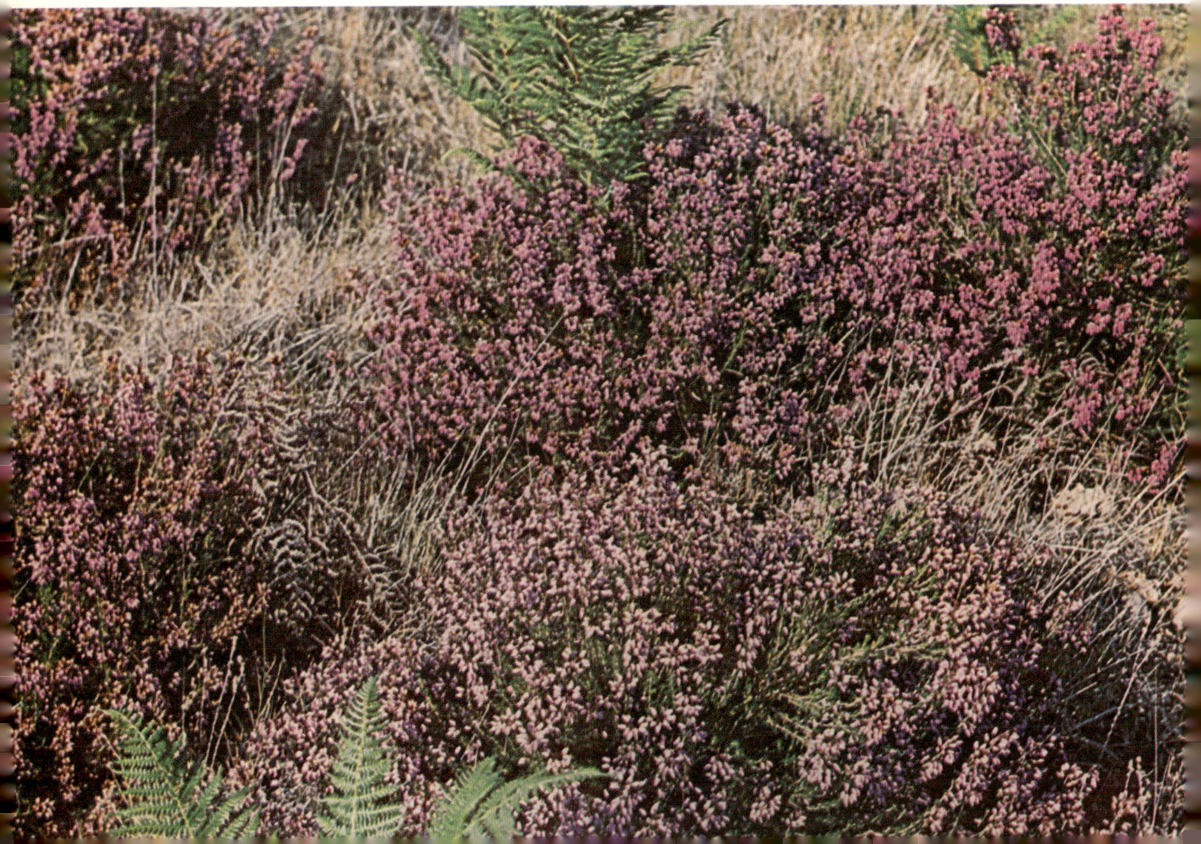

Sumpf-Porst *Ledum palustre* L.
Heidekrautgewächse *Ericaceae*

⊡ Immergrüner Zwergstrauch oder Strauch von 60–150 cm Höhe mit aufrechten, wenig verzweigten, rostrot behaarten Ästen. Erinnert im Aussehen an Rosmarin. Blätter wechselständig, schmal-lanzettlich, nur etwa 3 mm breit, zugespitzt, lederig, auf der Unterseite dichtfilzig rostrot, oberseits glänzend dunkelgrün, am Rand oft eingerollt. Blüten in großen, weißen, endständigen Dolden, nach dem Abblühen überhängend, Kronblätter frei, fünfzählig, mit ausgebreiteten Kronblattzipfeln, Fruchtknoten oberständig. Blütezeit V–VII. Frucht eine mehrsamige Kapsel. Pflanze von charakteristischem, unangenehmem Geruch. Giftig.

⊙ Seltene Pflanze in Kiefernmooren, Moorwäldern, Moorgebüschen, auf nassen, nährstoffarmen, sauren Torfböden. Rohhumuswurzler. Früher auch im Schwarzwald und Bayerischen Wald, jetzt nur noch in Norddeutschland stellenweise anzutreffen. Pflanze von nordisch-kontinentaler Verbreitung. Geschützt.

✎ Alle Teile der Pflanze, besonders die Blätter, führen ein ätherisches Öl, das den Giftstoff Ledol, ein toxisches Diterpen, enthält. Andere Ericaceen-Inhaltsstoffe wie Gerbstoffe oder Arbutin sind von untergeordneter Bedeutung.

Wegen seines starken und wenig erfreulichen Geruchs wurde der Porst früher auch zur Abwehr von Schadinsekten benutzt. Kulturgeschichtlich bedeutsamer ist seine Verwendung bei der Bierbereitung. Zur Wikingerzeit wurde er, häufig zusammen mit dem **Gagel** (*Myrica gale;* bei H. Löns als „Porst" bezeichnet), anstelle von Hopfen zur Aromatisierung und Konservierung des damals üblichen Weizenbieres verwendet. Erst im 16. Jahrhundert konnte sich der Hopfen gegen die als Grut bezeichnete Bierwürze aus Porst, Gagel und einigen anderen Pflanzen durchsetzen. Der Giftstoff des Porsts, Ledol, ist ein schweres Nervengift. Obwohl Grutbier mit Porst durchaus nicht schlecht schmeckte, waren die Folgen doch fatal: Ledol erzeugt bei hinreichender Dosierung rauschartige Zustände bis zur Bewußtlosigkeit, eine Wirkung, die sicher auch am Erscheinungsbild der sprichwörtlichen Berserkerwut beteiligt ist. Porst-Vergiftungen und ihre bewußtseinstrübenden Wirkungen sind schon in der Edda eindrucksvoll geschildert. Wegen der Vergiftungsgefahren mußte die Pflanze als Bierwürze schließlich verboten werden – auch diese Frage regelt das Reinheitsgebot von 1487, das nur Wasser, Hopfen und Malz zur Bierherstellung zuläßt.

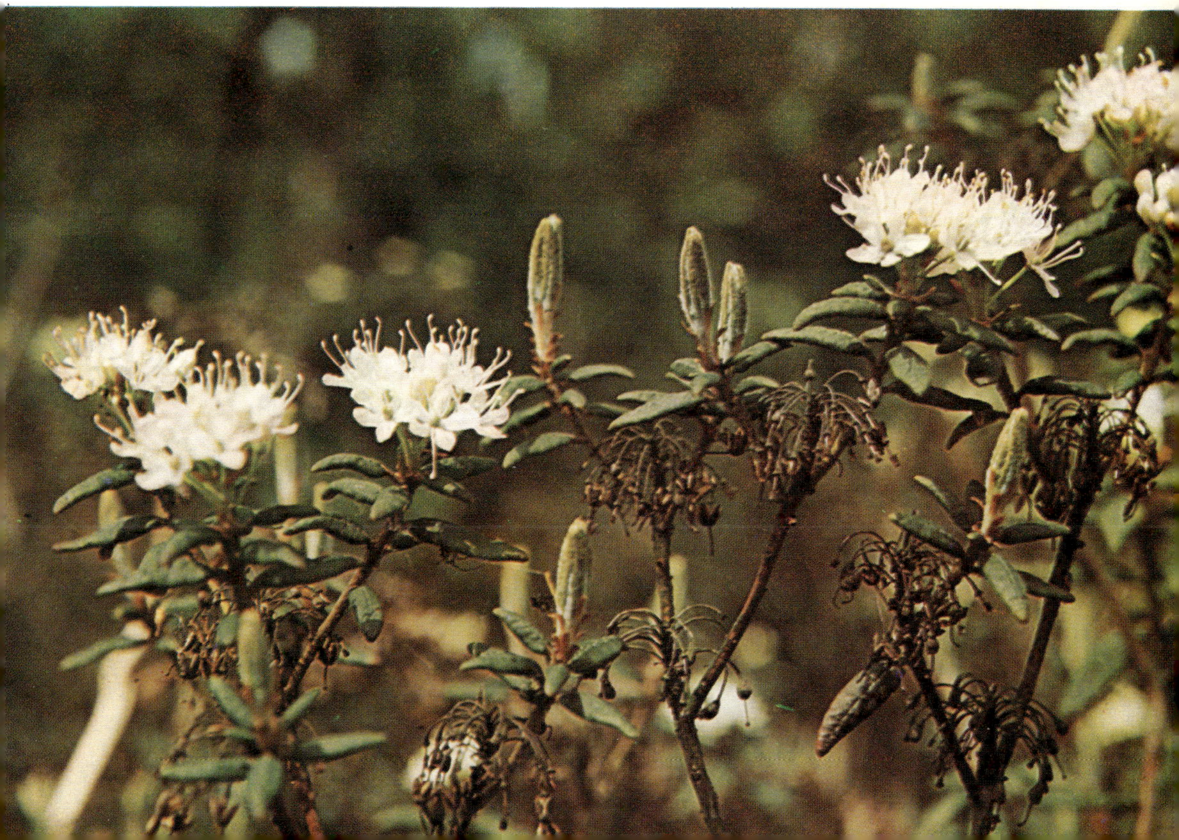

Gemeine Moosbeere *Oxycoccus palustris* Pers.
(= Vaccinium oxycoccos)
Heidekrautgewächse *Ericaceae*

⊞ Immergrüner Zwergstrauch mit niederliegenden, kriechenden, fadenförmig dünnen Stämmchen von 15–80 cm Länge mit zarten, fadendünnen Verzweigungen. Blätter 3–10 mm lang, kurzgestielt, eiförmig-länglich, im unteren Drittel bis zur Mitte am breitesten, oberseits glänzend dunkelgrün, unterseits aschgrau bereift, am Rand umgerollt. Blüten einzeln an langen, dünnen Stielchen, zu zwei bis drei in endständigen Dolden, nickend, vierzählig. Kronblätter verwachsen, Krone tief vierteilig mit weit zurückgeschlagenen Kronzipfeln, hellpurpurn oder weißlich. Staubblätter kahl. Blütezeit VI–VIII. Frucht eine kugelige, rote Beere bis 15 mm Durchmesser. Fruchtzeit ab VIII.

⊙ Zerstreute bis seltene, aber gesellige Pflanze auf Hochmoor-Bulten, in Torfmoos-Polstern, in Zwischenmooren auf nassen, sauren Torfböden. Im Süden nur im Gebirge (Alpen), im Norden verbreitet. Besondes häufig erst in Skandinavien und dort in sehr ausgedehnten Beständen in der Tundra bis 71° n. Br.

✐ Wie bei allen Vertretern der Heidekrautgewächse enthalten auch die Blättchen der Moosbeere Gerbstoffe und das leicht giftige Arbutin. Die attraktiven Beerenfrüchte sind nahezu frei von Phenolheterosiden wie Arbutin u. a., aber etwas gerbstoffhaltig. Roh schmecken sie daher wegen der adstringierenden Gerbstoffwirkung nicht besonders aufregend, werden aber nach dem ersten Frost recht brauchbar.

◨ Moosbeeren sind echte Hochmoorbewohner. Da durch Torfstich und Trockenlegung weite Moorflächen in Mitteleuropa vernichtet und folglich auch die Standorte dieser Pflanze stark eingeengt wurden, liegen die noch vorhandenen Vorkommen überwiegend in Moorrestflächen, die zu Recht unter Naturschutz stehen. In solche Gebiete sollte man wegen ein paar Moosbeeren nicht einbrechen – sie vertragen die Anlage von Trampelpfaden nur allzu schlecht. In Skandinavien, wo die Art wesentlich häufiger ist, wird eine Moosbeeren-Ernte weniger bedenklich sein. Eine Verwandte, die aus Nordamerika eingeführte **Krannbeere** *(Oxycoccus macrocarpos)*, kann im Garten gepflanzt werden. Ihre Früchte werden zu Gelee oder Fruchtsirup verarbeitet.

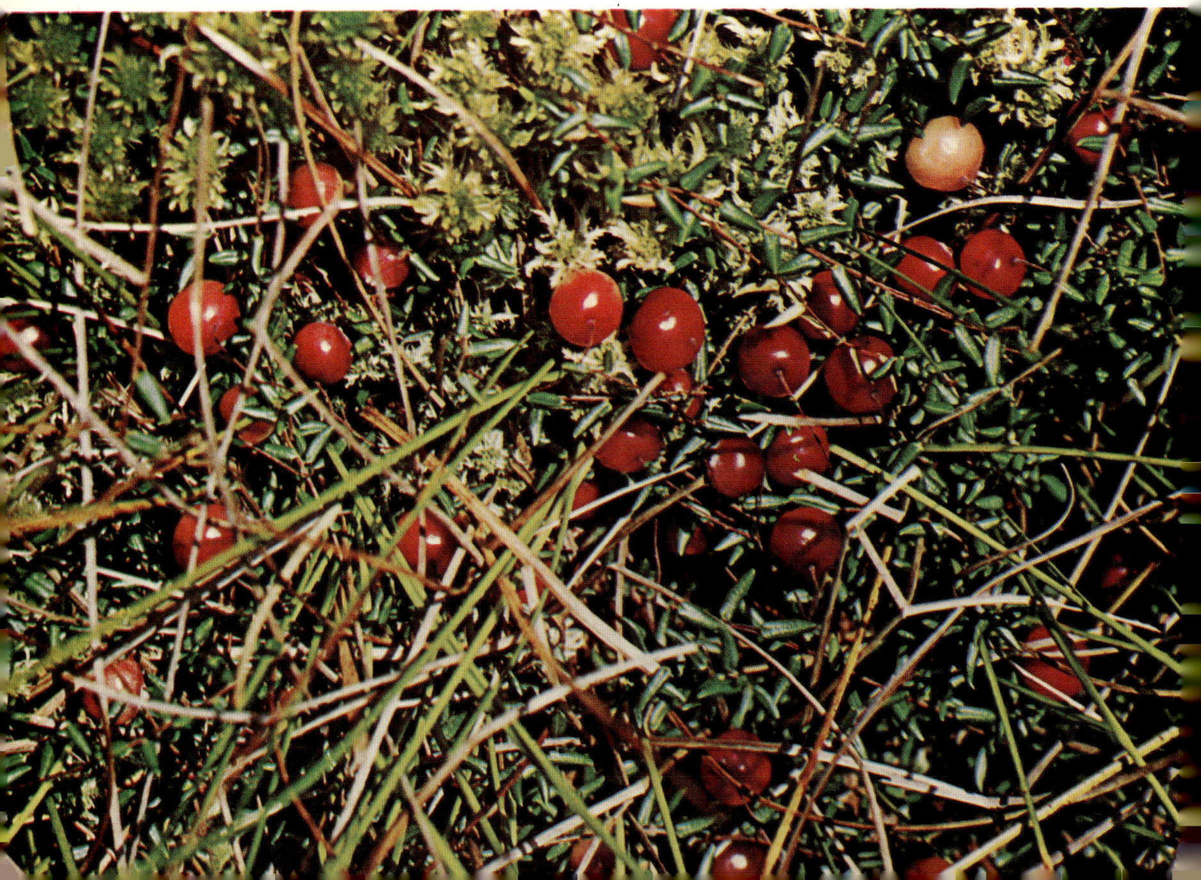

Heidelbeere, Blaubeere *Vaccinium myrtillus* L.
Heidekrautgewächse *Ericaceae*

⊡ Sommergrüner Zwergstrauch von 15–50 cm Höhe mit aufrechten, scharfkantigen, grünen, ästigen Zweigen und weit kriechenden Wurzeln, die häufig große Flächen einnehmen und überall neue Pflanzen hervorbringen. Blätter rundlich-eiförmig, zugespitzt, fein gesägt, 1–3 cm lang, kurzgestielt, wechselständig, hellgrün bis frischgrün, beiderseits gleichfarben. Blüten einzeln oder zu zweit blattachselständig; Kelch undeutlich, fünflappig; Krone glockig-krugförmig mit 4–5 stumpfen Zipfeln, nickend, grünlich oder blaßrosa überlaufen, etwa 5 mm breit; Staubbeutel mit Porenöffnung; Fruchtknoten unterständig. Blütezeit IV–VIII. Frucht eine kugelige, blauschwarze Beere. Fruchtreife ab VII.

⊙ Verbreitet und gesellig in artenarmen Laub- und Nadelwäldern, in Moor- und Bergheiden, auf kalkarmem, sauer-humosem, mittelgründigem, sandig-steinigem Lehmboden. Wenig frosthart und daher im Gebirge nur in Schneelage.

✎ Während die Blätter der Pflanze beträchtliche Mengen an Arbutin enthalten können und deswegen bei unsachgemäßer Verwendung leicht giftig sind (vgl. Bärentraube), sind die Früchte fast arbutinfrei, sehr vitaminreich und als Wildobst sehr beliebt.

Sofern man nicht die von R. Mey besungene **Riesen-Blaubeere** *(Vaccinium corymbosum)* im Garten kultiviert, ist die Blaubeer-Ernte zwar ein wenig mühsam, aber doch recht lohnend. Die saftigen Früchte werden frisch oder als Kompott (mit Sahne) gegessen, zu Heidelbeer-Pfannkuchen oder -Kuchen verwendet oder, wie in Skandinavien, zu einer Fruchtsuppe (blåbärsoppan) zubereitet. Die Beeren liefern aber auch den vorzüglichen Heidelbeerwein, den man nach folgendem Arbeitsgang auch selbst herstellen kann: Etwa 3 kg Heidelbeeren zu einer Maische zerkleinern, 2 zerstoßene Hefenährsalztabletten und etwas Reinzuchthefe (Rasse Burgund) hinzugeben, am folgenden Tag $1^1/_2$ kg Zucker, in 1 l Wasser aufgelöst, einrühren, in einen Gärkolben umfüllen, mit Gäraufsatz verschließen und den gesamten Ansatz etwa 8 Tage gären lassen. Nach dieser Zeit die Maische abseihen (abpressen) und die Flüssigkeit drei Monate nachgären lassen. Nach dieser Zeit wird mit einem Schlauch vom Bodensatz abgezogen, weitere drei Wochen klären gelassen und dann auf Flaschen abgefüllt. Für einen Heidelbeerlikör werden 4 kg Heidelbeeren durch ein Sieb passiert, mit $1^1/_2$ kg Zucker und $^1/_2$ l Wasser verrührt, eine halbe Stunde vorsichtig gekocht, nach dem Abkühlen mit $^1/_2$ l reinem Weingeist gemischt und abgefüllt.

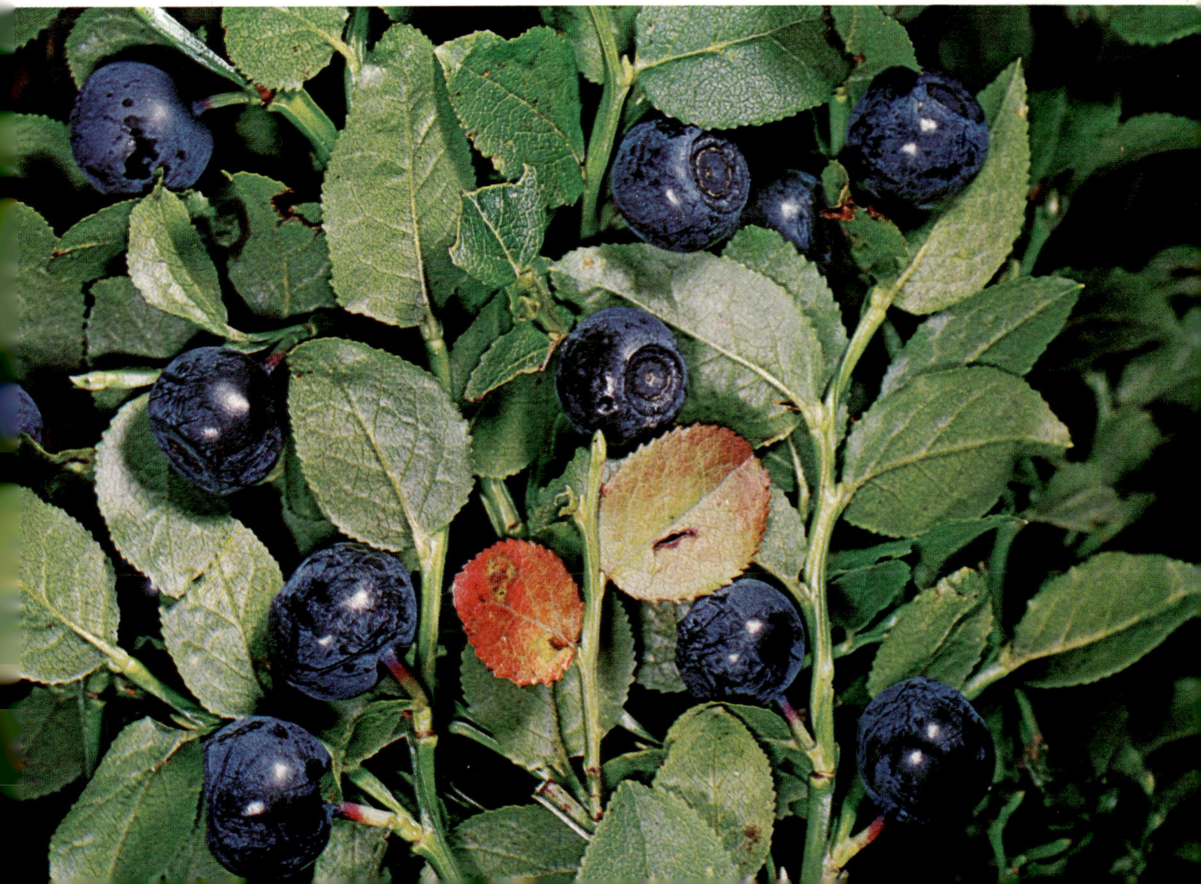

Preiselbeere, Kronsbeere *Vaccinium vitis-idaea* L.
Heidekrautgewächse *Ericaceae*

⊞ Immergrüner Zwergstrauch von 5–15 cm Höhe mit rundem, kriechendem, wurzelndem und spärlich verzweigtem Stamm, aber aufrechten Zweigen. Blätter wechselständig, lederig, auf der Unterseite hellbraun-weißlich drüsig punktiert (Unterschied zur ähnlichen Bärentraube mit unterseits netzadrigen Blättern), eiförmig-rundlich, ganzrandig, am Rand leicht eingerollt, 10–25 mm lang. Blüten in endständigen, dichten, hängenden Trauben; Kelch fünfzähnig; Krone glockig, bis zur Hälfte geteilt, Kronzipfel abstehend oder zurückgeschlagen, weiß oder leicht rosa überlaufen; Fruchtknoten unterständig. Blütezeit V–VIII. Frucht eine kugelige, glänzende, scharlachrote Beere. Fruchtzeit ab VII.

⊙ Kalkfliehende Pflanze in Kiefern- und Fichtenwäldern, in Mooren, Bergheiden und Zwergstrauch-Gestrüpp der Gebirge, auf nährstoffarmen, sauren, meist sandigen oder steinigen Lehmböden. Rohhumusbesiedler, Halbschattenpflanze. In den Alpen bis 2500 m, auch in Skandinavien sehr häufig.

✎ Die Blätter der Preiselbeere sind nicht nur äußerlich der Bärentraube sehr ähnlich, sie enthalten auch fast ebenso große Mengen Gerbstoffe und das für die Heidekrautgewächse sehr typische Phenolheterosid Arbutin, ein Glykosid aus Glucose und Hydrochinon, sowie dessen Abkömmlinge Acetyl- und Methylarbutin. Die Früchte sind nahezu frei von dieser Verbindung, schmecken leicht säuerlich und werden etwa ab Ende Juli oder August gesammelt.

Wegen ihrer auch mengenmäßig recht ähnlichen Inhaltsstoffe sind die Preiselbeerblätter ein vollwertiger Ersatz für die Blätter der selteneren Bärentraube und können auch in gleicher Weise bei entzündlichen, infektiösen Erkrankungen der Harnwege (Nieren, Blase) zur Desinfektion verwendet werden. Die wirksame Substanz Hydrochinon, die aus Arbutin freigesetzt wird, ist in größerer Menge giftig. Daher sollte die Pflanze nur vorsichtig und in jedem Fall auf ärztliche Anordnung angewandt werden. Dagegen sind die Preiselbeeren als solche unbedenkliche und außerdem wertvolle, vitaminreiche Wildfrüchte, die beinahe schon traditionell zu Wildgerichten als Beilage verwendet werden. Außer Wild und Kaiserschmarren gibt es noch weitere diskutable Zubereitungen. Aus frischen Preiselbeeren mit Zucker hergestelltes Kompott, das mit geriebenem Meerrettich vermischt wird, ist eine hervorragende Zutat zu geräuchertem Forellenfilet. Eine weitere Empfehlung ist das Kompott zu überbackenem Camembert und zu Bratapfel.

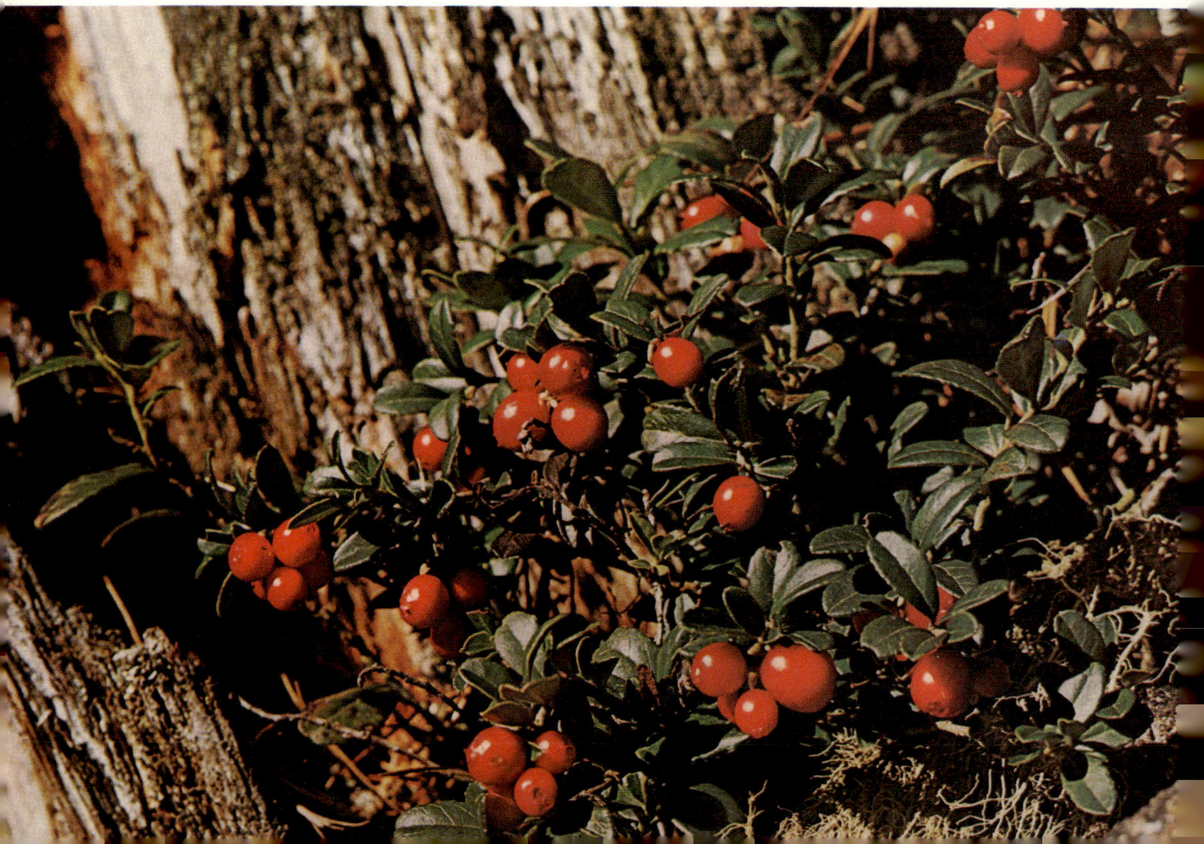

Schwarze Johannisbeere *Ribes nigrum* L.
Stachelbeergewächse *Grossulariaceae*

Winterkahler Strauch von 80–150 cm Höhe mit ausladenden, stachellosen Ästen und Zweigen und etwas streifiger, grauer Rinde; Zweigspitzen mit gelblichen Drüsen und Harzabscheidungen besetzt. Blätter von rundlichem Umriß, drei- bis fünfteilig handförmig gelappt, wechselständig, gestielt, unterseits zerstreut gelblich drüsig behaart, gekerbt. Blüten in hängenden, wenigblütigen (2–10) Trauben, Deckblätter wesentlich kürzer als die Blütenstielchen, Kelchblätter behaart, grünlich bis braunrot, doppelt so lang wie die Krone; Kronblätter frei, unscheinbar, gelblich-grün; Fruchtknoten unterständig. Blütezeit IV–V. Frucht eine kugelige, schwarzglänzende, mit wenigen Drüsenborsten bestandene Beere. Fruchtzeit ab VI. Pflanze mit charakteristischem Geruch.

⊙ Als Wildpflanze ziemlich selten in Erlenbrüchen oder Auenwäldern und Auengebüschen auf staunassem, zeitweise überflutetem, mäßig saurem Ton- oder Gleiboden, vor allem entlang der großen Flüsse (Rhein, Donau) und in deren Seitentälern. Schatten-/Halbschattenpflanze. Schützenswert. In vielen Sorten seit dem 16. Jahrhundert auch als Obststrauch kultiviert und häufig gepflanzt.

Die Beerenfrüchte der Wildpflanze und der verschiedenen Kultursorten sind sehr reich an typischen Fruchtsäuren, Pektinen und an Vitamin C. Außer den Beeren können auch die Blätter des Strauches verwendet werden. Man sammelt sie im Frühsommer und trocknet bei mäßiger Temperatur.

Die Blätter verlieren bei Wärmebehandlung ihren nicht jedermann zusagenden Geruch und können sogar zu einem recht gut schmeckenden Tee zubereitet werden. Die säuerlich erfrischend schmeckenden schwarzen Beeren eignen sich wegen ihres hohen Fruchtsäure- und Pektingehaltes sehr gut zur Herstellung von Gelee und Marmelade, denen bei der Zubereitung keine weiteren Geliermittel zugesetzt zu werden brauchen. Besonders gut sind Johannisbeergelee oder -marmelade, wenn man sie mit etwas Portwein aromatisiert.

Ähnliche Eigenschaften zeichnen auch die verwandten Arten aus. Die **Rote Johannisbeere** *(Ribes rubrum)* kommt ebenfalls als Wildpflanze noch in Auenwäldern vor. Häufiger trifft man auf verwilderte Gartenformen. Auch die **Stachelbeere** *(Ribes uva-crispa)* ist noch als Wildpflanze vorhanden und kommt besonders im Umkreis alter Burgruinen und an Waldsäumen vor.

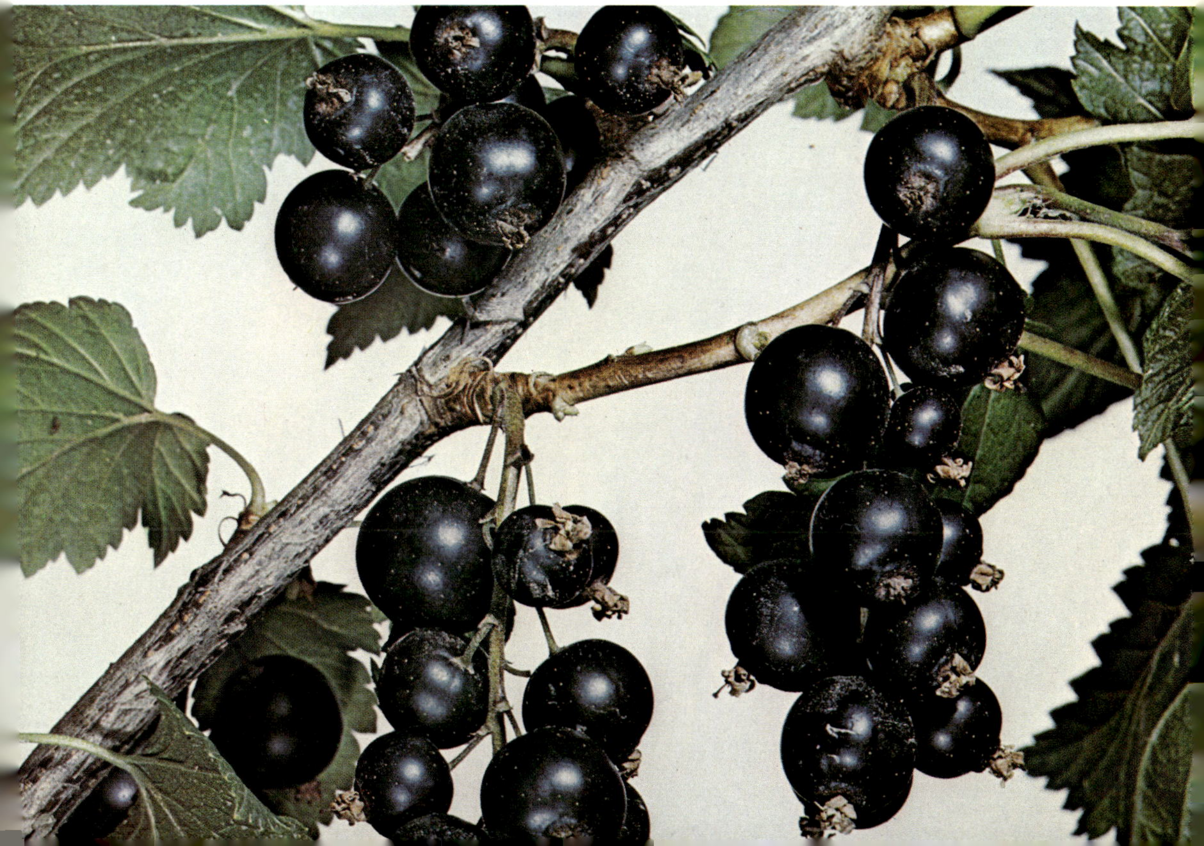

Felsen-Fetthenne, Tripmadam
Sedum reflexum L.
Dickblattgewächse *Crassulaceae*

✿ Austrocknungsfähige, blattsukkulente, krautige Pflanzen mit niederliegenden, kriechenden, wurzelnden und nur an den Enden wenig aufsteigenden Stengeln von 10–35 cm Länge. Blätter ohne Nebenblätter, drehrund oder undeutlich kantig, in eine kurze Stachelspitze auslaufend und am Grunde geöhrt oder gespornt, dickfleischig, oft rötlich gefärbt. Blüten an wenigbeblätterten aufgerichteten Stengeln in vielblütigen Trugdolden, die zur Blütezeit konvex, nach dem Abblühen konkav gewölbt sind. Kronblätter hellgelb, Staubblätter immer in doppelter Kronblattanzahl vorhanden. Blütezeit VI–VIII. Früchte sind Balgfrüchte, die sich ausnahmsweise bei Nässe öffnen und durch auftreffende Regentropfen die kleinen Samen ausschleudern und wegschwemmen lassen.
⊙ Wärmeliebende, zerstreute bis verbreitete Pflanze in lückigen Felsrasen und Felsfluren, auf Mauerkronen, Dämmen und Feinschutthalden und in trockenen Laubwäldern. Meist auf trockenem, kalkfreiem, humus- und feinerdearmem Sand- oder Steinboden. Pflanze von subatlantisch-submediterraner Verbreitung. Fehlt in den Alpen.
✎ Die sukkulenten Blättchen verfügen über die einzigartige Fähigkeit, nachts Kohlendioxid aus der Luft aufzunehmen und in organische Säuren einzubauen (Speicherung von Äpfelsäure). Tagsüber, bei starker Sonneneinstrahlung, brauchen die Spaltöffnungen nicht geöffnet zu werden (Wasserökonomie), und Kohlendioxid wird aus den Säuren wieder abgespalten und für die photosynthetische Kohlenhydratproduktion eingesetzt. Wenn man daher den angenehm säuerlichen Geschmack der Blättchen ausnutzen will, sollte man nur am frühen Morgen Blätter sammeln und im Dunkeln aufbewahren.

Die Blätter der Felsen-Fetthenne werden nur in frischem Zustand als Gewürzbeilage zu verschiedenen Salaten, Kräutersuppen und -soßen verwendet und passen, zusammen mit anderen Gewürzen, recht gut zu verschiedenen Fleischgerichten. Die Bezeichnung Tripmadam leitet sich vom französischen Namen für ein berühmtes Kaldaunengericht her, zu dem die Fetthenne als spezielles Gewürz Verwendung fand. Die Pflanze gedeiht sehr gut im Steingarten und an Beeteinfassungen und erträgt selbst trockene Standorte. Die bodenanliegenden Stengel bewurzeln sich schnell, so daß aus mitgebrachten Stengelstücken bald ein ansehnlicher Bestand heranwachsen kann.

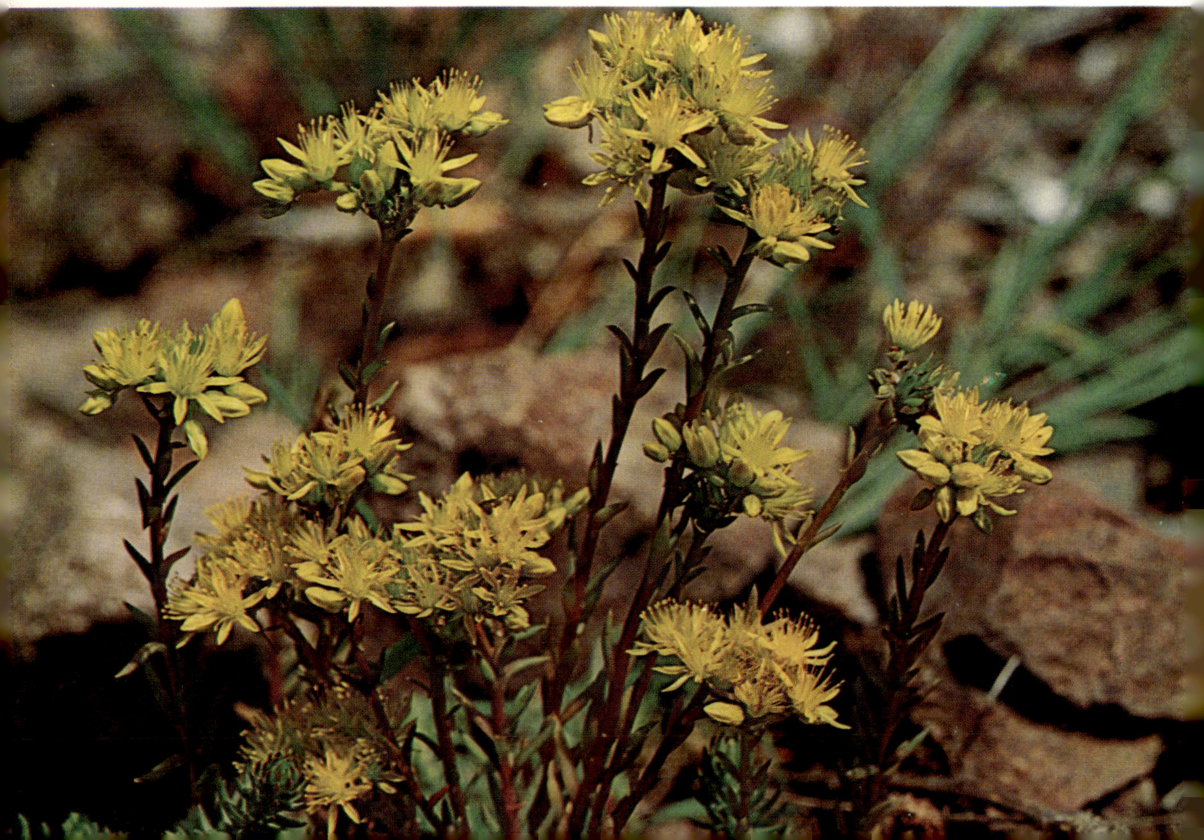

Rundblättriger Sonnentau
Drosera rotundifolia L.
Sonnentaugewächse *Droseraceae*

Ausdauernde, sommergrüne Pflanze mit jährlich erneuerter Rosette. Überwintert als Achselknospe. Alle Blätter grundständig, langgestielt, rundlich, oberseits hellgrün und meist stärker rötlich überlaufen oder rötlich ausgefärbt. Stickstoffheterotrophe Pflanze auf stickstoffarmen Standorten. Die Blätter tragen am Rand langstielige, reizbare Drüsententakel, die an ihrem kopfigen Ende einen zähflüssigen, glänzenden, duftenden Schleimtropfen absondern, von dem kleinere Insekten festgehalten werden. Schon nach etwa einer Stunde bewegen sich die gereizten Tentakel zur Blattmitte, und nach etwa zwei bis acht Stunden hat sich das gesamte Blättchen eingekrümmt. Dann beginnt die Verdauung der eingefangenen Insekten mit Hilfe eiweißauflösender Enzyme, die auch von den kurzstieligen Drüsenköpfen der Blattmitte abgegeben werden. Nach dem Abschluß der Verdauung, die je nach den Außenbedingungen mehrere Tage in Anspruch nehmen kann, entrollen sich die Blättchen wieder; Chitinreste bleiben unverdaut auf der Blattoberfläche liegen. Blüten in endständigen Wickeln an 5–30 cm hohen Stengeln, fünfzählig, weiß, nur die jeweils aufblühende Blüte wird aufgerichtet, die geschlossenen weisen abwärts. Blütezeit VII–VIII. Frucht eine längliche Kapsel mit winzigen Samen, die zur Windverbreitung einen aufgeblasenen Samenmantel tragen.

⊙ Seltene bis zerstreute Pflanze in Hochmooren, aber auch in Flach- und Zwischenmooren, auf sandigen, offenen Torfböden und in Torfmoosrasen. Am Standort meist gesellig. Durch Standortzerstörung, besonders der Moore, stark bedroht und im Rückgang begriffen. Geschützt. Darf nicht gesammelt, beschädigt oder ausgegraben werden. Gartenkultur kaum erfolgreich.

Der Rundblättrige Sonnentau und seine beiden Verwandten, **Langblättriger Sonnentau** *(Drosera anglica)* und **Mittlerer Sonnentau** *(Drosera intermedia)*, enthalten Gerbstoffe, Flavonoide und Abkömmlinge des Naphthochinons, z.B. Droseron. Von arzneilicher Bedeutung ist das Sonnentau-Kraut (DAB *Herba Droserae*).

Die Sonnentau-Inhaltsstoffe zeigen eine auswurffördernde und krampflösende Wirkung und werden daher bei Erkrankungen der Atemwege, besonders bei Keuchhusten, verwendet. In handelsüblichen Präparaten wird meist das Kraut der afrikanischen *Drosera ramentacea* verwendet. *Drosera*-Pflanzen sind kleine Naturwunder und viel zu schade, um in Hustensäften zu landen, zumal auch andere Pflanzen mit ähnlicher Wirkung reichlich zur Verfügung stehen.

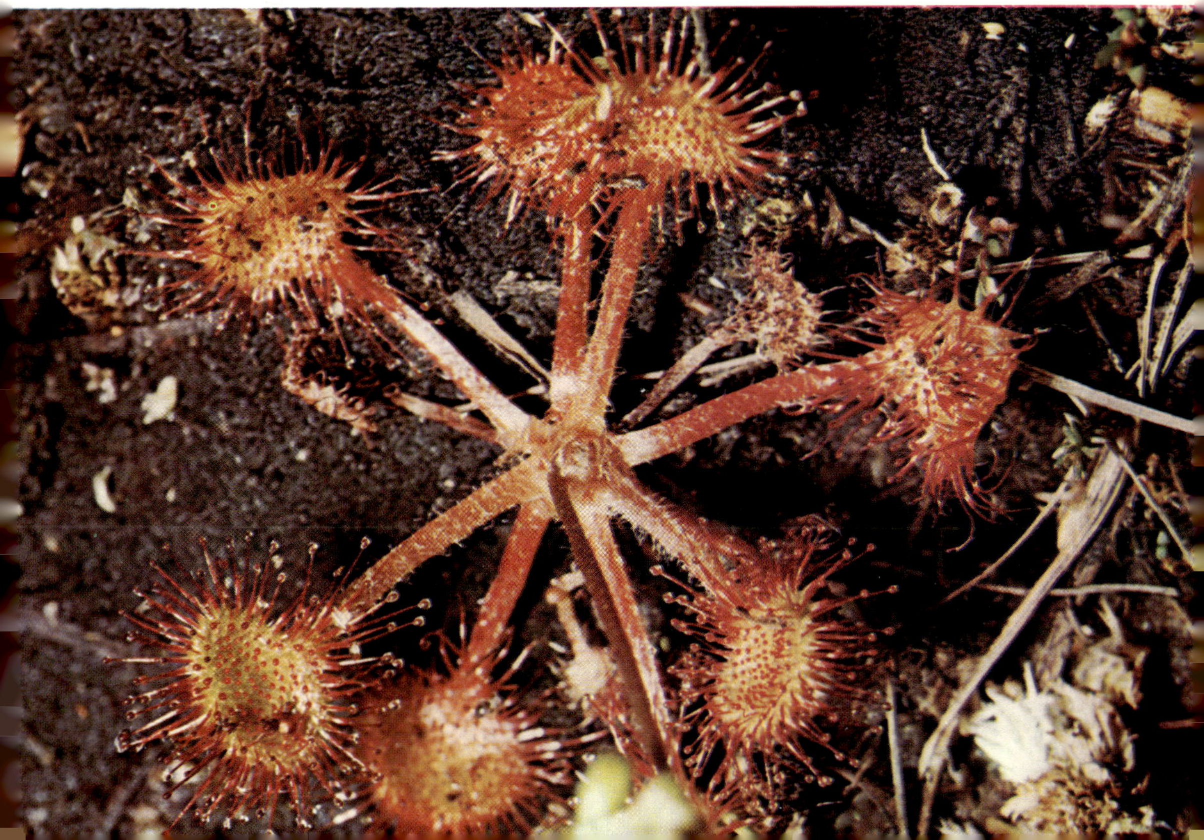

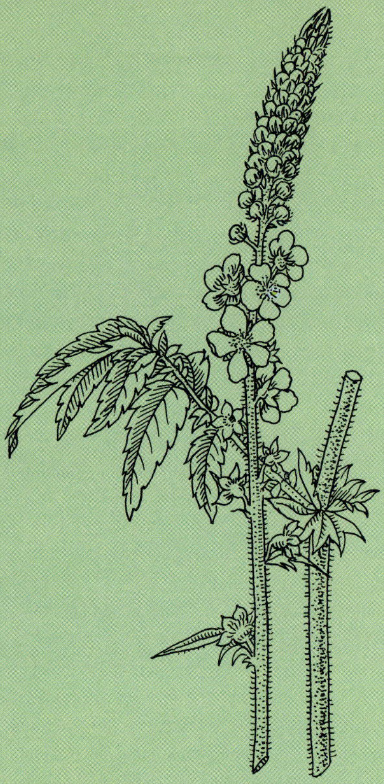

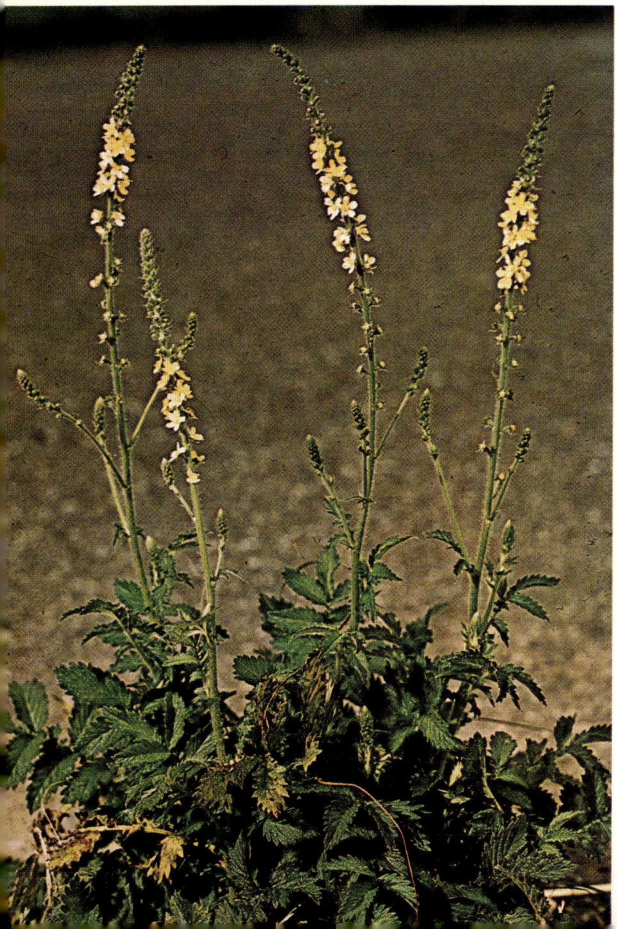

Kleiner Odermennig *Agrimonia eupatoria* L.
Rosengewächse *Rosaceae*

⊞ Ausdauernde Halbrosettenpflanze von 30 bis 100 cm Höhe mit aufrechtem, behaartem Stengel, der meist unverzweigt bleibt. Blätter mit großen Nebenblättern, gestielt, wechselständig, unterbrochen gefiedert: Auf ein größeres, länglich-ovales, gezähntes Fiederpaar folgt ein Paar sehr kleiner Fiederblättchen, die nur aus wenigen Zipfeln bestehen und wiederum von einem großen Fiederpaar abgelöst werden. Fiederblätter unterseits dicht graufilzig, mit wenigen unter dem Filzbesatz versteckten Drüsen. Blüten etwa 5–8 mm breit, gelb, duftend, nektarreich, in vielblütiger, verlängerter Ähre; Kronblätter frei, meist nicht oder nur wenig ausgerandet; Staubblätter zahlreich. Blütezeit VII–IX. Der becherförmige Kelch ist bis zum Grunde tief und eng gefurcht und zur Fruchtzeit mit einem Kranz widerhakig umgebogener Borsten versehen, die als Verbreitungsmittel eingesetzt werden.

⊙ Ziemlich häufige Pflanze im Saum von Hekken, Feldgehölzen und Wäldern, an krautreichen Wegen und Böschungen, auf Magerwiesen und an Rainen, auf frischen, meist kalkhaltigen und nährstoffreichen Lehm- oder Lößböden. Von der Ebene bis in mittlere Gebirgslagen.

✎ Die Pflanze enthält wenig ätherisches Öl, Bitterstoffe, Kieselsäure und Gerbstoffe. Von arzneilicher Bedeutung ist das zur Blütezeit gesammelte Kraut (DAB *Herba Agrimoniae*). Die kräftigeren Stengelteile werden nicht verwendet. Das Sammelgut wird bei Raumtemperatur getrocknet.

Odermennig ist eine alte Heilpflanze und wirkt funktionsregelnd auf die Verdauungsorgane. Daher findet sich diese Pflanze besonders häufig als Beimischung von Gallen- und Lebertees und in vielen anderen Präparaten für diesen Anwendungsbereich. Äußerlich werden Odermennig-Zubereitungen erfolgreich als Gurgellösungen bei Entzündungen der Mund- und Rachenschleimhäute oder sogar bei leichteren Mandelentzündungen gebraucht. Frühere Kräuterbücher empfehlen die Pflanze sogar bei Schlangenbissen, Augenleiden und Gedächtnisschwund. Die häufig berichteten Wundheileffekte hängen mit der adstringierenden Wirkung der reichlich enthaltenen Gerbstoffe zusammen.

Zur äußerlichen und innerlichen Anwendung bereitet man einen Tee von 1 Teelöffel des getrockneten, zerkleinerten Odermennig-Krautes auf 1 Tasse heißen Wassers.

Gemeiner Frauenmantel *Alchemilla vulgaris* L.
Rosengewächse *Rosaceae*

⊞ Ausdauernde Halbrosettenpflanze von 3–30 cm Höhe mit kriechendem, kräftigem Wurzelstock und hellgrünem, mitunter rötlichem, niederliegendem oder bogig aufsteigendem Stengel. Blätter behaart, selten kahl, von rundlichem Umriß, 1–10 cm breit, in sieben bis elf gezähnte, faltige Lappen handförmig geteilt. Stengelblätter mit auffallenden, stengelumfassenden Nebenblättern. Aus den Blattzahnwinkeln werden bei wasserdampfgesättigter Atmosphäre Wassertropfen aktiv aus Wasserspalten (Hydathoden) ausgeschieden und säumen den Blattrand wie Tautropfen. Blüten vierzählig, unscheinbar, in lockeren, fast doldigen Rispen; Kelchblätter hellgrün-gelblich, kronblattartig; Außenkelch vierteilig, aus verwachsenen Nebenblättern entstanden; Kronblätter fehlen; Fruchtknoten in den Kelchbecher eingetieft. Blütezeit V–IX. Pflanze vermehrt sich apogam ohne Fremdbefruchtung. Formenreiche Sammelart.

⊙ Pflanzen aus dem Formenkreis Frauenmantel sind vorwiegend auf Bergwiesen und Bergweiden, in feuchten Wiesen, Läger- und Hochstaudenfluren und an Wald- und Gebüschsäumen verbreitet. Meist auf frischem, nährstoffreichem, humosem Lehm- oder Tonboden. Licht- oder Halbschattenpflanze.

✎ Alle Teile der Pflanze enthalten Gerbstoffe und Bitterstoffe sowie eine Reihe weiterer, noch wenig charakterisierter Inhaltsstoffe. Für Heilzwecke wird das blühende Kraut *(Herba Alchemillae)* gesammelt, das bei mäßiger Temperatur getrocknet wird und eine geruchlose Droge von bitterem Geschmack liefert.

Die glitzernden Wassertropfen, die am Blattrand abgeschieden werden, wurden von den mittelalterlichen Alchimisten begeistert gesammelt und in Mixturen zur Umwandlung von Metallen in Gold verwendet. Dieser Verwendung verdankt die Pflanze ihren wissenschaftlichen Namen (*alchemilla* = kleine Alchimistin). Als Heilpflanze wird sie seit dem Altertum für verschiedene Frauenleiden verwendet, ohne daß dafür ein genaueres Wirkprinzip angegeben werden könnte. Die äußerliche Anwendung soll helfen, Tugend und Schönheit zu erhalten (erfolgreich?). Erwiesen ist die mit dem Gerbstoffgehalt zusammenhängende diuretische und stopfende Wirkung, die in verschiedenen Kräuterteemischungen genutzt wird.

Für einen Tee nimmt man 1–2 Teelöffel der getrockneten Pflanze auf 1 Tasse heißen Wassers.

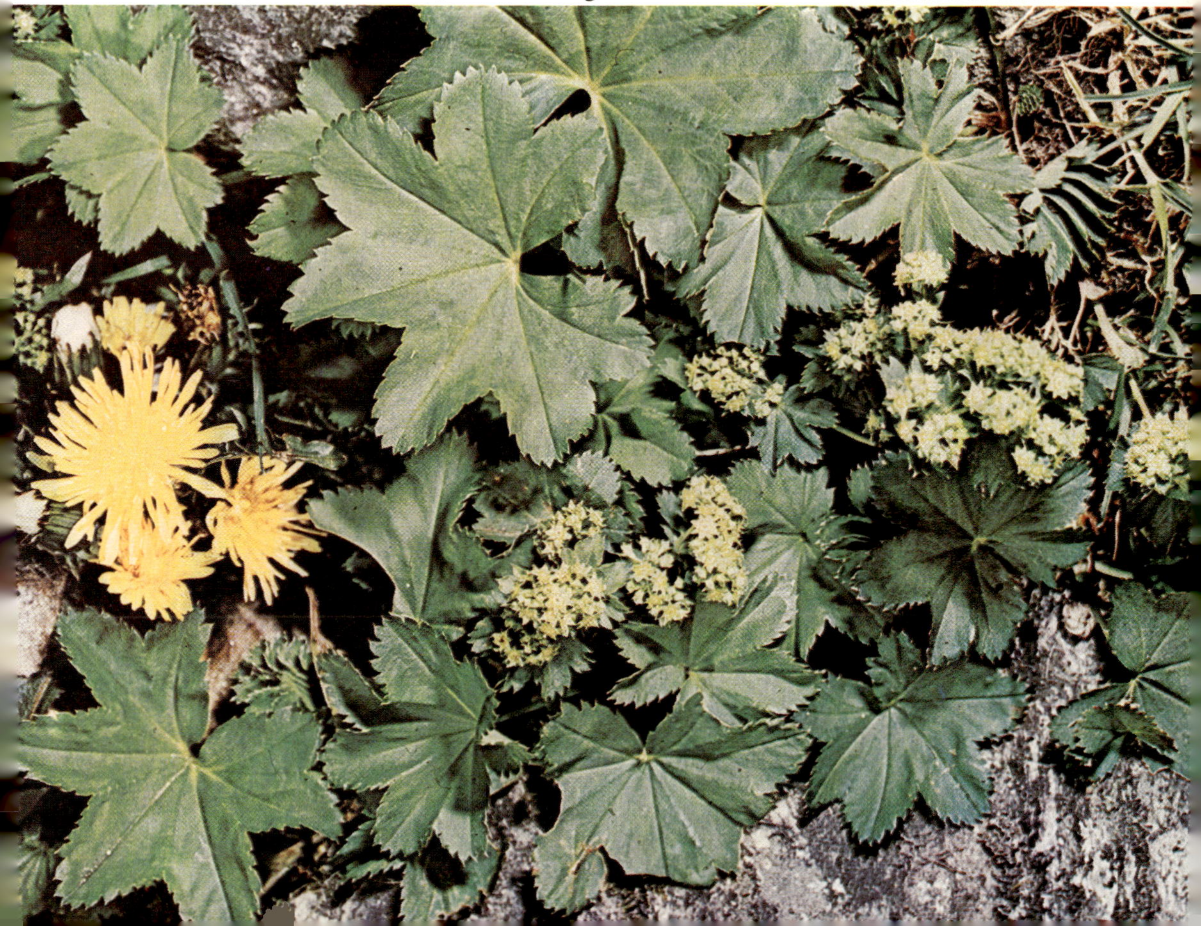

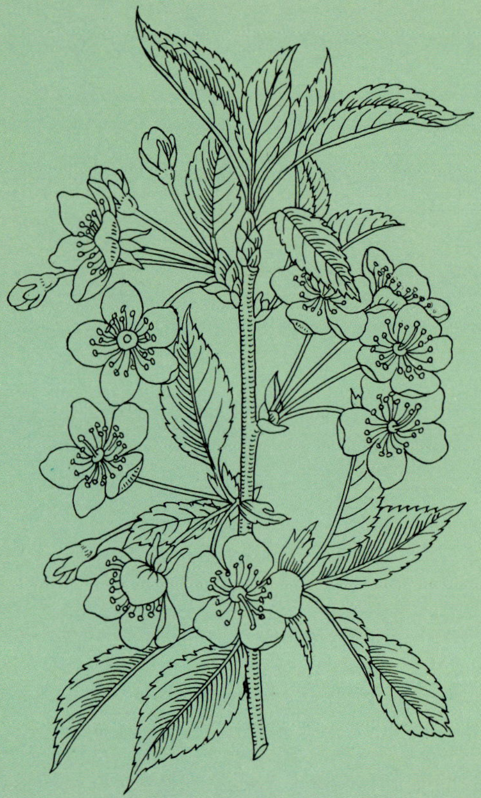

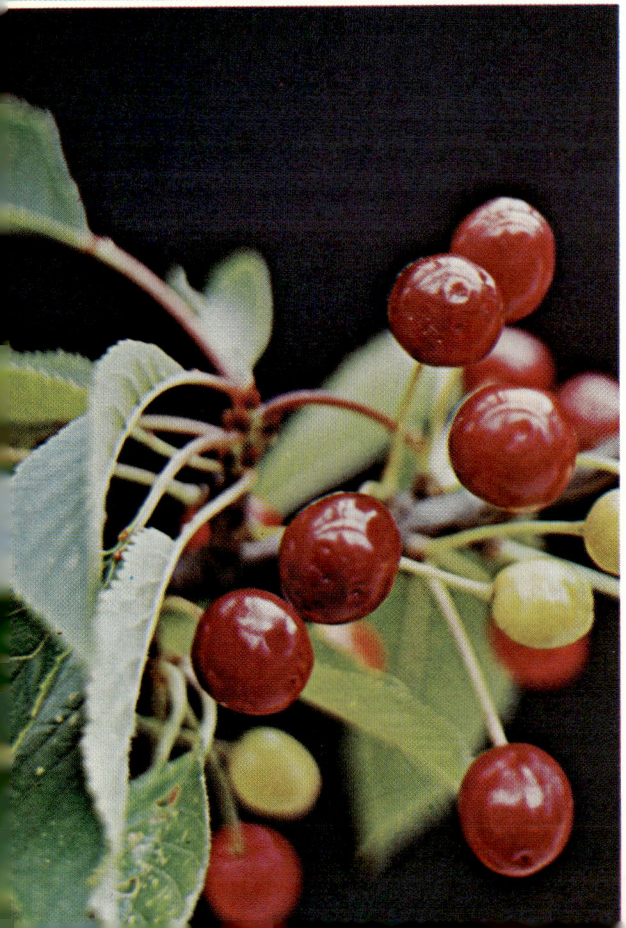

Vogel-Kirsche, Süß-Kirsche
Cerasus avium (L.) Moench
Rosengewächse *Rosaceae*

Sommergrüner Laubbaum von 2–25 m Höhe mit sehr regelmäßig kegelförmiger Krone, die bei alten Bäumen auch breit gewölbt sein kann. Rinde rötlichbraun, mit hellen Lentizellen in vorstehenden Bändern, etwas glänzend, löst sich in ringförmigen Streifen ab (Ringelborke). Blätter gestielt, weich, bis 10 cm lang und 7 cm breit, kurz zugespitzt, scharf gesägt mit nach vorne weisenden Zähnen, oberseits leicht glänzend, unterseits mit winkelständigen Haarbüscheln. Blattstiel auf der Oberseite gefurcht, in der Nähe der Spreitenbasis mit ein oder zwei roten Nektardrüsen (Unterschied zur Traubenkirsche mit grünen Nektarien). Blüten in Büscheln entlang der jüngeren Äste, Knospenschuppen am Blütenstand zurückgeschlagen, etwa 2,5–3,5 cm breit, blühen unmittelbar vor dem Laubaustrieb auf; Kronblätter weiß, Fruchtknoten eingriffelig, in den Blütenboden eingesenkt. Blütezeit IV–V. Frucht eine anfangs gelbe, dann hochrote und zuletzt schwarzrote Steinfrucht. Vogelverbreitung.

⊙ Wildform zerstreut in krautreichen Laub- und Laubmischwäldern tieferer Lagen, auch an Waldrändern, in Hecken und auf Waldschlägen, meist auf frischem, nährstoff- und basenreichem Mullboden. Lehmzeiger. Halbschatten-Hartholz.

Die reifen Früchte, die ab Ende Juni zu erwarten sind, enthalten Vitamine und Kohlenhydrate. Die Fruchtstiele sind gerbstoffreich und können ebenfalls verwendet werden.

Vogelkirschen erreichen nicht die beachtliche Größe von Piemontkirschen, haben aber ein frisches, angenehmes Aroma. Die Ernte größerer Mengen wird nicht einfach sein, da viele Vogelarten sich auch für diese Früchte interessieren und die Bestände schon erfolgreich heimsuchen, bevor die Kirschen ausgereift sind. Vogelkirschen eignen sich (ggf. auch zusammen mit Gartenkirschen) am besten für einen Kirschlikör. Da sie nicht zu saftig sind, werden ihre Aromastoffe mit Alkohol ausgezogen. Dazu gibt man die zerkleinerten Früchte in einen Steintopf, füllt mit 50% Weingeist so weit auf, daß die Fruchtmasse gerade bedeckt ist, läßt mehrere Tage stehen und rührt häufiger um. Dann wird die Flüssigkeit abgepreßt. Auf etwa 600 ml alkoholischen Saftauszug gibt man 400 ml konzentrierte Zuckerlösung (aus 150 g Zucker in 300 ml Wasser), füllt ab und läßt auf der Flasche noch mindestens ein halbes Jahr nachreifen.

Eingriffeliger Weißdorn
Crataegus monogyna Jaqu.
Rosengewächse *Rosaceae*

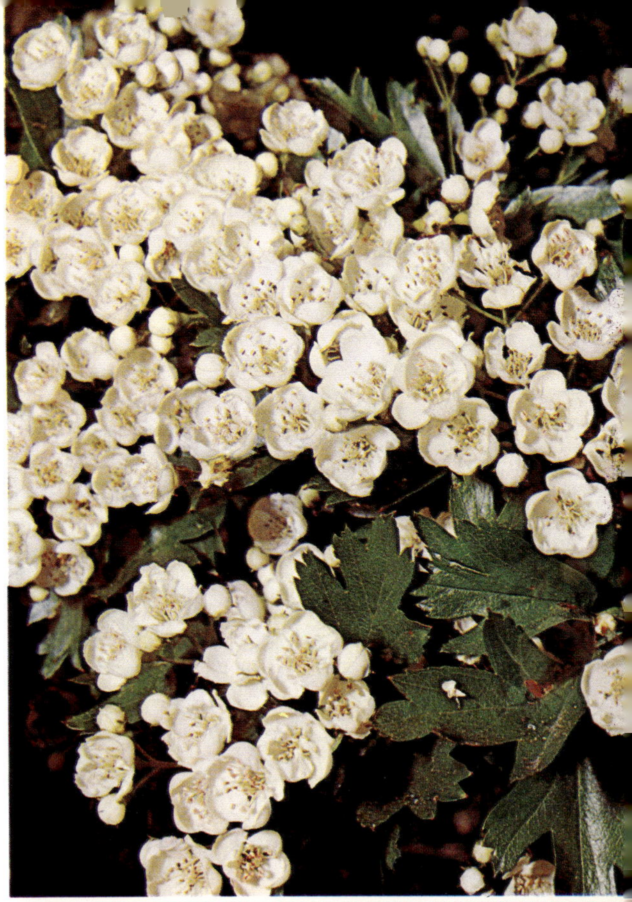

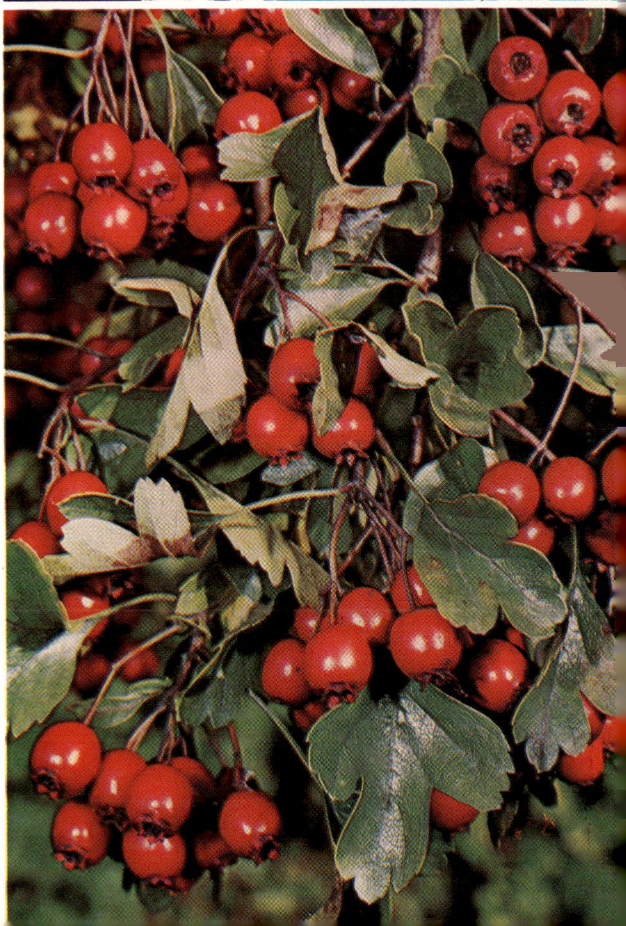

⊞ Winterkahler Strauch oder Baum von höchstens 10 m Höhe mit niedriger, in der Form wenig festgelegter Krone, aber dicht verzweigten, schräg aufrechten Ästen und Zweigen. Rinde dunkelbraun, in schmale Rauten oder Rechtecke zerrissen. Zweige und Triebe mit geraden, scharfen Sproßdornen, dunkel-purpurrot. Blätter gestielt, unpaarig gebuchtet, die zwei bis vier Buchten auf jeder Seite bis über die Hälfte der Spreite eingetieft, ganzrandig oder gezähnt, oberseits glänzend dunkelgrün, unterseits heller mit achselständigen Haarbüscheln. Blüten zahlreich in doldigen Rispen, 10–15 mm breit, Kronblätter weiß, Fruchtknoten mit nur einem Griffel und in die Blütenachse eingesenkt. Blütezeit V–VI. Früchte sind dünnfleischige Apfelfrüchte, anfangs gelblich, später scharlachrot. Sehr schnittfest in Hecken und wichtiges Vogelnistgehölz. Formenreich. Blüten von unangenehmem Geruch (Amine).

⊙ Häufig in niedrigem Gebüsch, in lichten Laub- und Laubmischwäldern, an Waldrändern und in Hecken, auch an trockenwarmen Felshängen, auf sommerwarmen, mäßig-trockenen, basenreichen, lockeren Ton- und Lehmböden.

✎ Wirksame Inhaltsstoffe des Weißdorns sind mehrere Flavonglykoside (Hyperosid, Vitexin, Quercetinrhamnogalactose u. a.), die in allen Teilen der Pflanze vorkommen. Gesammelt werden die Blüten und Früchte (DAB *Flores, Fructus Crataegi*).

▣ Anfang unseres Jahrhunderts wurde die arzneiliche Bedeutung der Weißdorn-Arten entdeckt. Die Inhaltsstoffe aus Blättern, Blüten und Früchten üben eine anregende und stabilisierende Wirkung auf die Herz- und Kreislauftätigkeit aus und gehören zu den wichtigsten pflanzlichen Mitteln zur Behandlung von altersbedingter Herzschwäche, ungenügender Durchblutung der Herzkranzgefäße, Herzrhythmusstörungen und Herzmuskelkrämpfen. Die Wirkstoffe sind von ihrer Bedeutung her ähnlich zu beurteilen wie die Digitalisglykoside (vgl. Fingerhut), sind jedoch ungiftig und bei normaler Dosierung frei von ungünstigen Nebenwirkungen. Sie können sogar dann angewendet werden, wenn gegen Digitalisglykoside Unverträglichkeiten bestehen.

▶ Die zweite einheimische Art, **Zweigriffeliger Weißdorn** *(Crataegus laevigata)*, mit schmaleren, am Grunde keilförmigen und vorne dreizipfligen Blättern, ist medizinisch gleichwertig.

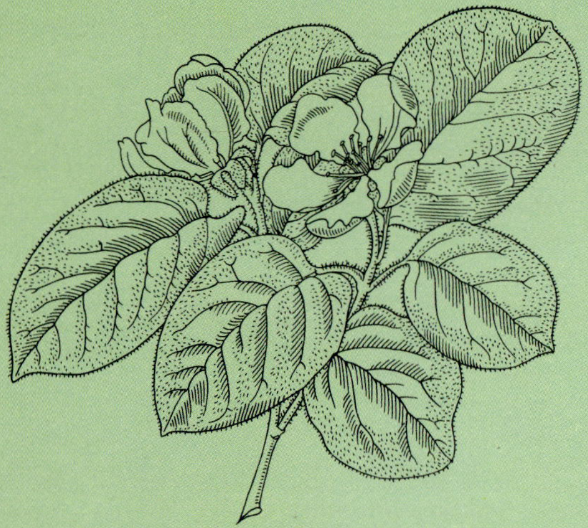

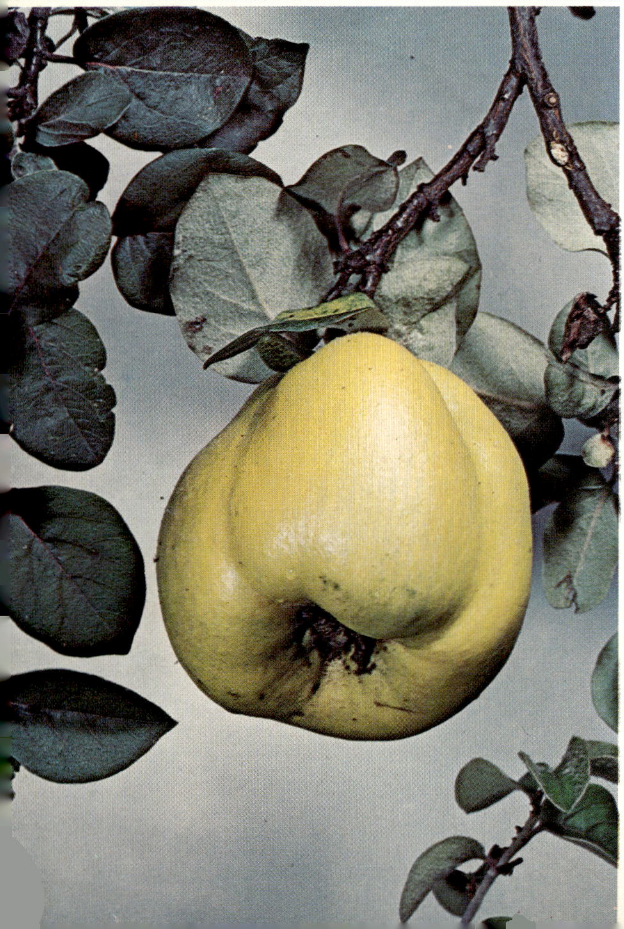

Echte Quitte *Cydonia oblonga* Mill.
Rosengewächse *Rosaceae*

Sommergrüner Strauch oder Obstbaum bis 4–6 m Höhe mit breiter, ausladender, nur sehr flacher Krone und leicht abwärts geneigten Ästen. Rinde dunkelgrau bis graubraun, an älteren Exemplaren in kleinen rechteckigen Platten abschilfernd. Blätter länglich-eiförmig, mit gerundeter Spitze, etwa 6–10 cm lang und 4–6 cm breit, oberseits kahl und matt dunkelgrün, unterseits zottig-graufilzig, mit filzig behaartem Blattstiel, schwach gekerbt. Blüten endständig, einzeln; Kelch drüsig behaart, gesägt, mit zurückgeschlagenen Zipfeln; Kronblätter frei, etwa 2 cm lang, nie reinweiß, sondern zumindest rosa überlaufen oder häufig rosarot gefärbt; Fruchtknoten mit fünf Griffeln. Blütezeit V–VI. Frucht hellgoldgelb, birnen- oder apfelförmig, von angenehmem Geruch.

⊙ Wild kommt die Quitte nur als größerer Strauch in Westasien vor. Als Kulturpflanze wird sie veredelt und häufig auf stammbildende Unterlagen aufgepfropft. Die Art ist ziemlich frostempfindlich und gedeiht in Mitteleuropa nur in sehr wintermilden Klimalagen, wo sie auch gelegentlich verwildert und dann auf tiefgründigen, lockeren, frischen Lehmböden anzutreffen ist.

Die großen Apfelfrüchte, die nur in sehr warmen Sommern gut ausreifen können, enthalten reichlich Pektine, Fruchtsäure und Kohlenhydrate, darunter vor allem den familientypischen Zuckeralkohol Sorbit sowie Fructose.

Mit einiger Gewißheit steht fest, daß der Apfel, den der bestochene Paris an Aphrodite übergab, eine Quitte war. Quitten waren auch im Spiel, wenn den Gewaltigen des Olymps Früchte als Opfer dargebracht wurden. Auch die berühmten goldenen Äpfel der Hesperiden zeigen, z. B. auf den Hochreliefs des Zeustempel von Olympia, auffallende Ähnlichkeiten mit Quitten, die demnach schon in der Antike sehr beliebt gewesen sind. Seit römischer Zeit werden sie auch regelmäßig angebaut. Roh schmecken die Früchte nicht besonders gut, gekocht aber angenehm säuerlich-herb und ein wenig nach Ananas. Der hohe Pektingehalt ermöglicht das Einkochen zu schnittfesten Gelees. Daher lassen sich Quitten auch bevorzugt mit solchen Früchten zusammen verwerten, die weniger Pektin enthalten und nur mit Schwierigkeiten gelieren. Für Quittengelee werden die Früchte mit Schale und Kerngehäuse zerschnitten, gekocht, abgepreßt, mit Zucker erneut gekocht und zum Erstarren in Gläser abgefüllt.

Echtes Mädesüß, Große Spierstaude
Filipendula ulmaria (L.) Max.
Rosengewächse *Rosaceae*

Ausdauernde, krautige Pflanze von 50–150 cm Höhe mit aufrechtem, derbem, kantigem, meist rötlichem Stengel und großem, knotig verdicktem Wurzelstock. Blätter wechselständig, mit großen Nebenblättern, unpaarig unterbrochen gefiedert: wechselweise folgen große, eiförmige, gesägte, bis 3 cm lange Fiederblättchen und sehr kleine Fiederzipfel aufeinander; Endfieder sehr groß und drei- bis fünflappig handförmig geteilt; oberseits runzlig-faltig, unterseits weißlich. Blüten gelblich, sehr klein, mit vier oder fünf Kelchblättern, in vielblütigen, sehr dichten Rispen, die als Spirren ausgebildet sind: Seitenzweige übergipfeln die Hauptachse. Blütezeit VI–VII. Früchte spiralig gewundene, gerippte Bälge. Pflanze von starkem, aromatischem Geruch. Formenreich.

⊙ Recht häufige Pflanze in nassen Wiesen, an Gräben, in Verlandungsröhrichten und Moorwiesen, in Ufergebüsch oder Hochstaudenfluren von Auenwäldern, auf sicker- bis grundnassen, dichten Lehm- und Tonböden. Von der Ebene bis ins Gebirge.

Die Pflanze enthält Phenolglykoside, ätherisches Öl, Vanillin und verschiedene weitere Substanzgruppen. Arzneiliche Verwendung finden vor allem die getrockneten Blüten (DAB *Flores Spiraeae*); auch der im Herbst gegrabene Wurzelstock ist verwendbar.

In älteren Floren findet man die Pflanze unter der wissenschaftlichen Bezeichnung *Spiraea ulmaria.* Diesen Namen trug sie auch, als K. J. Löwig 1839 aus dem Mädesüß erstmals ein Phenolglykosid isolierte und den neuen Naturstoff Spiraeasäure nannte. Bald fand man, daß diese Verbindung ein wirksames Fieber- und Rheumamittel war, jedoch in leicht abgewandelter Form als Essigsäureester anzuwenden war, weil sonst die Magenschleimhäute zu sehr angegriffen wurden. Diese Verbindung ist unter dem Namen A(cetyl)spir(aeasäure)in weltweit bekannt geworden. Ihr wirksamer Bestandteil ist mit der Salicylsäure aus dem Salicin der Weidenrinde identisch. Seitdem 1860 ein Verfahren für die synthetische Herstellung der Verbindung gefunden wurde, wurde Acetylsalicylsäure tonnenweise produziert. – Die Mädesüßblüten strömen einen intensiven, süßlichen Duft aus, der sich beim Trocknen noch verstärkt. Getrocknete Blütenstände werden auch zum Aromatisieren von Getränken verwendet.

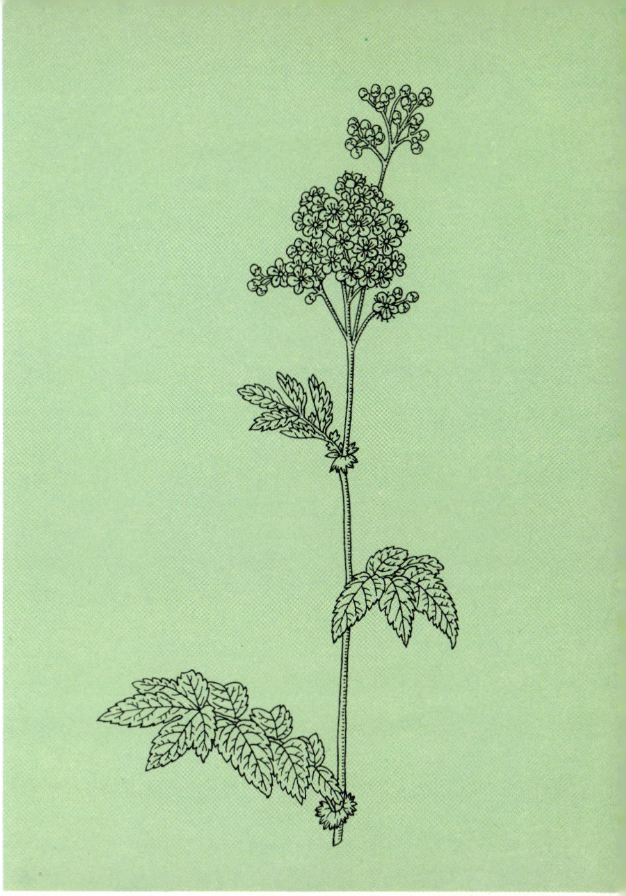

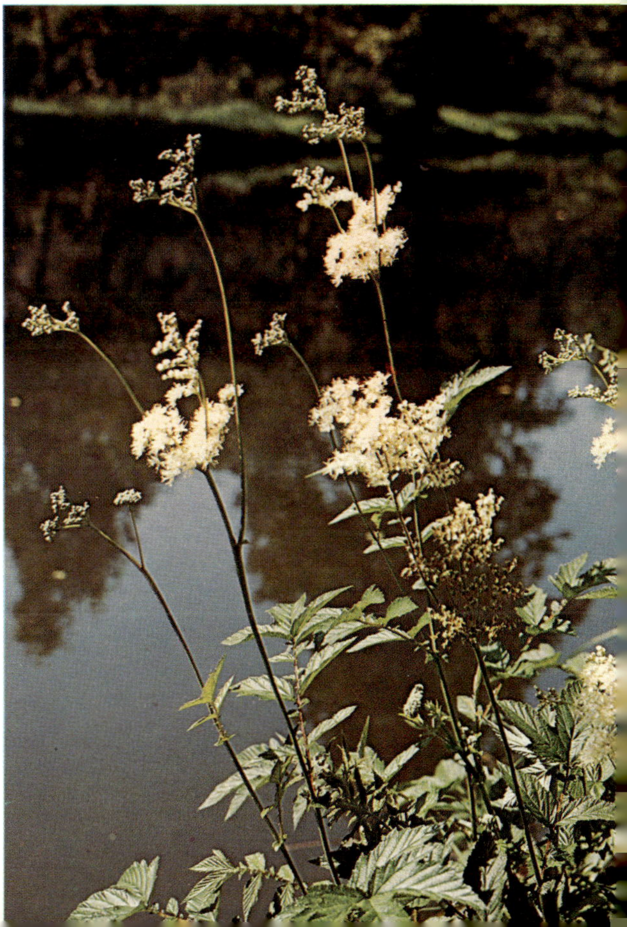

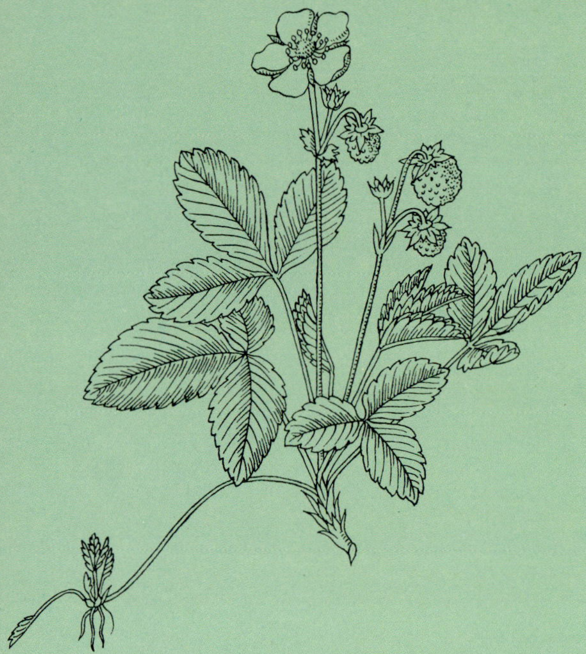

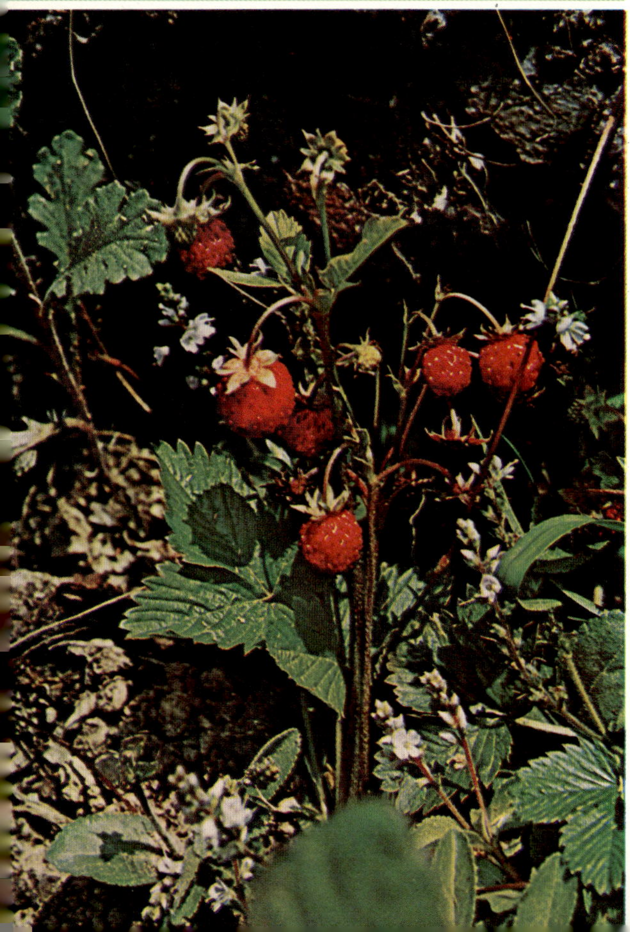

Wald-Erdbeere *Fragaria vesca* L.
Rosengewächse *Rosaceae*

⊡ Ausdauernde, meist auch wintergrüne Rosettenpflanze von 5–20 cm Höhe mit kurzem, dickem Wurzelstock und langen Ausläufern: Aus der Achsel zwischen dem Vorblatt eines Blattbüschels und dem Ausläuferende bricht ein neuer Ausläufer als Seitenzweig hervor. Blätter alle in grundständiger Rosette, langgestielt, dreizählig gefiedert; Fiederblättchen sitzend, mit keilförmigem Grund, rundlich-eiförmig, grob gezähnt, oberseits nur zerstreut behaart, unterseits weißfilzig. In den Blattzahnwinkeln mit deutlich erkennbaren, hellgrün gesäumten Wasserspalten (Hydathoden) zur aktiven Ausscheidung von Wassertropfen (vgl. Frauenmantel). Blüten in vielblütigen Rispen auf aufrechtem Blütenstengel, fünfzählig, mit breiten Kronblättern, die sich am Rand überdecken (Unterschied zum ähnlichen **Erdbeer-Fingerkraut,** *Potentilla sterilis*). Blütezeit V–VI. Frucht eine Sammelnußfrucht, deren fleischige Anteile nicht aus den Fruchtblättern, sondern durch Blütenbodenwucherungen entstehen. Fruchtkelch deutlich abstehend (Unterschied zur ähnlichen, aber weniger schmackhaften **Knack-Erdbeere,** *Fragaria viridis*). Fruchtzeit ab VI.

⊙ Verbreitete Pflanze an Waldsäumen, an Waldwegen, auf Lichtungen und Schlägen und ähnlichen offenen, konkurrenzarmen Standorten. Meist auf frischen, nährstoffreichen, mäßig sauren, steinigen, sandigen oder reinen Lehmböden. Von der Ebene bis ins Gebirge.

✎ Die Walderdbeeren sind ein wertvolles und beliebtes Wildobst und enthalten reichliche Mengen Vitamine und (bis zu 10%) lösliche Kohlenhydrate. Die Blätter und der Wurzelstock führen zusätzlich Gerbstoffe und werden manchmal für Heilzwecke gesammelt (*Folia, Radix Fragariae).*

An den im Garten kultivierten Erdbeeren sind außer der heimischen Wald-Erdbeere die beiden polyploiden, amerikanischen Arten Riesen-Erdbeere *(Fragaria chiloensis)* und Scharlach-Erdbeere *(Fragaria virginiana)* als Stammarten beteiligt. Beide Arten wurden 1612 bzw. 1623 nach Europa eingeführt und erst nur in Frankreich verwendet, wo die einheimischen Arten schon seit dem 14. Jahrhundert gepflanzt wurden. Das Aroma der Gartenzüchtungen reicht an das der voll ausgereiften Walderdbeeren nicht heran. Nur selten wird man genügend davon finden, um daraus ein Kompott oder eine Marmelade zu bereiten. Eine Handvoll reicht aber für eine Bowle.

Echte Nelkenwurz *Geum urbanum* L.
Rosengewächse *Rosaceae*

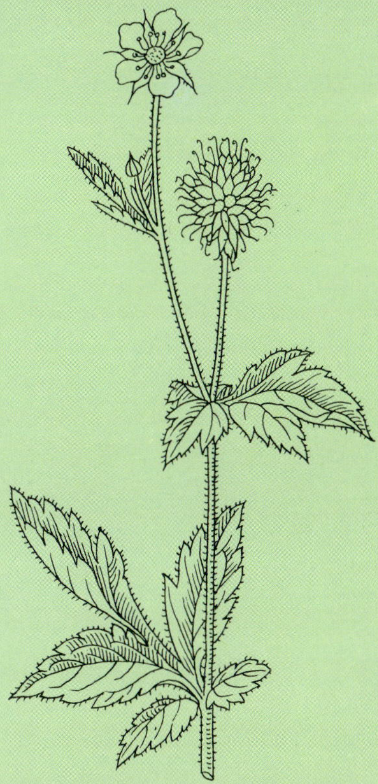

❁ Wintergrüne, krautige Rosettenpflanze von 30–60 cm Höhe mit dickem, kurzem, runzlig braunem Wurzelstock und aufrechtem, wenig ästigem, behaartem Stengel. Grundständige Rosettenblätter unpaarig gefiedert, untere Fiederblätter deutlich kleiner als die oberen, Endfieder am größten und meist dreiteilig gelappt. Stengelblätter wechselständig, mit großen, gezähnten Nebenblättern, dreilappig handförmig geteilt. Blüten einzeln end- oder blattachselständig an langen Stielen, mit schmalen, lanzettlichen Kelchblättern und goldgelben, ovalen, abgerundeten Kronblättern; Fruchtknoten und Staubblätter zahlreich. Blütezeit V–VIII. Die Griffel der Fruchtknoten bilden zur Fruchtzeit widerhakig gebogene Borsten, die als Verbreitungsmittel eingesetzt werden.

⊙ Ziemlich häufige und verbreitete Pflanze in krautreichen Wäldern, in Auenwäldern und Ufergebüsch, an schattigen Mauern und Zäunen, an Waldwegen und Wildlägern auf grundfrischem, nährstoffreichem, mäßig saurem Lehm- oder Tonboden. Nährstoffzeiger.

✐ Der Wurzelstock der Nelkenwurz enthält neben Bitterstoffen und Gerbstoffen ein ätherisches Öl mit dem Glykosid Gein, das beim Zerfall den Phenylpropankörper Eugenol freisetzt. Die getrocknete Wurzel riecht daher nach Gewürznelken. Der vor der Blütezeit im Frühjahr gegrabene Wurzelstock wird als Nelkenwurzel *(Radix Caryophyllatae)* in getrockneter Form verwendet.

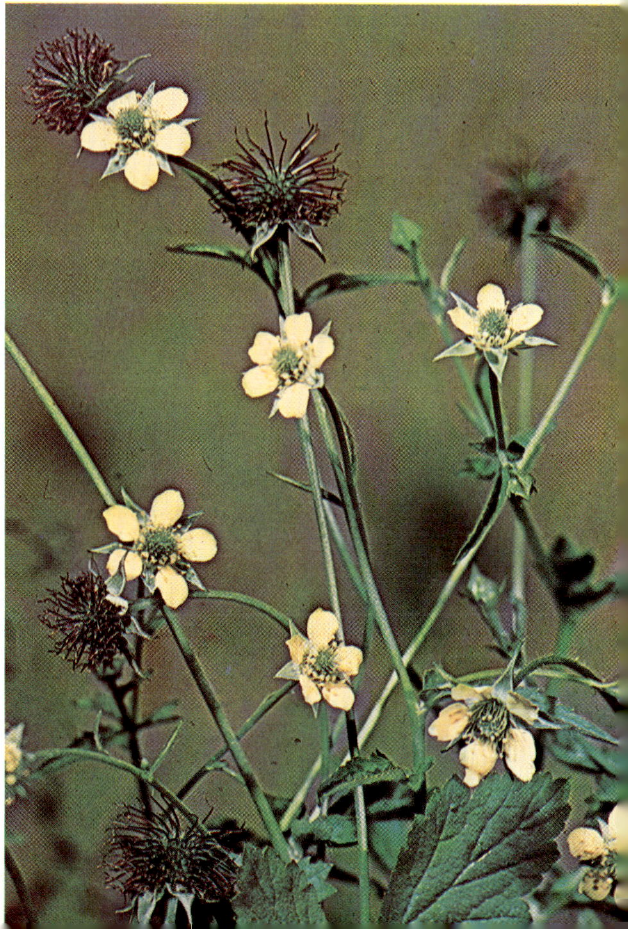

Zeitweise wurde die Nelkenwurzel als Ersatz für die Echten Gewürznelken, die geschlossenen Blütenknospen des Gewürznelkenbaums *(Eugenia caryophyllata = Syzygium aromaticum)*, verwendet, die in den Ölbehältern ihrer Achsen den gleichen aromatischen Inhaltsstoff Eugenol führen. Nelkenöl spielt eine bedeutende Rolle in der Zahnmedizin bei der Behandlung von Zahnfleischentzündungen, entzündlichen Zahnwurzelerkrankungen und Paradontose. Wegen des beachtlichen Gerbstoff- und Bitterstoffgehaltes werden wäßrige Auszüge aus der Nelkenwurzel auch mit Erfolg gegen Verdauungsbeschwerden eingesetzt. Etwa 2–3 g der getrockneten und zerkleinerten Wurzel, gemischt mit einer Messerspitze Zimt, sind eine gute Gewürzzutat zu einem Glühwein.

⚖ Ein Auszug aus der gleichen Menge Nelkenwurzel wird innerlich und äußerlich angewendet.

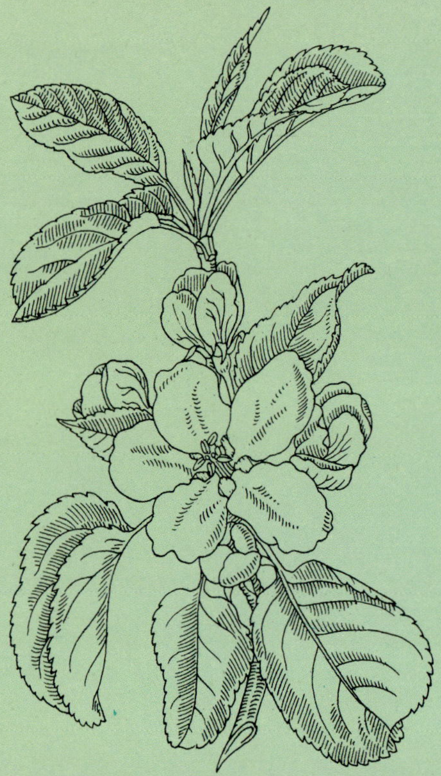

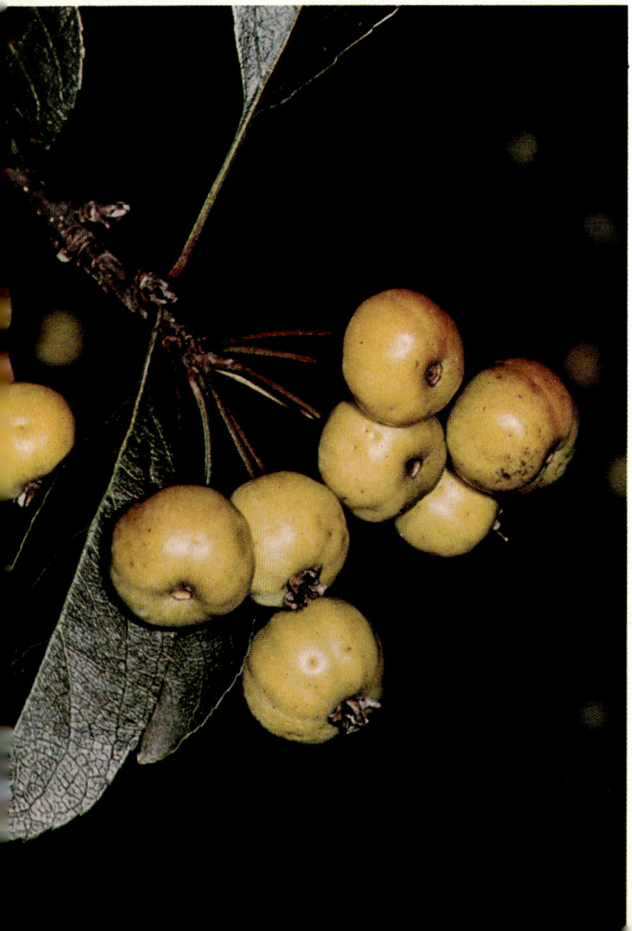

Wild-Apfel, Holz-Apfel
Malus sylvestris (L.) Mill.
Rosengewächse *Rosaceae*

Winterkahler Baum bis 10 m Höhe, manchmal auch strauchförmig, mit dichter, reichästiger, häufig rundlicher Krone. Rinde graubraun, in rechteckige Felder zerrissen. Triebe und Zweige mit zahlreichen verdornten Kurztrieben (bei Kultursorten selten). Blätter gestielt, breit-eiförmig, mindestens doppelt so lang (4–8 cm) wie der Blattstiel, kerbig gesägt, fast unbehaart, nur auf den Blattnerven unterseits schwach kurzhaarig. Blüten weiß, seltener rosa, mit rundlichen Kronblättern, die in einen stielartigen Abschnitt verschmälert sind; Fruchtknoten unterständig mit fünf Griffeln, die am Grunde verwachsen sind; Staubbeutel gelb. Blütezeit V (markiert den Beginn des Vollfrühlings). Frucht eine 2–4 cm dicke, kugelige, rotbackige Apfelfrucht, die erst im späteren Herbst ausgereift ist.

⊙ Zerstreute Art in Auenwäldern, in Hecken und Feldgehölzen, an Waldrändern und auf Waldlichtungen, auf frischem, nährstoff- und basenreichem, meist tiefgründigem Lehmboden. Vielfach durch die Forstwirtschaft ausgerottet und nur vereinzelt als Wildäsung gepflanzt.

Von Interesse sind nur die herb-säuerlichen Apfelfrüchte, die reichlich Pektin, Gerbstoffe und Fruchtsäuren enthalten.

Der Apfel ist das einzige Obst, dessen Name aus einem germanischen Wortstamm und nicht wie Birne aus *pirus* oder Kirsche aus cerasus von Bezeichnungen des Klosterlateins abgeleitet ist. Vermutlich ist er in Mitteleuropa als Kulturpflanze aus der Wildart und dem ebenfalls einheimischen Paradies-Apfel *(Malus paradisiaca)* herausgezüchtet worden. Als Wildobst wird er schon seit der Jungsteinzeit genutzt, wie die Funde zahlreicher Apfelkerne und sogar vollständig erhaltener, aber verkohlter Äpfel beweisen. Das heutige Sortenangebot ist unübersehbar, aber bestimmten Schwankungen der bevorzugten Geschmacksrichtung unterworfen. Die Merkmale der Kultursorten sind nur durch vegetative Vermehrung (Pfropfung) zu erhalten; auskeimende Apfelkerne von Garten-Äpfeln fallen mehr und mehr in die Eigenschaften der Wildpflanze zurück. Wildäpfel sind nicht besonders wohlschmeckend, aber trotzdem nützlich einzusetzen: Wegen ihres hohen Pektingehalts kann man sie mit anderen Früchten zusammen zu Gelee verwenden und dadurch die Gelierfähigkeit beträchtlich verbessern.

Deutsche Mispel *Mespilus germanica* L.
Rosengewächse *Rosaceae*

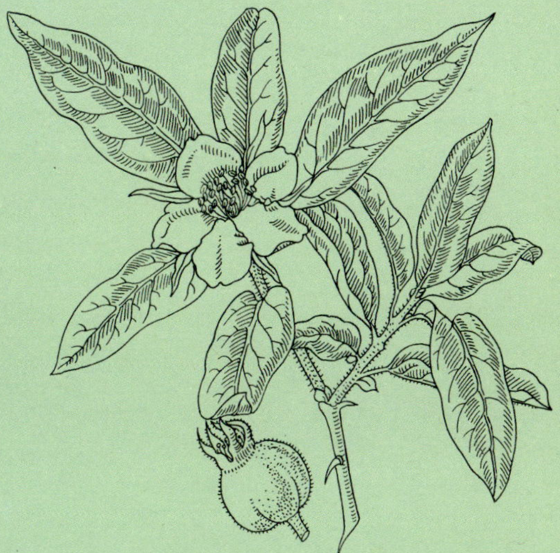

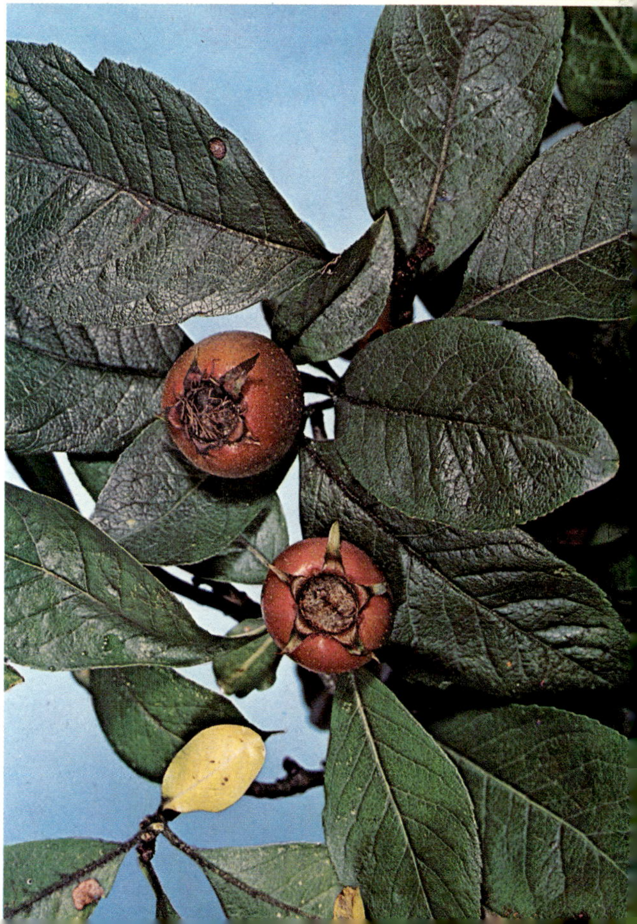

⊞ Winterkahler Strauch oder kleiner Baum von 1–5 m Höhe mit aufragenden, reichverzweigten Ästen. Junge Triebe und Zweige mit auffallender filziger Behaarung. Blätter kurzgestielt, recht groß, 6–12 cm lang und 4–7 cm breit, länglich-eiförmig, mit kurzer, deutlicher Spitze, ganzrandig oder fein gesägt, oberseits dunkelgrün, kurzhaarig oder ganz kahl, unterseits graugrün mit dichtem Haarfilz. Blüten einzeln, bis 4 cm breit, fast sitzend und von den Laubblättern umgeben, mit langen, lanzettlichen Kelchblättern; Kronblätter weiß, rundlich-eiförmig, vorne meist etwas ausgerandet; Fruchtknoten unterständig mit fünf Griffeln; Staubblätter zahlreich. Blütezeit V–VI. Mispeln sind sehr eigenartige Früchte: Während beim Apfel die Fruchtblätter das pergamentartige Kerngehäuse bilden, werden sie bei der Mispel holzig und steinhart, so daß Nußfrüchte entstehen. Der Blütenboden schwillt auch hier zu einer Scheinfrucht an, verwächst aber nicht bis zur Griffelbasis (wie beim Apfel), sondern bildet einen offenen Becher, der die fünf Nüsse umschließt und an dessen Rand die langen Kelchblätter erhalten bleiben.

⊙ Die Mispel stammt aus Südosteuropa und Westasien und wurde von den Römern nach Mitteleuropa eingeführt. Bis über das Mittelalter hinaus wurden sie als Obst angebaut und häufig angepflanzt (Schloß „Mespel“brunn). Heute sind die Pflanzen nur noch sehr selten verwildert auf mäßig-trockenen, tiefgründigen, steinigen Lehmböden anzutreffen und meist auf die Weinbaugebiete beschränkt.

✎ Die braunroten Mispelfrüchte enthalten reichliche Mengen Gerbstoff, Pektin und Fruchtsäuren.

Da von der Beliebtheit der Mispeln kaum etwas verblieben ist, muß sich der Geschmack in den letzten Jahrhunderten geändert haben. Man kann heute den Mispeln kaum noch einen besonderen Geschmack abgewinnen, selbst wenn sie einmal voll ausreifen sollten. Meist sind sie erst dann einigermaßen genießbar, wenn sie einen kräftigen Nachtfrost abbekommen haben und die Gerbstoffe zum größten Teil gebunden sind. Die Früchte sind dann ziemlich mehlig und weich und werden am besten mit anderem Obst zusammen zu Kompott oder zu Marmelade verarbeitet. Ihr hoher Pektingehalt verbessert auch erheblich die Gelierfähigkeit anderer Früchte, wenn sie in einem Vielfruchtansatz verwendet werden.

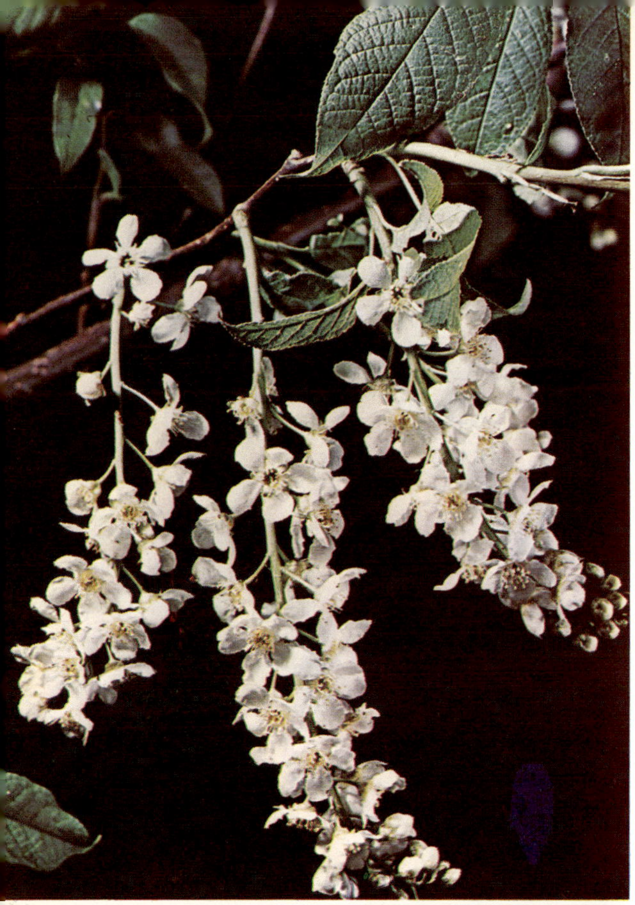

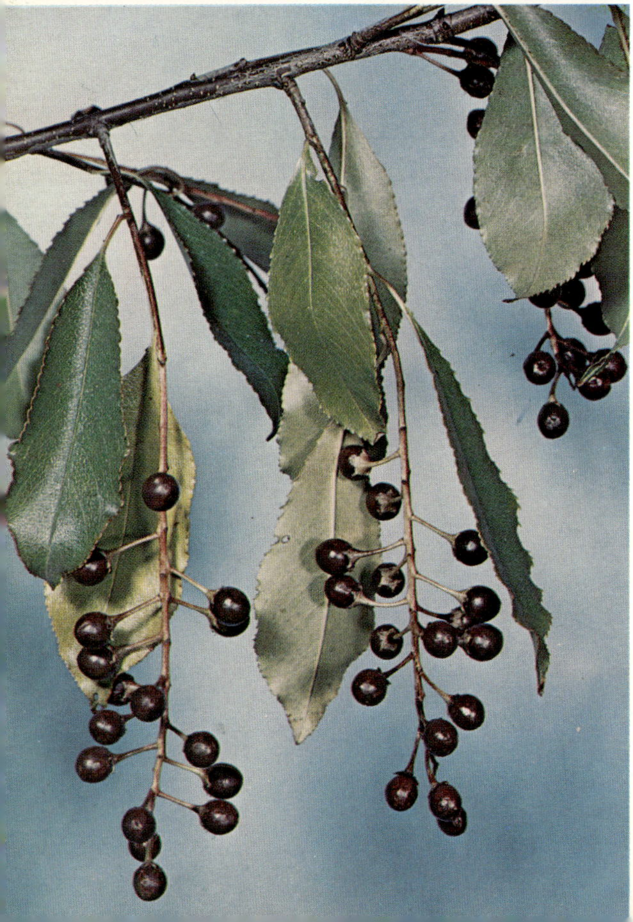

Gewöhnliche Traubenkirsche *Padus avium* Mill.
Rosengewächse *Rosaceae*

⊞ Sommergrüner Laubbaum bis 15 m Höhe mit lockerer, runder Krone. Junge Äste sehr dünn, steil ansteigend oder abstehend, ältere Äste herabhängend. Rinde glatt, schwarzbraun bis graubraun. Blätter länglich-eiförmig, schlank zugespitzt, etwa 10 cm lang und bis 6 cm breit, ziemlich weich, runzlig, mit eingetieften Blattnerven, scharf gesägt, oberseits mattgrün, unterseits nur wenig heller. Blattstiele in der Nähe der Spreitenbasis mit zwei meist hellgrünen Nektardrüsen. Blüten duftend, dicht gedrängt in hängenden, vielblütigen Trauben, die an der Basis zwei bis drei kleinere Laubblätter tragen; Krone weiß, etwa 1 cm breit; Fruchtknoten mit einem Griffel; Staubblätter gelb; Blütenboden behaart. Blütezeit V. Frucht eine bis 8 mm große, kugelige, schwarze Steinfrucht. Fruchtreife ab VI. Vogelverbreitung.
⊙ Ziemlich häufige Pflanze im Unterstand von Auenwäldern (Leitart des Traubenkirschen-Eschen-Auenwaldes), aber auch in Ufergebüsch, an Waldrändern, auf sickerfeuchtem, zeitweise überschwemmtem, nährstoffarmem, tiefgründigem, sandig-kiesigem oder reinem Lehmboden. Halbschatten-Weichholz. Von der Ebene bis ins Gebirge.
✎ Die schwarzen Traubenkirschen, die im Juni/Juli reif werden, sind sehr vitamin- und kohlenhydratreich und können gesammelt werden.

▣ Während man den Baum als Intensivwurzler gern auf abrutschgefährdeten Böschungen oder auch zur Uferbefestigung anpflanzt, haben die Früchte einen bescheidenen Wert als Wildobst. Wie andere Früchte dieses Typs, die nicht sehr dickfleischig, auch nicht allzu saftig und eigentlich für die Ernährung der Vögel gedacht sind, nimmt man Traubenkirschen nicht für den Sofortverbrauch, sondern verwendet sie allenfalls in etwas veredelter Form. Dazu bietet sich die Herstellung eines Fruchtlikörs an, mit dem man die interessanten Aromastoffe der Früchte doch noch nutzen kann. Die Likörzubereitung erfolgt nach dem Verfahren, das bei der Vogelkirsche beschrieben wurde. Stehen nicht genügend Traubenkirschen zur Verfügung, kann auch mit Vogelkirschen oder mit den Früchten weiterer Wildsteinobstarten wie **Später Traubenkirsche** *(Padus serotina)* oder **Weichsel** *(Prunus mahaleb)* aufgefüllt werden.
▶ Die etwas ähnlich aussehenden Früchte von Liguster *(Ligustrum vulgare)* und Faulbaum *(Frangula alnus)* dürfen nicht verwendet werden.

Gänse-Fingerkraut *Potentilla anserina* L.
Rosengewächse *Rosaceae*

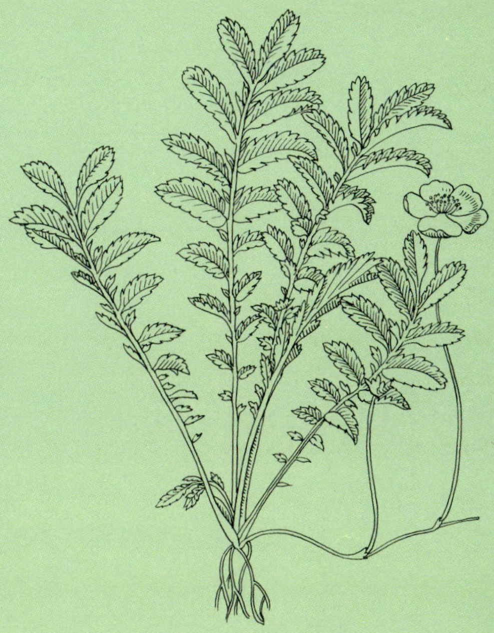

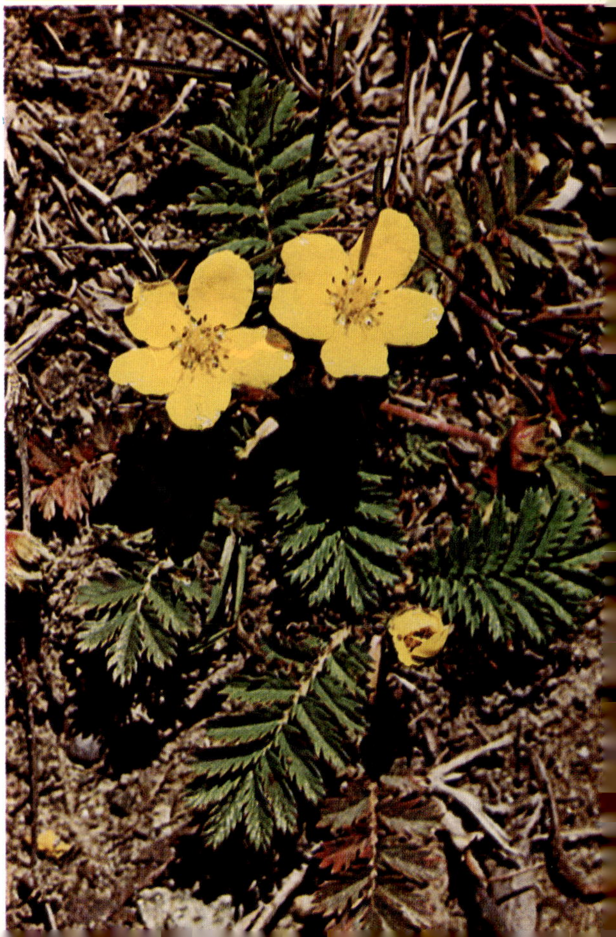

⊠ Ausdauernde, wintergrüne, krautige Rosettenpflanze von 15–50 cm Höhe mit oft kriechendem Stengel und langen Ausläufern. Blätter meist bodenanliegend, bis 20 cm lang, unpaarig, abwechselnd mit großen und kleinen Fiederblättchen (unterbrochen) gefiedert (Ausnahme innerhalb der Gattung), oberseits kahl, zerstreut oder dicht behaart, unterseits meist dicht seidig weißfilzig, Fiederblättchen länglich-eiförmig, scharf gezähnt, sitzend, Endfieder nur unwesentlich größer. Blüten einzeln auf längeren oder kürzeren Stielen blattachselständig, 15–20 mm breit, mit breit-ovalen, vorne undeutlich ausgerandeten, goldgelben Kronblättern; Griffel und Staubblätter zahlreich. Blütezeit V–VIII. Blüten sind nur bei voller Sonneneinstrahlung geöffnet.

⊙ Verbreitete bis häufige Pflanze in frischen Tritt-Pioniergesellschaften an Wegen, Ufern, auf Gänseweiden (Name), meist auf frischen, nährstoffreichen, mäßig sauren, dichten, sandigen oder reinen Lehmböden. Salzverträglich und daher auch an der Küste im Graudünenbereich sehr häufig. Kulturfolger. In gemäßigten Zonen heute weltweit verbreitet.

✎ Die Pflanze enthält in allen Teilen Flavonoide, Gerbstoffe der Ellagitanningruppe und eine Reihe weiterer Inhaltsstoffe. Arzneiliche Bedeutung hat das zur Blütezeit gesammelte und schonend getrocknete Kraut (DAB *Herba Anserinae*).

Gänse-Fingerkraut wirkt krampflösend im Magen-Darm-Bereich und wird daher bei Magenkrämpfen, krampfartigen Durchfällen, Darmkoliken und ähnlichen Beschwerden mit anderen spasmolytischen Pflanzen verwendet. Da der Angriffspunkt der wirksamen Bestandteile die glatte Muskulatur ist, können Fingerkraut-Zubereitungen auch Menstruationsbeschwerden dämpfen. Für die innerliche Anwendung nimmt man etwa 3–4 g der getrockneten, zerkleinerten Pflanze auf eine Tasse kochenden Wassers als Tee zubereitet. Ein solcher Aufguß kann auch mehrmals täglich getrunken werden, Nebenwirkungen, auch bei höherer Dosierung, sind nicht bekannt.

Die frischen Blätter des Gänse-Fingerkrautes geben ein sehr mildes, schmackhaftes Wildgemüse. Man läßt die gründlich gewaschenen Blätter in Salzwasser weich kochen, seiht dann ab und gibt sie zerkleinert in eine helle Einbrenne, die mit Zwiebel und Muskat gewürzt wurde, und läßt noch eine Viertelstunde bei kleiner Flamme ziehen.

Blutwurz, Tormentill
Potentilla erecta (L). Räusch.
Rosengewächse *Rosaceae*

⊞ Ausdauernde, krautige Pflanze von 10–30 cm Höhe mit liegendem, aufsteigendem oder aufrechtem, aber nie wurzelndem Stengel und einem kurzen, dicken, unregelmäßig knolligen Wurzelstock, der außen braun ist, im Anschnitt aber blutrot verfärbt. Blätter dreizählig fingerförmig geteilt, Teilblättchen der Grundblätter jeweils mit drei bis vier Zähnen. Stengelblätter fast sitzend oder sehr kurz gestielt, mit größeren, auffallenden, fingerig gelappten Nebenblättern, Teilblätter am Grunde keilförmig verschmälert, wenig gezähnt, kahl. Blüten durchweg vierzählig, 7–15 mm breit, mit vierteiligem Außenkelch, vier schmalen Kelchblättern und deutlich ausgerandeten Kronblättern; Fruchtknoten und Staubblätter zahlreich. Blütezeit VI–VIII.

⊙ Häufige bis verbreitete Pflanze in Magerrasen, Zwergstrauch- und Feuchtheiden, Moorwiesen, in lichtem Gebüsch und Pfeifengraswiesen, auf frischem, basenreichem, sauer-humosem, sandig-steinigem oder reinem Lehmboden. Magerkeits- und Versauerungsanzeiger.

✎ Von arzneilicher Bedeutung ist vor allem der im Frühjahr gegrabene und schonend getrocknete Wurzelstock (DAB *Radix/Rhizoma Tormentillae*). Er enthält größere Mengen an Gerbstoffen der Catechingruppe, daneben auch den auffallenden Farbstoff Tormentillrot, ein Phlobaphen der Tormentillsäure. Ester der Tormentillsäure, die ein pentazyklisches Triterpen darstellt, mit Glucose werden als Pseudosaponine (Tormentol, Tormentosid) bezeichnet.

Tormentill ist eine wichtige und sehr wertvolle Gerbstoffdroge, bei der die Gerbstoffe zum Teil in glykosidischer Bindung vorliegen, aus der sie erst beim Durchgang durch den Magen-Darm-Trakt nach und nach abgespalten werden. Anwendungsgebiete für diese Pflanze sind entzündliche Erkrankungen und Veränderungen der inneren Schleimhäute im Bereich des Verdauungsapparats, aber auch damit zusammenhängende Folgeerscheinungen wie Brechdurchfall oder Darmkatarrh. Äußerlich wird Tormentill auch zur Oberflächenbehandlung (Gurgeln oder Pinseln) der Mundschleimhäute oder in Umschlägen auf Hautverletzungen (Brandwunden, Sonnenbrand, Hautabschürfungen) verwendet.

Vom geschnittenen und getrockneten Rhizom werden Teeaufgüsse (etwa 2–3 g/Tasse) oder alkoholische Auszüge (1 Teil Rhizom in 10 Teilen 96% Alkohol; mehrere Tage ausziehen lassen, klar filtrieren; 20–25 Tropfen in etwas Wasser) verwendet.

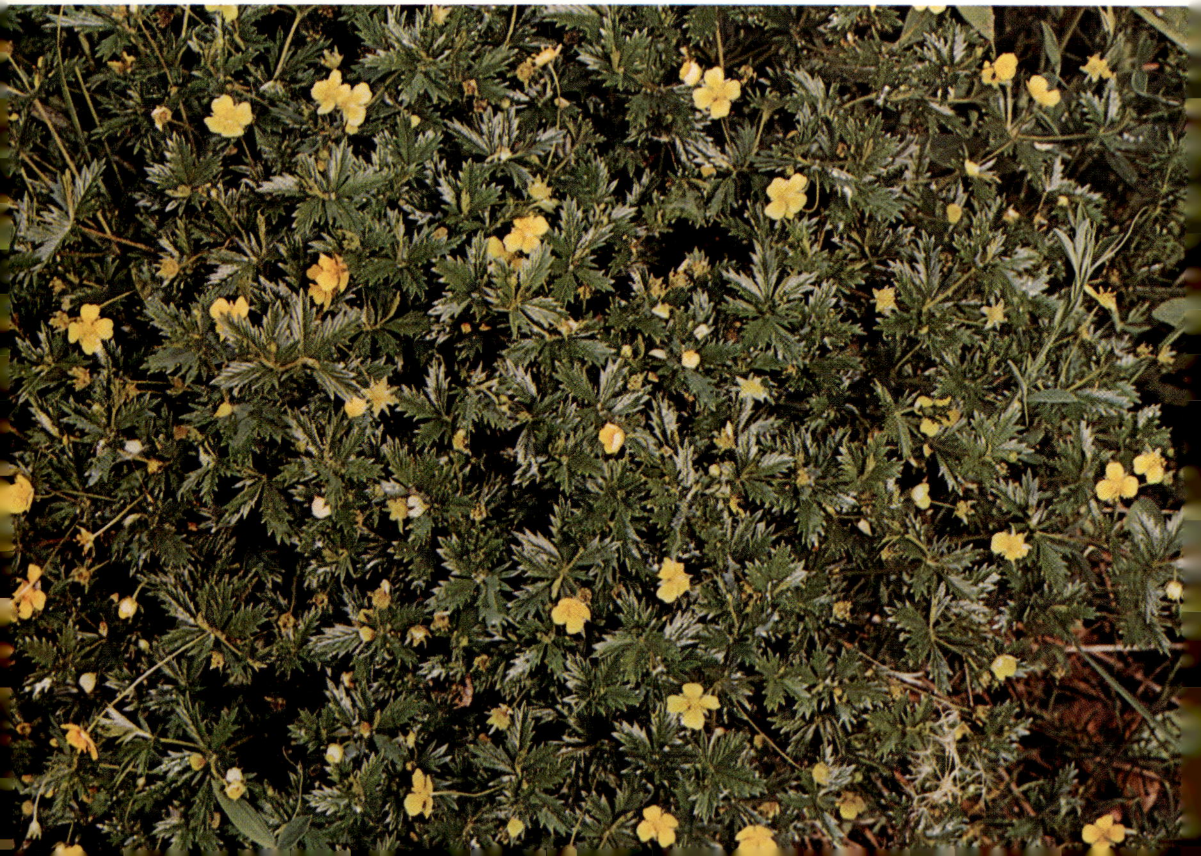

Schlehe, Schwarzdorn *Prunus spinosa* L.
Rosengewächse *Rosaceae*

⊞ Winterkahler Strauch von 1–3 m Höhe mit aufrechten oder abstehenden, stark verzweigten Ästen. Rinde auffallend schwarzbraun. Junge Triebe samtig behaart. Zweige später mit zahlreichen, verdornenden Kurztrieben. Blätter klein, etwa 2–4 cm lang, elliptisch-eiförmig, an beiden Enden zugespitzt, kurzgestielt, oberseits etwas runzlig, mattgrün, feingesägt. Nebenblätter sehr klein, schmal-linealisch. Blüten bis etwa 12 mm breit, vor dem Laubaustrieb erscheinend, kurzgestielt, meist einzeln, aber über die gesamte Zweiglänge verteilt; Kronblätter weiß, Fruchtknoten mit einem Griffel; Staubblätter zahlreich. Blütezeit IV–V. Frucht eine aufrechte, kugelige, blaue, bereifte Steinfrucht. Fruchtreife etwa IX. Gute Bienenweide und wichtiges Vogelnistgehölz.

⊙ Ziemlich häufig an sonnigen Hecken, Wald- und Wegrändern, in Pioniergebüsch, auf Magerrasen, in Feldgehölz und an Felshängen. Meist auf mäßig-trockenem, mittelgründigem, steinigem, sandigem oder reinem Lehmboden, auch auf Rohboden. Licht- oder Halbschattenpflanze. Hartholz.

✐ Für Heilzwecke werden die Blüten gesammelt und bei Raumtemperatur getrocknet (DAB *Flores Pruni spinosae*). Sie enthalten das Flavonglykosid Kämpferol. Die reifen Früchte sind stark gerbstoffhaltig. Größere Mengen cyanogener (blausäureabspaltender) Glykoside finden sich in den Samen der Steinkerne.

Die Schlehenfrüchte sind bekannt für ihren enorm adstringierenden Geschmack, der sich erst nach einem kräftigen Frost etwas mäßigt und dann die übrigen Qualitäten der Frucht hervortreten läßt. Schlehen lassen sich, wie auch andere Steinfrüchte aus dieser Familie, zu allerlei geistigen Getränken verarbeiten. Schlehen-Likör kann nach dem Vogelkirschen-Verfahren (s. d.) angesetzt werden. Einen etwas kräftigeren Schlehen-Schnaps erhält man, wenn man je ein halbes Pfund gut durchgefrorener (Tiefkühlfach!) Schlehen und Zucker mit einer Flasche Gin und 1/4 l reinem (96%) Weingeist versetzt und mindestens ein halbes Jahr ziehen läßt, wobei gelegentliches, kräftiges Umschütteln sehr hilfreich ist. Anschließend wird vorsichtig abgegossen oder abgehoben, in Flaschen abgefüllt und ein paar Monate reifen gelassen. Die übriggebliebenen, alkoholgetränkten Früchte werden in wenig Flüssigkeit aufbewahrt und können als Beilage oder für Saucen zu verschiedenen Wild- oder Wildgeflügelgerichten verwendet werden

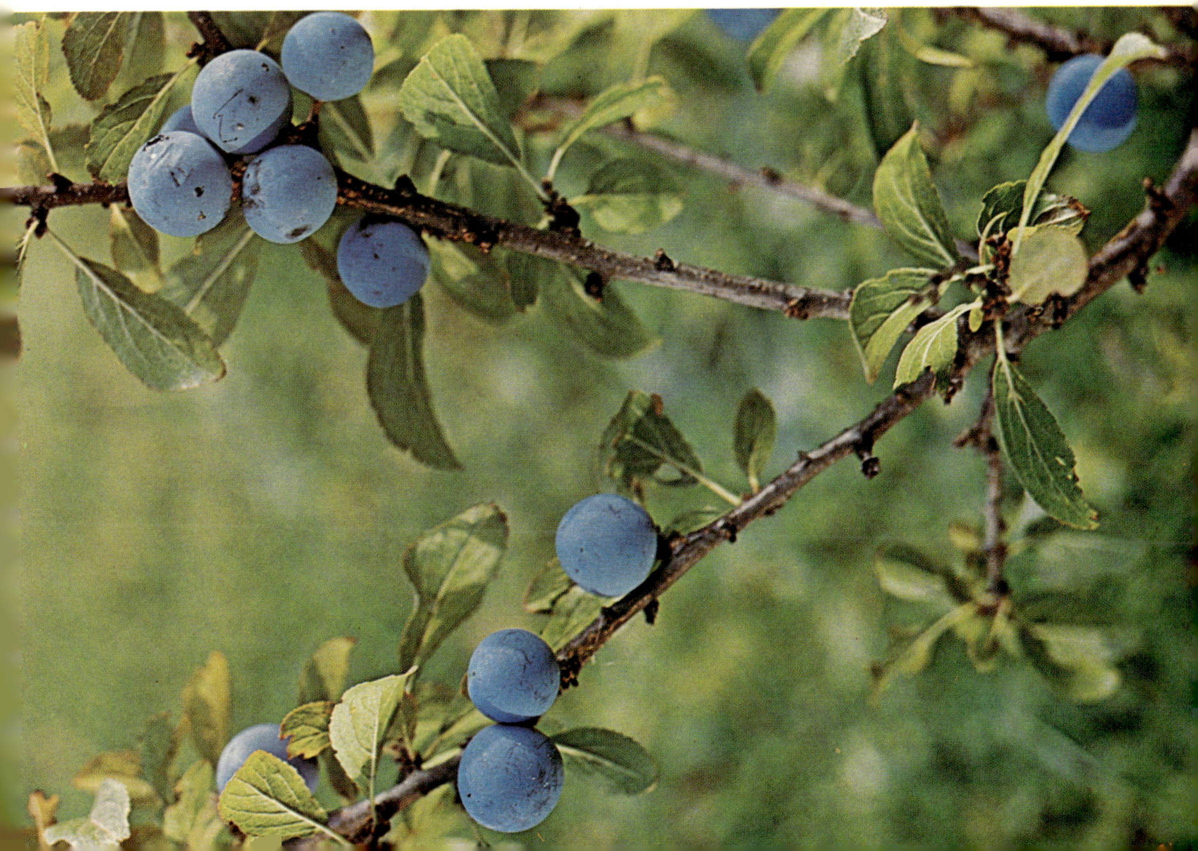

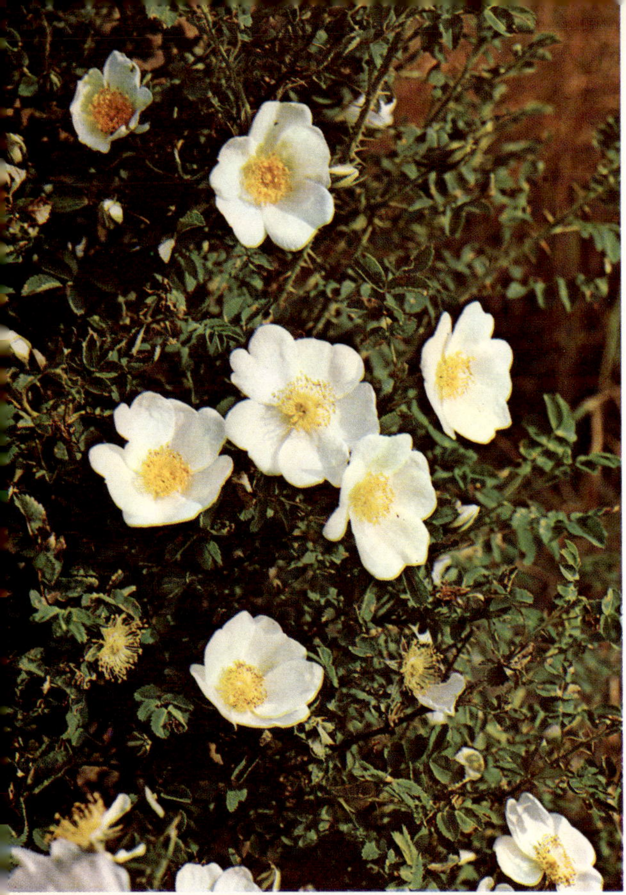

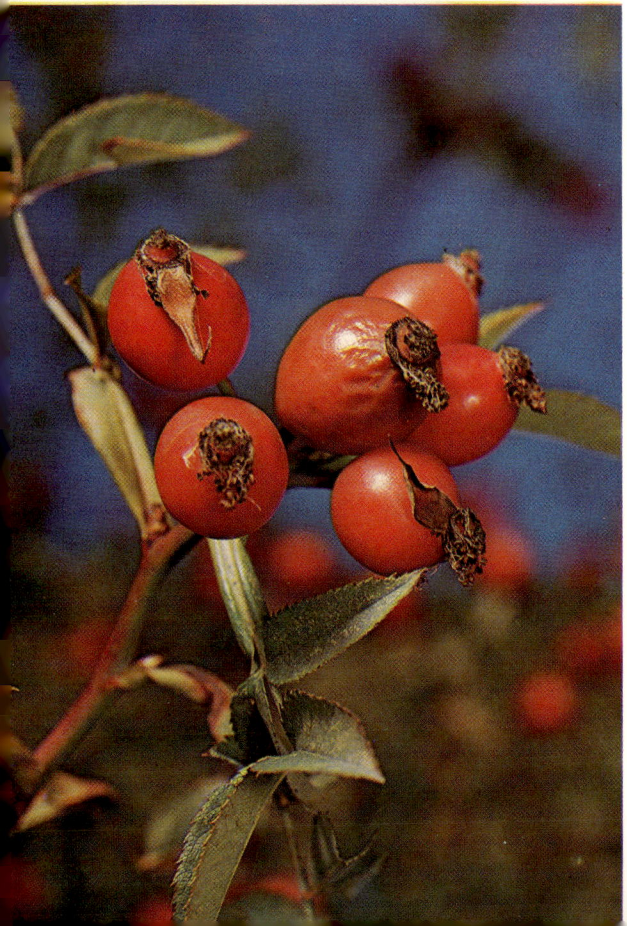

Hunds-Rose, Hecken-Rose *Rosa canina* L.
Rosengewächse *Rosaceae*

Winterkahler Strauch von 1–3 m Höhe mit aufrechten oder bogig überhängenden, teilweise stark verzweigten Ästen. Die „Dornen" auf Ästen und Zweigen sind die Rinde durchbrechende Stacheln. Blätter wechselständig, unpaarig gefiedert, mit fünf bis sieben ungefähr gleich großen, kahlen, ovalen, scharf gezähnten Fiederblättchen, oberseits mattgrün bis dunkelgrün, unterseits etwas heller. Blattstiel an der Basis verbreitert mit Nebenblattzipfeln. Blüten einzeln oder zu dritt auf kurzen Stielen in den Blattachseln. Duft schwach. Kelchblätter von unten nach oben zunehmend vereinfacht (zuerst von Albertus Magnus beschrieben); Kronblätter bis 2 cm lang, hellrosa, Griffel und Staubblätter zahlreich und von unbestimmter Anzahl. Blütezeit VI. Aus der becherförmigen Blütenachse wird zur Fruchtreife die Scheinfrucht Hagebutte, die die zahlreichen, einsamigen Nußfrüchtchen einschließt. Fruchtreife ab IX. Formenreiche Sammelart.

Verbreitete bis häufige Pflanze an Wald- und Wegrändern, in Hecken, Feldgehölzen, an Säumen und in lichten Wäldern auf warmen, mäßigtrockenen, meist tiefgründigen, aber festen Lehmböden. Tiefwurzler, Bodenfestiger. Von der Ebene bis in mittlere Gebirgslagen.

Besonders wertvoll sind die im Herbst gesammelten Hagebutten, die viele Vitamine und lösliche Kohlenhydrate (kein Sorbit!) enthalten.

Hagebutten sind meist in größerer Menge beschaffbar, da sie einerseits überall gedeihen, andererseits aber nicht häufig gesammelt werden. Traditionellerweise kann man aus ihnen nach bewährten Rezepten eine hervorragend schmeckende Marmelade zubereiten. Bei der Herstellung ist lediglich darauf zu achten, daß die Flüssigkeit durch ein Tuch abtropfen kann, um die scharfen, spitzen Haare zu entfernen, die gefährliche Darmreizungen verursachen könnten. Empfehlenswert ist aber auch die Herstellung eines Hagebutten-Weines. Dazu werden etwa 2,5 kg Hagebutten ohne Kelche und Stiele grob zerkleinert und mit einer Zuckerlösung (etwa 3 kg auf 8 l Wasser) vermischt. Anschließend gibt man noch 30 g gepulverte Zitronensäure hinzu, impft mit Reinzuchthefe (Rasse Malaga) und vier Hefenährtabletten an, füllt in einen Gärballon und läßt bei 20–25 °C zwei Wochen lang gären. Danach wird die Flüssigkeit abgepreßt, vier Monate nachgären lassen, geschwefelt, geklärt, abgefüllt und längere Zeit gelagert.

Brombeere *Rubus fruticosus* L.
Rosengewächse *Rosaceae*

⊞ Winterkahler, teilweise auch mit grünen Blättern überwinternder Strauch von 20–200 cm Höhe mit wechselnder Wuchsform: neben kriechenden, niederliegenden oder aufrechten Zweigen auch bogig überhängende Sprosse. Äste und Zweige gefurcht, mit grüner oder rötlicher Rinde und kräftigen Stacheln. Blätter unpaarig gefiedert, meist aus drei bis fünf ungleich großen, handförmig zusammengesetzten Fiederblättern, unterste Blättchen nicht sitzend, sondern deutlich kurzgestielt (Unterschied zur Kratz-Beere, *Rubus caesius*). Blüten weiß oder rosa, Fruchtknoten und Staubblätter zahlreich. Blütezeit V–VIII. Früchte sind schwarzglänzende, saftig-fleischige Sammelnußfrüchte. Brombeeren bilden auch ohne Befruchtung keimfähige Samen aus (Apogamie). Dadurch spaltet die Art in zahlreiche kleinere Formenkreise auf. Allein in Mitteleuropa sind in der Sammelart *Rubus fruticosus* etwa 1500 verschiedene Kleinarten zu unterscheiden.

⊙ Trotz ökologischer Spezialisierung der kleineren Sippen Hauptverbreitung der Brombeeren in Wäldern, Hecken, Schlägen, Säumen auf frischem, nährstoffreichem, kalkarmem, mäßig saurem, steinig-sandigem Lehmboden.

Brombeerblätter enthalten etwa 5–15% Gerbstoffe, Flavone, ein ätherisches Öl und verschiedene organische Säuren. Die frischen, jüngeren Blätter werden zur Blütezeit gesammelt (DAB *Folia Rubi fruticosi*) und zuerst in der Sonne, später im Schatten getrocknet.

Getrocknete Brombeerblätter sind eine nicht allzu kräftige Gerbstoffdroge und geben, auch in Mischungen mit Himbeerblättern, einen recht angenehm schmeckenden Haustee. Besonderes Interesse finden natürlich die aromatischen Früchte, die zu den besten einheimischen Wildfrüchten gehören. Man ißt sie entweder sofort vom Strauch, verarbeitet sie zu Kompott oder Sirup oder verwendet sie zur Zubereitung eines Gelees. Außerdem eignen sie sich vorzüglich zur Herstellung von Brombeer-Likör nach folgendem Verfahren: Etwa 500 g Zucker in 1 l Fruchtsaft auflösen, einige Tage stehen lassen, dann etwa 1 l reinen (96%) Weingeist und ein Glas Rum hinzugeben, gut durchmischen, in Flaschen abfüllen und längere Zeit bis zur Geschmacksabrundung reifen lassen. Nach dem Heidelbeer- oder Hagebutten-Verfahren (s. d.) kann auch ein Brombeer-Wein zubereitet werden.

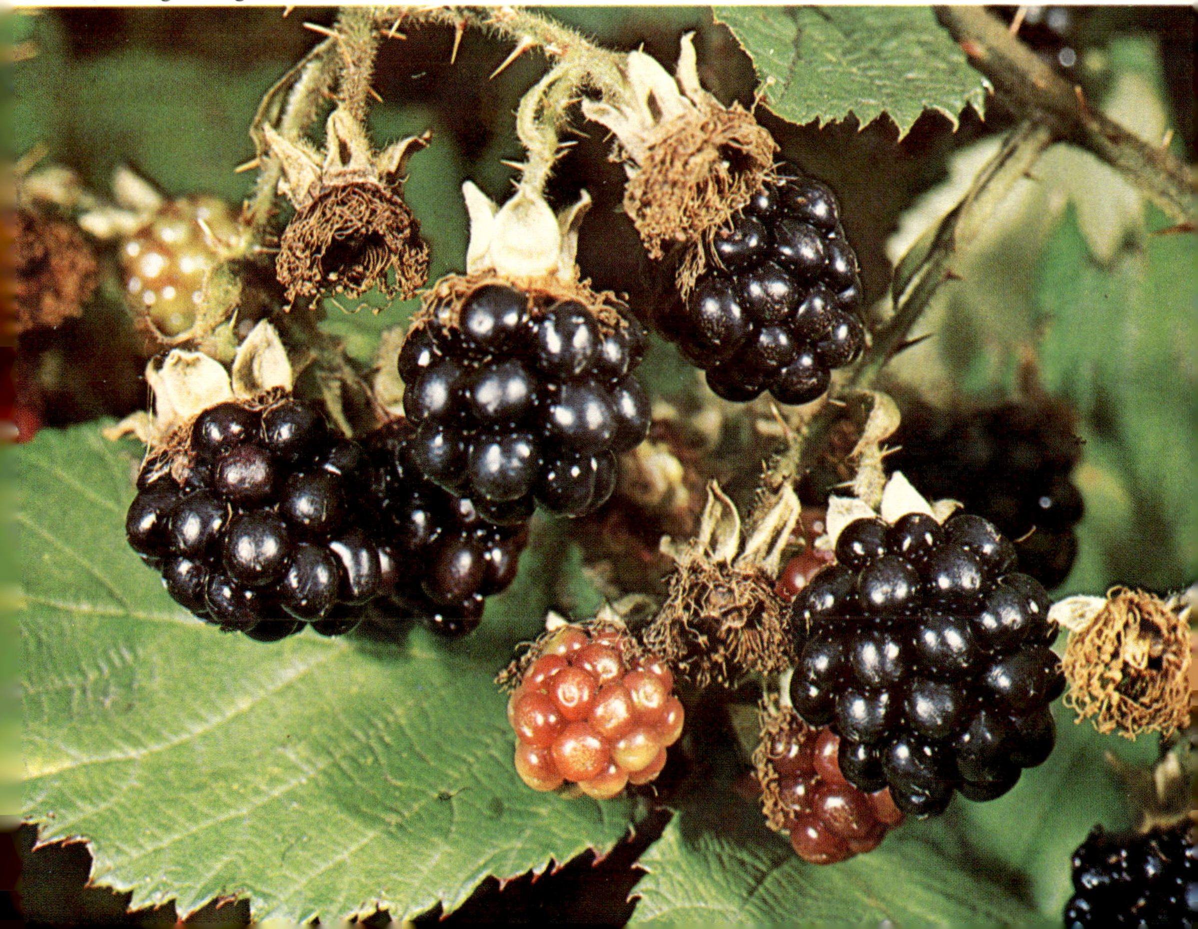

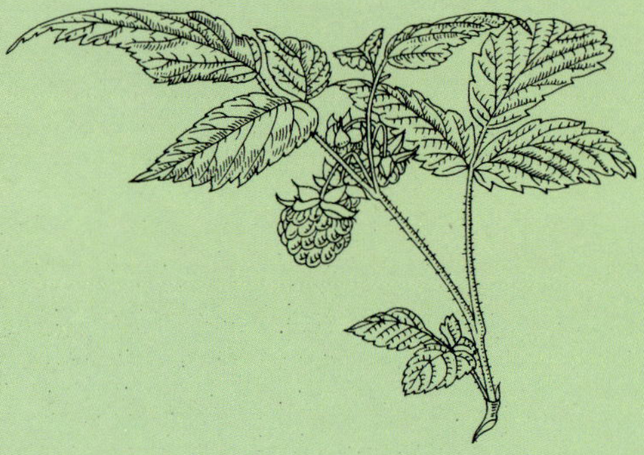

Himbeere *Rubus idaeus* L.
Rosengewächse *Rosaceae*

Ausdauernder, sommergrüner Strauch von 60–120 cm Höhe mit zweijährigen, verholzenden, runden Stengeln, die aufrecht oder bogig überhängend wachsen und nur entfernt mit borstigen, fast weichen Stacheln besetzt sind. Blätter unpaarig gefiedert mit drei bis fünf ungefähr gleich großen, doppelt gesägten Fiederblättern, oberseits frischgrün, unterseits weißfilzig behaart (Unterschied zur Brombeere). Nebenblätter schmal-lanzettlich, sehr klein. Blüten in Rispen, mit aufrechten, weißen, verkehrt-eiförmigen Kronblättern; Fruchtknoten und Staubblätter zahlreich in nicht näher festgelegter Anzahl. Blütezeit V–VI. Früchte samtig behaarte, scharlachrote, fleischig-saftige Sammelnußfrüchte, die sich kappenförmig von dem am Stiel verbleibenden Blütenboden lösen. Fruchtzeit ab VII.

Verbreitete Pflanze, vor allem in Waldlichtungen, auf Schlägen, an Waldwegen, in Staudenfluren, auf Steinschutthalden, im Saum von Gebüschen und entlang gestörter Laubwälder und Nadelforsten. Meist auf sicker- bis grundfrischem, nährstoffreichem, lockerem oder sandig-steinigem Lehmboden. Lichtpflanze. Von der Ebene bis ins Gebirge. Auch häufiger angebaut.

Die jüngeren Himbeerblätter können wie Brombeerblätter während der Blütezeit gesammelt werden. Seit der Steinzeit sind die Früchte ein beliebtes Wildobst. Himbeeren schmecken nicht nur gut, sondern enthalten auch reichlich Vitamine, Fruchtsäuren und lösliche Kohlenhydrate.

Himbeerblätter ergeben einen passablen Tee. Wenn man sie fermentiert, wird der Geschmack des Tees, zu dem auch Brombeerblätter gemischt werden, noch aromatischer sein. Zum Fermentieren läßt man die Blätter einige Stunden welken, zerquetscht sie ein wenig, gibt sie in einen dichten Tuchbeutel, setzt sie für zwei, drei Tage einer erhöhten Temperatur (um 45 °C) aus und trocknet. Bei dieser Behandlung werden die Blätter zwar braun, zeichnen sich aber durch einen angenehmen Duft aus. Die süß-aromatischen Früchte sind sehr vielseitig zu verwenden. Als Himbeer-Sirup sind sie Bestandteil der Berliner Weiße und finden in Süßspeisen Verwendung. Himbeeren kann man nach dem Hagebutten-Verfahren (s. d.) zu einem Obstwein verarbeiten. Himbeer-Bowle ist eine weitere Empfehlung. Himbeer-Konfitüre behält ihre frische Farbe, wenn sie mit Zitronensaft zubereitet wurde.

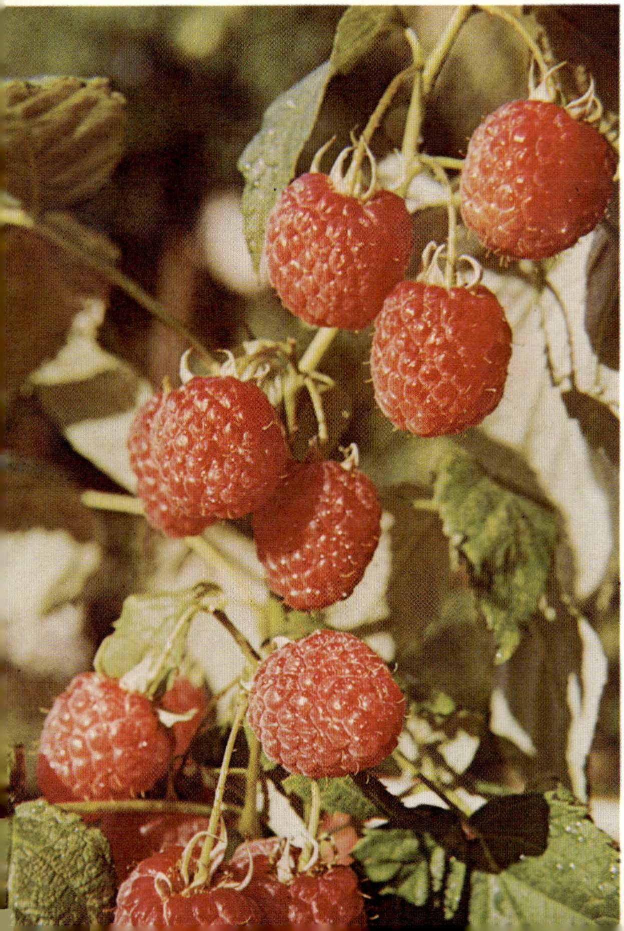

Kleiner Wiesenknopf, Kleine Bibernelle
Sanguisorba minor Scop.
Rosengewächse *Rosaceae*

Ausdauernde, oft auch wintergrüne Halbrosettenpflanze von 15–40 cm Höhe mit kantig-gefurchtem, rundlichem, aufrechtem, oft rötlichem und am Grunde behaartem Stengel. Blätter der grundständigen Rosette 10–20 cm lang, mit rötlicher Mittelrippe, unpaarig gefiedert, Fiederblättchen ungefähr gleich groß, rundlich-eiförmig, scharf gezähnt, kurzgestielt oder sitzend. Stengelblätter mit wenigen, länglicheren Fiederblättchen, ober- und unterseits gleichfarben. Blüten in dichten, rundlichen, endständigen Köpfen; Kelche grünlich-rot, Kronblätter fehlen. In den Blütenköpfen finden sich oben nur weibliche Blüten mit langen, pinselförmigen, roten Narben, in der Mitte Zwitterblüten und an der Basis rein männliche Blüten mit langen, herabhängenden, beweglichen Staubblättern. Windblütig. Blütezeit V–VIII.

Verbreitete Pflanze in sonnigen, lückigen Magerrasen, auf Kalktriften, an Böschungen, Dämmen, Wegrändern, in Felsfluren und in Halbtrockenrasen, auf mäßig-trockenen, meist kalkhaltigen, lockeren Lehmböden. Magerkeitszeiger. Früher auch häufig in Bauerngärten gepflanzt.

Wurzelstock und Blätter der Pflanze sind sehr reich an Gerbstoffen. Außerdem ist ätherisches Öl und ein Glykosid Sanguinarin vorhanden.

Der Wiesenknopf und sein Verwandter, **Großer Wiesenknopf** *(Sanguisorba officinalis)*, wurden wegen ihres Gerbstoffgehaltes früher als blutstillende Mittel verwendet, woraus sich auch ihr wissenschaftlicher Gattungsname (von *sanguis* = Blut, *sorbere* = aufsaugen) ableitet. Der deutsche Name Bibernelle führt immer zu Verwechslungen mit dem namensgleichen Doldengewächs *Pimpinella saxifraga*, die auch noch ähnlich geschnittene Blätter hat. Vom Geschmack unterscheiden sich die beiden Pflanzen aber grundsätzlich: Dem etwas brennend-scharfen Geschmack von *Pimpinella* steht das milde, leicht gurkenähnliche Aroma von *Sanguisorba* gegenüber. Der Wiesenknopf wird gerne als Gewürzkraut verwendet und dient zur Geschmacksverbesserung von Frühlingssuppen, Rohkostsalaten, Eierspeisen und Fischgerichten. In der Hamburger Aalsuppe darf er nicht fehlen. Wiesenknopf gehört auch in einen Kräuteressig. Fünfzehn Wiesenknopfblätter, drei Stiele Zitronen-Melisse und zwei Stiele Estragon nimmt man nach einer Empfehlung des bekannten Botanikers G. B. Feige auf einen Liter Weinessig.

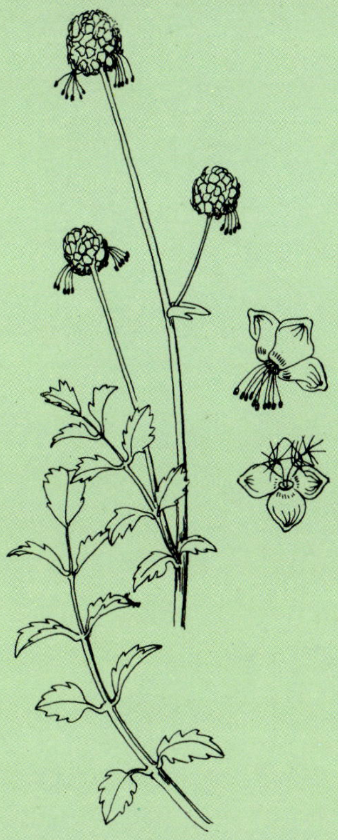

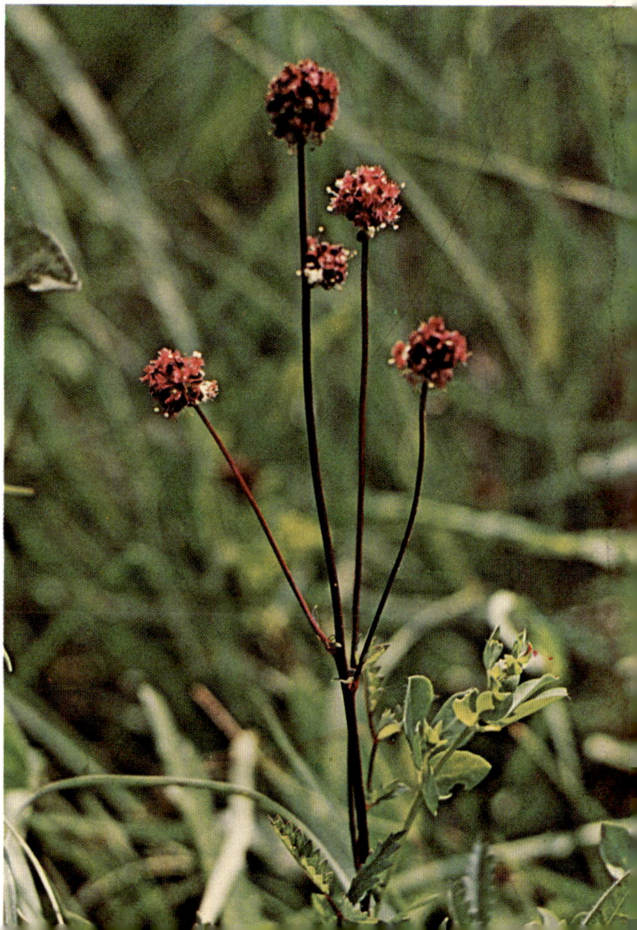

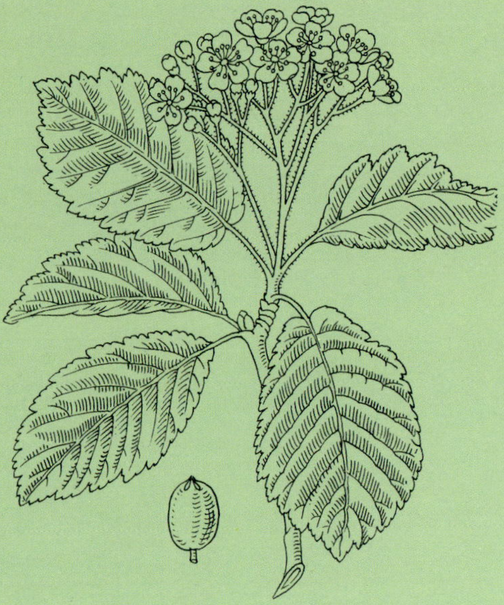

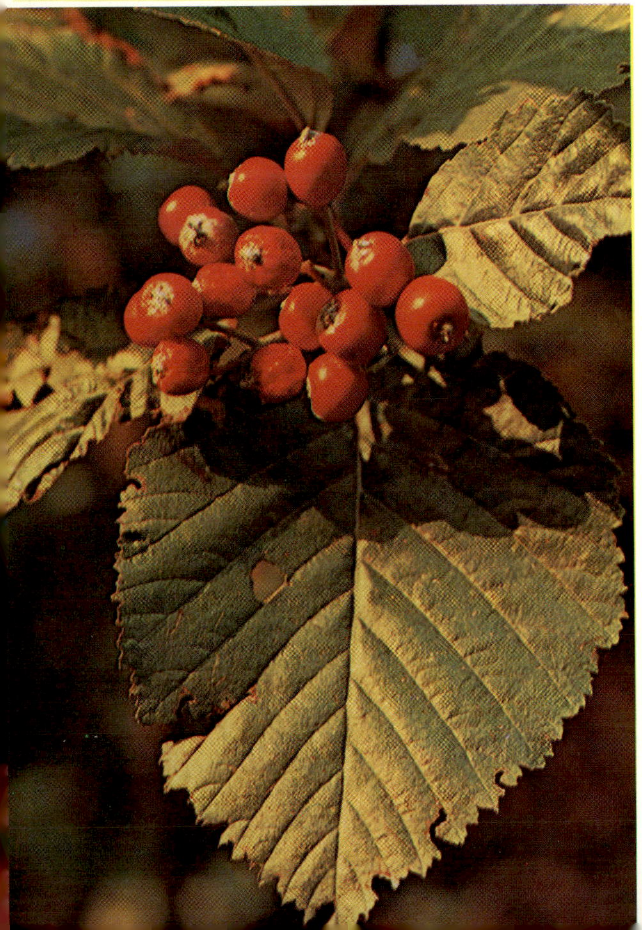

Echte Mehlbeere *Sorbus aria* (L.) Crantz
Rosengewächse *Rosaceae*

⊡ Winterkahler Strauch oder Baum von 3–10 m Höhe mit unregelmäßig aufgebauter Krone und strahlenförmig abgehenden, aufsteigenden Ästen. Rinde glatt, grau, mit sehr flachen Furchen. Triebe oberseits dunkelbraun, unterseits meist grünlich, anfangs noch behaart. Blätter ungeteilt, gestielt, länglich-elliptisch, etwa 8 cm lang und 5 cm breit, undeutlich gelappt und fein gesägt, etwas faltig, oberseits nach dem Laubaustrieb mit langen, silbrigen Seidenhaaren, unterseits immer dicht weißfilzig behaart. Blüte etwa 15 mm breit, Kelch auffallend filzig behaart, Kronblätter weiß, in flachen Rispen. Blütezeit V–VI. Frucht eine längliche, um 15 mm lange, gelblich-rote, mehlige Apfelfrucht. Fruchtzeit ab VIII. Formenreich.

⊙ Zerstreute Pflanze in sonnigen Eichen- und Buchenwäldern, auf Steinriegeln und Felsen und in wärmeliebendem Gebüsch. Auf sommerwarmen, mäßig-trockenen, oft kalkreichen, lockeren, sandig-steinigen, flach- oder mittelgründigen Lehm- bzw. Steinböden. Licht-/Halbschattenholz. Bienenweide. Vogelfutter. Häufig auch als Straßenbaum gepflanzt.

✐ Die kleinen Apfelfrüchte der Mehlbeere enthalten Gerbstoffe, Vitamin C, den familientypischen Zuckeralkohol Sorbit, dazu auch Sorbose und Parasorbinsäure. Diese Verbindung, ein Lacton der 5-Hydroxy-hexen(2)-säure, wirkt auf Samen stark keimungsverzögernd und soll beim Menschen Krebserkrankungen auslösen können. Durch Aufspaltung des Lacton-Ringes geht sie unter Wasserverlust in die entsprechende Hexadien(2,4)-säure über, die unter dem Namen Sorbinsäure bekannt ist und als Lebensmittelkonservierungsstoff dient.

▣ Mehlbeerbäume werden nicht nur deshalb häufig an Straßen und Alleen gepflanzt, weil sie mit ihren dichten, manchmal silbrig aufblitzenden Kronen recht dekorativ aussehen, sondern auch, weil sie besonders in den Städten mit ihren dichtfilzigen Blättern sehr viel besser Luftstäube binden können als glattlaubige Arten. Andererseits kann gebundener Staub bei Regen abgewaschen und mit dem ablaufenden Oberflächenwasser weggeschwemmt werden. Die Früchte haben im Unterschied zu den verwandten Arten wenig Anklang gefunden, weil sie zu mehlig sind. Früher wurden sie allerdings häufiger gesammelt, getrocknet, gemahlen und als Mehlzuschlag bei der Herstellung von Backwaren verwendet.

Eberesche, Vogelbeere *Sorbus aucuparia* L.
Rosengewächse *Rosaceae*

❁ Winterkahler Laubbaum bis 15 m Höhe, manchmal auch strauchförmig, mit meist ovaler, etwas hochgezogener Krone und steif aufgehenden, selten abstehenden Ästen. Rinde glatt und silbergrau, an älteren Ästen auch graubraun mit feinem Leistennetzmuster. Blätter wechselständig, bis 20 cm lang und 12 cm breit, unpaarig gefiedert. Fiederblättchen sitzend, mit schiefrunder Basis, länglich, mit vorwärts weisenden Zähnen gesägt, unterseits anfangs dicht behaart, später kahl. Junge Blätter riechen beim Zerreiben nach Bittermandelaroma. Herbstfärbung des Laubes vor allem in den Alpen und in Nordeuropa prächtig karminrot. Blüten klein, weiß, zahlreich in traubigen Dolden. Riechen nach Maikäfern (Trimethylamin). Blütezeit V–VI. Früchte klein, orange- bis braunrote, kugelige, etwas glänzende Apfelfrüchte. Formenreich. Bastardiert mit anderen Arten.

⊙ Verbreitet in lichten Laub- und Nadelwäldern, auf Mooren und Magerwiesen, in Bruchwäldern, an Waldsäumen und in wärmeliebendem Felsgebüsch. Meist auf mäßig-trockenem Lehmboden. Licht-/Halbschattenholz. Oft an Straßen und in Gärten angepflanzt.

✎ Von Interesse sind die ab August reifenden, einladend aussehenden Apfelfrüchte, die mit den gleichen Inhaltsstoffen ausgestattet sind wie die Mehlbeere.

Ebereschen-Früchte sind roh ungenießbar und, vor allem wegen ihres Gerbstoffgehalts, selbst dann nur beschränkt zu verwerten, wenn sie mehrfach kräftig durchgefroren sind. Eichhörnchen und Vögel halten sich ebenfalls an diese Erfahrung und beginnen mit der Ernte erst nach dem Frosteinbruch, finden dafür aber selbst im Winter noch reichliche Bestände, denn die Früchte werden nicht abgeworfen, sondern bleiben als Wintersteher auf dem Baum bis zur nächsten Vegetationsperiode. Für den Hausgebrauch werden nur wenige Fruchtstände benötigt. Zusammen mit anderen Früchten wie Äpfeln, Birnen oder Himbeeren zu Marmelade oder Gelee verarbeitet, erhöhen sie die Gelierfähigkeit beträchtlich und geben außerdem einen feinherben, sehr angenehmen Geschmack.

▶ Ähnlich wird der **Speierling** *(Sorbus domestica)* verwendet. Dieser Baum ist im Mittelmeergebiet beheimatet und wurde stellenweise als Wildobst angepflanzt.

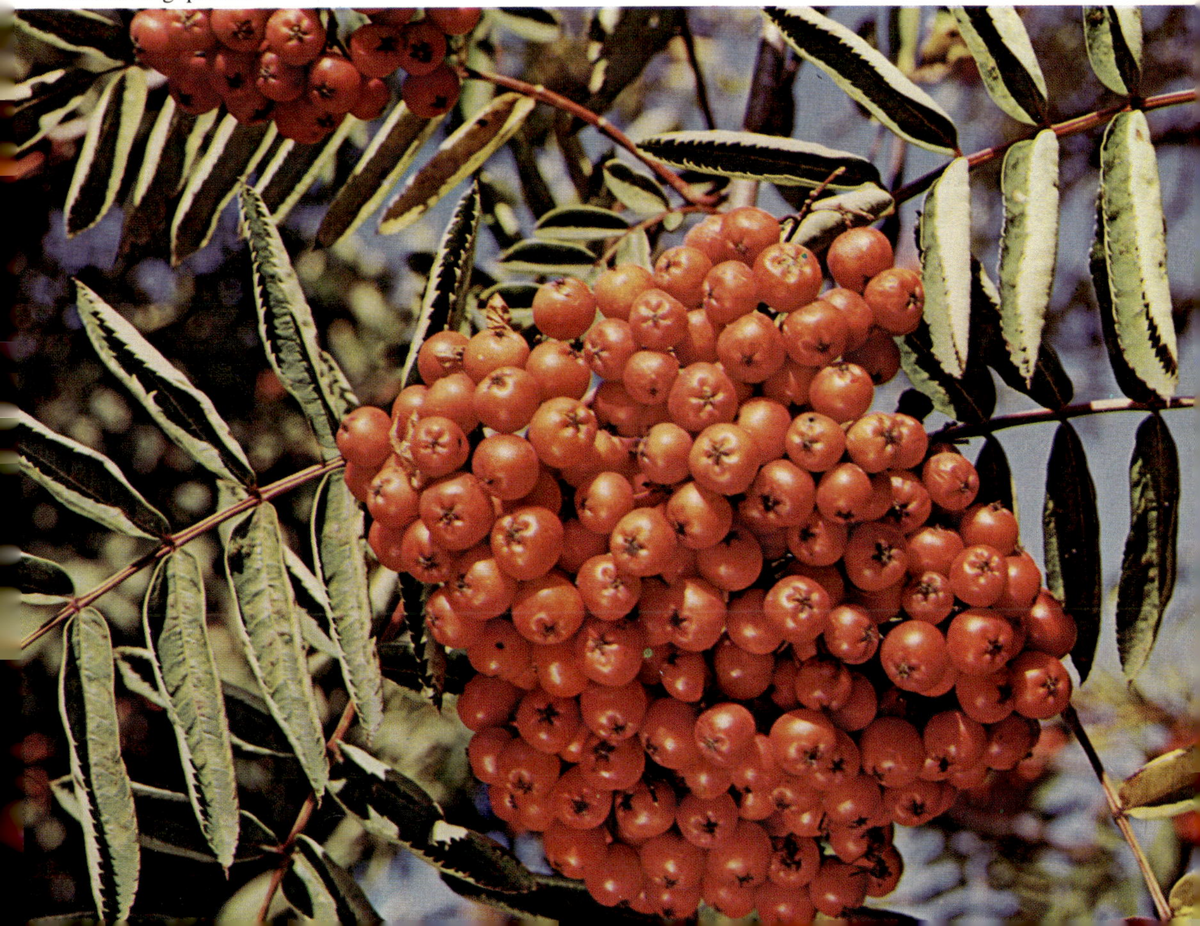

Gemeiner Wundklee *Anthyllis vulneraria* L.
Schmetterlingsblütengewächse *Fabaceae*

⊡ Ausdauernde, krautige Halbrosettenpflanze von 15–30 cm Höhe mit niederliegendem, bogig aufsteigendem oder aufrechtem Stengel. Grundständige Blätter langgestielt, einfach, mit lanzettlicher Spreite. Stengelblätter mit stengelumfassendem Blattgrund, unpaarig gefiedert, mit fünf bis neun Paar Seitenfiedern; Fiederblätter schmal, elliptisch oder lanzettlich, oben zugespitzt, Endfieder häufig etwas länger und breiter; oberseits dunkelgrün, unterseits heller und behaart. Blüten in endständigen, flachen, bis 6 cm breiten Köpfen, die von großen, handförmig geteilten Hochblättern umgeben werden. Schmetterlingsblüten mit zweilippigem, stark behaartem, weißlich-gelblichem, bauchigem Kelch und gelber, an der Spitze dunklerer Krone. Blütezeit V–VIII. Frucht eine einsamige Hülse, mit trockenhäutigem, vergrößertem Kelch als Flugorgan. Formenreich.

⊙ Häufige Pflanze in sonnigen Kalk-Magerrasen und Magerweiden, an Wegen, Böschungen, auf Bahngelände und Weißdünen und an Waldsäumen auf sommerwarmen, mäßig-trockenen, basenreichen und meist kalkhaltigen Lehm- oder Lößböden. Durch Überdüngung zurückgedrängt. Futterpflanze. Manchmal auch angebaut.

⁄ Die Pflanze enthält in allen Teilen Gerbstoff und Triterpen-Saponine. Gesammelt wird das blühende Kraut. In den Arzneibüchern trotz des vielversprechenden Namens meist nicht mehr aufgeführt.

▯ Wundklee ist eine sehr variable Art, die an verschiedenen Fundorten in Europa sehr unterschiedlich ausfällt und daher die Annahme geographischer Rassen nahelegt. Pflanzen mit hellgelben bis fast weißlichen Blüten sind überwiegend in Mitteleuropa, aber auch in Skandinavien und sogar in Island verbreitet. In den Alpen findet sich ab etwa 1500 m eine Form mit goldgelben Blüten und Kelchen. Weiter im Süden, im Mittelmeergebiet, gibt es ausschließlich Pflanzen mit weißlichen Kelchen und Kronen in verschiedenen Rottönen. Unklar ist, wie die Bezeichnung Wundklee zustande gekommen ist. In den meisten Kräuterbüchern des 17. Jahrhunderts wird sie nicht erwähnt. Andererseits könnten hier alte volksmedizinische Kenntnisse Eingang gefunden haben, die sich literarisch nur ungenügend niedergeschlagen haben. Angewendet werden Kaltauszüge aus der getrockneten Pflanze zum Spülen oder das frische Kraut für Verbände auf äußeren Wunden.

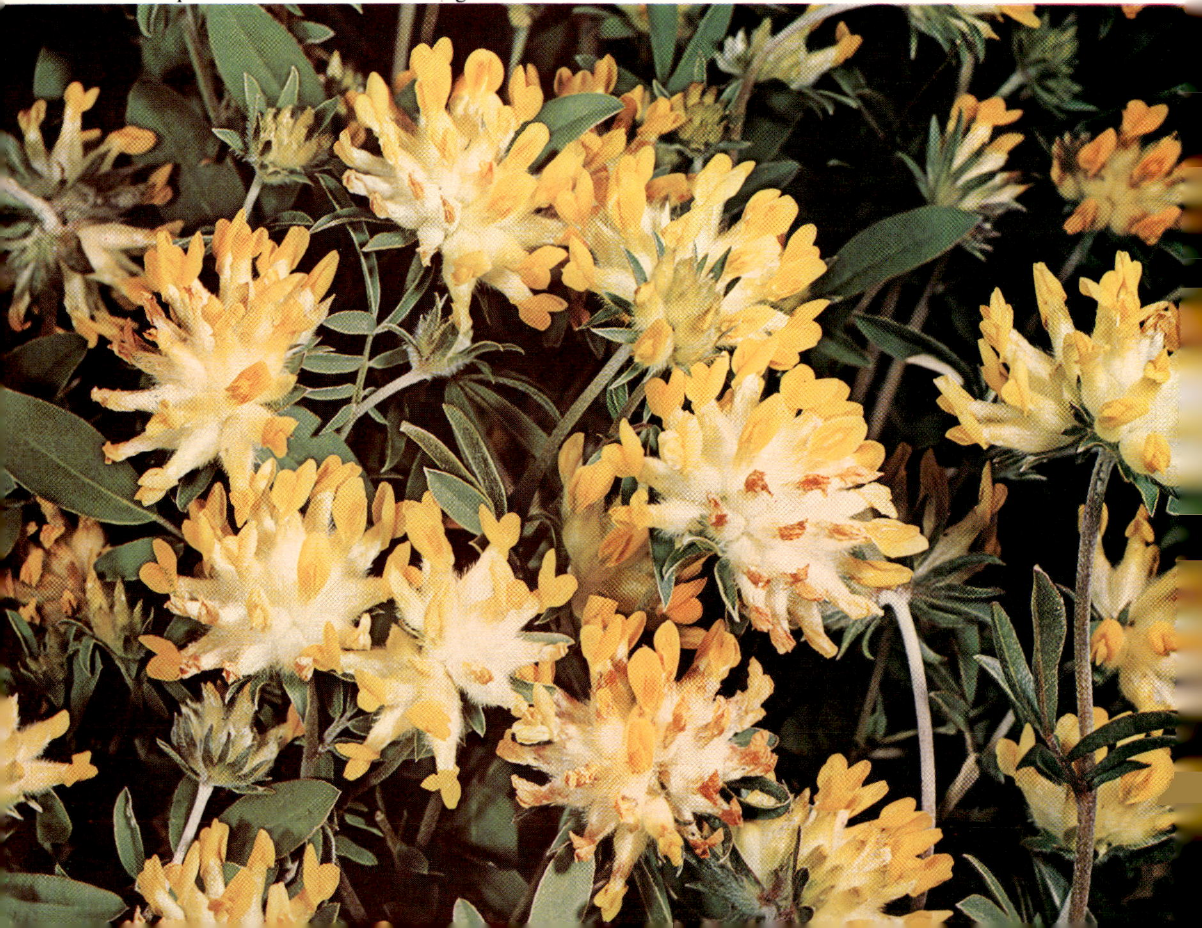

Bunte Kronwicke *Coronilla varia* L.
Schmetterlingsblütengewächse *Fabaceae*

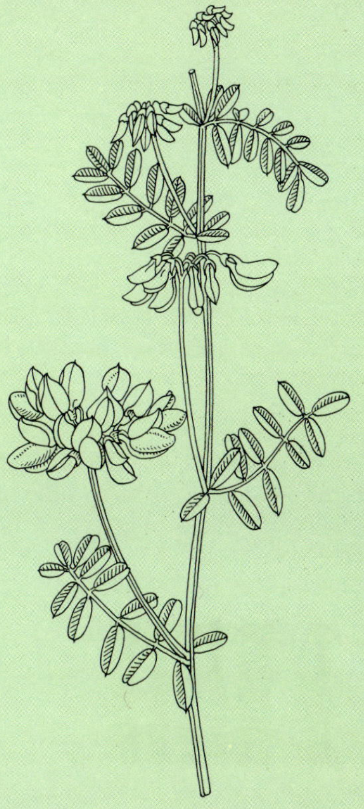

⊞ Ausdauernde, krautige Pflanze von 30–60 cm Höhe mit niederliegendem, kriechendem oder bogig aufsteigendem Stengel, der flach und kantig, aber nicht geflügelt ist. Blätter wechselständig, unpaarig gefiedert, mit fünf bis zwölf Paar Seitenfiedern; Fiederblättchen gleich weit voneinander entfernt, ungefähr gleich groß, unbehaart, länglich-elliptisch oder verkehrt-eiförmig, oberseits und unterseits weitgehend gleichfarben. Blüten in vielblütigen, langgestielten, blattachselständigen Dolden; Kelche sehr kurz mit stumpfen Zipfeln, Krone etwa 10–15 mm lang, sehr bunt: Fahne weiß, hellrosa oder rötlich, Schiffchen meist heller, aber mit dunklerer bis violetter Spitze. Blütezeit VI–VIII. Giftig. Einzige rotblühende Art der Gattung.

⊙ Zerstreut, stellenweise häufig vorkommende Pflanze in Gebüsch und Waldsäumen, in Staudenhalden, an Böschungen, Dämmen, an Wegrändern, in Steinbrüchen und Erdanrissen, z.T. an ruderal beeinflußten Standorten. Oft auf kalkhaltigen, trockenen, lockeren Lehm- und Lößböden. Pflanze von submediterraner Verbreitung.

✎ Die Bunte Kronwicke enthält in Blättern, Blüten und Samen das Glykosid Coronillin, das in seiner Wirkung den Fingerhut-Wirkstoffen ähnelt.

Die Pflanze ist ein Beispiel dafür, daß auch in Pflanzenfamilien mit vielen, wertvollen und wichtigen Nutzpflanzen nicht alle Arten unbedenklich sind und ohne weiteres verwendet werden dürfen. Das Alkaloid dieser Pflanze ist eine stark herzwirksame Verbindung; früher wurde die Pflanze wegen dieses Inhaltsstoffes gelegentlich als herz- und kreislaufstärkendes Mittel eingesetzt. Nach der Entdeckung der in vieler Hinsicht einfacher anzuwendenden Digitaloide aus den Fingerhut-Arten (s. d.) wurde sie jedoch wieder aufgegeben. Die Dosierung ist beim Kronwicken-Alkaloid schwieriger und unberechenbarer als bei anderen ähnlich wirkenden Naturstoffen.

▶ In der Familie *Fabaceae* kommen mehrere giftige Arten (vgl. Giftpflanzenliste) vor, deren Inhaltsstoffe sehr verschiedenen Stoffklassen angehören. Eine der gefährlicheren Pflanzen ist der Goldregen *(Laburnum anagyroides)*, der sehr stark wirkende Alkaloide aus der Chinolizidin-Gruppe führt. Die eingeführte Robinie *(Robinia pseudacacia)* enthält in der Rinde das giftige Phasin, das auch für die Giftigkeit roher Bohnen verantwortlich ist.

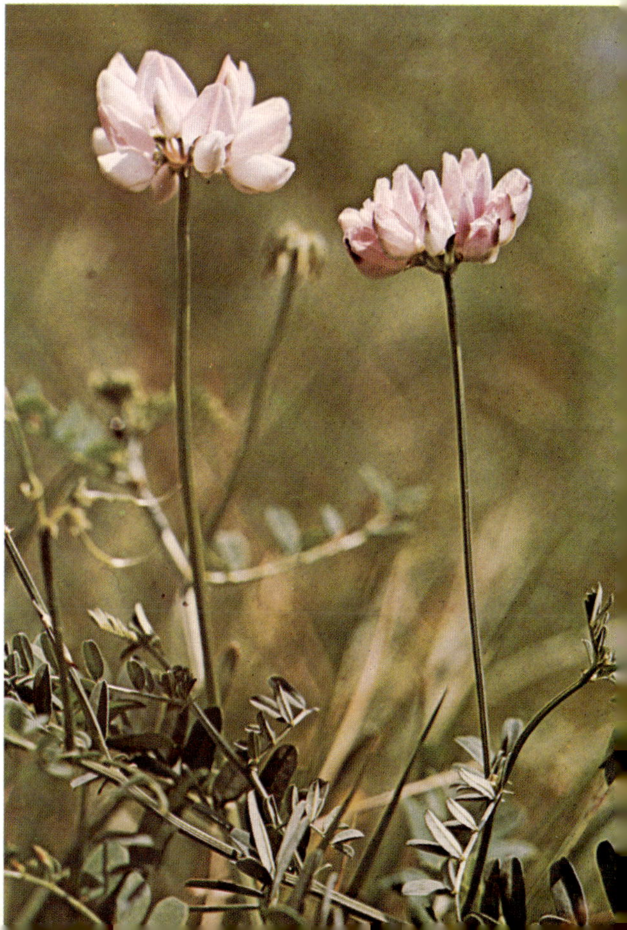

Echte Geißraute *Galega officinalis* L.
Schmetterlingsblütengewächse *Fabaceae*

Ausdauernde Pflanze von 60–120 cm Höhe mit sehr ästigem Rhizom und kahlem, hohlem, etwas längsstreifigem Stengel. Blätter wechselständig, kahl, unpaarig gefiedert mit fünf bis neun Seitenfiederpaaren von gleicher Größe; Fiederblättchen ganzrandig, länglich-elliptisch, Spreite vorne gerundet, Hauptnerv in eine die Blattspreite überragende, deutliche Stachelspitze auslaufend. Nebenblätter sehr klein, zweispaltig zugespitzt. Blüten in langgestielten, aufrechten, verlängerten Trauben in den oberen Blattachseln, Blütenstandsstiele länger als die Tragblätter. Kelch am Grunde verdickt, fünfzähnig; Schiffchen der Schmetterlingsblüte weißlich, Fahne und Flügel bläulich-violett, seltener auch gelblich-weiß. Blütezeit VI–VIII. Frucht eine 2–3 cm lange, kahle, schrägstreifige Hülse. Für einige pflanzenfressende Haustiere angeblich giftig.

⊙ Die Geißraute stammt aus dem östlichen Mittelmeergebiet, wird aber seit dem Mittelalter auch nördlich der Alpen als Heilpflanze kultiviert. Heute nur noch selten angebaut, hat sie aber Einzug in die Ziergärten gehalten und wird häufiger in Staudenbeeten gehalten. Gelegentlich verwildert in feuchten Wiesen, an Ufern, in Auengebüsch und auf nährstoffreichem, feuchtem bis wechselfeuchtem Ton- und Lehmboden.

Alle Teile der Pflanze enthalten Triterpen-Saponine, Flavonglykoside, Bitterstoffe und das Alkaloid Galegin. Verwendet wird das blühende Kraut *(Herba Galegae)*. Auch die Samen enthalten die Wirkstoffe und können im Spätsommer (ab VIII) gesammelt werden. Die Geißraute wird häufig von Rostpilzen befallen; daher müssen die gesammelten Pflanzenteile sorgfältig aussortiert werden.

Das Alkaloid Galegin aus der Geißraute gilt als einer der wenigen pflanzlichen Wirkstoffe, die den Blutzuckerspiegel beeinflussen und blutzukkersenkend wirken. Daher wird die Pflanze verschiedentlich schon zur Behandlung bestimmter Formen von Diabetes verwendet. Erwiesen ist auch, daß sie die Milchdrüsen zur Sekretion anregt. In der Volksmedizin wird zudem ihre schweißtreibende und diuretische Wirkung genutzt. Die Anwendung dieser Pflanze sollte nur auf ärztliche Anweisung erfolgen. Viele der auffallenderen Schmetterlingsblütler, die der heimischen Flora angehören, stammen aus dem Mittelmeergebiet, wo die Familie mit zahlreichen Arten vertreten ist. Die Geißraute ist nur ein Beispiel von solchen Pflanzen, die nach und nach auch außerhalb ihres ursprünglichen Verbreitungsgebietes eingebürgert sind.

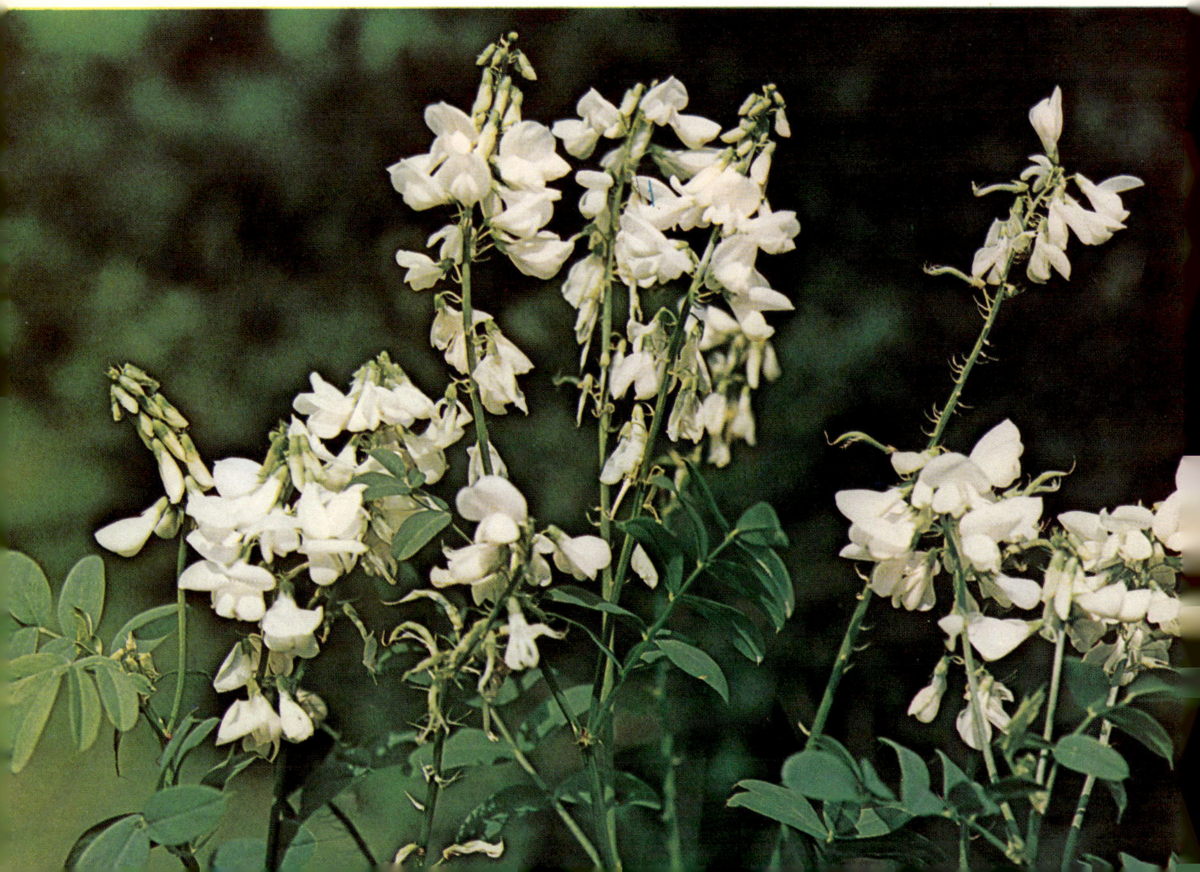

Knollen-Platterbse *Lathyrus tuberosus* L.
Schmetterlingsblütengewächse *Fabaceae*

⊡ Ausdauernde, krautige Pflanze von 30–100 cm Länge mit niederliegendem, aufsteigendem und rankendem, kantigem, nicht geflügeltem Stengel. Am Grunde mit Ausläufern, die kleine Wurzelknollen tragen. Blätter mit endständigen Wickelranken (= umgewandelte Fiederblätter) und einem Paar Seitenfiedern, diese elliptisch bis verkehrt-eiförmig, vorne fein zugespitzt, kahl, beidseits gleichfarben. Nebenblätter halbpfeilförmig, bis 2 cm lang. Blüten sehr groß, 15–20 mm breit, zu mehreren in einer langgestielten Traube; Kelch mit länglichen Zähnen, Fahne der Schmetterlingsblüte aufgerichtet, weißlich bis karminrot, Schiffchen und Flügel meist etwas heller. Blütezeit VI–VIII. Frucht eine fast zylindrische, 2–4 cm lange und um 6 mm dicke bräunliche Hülse.
⊙ Ziemlich seltene, stellenweise aber häufigere Pflanze in Getreidefeldern (vor allem Wintergetreide), aber auch an Wegrändern, Heckensäumen, in Wiesen und in Weingärten. Meist auf sommerwarmen, mäßig-trockenen, nährstoffreichen, kalkhaltigen, sandigen oder reinen Lehm- und Tonböden. Früher stellenweise auch angebaut. Alteinwanderer. Ursprünglich nur in Süd- und Südosteuropa beheimatet.
✎ Die Wurzelknollen der Platterbse enthalten reichlich Stärke und lösliche Kohlenhydrate. Die Samen der Pflanze sind giftig.

Die Leguminosen (Hülsenfrüchtler) gehen mit bestimmten Bodenbakterien vielfach eine enge Lebensgemeinschaft ein: Die Bakterien dringen durch die Wurzelhaare in die Pflanzen ein und regen sie zur Bildung kleiner Wurzelknöllchen an, in dem eine lebhafte Vermehrung einsetzt. Die in den Knöllchen eingerichteten Bakterien besitzen die Fähigkeit, atmosphärischen Stickstoff in (organische) Verbindungen einzubauen und für die Pflanze nutzbar zu machen. Diese Eigenschaft ist von enormer Bedeutung, weil damit für die Schmetterlingsblütler auch stickstoffarme Rohböden besiedelt werden. Umgekehrt werden Rohböden z. B. durch eine Lupineneinsaat überhaupt erst mit Stickstoff versorgt. Die Wurzelknollen der Knollen-Platterbse sind anderer Natur – sie sind echte Reserveorgane und entstehen an Knoten unterirdischer Ausläufer aus sproßbürtigen Wurzeln. Im Laufe von drei bis vier Jahren schwellen sie zur Größe von Hasel- oder Erdnüssen heran. Früher wurden sie nach der Ernte gekocht, gebraten oder geröstet. Heute sind sie wieder weitgehend in Vergessenheit geraten. Knollen-Platterbsen eignen sich recht gut als Zierpflanzen im Garten.

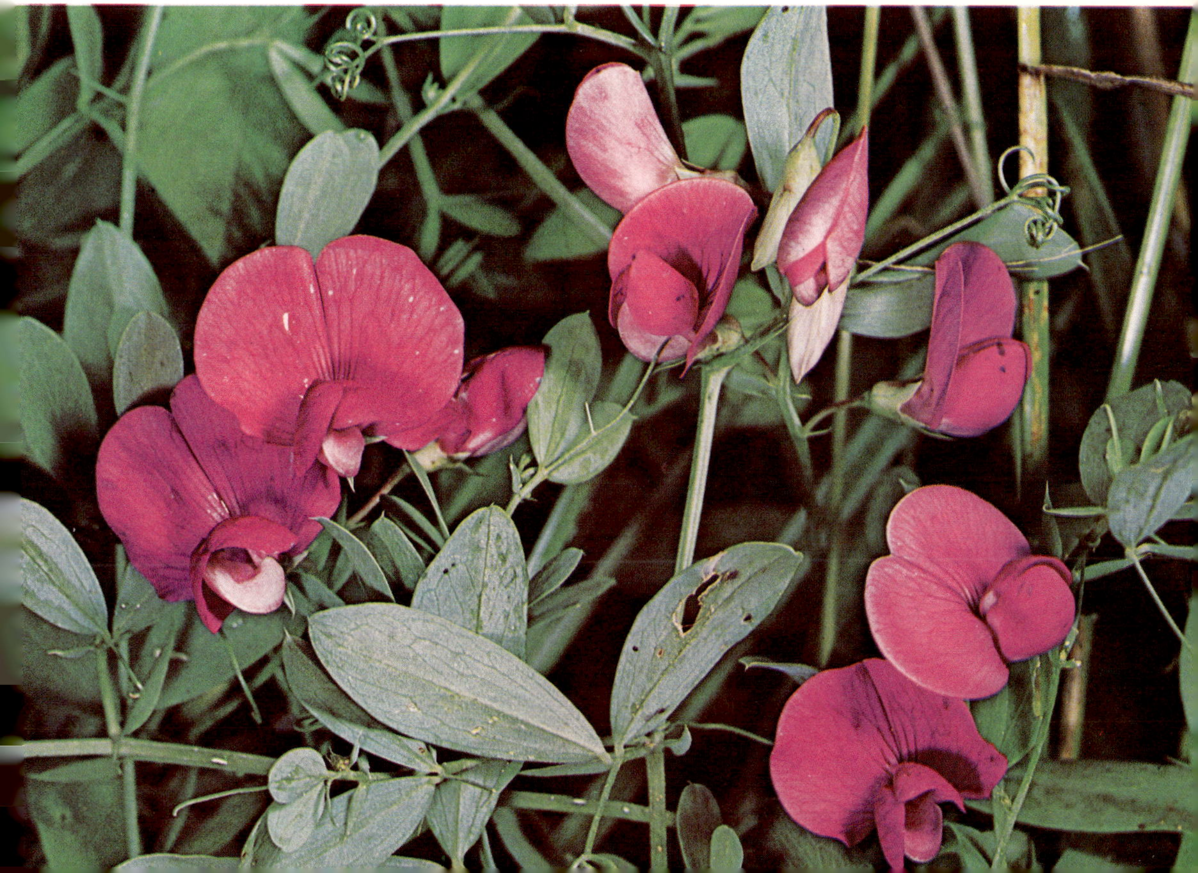

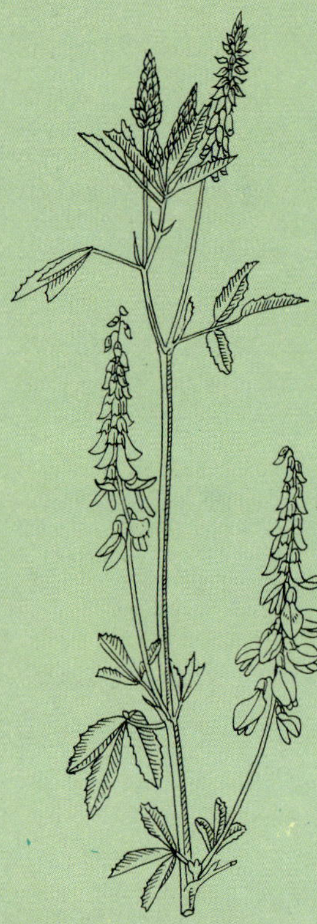

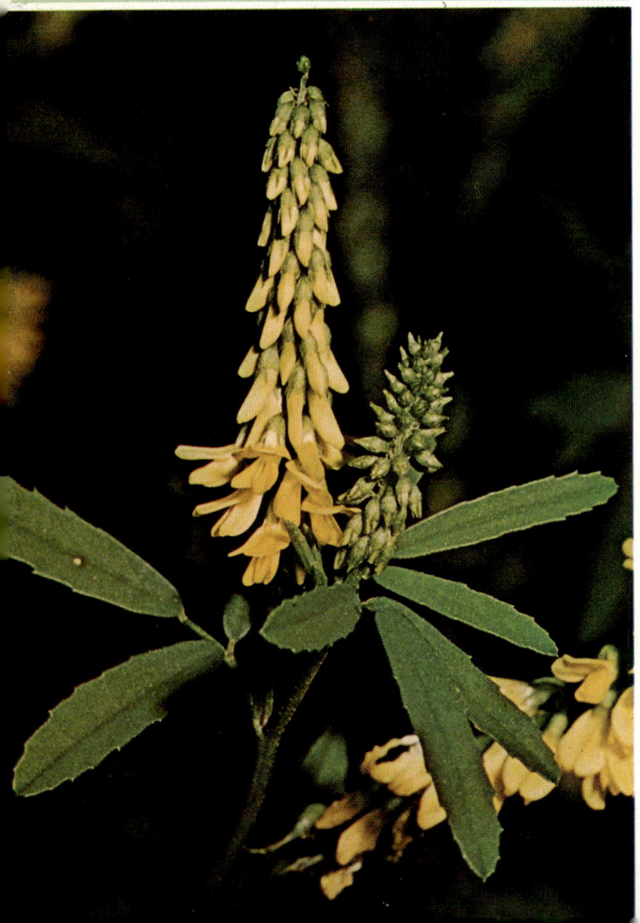

Echter Steinklee *Melilotus officinalis* (L.) Pal.
Schmetterlingsblütengewächse *Fabaceae*

⊡ Zweijährige, krautige Pflanze von 30–100 cm Höhe mit stark ästigem, aufrechtem, rundem Stengel und kräftiger, langer, spindelförmiger Wurzel. Blätter wechselständig, langgestielt, dreizählig, Fiederblättchen vorne abgerundet, mit scharfen Zähnen gesägt, am Grunde ganzrandig und keilförmig in ein kurzes Stielchen verschmälert, kahl, ober- und unterseits fast gleichfarben. Nebenblätter ganzrandig, schmal-lanzettlich, sehr klein. Blüten in langen, blattachselständigen Trauben. Kelch fünfzähnig, Kronblätter hell- oder goldgelb, Flügel der schmalen, etwa 10 mm langen Schmetterlingsblüte deutlich länger als das Schiffchen (Unterschied zum ähnlichen **Hohen Steinklee,** *Melilotus altissimus*). Blütezeit VI–IX. Frucht eine kahle, deutlich querfaltige Hülse.

⊙ Verbreitete Pflanze in lockeren Unkrautfluren an Wegen, Dämmen, auf Brachland, in Bahngelände und auf anderen ruderal beeinflußten Standorten, auf meist sommerwarmen, mäßigtrockenen, nährstoffreichen, wenig humosen Ton- und Lehmböden. Wertvolle Bienenweide. Rohbodenpionier. Der ähnliche Hohe Steinklee besiedelt dagegen Staudenfluren in Weiden- und Auengebüsch, Säume von feuchten Gräben und Moorwiesen und bevorzugt frische bis wechselfeuchte, kiesige oder sandige Böden.

✎ Beide Steinklee-Arten sind gleichwertig. Die Pflanzen enthalten in allen Teilen, besonders in den Blättern und Blüten, das Cumaringlykosid Melilotin und ein ätherisches Öl mit (wenig) freien Cumarinen, dazu noch Schleimstoffe und Flavonoide. Gesammelt wird das blühende Kraut (DAB *Herba Meliloti*). Die Droge strömt einen sehr starken, aromatischen Duft aus.

■ In den getrockneten Teilen besitzt der Steinklee den gleichen Aromastoff wie Waldmeister und gilt daher als typische Cumarinpflanze. Innerlich wurde er vielfach bei Beschwerden im Bereich der Atemwege gebraucht, äußerlich eher zu Umschlägen und Pflastern bei Geschwüren und schlecht verheilenden Wunden. Wegen des beachtlichen Cumaringehaltes ist jedoch Vorsicht angeraten (s. Waldmeister): In zu großen Mengen beeinflußt Cumarin die Fähigkeit zur Blutgerinnung ungünstig. Außerdem treten Kopfschmerz und Schwindelgefühl auf. Ein paar abgestreifte Blüten oder Blätter können aber unbedenklich zum Aromatisieren von Getränken oder Süßspeisen verwendet werden.

Dornige Hauhechel *Ononis spinosa* L.
Schmetterlingsblütengewächse *Fabaceae*

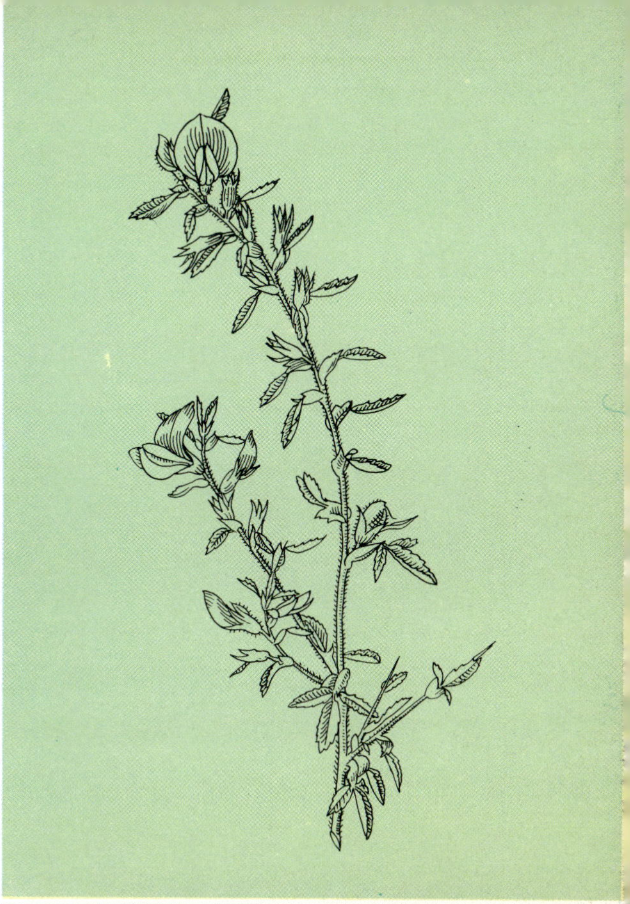

Winterkahler Halbstrauch von 30–60 cm Höhe mit kräftiger Pfahlwurzel und bogig aufsteigendem oder aufrechtem, meist rötlichem bis rotbraunem Stengel, der an der Basis verholzt ist und ein oder zwei Reihen Haare trägt. Die zahlreich vorhandenen langen Dornen sind umgewandelte Seitenzweige in der Achsel von Tragblättern. Blätter dreizählig, weiter oben am Stengel auch häufiger einfach, kurzgestielt, wechselständig, mit rundlich-ovalen bis länglich-eiförmigen, vorne ausgerandeten, scharf mit vorwärts weisenden Zähnen gesägten Fiederblättchen. Blüten einzeln oder höchstens zu dritt auf kurzen Stielchen in den Blattachseln, bilden an den Zweigenden lockere Trauben. Kelch drüsig behaart, Krone 10–25 mm breit, weißlich, rosa oder kräftiger rot, Flügel der Schmetterlingsblüte deutlich kürzer als das Schiffchen, Fahne hochgeschlagen. Staubblätter zu einer Röhre verbunden. Blütezeit VI–VII. Frucht eine eiförmige, behaarte, oft nur einsamige Hülse, die mindestens so lang wie der Kelch wird.

⊙ Verbreitete Pflanze in Halbtrockenrasen, Kalk-Magerrasen, an Wegen, Böschungen, auch in Moorwiesen, wechseltrockenen Wiesen und Weiden und an verschiedenen Ruderalstellen. Meist auf kalkhaltigem, warmem, mäßig-trockenem, sandigem, steinigem oder reinem Lehmboden. Magerkeitszeiger.

Die Pflanze enthält wenig ätherisches Öl, Gerbstoffe und Flavonglykoside. Arzneiliche Bedeutung hat insbesondere die Wurzel (DAB *Radix Ononidis*), die im Frühjahr (IV–V) oder im Herbst (ab X) gegraben wird. Nur ihre kräftigeren Teile ohne Faserwurzel finden Verwendung.

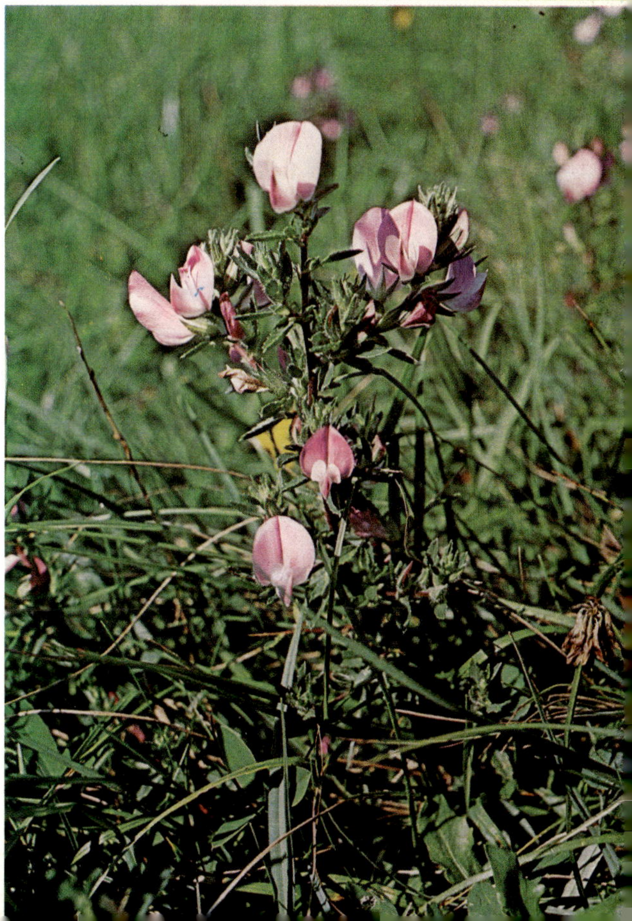

Hauhechel ist eine alte Heilpflanze, die schon im Altertum genutzt und von Dioskurides beschrieben wurde. Die Flavonglykoside der Pflanze wirken diuretisch; Hauhechel ist daher Bestandteil in vielen Nieren- und Blasentees zusammen mit Vogel-Knöterich, Schachtelhalm, Birkenblättern und auch Wacholderbeeren. Wegen dieser stark ausschwemmenden Wirkung wird sie gegen Störungen im Harnsäuregehalt (Gicht) und bei Steinleiden der Harnwege angewandt. Leonhart Fuchs (1543) schreibt über die Pflanze: „Es würt auch genannt hawhechel/von wegen seiner dörn/die zwischen den blettern seind/die einer hechel/so man zu dem flachß braucht/gleich seind."

Aus der getrockneten, zerkleinerten Wurzel wird ein Tee (etwa 2 g/Tasse) zubereitet.

Besenginster *Sarothamnus scoparius* (L.) Koch
Schmetterlingsblütengewächse *Fabaceae*

⊞ Winter-, teilweise auch sommerkahler Strauch von 50–200 cm Höhe mit rutenförmigen, dunkelgrünen, fünfkantigen, steif aufrechten Ästen und Zweigen. Blätter dreizählig, oft früh abfallend oder bis auf das mittlere Fiederblättchen reduziert, nur 5–15 mm lang, kurzgestielt oder sitzend, anliegend seidig behaart. Die Kohlenstoffassimilation wird von den Zweigen übernommen. Blüten in langen Trauben an den Zweigenden, gestielt; Kelch kahl, trockenhäutig; Schmetterlingsblüte 1–2 cm lang, auffallend goldgelb, Schiffchen stark aufwärts gebogen; Staubblätter zu einer Röhre verwachsen. Das Schiffchen ist mit den Flügeln durch ein Gelenk verzahnt. Bei Belastung durch Hummeln werden seine Ränder getrennt, die spiralig aufgerollten Staubblätter schnellen heraus und stäuben den Blütengast ein. Blütezeit V–VI. Frucht eine zusammengedrückte, schwarze, anfangs seidig behaarte Hülse.

⊙ Häufige, gesellig auftretende Pflanze in Waldlichtungen, an Waldsäumen, auf Brachland, an Wegen, Böschungen, Dämmen und in Heidegesellschaften. Meist auf kalkarmen, mäßig-sauren, sandigen oder steinigen Lehmböden. Wenig frosthart. Rohbodenpionier und Bodenverfestiger.

Besenginster enthält in den Blättern, Blüten und Samen wirksame Alkaloide aus der Gruppe der Chinolizidine, darunter das Hauptalkaloid Spartein neben Genistein, Sarothamnin u. a.

Hirten der Auvergne behaupten, ihre Schafe seien gegen Kreuzotterbisse immun, wenn sie manchmal Besenginster fräßen. Man fand, daß Sparteinsulfat das Schlangengift hemmt. In der Hauptsache sind die Alkaloide des Besenginsters herz- und kreislaufwirksame Verbindungen. Sie regen in kleinen Dosen die Herztätigkeit an und steigern den Blutdruck. In größerer Menge genommen, stellen sich Vergiftungserscheinungen wie Verlangsamung der Herztätigkeit, Übelkeit, Benommenheit ein, die einer Nicotinschädigung sehr ähneln. Eingestellte Präparate werden zur Behandlung von Reizleitungsstörungen des Herzens verwendet. Wegen des wechselnden Alkaloidgehaltes verwende man keine getrockneten Pflanzenteile. Getrocknete Besenginster-Triebe mit unentfalteten Blüten kann man statt Färber-Ginster *(Genista tinctoria)* zum Färben von Wolle verwenden. Farbflotten mit 100–500 g getrocknetem Pflanzenmaterial geben je nach Vorbeize fahlgelbe, zartgrüne oder moosgrüne Farbtöne.

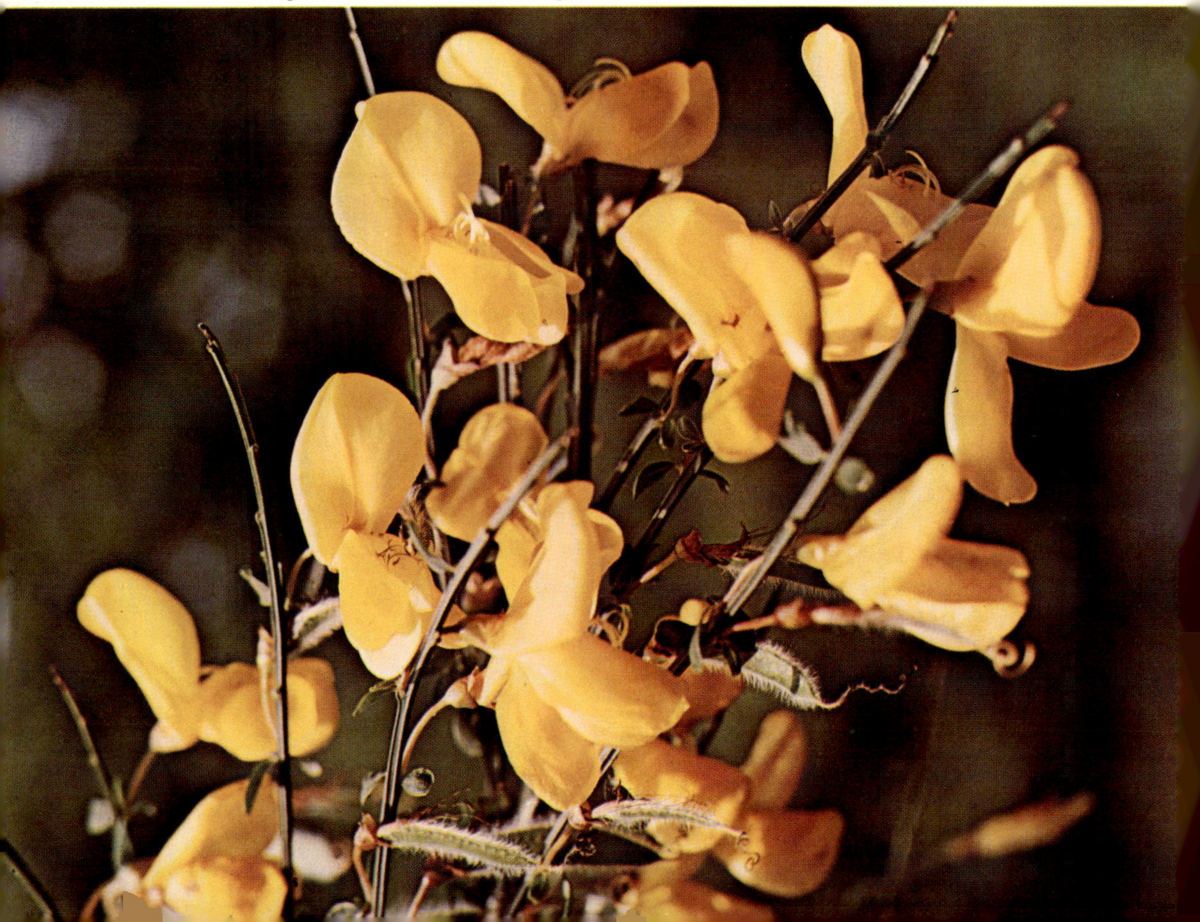

Schmalblättriges Weidenröschen
Epilobium angustifolium L.
Nachtkerzengewächse *Oenotheraceae (Onagraceae)*

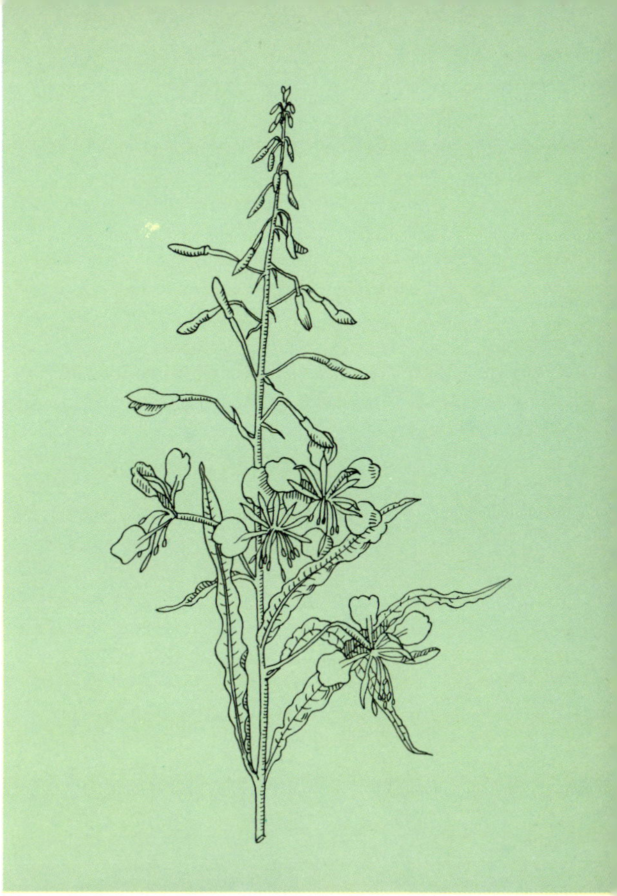

Ausdauernde, krautige Pflanze von 60–120 cm Höhe mit steif aufrechtem, unverzweigtem, rundem, kräftigem Stengel und weit kriechendem Wurzelstock. Blätter sitzend, weich, schmal-lanzettlich; zugespitzt, fast ganzrandig oder nur undeutlich gekerbt und etwas wellig, überwiegend wechselständig, unterseits blaugrün mit hervortretenden Seitennerven, oberseits dunkelgrün. Blüten vierzählig, nur undeutlich zweiseitig symmetrisch, in langen, endständigen, vielblütigen, spitzkegeligen Trauben. Kelchblätter schmal, purpurrot gefärbt; Kronblätter rosa bis tiefrot, mit kurzem Nagel und breiter, ausgerandeter Platte, etwas ungleich groß; Griffel mit tief vierteiliger Narbe; Staubblätter lang herabhängend. Blütezeit VII–VIII. Kapselfrüchte mit zahlreichen Samen, die einen langen Haarschopf als Flugeinrichtung tragen. Flugweite um 10 km. Am Weidenröschen entdeckte K. Sprengel 1790 die Fremdbestäubung.

⊙ Häufige, weit verbreitete Pflanze auf Waldlichtungen, Kahlschlägen, in Nadelforsten, an Schuttstellen oder in Staudenfluren an Ufern, auf frischem, nährstoffreichem, kalkarmem, sandig-steinigem Lehmboden. Lichtpflanze.

Die Pflanze enthält in allen Teilen Schleimstoffe, Pektin und Gerbstoffe. Von gewisser arzneilicher Bedeutung ist der Wurzelstock, der besonders gerbstoffreich ist. In den Arzneibüchern wird die Pflanze meist nicht aufgeführt.

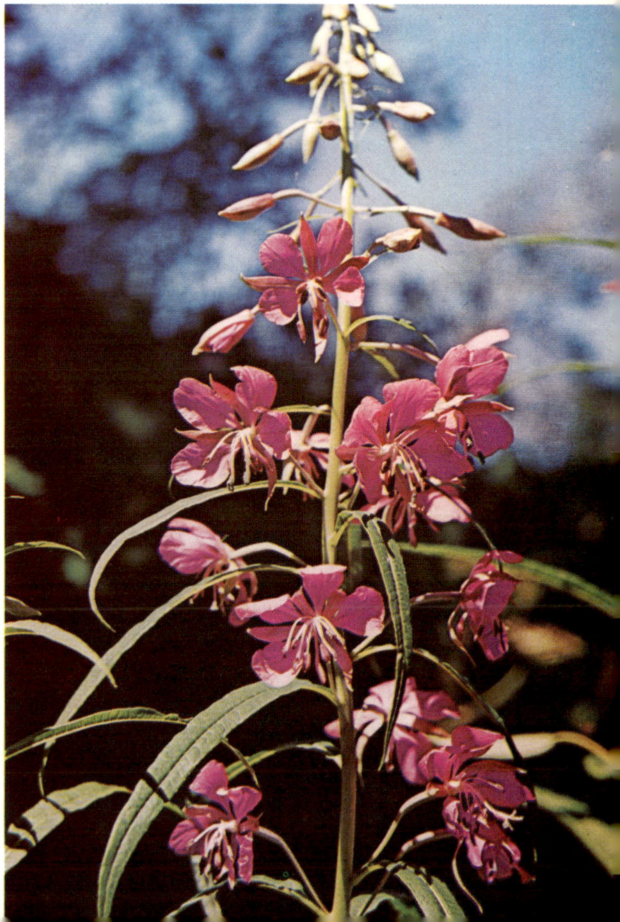

Der Wert des Weidenröschens liegt weniger in seinen Wirkstoffen, die bei anderen Pflanzen sicher ausgeprägter sind, sondern in seiner Verwendbarkeit als Wildgemüse. Die Blätter und Stengelspitzen können vor oder während der Blütezeit gesammelt und zu allerhand milden, schmackhaften Wildpflanzengerichten zubereitet werden. Eine der besten Empfehlungen sind Weidenröschen mit Pilzen in Rahm. Dazu benötigt man 1/4 l steif geschlagene Sahne, die mit Salz und Pfeffer gewürzt und mit feingewiegter Petersilie vermischt wird. Pilze der Saison – Maipilz, Weichritterling, Frühlingsschüppling – in Butter dünsten und abschmecken. Weidenröschen-Triebe und -Blätter zerkleinern, weichkochen, abtropfen lassen und mit heißer Butter übergießen. Zuletzt Sahne auf eine Platte geben, Weidenröschen-Gemüse dazugeben und mit den Pilzen garnieren. Die jungen Blätter können auch zu verschiedenen Wildpflanzensalaten genommen werden.

Gemeine Nachtkerze *Oenothera biennis* L.
Nachtkerzengewächse *Oenotheraceae (Onagraceae)*

⊞ Zweijährige Halbrosettenpflanze von 50–150 cm Höhe mit aufrechtem, unverzweigtem oder nur im oberen Teil wenig ästigem, gefurchtem, borstig behaartem Stengel. Wurzel rübenförmig verdickt, von angenehmem Geruch. Blätter überwiegend wechselständig, ungeteilt, ganzrandig oder nur entfernt gezähnt, lanzettlich, von dreiekkigem Umriß, schwach behaart, ober- und unterseits hellgrün, manchmal rötlich überlaufen. Blätter im ersten Jahr als Rosette, Blütenentwicklung erst im zweiten Jahr. Blüten in langen, beblätterten Trauben, etwa 3–5 cm breit, vierzählig, mit langem, röhrigem Achsenbecher (enthält die Nektardrüsen) und schmalen, zurückgeschlagenen Kelchblättern. Kronblätter schwefelgelb, breit herzförmig und vorne ausgerandet; Fruchtknoten mit tief vierteiliger Narbe. Blütezeit VI–VIII. Blüten öffnen sich gegen Abend sehr rasch mit hörbarem Knistern und schließen sich erst 24 Stunden später. Zuerst stäuben die Staubbeutel; die Narben werden erst am folgenden Abend kurz vor Blühschluß belegungsfähig. Nachtfalterblume. Sehr formenreich.

⊙ Ziemlich häufige Pflanze in Unkrautbeständen an Schuttplätzen, Böschungen, Dämmen, an Bahn- und Hafenanlagen und in Steinbrüchen, auf sommertrockenen, nährstoffreichen, oft stickstoffhaltigen, meist steinigen, kiesigen, sandigen oder rohen Lehmböden. Langtagpflanze. Ursprünglich nur in Nordamerika beheimatet.

✎ Die Pflanze enthält in Wurzeln und Blättern Gerbstoffe, Flavonoide und Schleimstoffe.

▮ Im Jahre 1619 wurden Nachtkerzen aus ihrer nordamerikanischen Heimat in den Botanischen Garten von Padua gebracht. Bald gelangten sie auch nach Mitteleuropa und wurden hier wegen ihrer fleischigen Wurzeln angebaut, verwilderten aber sehr häufig. Heute sind die Pflanzen praktisch überall auf Ödland anzutreffen. Aus der ursprünglich eingeführten Form hat sich in nur 350 Jahren über ein Dutzend selbständige Kleinarten entwickelt. Diese Entfaltung hängt mit der von Hugo de Vries entdeckten Mutationsfreudigkeit der Pflanze zusammen, die sich zudem durch einen sehr komplizierten Erbgang auszeichnet. Seit langem steht die Pflanze aber auch auf Europas Speisezetteln. Nach dem Kochen nehmen ihre Wurzeln eine rötliche Farbe an und werden deshalb Schinkenwurzel genannt. Verwendet werden nur die im ersten Jahr zum Herbst gegrabenen Wurzeln. Man kocht sie als Gemüse, nimmt sie als Suppenbeilage oder macht sie (nach Weichkochen) zu einem überraschend wohlschmeckenden Salat an.

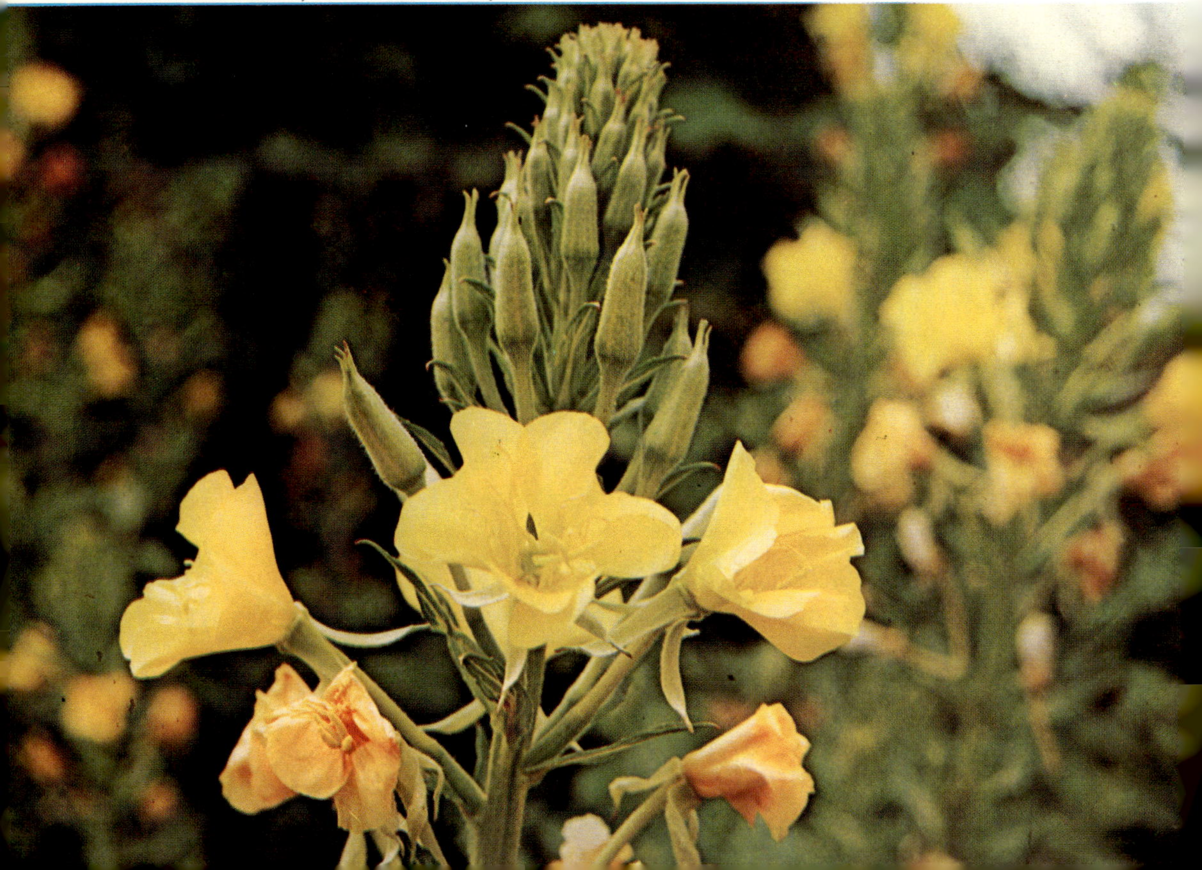

Wein-Raute *Ruta graveolens* L.
Rautengewächse *Rutaceae*

⊡ Ausdauernde, krautige, manchmal auch halbstrauchige Pflanze von 30–50 cm Höhe mit aufrechten, graugrünen, buschig verzweigten Stengeln. Blätter gestielt, mehrfach gefiedert; Fiederblättchen ganzrandig, spatelförmig bis verkehrteiförmig; von der Basis zur Spitze des Blattes kleiner werdend, Endfieder aber wieder größer, beidseits gleichfarbig graugrün und mit zahlreichen Ölbehältern punktiert. Blüten in endständigen Trugdolden, Endblüten fünfzählig, Seitenblüten immer vierzählig; Kelchblätter sehr klein, Kronblätter schmal, grünlichgelb, löffelförmig eingetieft. Nektar aus einem Drüsenpolster, das den Fruchtknoten ringförmig umgibt. Blütezeit VI–VIII. Fruchtknoten entwickelt sich zu einer Kapsel.

⊙ Die Wein-Raute stammt aus dem östlichen Mittelmeergebiet, wird aber schon seit dem frühen Mittelalter auch in Mitteleuropa vorwiegend in den Klostergärten gezogen. Heute findet sich die Pflanze als seltenes Kulturrelikt nur noch an warm-trockenen, meist stickstoffreichen Schuttstellen, vor allem im Umkreis von Mauern und Ruinen. Manchmal wird sie noch in Bauerngärten angepflanzt.

✐ Alle Vertreter der Rautengewächse, zu denen auch die Citrus-Früchte gehören, sind besonders reich an ätherischem Öl. Im Öl der Wein-Raute sind über ein Dutzend aromatisch riechende Komponenten enthalten, darunter als wichtigste Verbindung Methylnonylketon. Das ätherische Öl der Pflanze kann bei empfindlichen Personen heftige allergische Reaktionen auf der Haut verursachen.

Im Mittelalter war die Raute unter anderen eine wichtige Zauberpflanze, in der man allerlei Abwehrkräfte gegen Pest, Schlangen, Ungeziefer und Spuk vermutete. Folgender Spruch aus der Schule von Salerno bei Neapel, der um 1250 entstand, orientiert über die Verwendung der Pflanze: „Ruta facit castum/dat lumen et ingerit astum/costa facit ruta/de pulicibus loca tuta“ (Raute sorgt für Keuschheit schnell, macht einfallsreich, die Augen hell. Gekochte Raut' verspritzt im Haus, treibt alle Flöhe sicher aus). In der Küche ist die Wein-Raute ein kräftiges und daher in Maßen zu verwendendes Gewürzkraut. Man verwendet sie frisch oder getrocknet zu verschiedenen Fleischspeisen, Rohkostsalaten, Käsegerichten oder auch einfach in einer Kräutermischung fürs Butterbrot. In geschützter Lage ist Raute eine erfreuliche Erscheinung in einer sonnigen (Vor-)gartenecke.

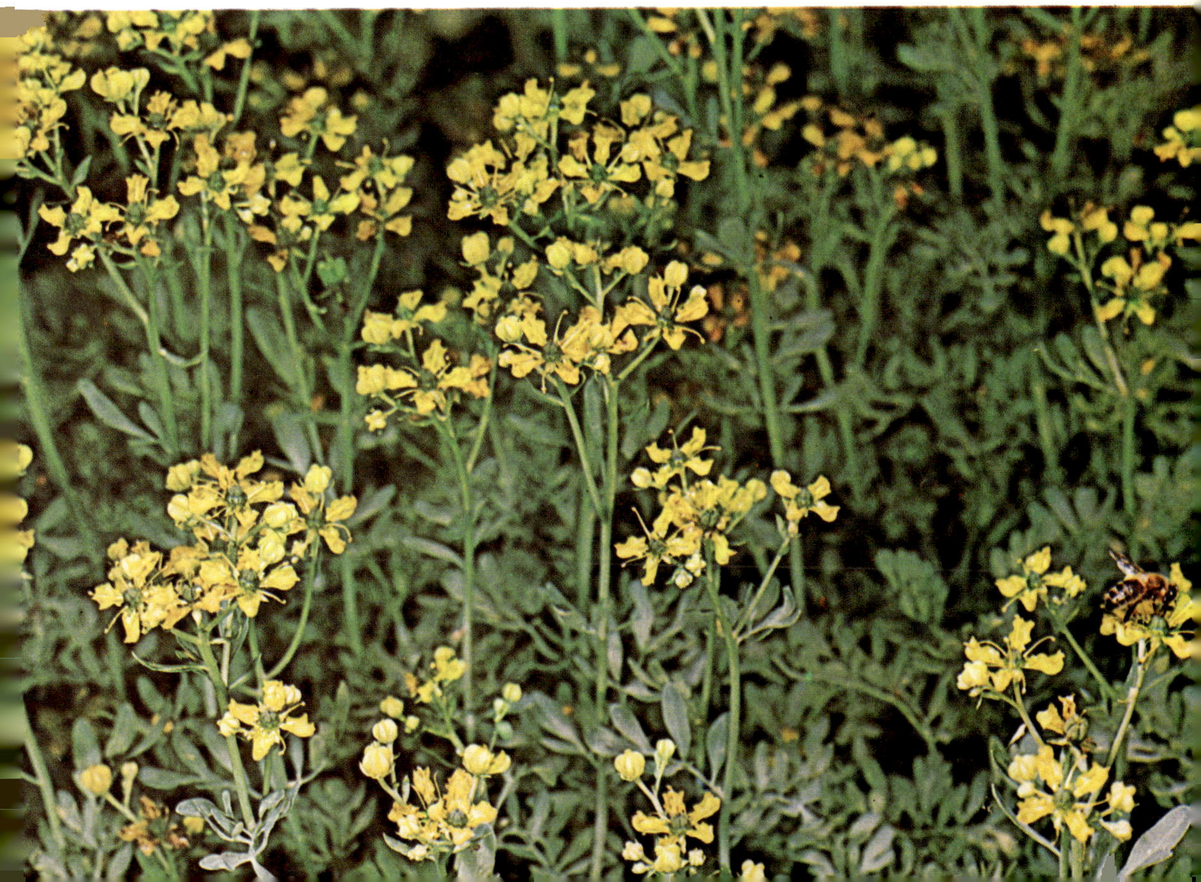

Sanddorn *Hippophae rhamnoides* L.
Ölweidengewächse *Elaeagnaceae*

⊞ Sommergrüner Strauch (seltener kleiner Baum) von 3–5 m Höhe mit sparrigen, reichverzweigten, allseits abstehenden Ästen. Rinde dunkelbraun bis dunkelgrau. Zweige und Äste mit zahlreichen, spitzen, verdornten Kurztrieben. Blätter wechselständig, kurzgestielt oder sitzend, lanzettlich-linealisch, zugespitzt, etwa 5–8 cm lang und 3–7 mm breit, oberseits graugrün und kahl, unterseits silbrig-weiß mit dichten, schönen Schildhaaren (Lupe), am Rande meist eingerollt. Zweihäusig. Windblütig. Krone fehlt; männliche Blüten in achselständigen, kurzen Kätzchen, mit je vier Staubblättern; weibliche Blüten meist einzeln, grünlich, mittelständiger Fruchtknoten mit nur einem Griffel. Blüten erscheinen vor oder mit dem Laubaustrieb. Blütezeit III–V. Als Frucht entwickelt sich aus dem Fruchtknoten eine Nuß, die von der fleischig anschwellenden, zur Fruchtzeit orangeroten bis gelbroten Kelchröhre der weiblichen Blüte eingeschlossen wird. Sanddorn trägt daher keine Beeren, sondern steinfruchtartige Gebilde. Fruchtzeit ab VIII.

⊙ Verhältnismäßig seltene, aber oft bestandsbildende Pflanze in Flußschotter-Auen, an Ufern oder in Kiefern-Trockenwäldern der Alpen und des Alpenvorlandes. Außerdem in den Braundünen-Gesellschaften an der Ost- und Nordseeküste. Meist auf wechseltrockenem, basenreichem, humus- und feinerdearmem Kies- und Sandboden. Häufig als Rohbodenbesiedler (Wurzelpilz-/Stickstoff-Symbiose) und Sandbodenbefestiger angepflanzt. Mitunter auch als Ziergehölz in Hekken und Gärten.

✎ Die einladend orangefarbenen Scheinfrüchte des Sanddorns sind die vitaminreichsten Früchte unter den einheimischen Arten: Sie enthalten bis 0,9% Vitamin C, daneben aber auch noch weitere Vitamine und reichliche Mengen Fruchtsäure.

Die Ernte der saftigen Früchte ist etwas heikel. Man kann sie nicht einfach pflücken, weil sie, zur Vollreife prall gefüllt, unweigerlich zerplatzen oder zerquetscht werden. Am besten schneidet man sie mit einer Schere von den Zweigen. Roh schmecken sie stark säuerlich und weniger zusagend; zusammen mit Zucker können sie jedoch in Früchtekompotts verwendet werden. Außerdem eignen sie sich natürlich zur Saftgewinnung (für Milchmixgetränke) und können mit Kornbranntwein oder Doppelkorn und reichlich Zucker zu einem angenehmen Frucht-Likör angesetzt werden.

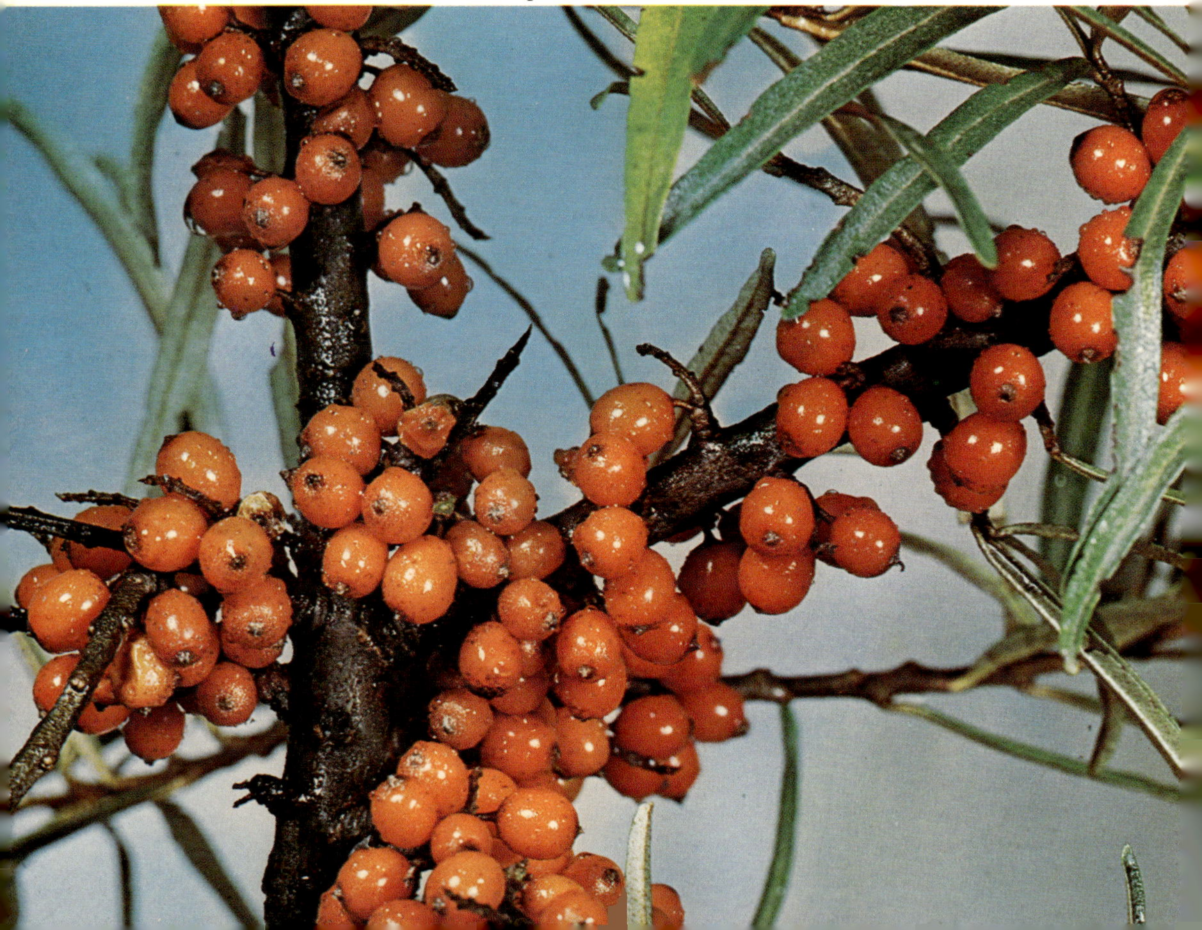

Roßkastanie *Aesculus hippocastanum* L.
Roßkastaniengewächse *Hippocastanaceae*

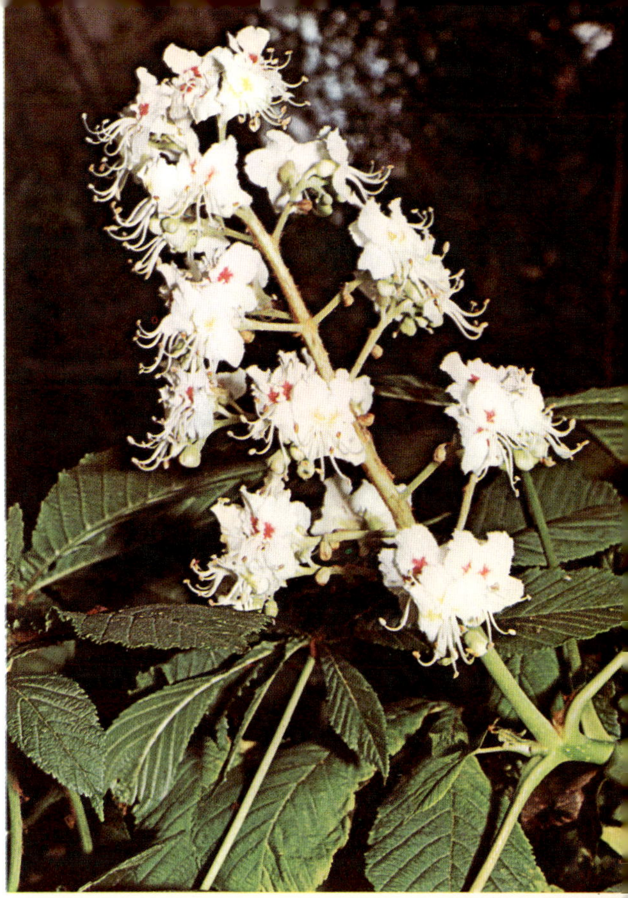

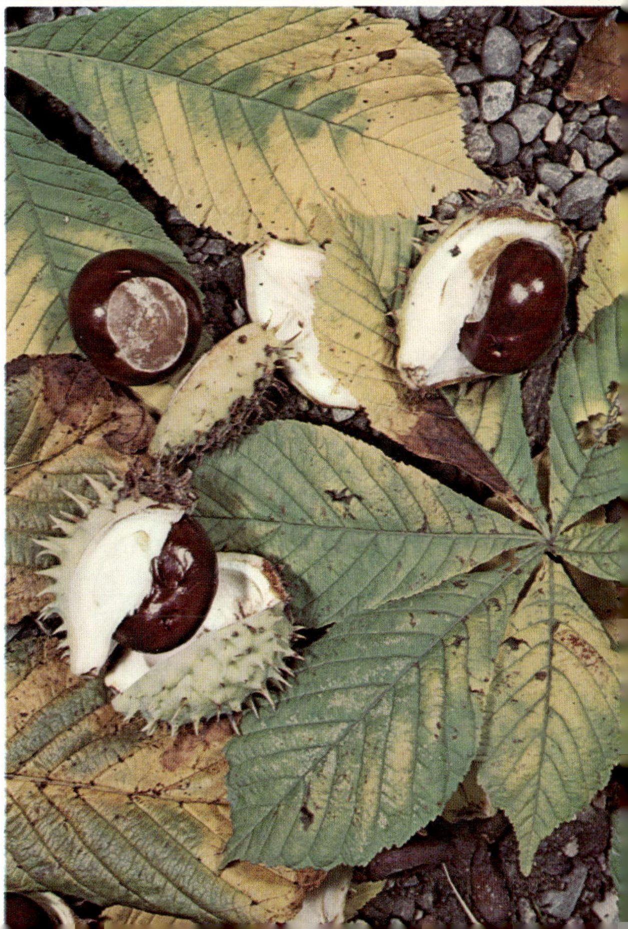

⊠ Sommergrüner Laubbaum bis 30 m Höhe mit hoch gewölbter Krone aus spitzwinklig ansteigenden Ästen. Rinde rötlichbraun bis dunkelgraubraun, zerbricht in größere, vieleckige Platten. Trieb hellbraun mit dicken, rötlichen, im Frühjahr stark klebrigen Knospen. Blätter langgestielt, handförmig gefiedert mit fünf bis sieben Teilblättern, diese länglich-keilförmig, sitzend, mit schlanker, aufgesetzter Spitze, am Rande stumpf gezähnt, oberseits dunkelgrün, unterseits gelblich. Auffallend große, hufeisenförmige Blattnarben. Blüten in aufrechten Rispen, zweiseitig symmetrisch, mit fünflappigem Kelch und einer Krone aus ungleichen, zurückgebogenen, krausen, weißen Kronblättern. Farbflecksaftmal mit Farbwechsel: Zuckerreicher Nektar wird nur bei Gelb produziert, bei Rot ist die Blüte fast abgeblüht. Blütezeit V–VI. Frucht eine grüne, stachelige, mehrfächerige Kapsel mit zwei bis drei Samen (Kastanien). Fruchtzeit ab IX.

⊙ Ursprünglich war die Roßkastanie nur in den Bergwäldern der östlichen Balkanländer verbreitet. Ein Gesandter des Heiligen Römischen Reiches beim Sultan in Konstantinopel brachte 1561 den ersten Zweig mit nach Mitteleuropa. Clusius zog 1576 in Wien die ersten Pflanzen aus Kastanien. Seither wird der Baum in Parks und an Straßen angepflanzt. Asphaltierung und Streusalz beeinträchtigen die Roßkastanie sehr.

✎ Die Rinde und vor allem die Samen der Roßkastanie enthalten reichliche Mengen an Triterpen-Saponinen, die früher unter der Bezeichnung Aescin bekannt waren, jedoch ein Gemisch von sehr ähnlichen Verbindungen, die meistens Protoaescigenin enthalten, darstellen. Daneben kommen Gerbstoffe, Glykoside (Aesculin) und verschiedene weitere Inhaltsstoffe vor.

Zubereitungen aus der Roßkastanie sind erst seit kurzem wieder aktuell. In der Anwendung stehen die Saponine im Vordergrund, weil sie eine kapillarabdichtende Wirkung ausüben und darum innerlich zur Behandlung von vielen Blutgefäßerkrankungen eingesetzt werden können. Wegen der Saponine sind die Roßkastanien ungenießbar, eignen sich aber als Wild- und Viehfutter. „Die Türcken nennens Roßcastanien/darumb das sie den keichenden Rossen behulfflich sind", schreibt Matthiolus 1563 in der Erstbeschreibung der Art. In Notzeiten wurde nach Entfernung der giftigen Saponine ein brauchbares Mehl hergestellt.

Bittere Kreuzblume *Polygala amara* L.
Kreuzblumengewächse *Polygalaceae*

✿ Ausdauernde, krautige Pflanze von 5–15 cm Höhe mit grundständiger Rosette, aber ohne ausläuferartige Verzweigungen, und mit niederliegenden, aufsteigenden oder aufrechten, dünnen, wenig ästigen Stengeln. Blätter der Rosette deutlich größer als die oberen Blätter, elliptisch-keilförmig, vorne abgerundet, sitzend; Stengelblätter dagegen lanzettlich, an beiden Enden verschmälert und vorne zugespitzt, beidseits gleichfarbig dunkelgrün. Blüten in lockeren, endständigen Trauben, von sehr eigenartigem Bau, der an eine Schmetterlingsblüte erinnert: Kelch fünfzählig aus ungleich großen Kelchblättern, die beiden inneren auffallend vergrößert und kronblattartig blau oder blaurot gefärbt (Flügel), die übrigen klein und kelchblattartig; die drei Kronblätter sind ebenfalls blaßblau bis rötlichblau und verwachsen zu einem Schiffchen, das die untereinander verwachsenen acht Staubblätter einschließt. Blütezeit V–VI. Frucht eine abgeplattete Kapsel, die von den beiden Flügeln eingeschlossen wird. Formenreich. Die Blätter schmecken beim Kauen sehr bitter (Unterschied zur ähnlichen **Gemeinen Kreuzblume,** *Polygala vulgaris*).

⊙ Zerstreut vorkommende Pflanze in Quellfluren, Kalk-Magerrasen, in lückigen Rasen, an Gräben und Wegen oder in Moorwiesen auf wechselfeuchtem bis wechseltrockenem, kalkreichem, mild humosem und meist dichtem Lehm- oder Tonboden. Kalkzeiger. Rohbodenpionier.

✎ Die Kreuzblumengewächse enthalten den familientypischen Zuckeralkohol Polygalit (= 1,5-Anhydro-Sorbit; vgl. Vogelbeere). In der Bitteren Kreuzblume finden sich ferner der Bitterstoff Polygalin und Triterpen-Saponine. Gesammelt wird das blühende Kraut *(Herba Polygalae amarae)*.

Wegen des Bitterstoffes, der der Gemeinen Kreuzblume fehlt, gilt die Bittere Kreuzblume als magenstärkendes Mittel und findet daher in verschiedenen Apéritifs vom Magenbitter-Typ zur Anregung der Verdauungsfunktionen bei schweren Speisen Verwendung. Der Saponingehalt beider Arten bedingt eine auswurffördernde, schleimlösende Wirkung und wird in verschiedenen Hustenarzneien genutzt. Angeblich soll die Pflanze auch die Milchsekretion bei Mensch und Tier steigern (wissenschaftlicher Name!).

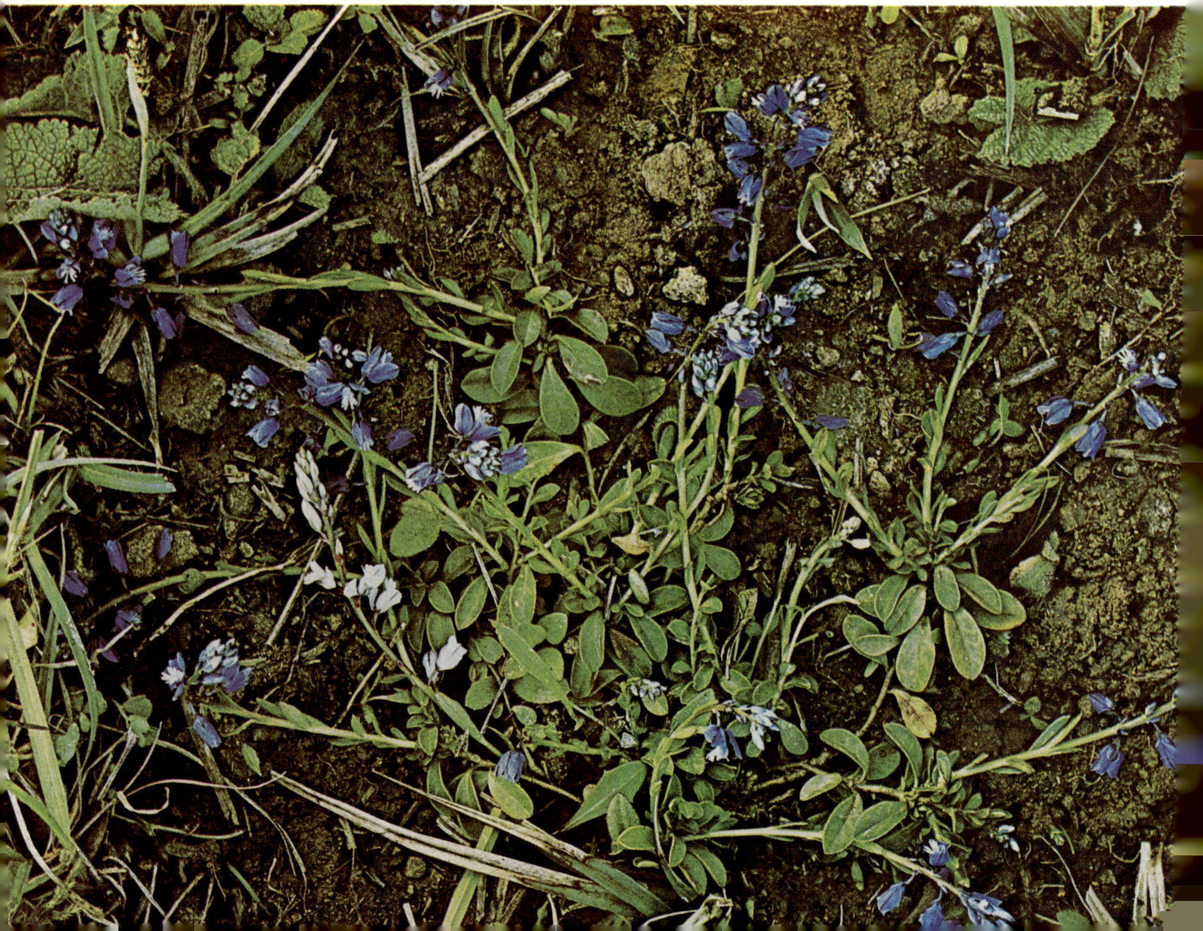

Stinkender Storchschnabel, Ruprechtskraut
Geranium robertianum L.
Storchschnabelgewächse *Geraniaceae*

Einjährige oder einjährig-überwinternde, krautige Pflanze von 20–40 cm Höhe mit dünnen, rötlichen, behaarten, locker verzweigten Stengeln. Blätter langgestielt, mit wendigen Blattgelenken, von dreieckigem Umriß, in drei bis fünf doppelt-fiederspaltige Teile gegliedert, Endzipfel der Blättchen stumpf, oft rötlich überlaufen. Blattstiele und -spreite drüsig behaart. Blüten langgestielt in lockeren Rispen, fünfzählig, mit rötlichen, zugespitzten, behaarten, anliegenden Kelchblättern und rosa bis hellpurpurn gefärbten Kronblättern, die den Kelch weit überragen und dunkelpurpurne Strichmale tragen. Blütezeit V–X. Die Nußfrüchte werden beim Aufreißen der schnabelförmigen Spaltfrucht oft meterweit weggeschleudert. Pflanze von charakteristischem, aromatischem Geruch. Formenreich.

⊙ Verbreitete bis häufige Pflanze in krautreichen Wäldern, Schluchten, Auen, an schattigen Mauern und Felsen, in Schlägen und in unkrautigen Hecken- und Waldsäumen, auf nährstoffreichen, frischen, ziemlich lockeren, steinigen Lehmböden. Schattenpflanze.

Die Pflanze enthält ein ätherisches Öl mit vielen Monoterpen-Verbindungen und Gerbstoffe vom Gallotannin-Typ, den Bitterstoff Geraniin und einige weitere Verbindungen. Verwendet wird das zur Blütezeit gesammelte Kraut. Beim Trocknen verliert sich der eigentümliche, unangenehme Geruch.

Ruprechtskraut ist eine traditionelle Heilpflanze seit dem Mittelalter, für die sich als Heilanzeigen Wechselfieber, Nierenentzündung, Rachengeschwüre, Gicht, Brustkatarrh, Nasenbluten und Hautausschlag neben anderen Beschwerden finden lassen. Wegen des Gerbstoffgehaltes scheint die Pflanze am ehesten zur Behandlung äußerer Wunden geeignet und wird von der Volksmedizin meist auch nur für diesen Bereich eingesetzt. Sprachgeschichtlich interessant ist, daß sich für die Pflanze die Bezeichnung Storchschnabel durchgesetzt hat, obwohl sie eigentlich Kranichschnabel (griech. *geranos* = Kranich) heißen müßte, während aus dem Wort *pelargos* = Storch die Gattungsbezeichnung *Pelargonium* für die üblichen Gartengeranien abgeleitet wurde.

Für die äußerliche Anwendung nimmt man einen Kaltauszug aus 1–2 Teelöffeln der getrockneten Pflanze/Tasse Wasser.

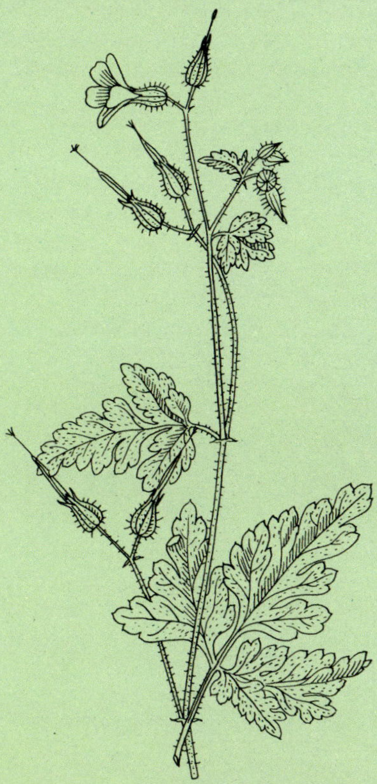

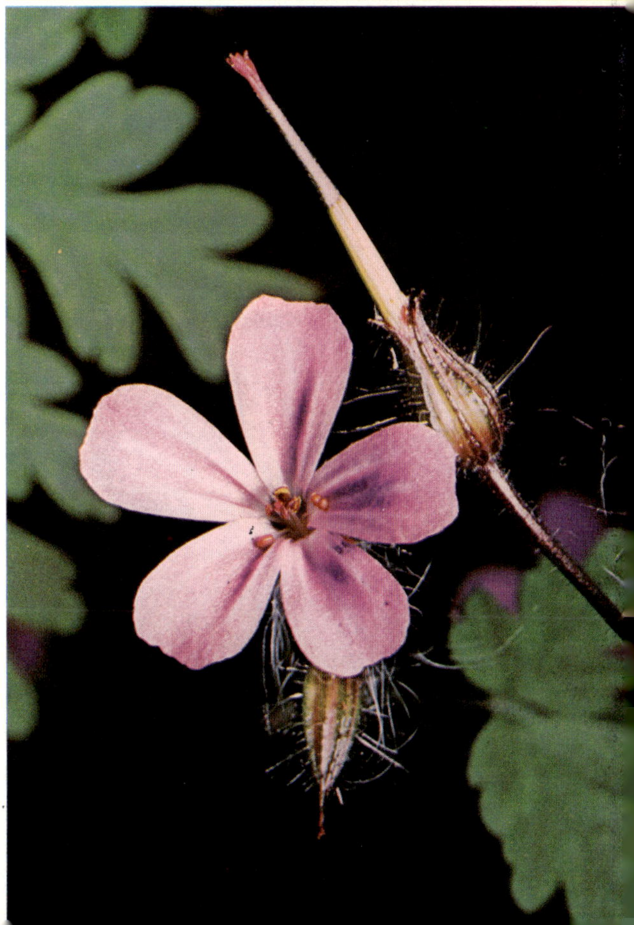

Saat-Lein, Flachs *Linum usitatissimum* L.
Leingewächse *Linaceae*

⊞ Meist einjährige, kahle Pflanze von 30–50 cm Höhe mit einfachem, aufrechtem oder bogig aufsteigendem Stengel, der meist nur in der Blütenregion verzweigt ist. Blätter ganzrandig, wechselständig, ungeteilt, sitzend, schmal-linealisch bis lanzettlich. Kelchblätter am Rande fein gewimpert. Blüten fünfzählig, hellblau, nur vormittags offen, bis 1,5 cm breit, mit fünf fertilen und fünf zurückgebildeten Staubblättern. Blütezeit VI–VII. Frucht eine gefächerte Kapsel mit 10 glänzenden, flachen, bräunlichen Samen.

⊙ Wie aus Funden dokumentiert ist, wird der im östlichen Mittelmeergebiet beheimatete Lein schon seit der Jungsteinzeit als Kulturpflanze angebaut („Pfahlbau"-Lein: ca. 4000 Jahre alt). Wildwachsende Pflanzen sind immer Kulturflüchtlinge, die auf nährstoffreichen, sauren Böden im Bereich von Schuttstellen vorübergehend eingebürgert werden. Als Wildart unbekannt.

✎ Von arzneilicher Bedeutung sind die Leinsamen (DAB *Semen Lini*), die Schleimstoffe, fettes Öl und ein blausäureabspaltendes Glykosid (Linamarin) enthalten.

Vor der Erfindung verspinnbarer Kunstfasern gehörte der Lein zu den wichtigsten einheimischen Faserlieferanten: Die Bastfasern des Stengels lieferten den Flachs, dessen Fasern Zellen von etwa 4–6 cm Länge (!) enthalten. Vom übrigen Stengelgewebe gelöster, gebrochener und ausgekämmter (gehechelter) Flachs konnte versponnen und zu Leinwand verwoben werden. Diese traditionelle Verwendung als technische Kulturpflanze ist auch heute noch von Bedeutung. Die Samen enthalten bis zu 40% Öl, das zu großen Anteilen ungesättigte Fettsäuren (Linolsäure und Linolensäure) aufweist, daher an der Luft gut trocknet (verharzt) und früher Grundlage aller Malerfarben war. Die ungesättigten Fettsäuren gehören zu den essentiellen Nahrungsbestandteilen (Vitamin F). Leinsamen werden heute wieder zunehmend in verschiedenen Brotsorten verbacken. Leicht gequetschte oder gestoßene Leinsamen wirken, innerlich eingenommen, als mildes Abführmittel. Eine Abkochung der Samen findet auch bei Heiserkeit und Katarrhen der Atemwege Verwendung. Äußerlich helfen breiige Umschläge bei Schwellungen und Verbrennungen.

Für einen Aufguß überbrüht man 3–4 Eßlöffel Leinsamen mit 1 l heißen Wassers und läßt anschließend über Nacht ziehen.

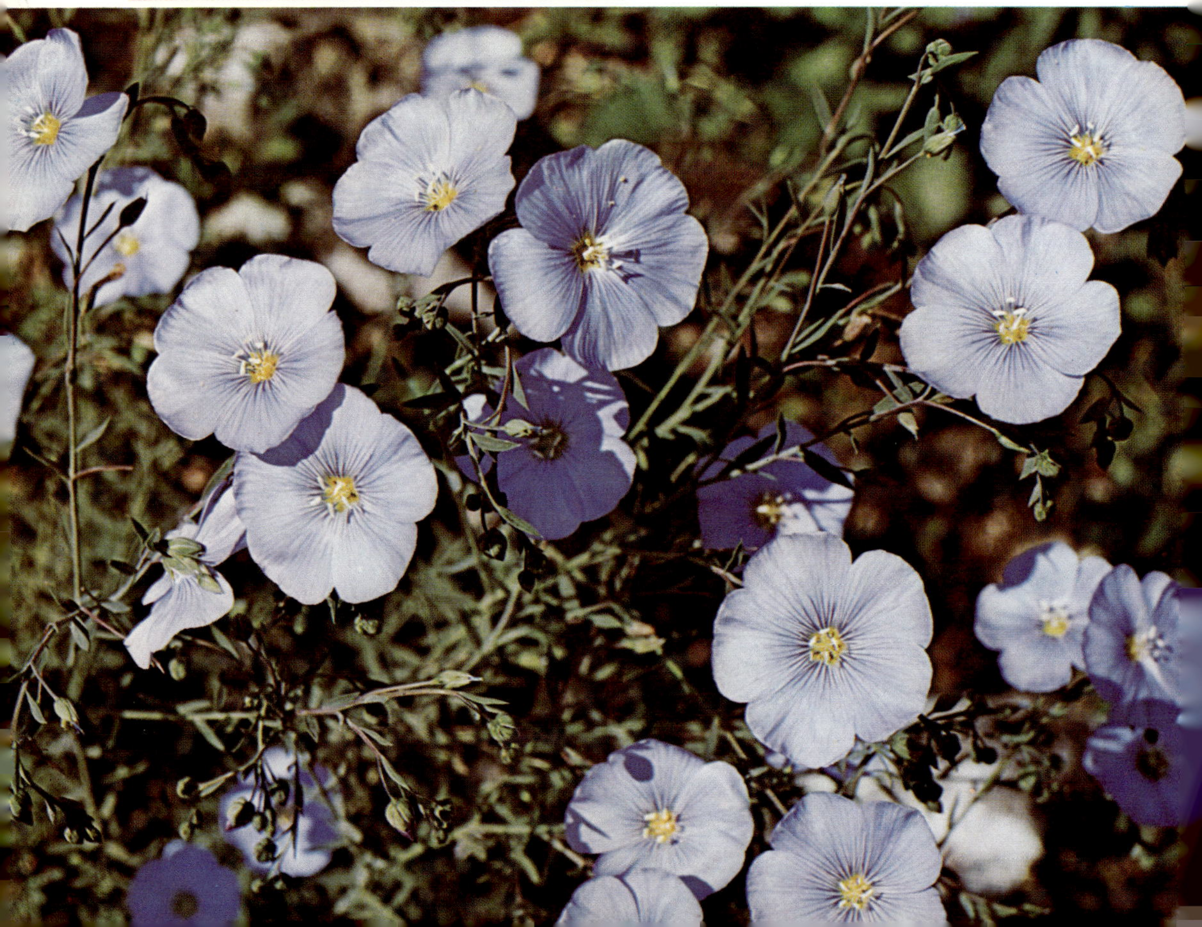

Dill *Anethum graveolens* L.
Doldengewächse *Apiaceae (Umbelliferae)*

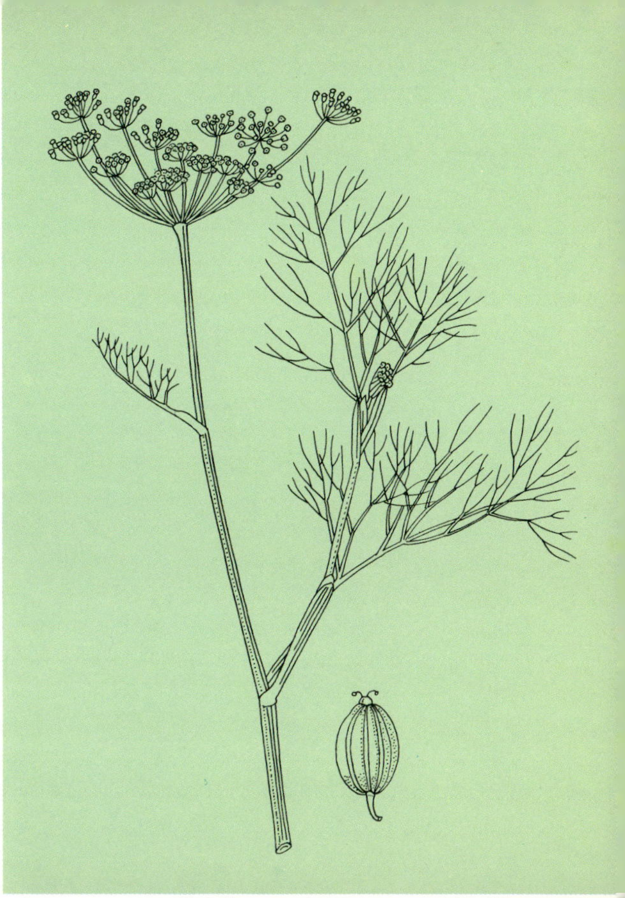

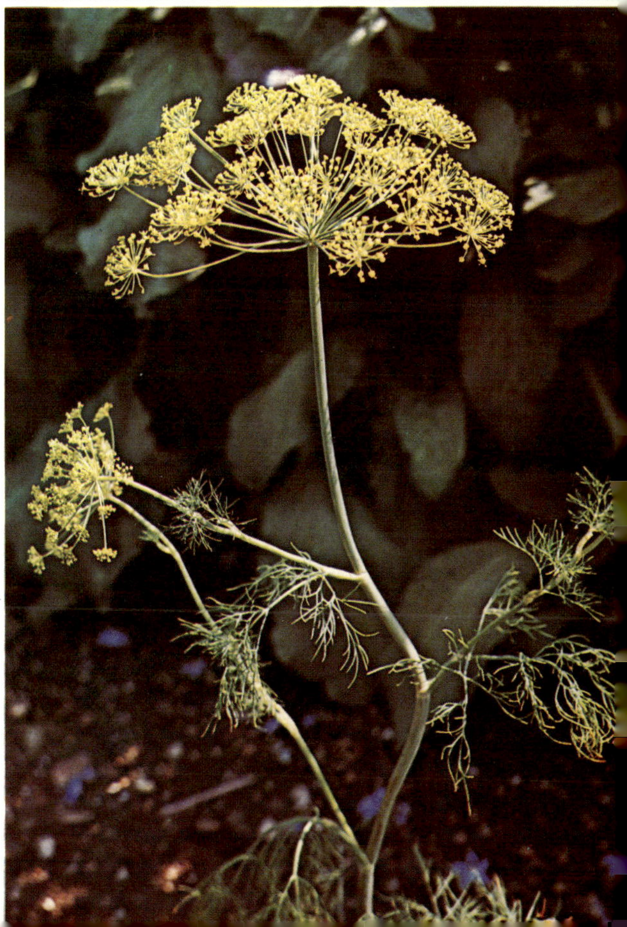

⊞ Einjährige Pflanze, 50–120 cm hoch, mit schlankem, aufrechtem, hohlem Stengel, der kräftig blaugrün gefärbt und etwas gestreift ist. Blätter gestielt, drei- bis vierfach fiederteilig, Endfiedern schmal-fadenförmig. Blätter am Grunde mit einer kurzen, 1–2 cm langen, stengelumfassenden Blattscheide (Unterscheidung zum ähnlich aussehenden Fenchel mit 3–6 cm langen Blattscheiden). Blüten in einer flach gewölbten, ausgebreiteten, gelblich-grünen bis dottergelben Doppeldolde, in der Hüll- und Hüllchenblätter fehlen. Blütezeit VII–IX. Früchte breit-elliptische, schmal geflügelte, flache Doppelachänen.

⊙ Dill ist eine alte Kulturpflanze, die aus Vorderasien stammt, früher vorwiegend in Klostergärten gezogen wurde und nur gelegentlich verwildert. Dill kann bequem im Garten (Aussaat etwa April–Mai), aber auch in Kistchen oder im Topf auf dem Fensterbrett gezogen werden. Von der Aussaat bis zur ersten Ernte des frischen Krautes vergehen etwa 4–5 Wochen.

✐ Wie viele Vertreter der Doldengewächse enthält der Dill im Kraut und in den Früchten (DAB *Fructus Anethi*) ätherische Öle, deren Hauptbestandteil Carvon neben Limonen und Phellandren ist. Diese Stoffe sind für den angenehm würzigen Geruch und Geschmack der Pflanze verantwortlich. Dill wird meist nur als frisches Kraut verwendet – getrocknete Pflanzen sind von deutlich geringerer Qualität.

Die Pflanze wurde bei den Ägyptern gegen Kopfschmerzen und bei den Römern zur Beruhigung randalierender Zecher verwendet. Im Mittelalter galt er als Abwehrmittel gegen Hexenzauber, wenn ein Bündel getrockneten Krautes über der Haustür hing. Von nicht geringer Bedeutung ist heute die gastronomische Verwendung der Pflanze. Alle oberirdischen Teile eignen sich bestens zur Würzung verschiedener Speisen, bei deren Zubereitung die frische Pflanze nur durchziehen, auf keinen Fall aber mitkochen darf. Kräuterbutter, Salate, eingelegte oder frische Gemüse, Fisch (vor allem Aal) erhalten durch Dill eine feine, aromatische Note. Als besondere Spezialität gilt Dillsauce (sauce à l'anèthe) auf Sahnebasis. Dillöl wird häufig für Kräuterlikör benötigt.

⚖ Die magenstärkende und verdauungsfördernde Wirkung der Dill-Wirkstoffe kann auch in Abkochungen gepulverter Dillfrüchte (3 g in 1 Tasse Wasser) zur Anwendung kommen.

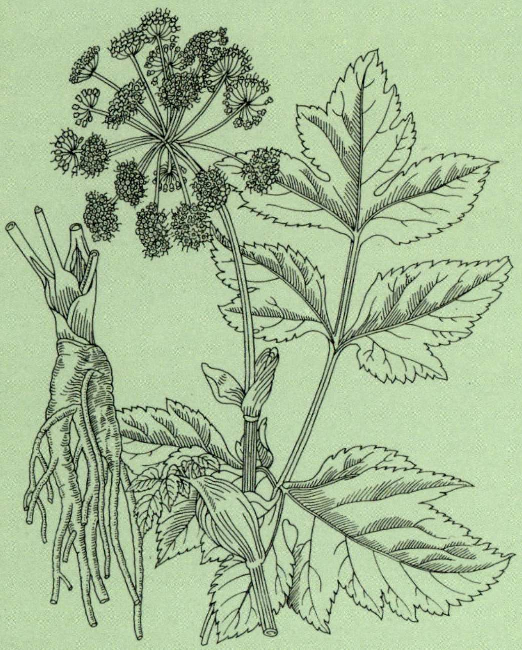

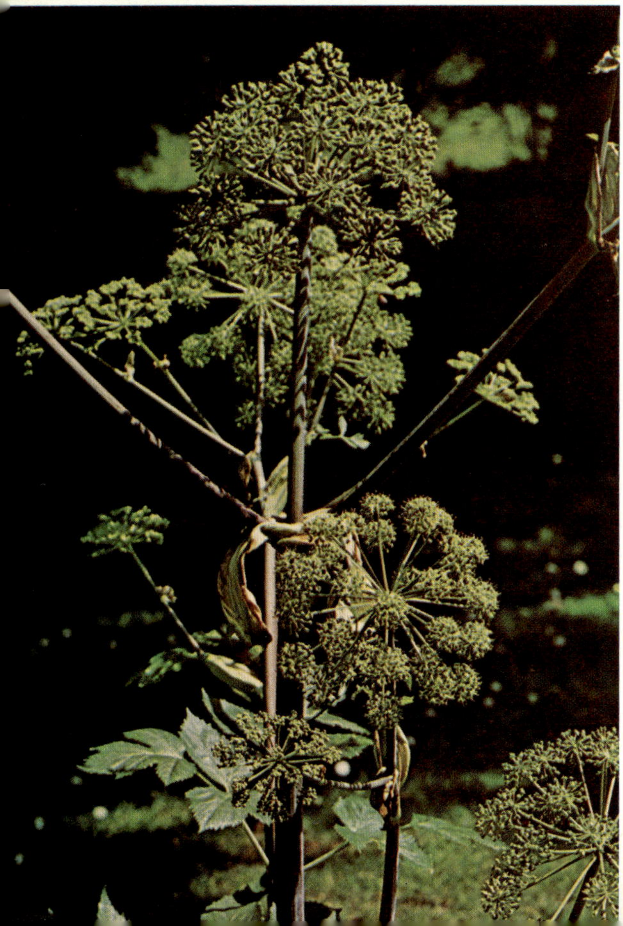

Echte Engelwurz, Brustwurz
Angelica archangelica L.
Doldengewächse *Apiaceae*

⊡ Kräftige, zweijährige oder ausdauernde Pflanze von 120–150 cm Höhe mit rundem, nur wenig gefurchtem, röhrigem, manchmal rötlich überlaufenem Stengel und dicker, tiefreichender Pfahlwurzel. Blätter sehr breit, drei- bis vierfach gefiedert, unterseits heller, beim Zerreiben von aromatischem Geruch. Blattstiele rund, nicht gekielt. Fiederblättchen eiförmig-lanzettlich. Blattscheiden bauchig. Blüten gelbgrün, Kronblätter elliptisch, in großen, fast halbkugeligen Doppeldolden mit 20–40 Strahlen. Hüllblätter hinfällig oder fehlend, Hüllchen immer vorhanden und vielblättrig. Blütezeit VI–VIII. Früchte abgeflacht, mit leicht welligem, schmalem Flügelsaum.
⊙ In nährstoffreichen, zeitweise überschwemmten Hochstaudenfluren und Röhrichten an Flußufern und Gräben. Auch an der Küste. Alte Kulturpflanze. Verwildert vor allem im nördlichen Mitteleuropa, aber nirgendwo häufig.
✎ Verwendet wird vor allem die im Herbst gegrabene Wurzel (DAB *Radix Angelicae*), die wie die Blätter und die Früchte ein ätherisches Öl (in der Hauptsache mit dem Terpenabkömmling Phellandren), daneben aber auch Bitterstoffe und Cumarinverbindungen enthält.

Der Überlieferung nach sollen kräuterkundige Mönche die Verwendbarkeit der Pflanze als Pestarznei von Engeln erfahren haben, auf diese legendäre Eröffnung nimmt die deutsche und wissenschaftliche Benennung Bezug. Überhaupt hat die Pflanze eine hervorragende klösterliche Tradition. Engelwurz-Öl, das aus den Früchten abdestilliert wurde, findet bei der Herstellung von Klosterlikören (Bénédictine, Chartreuse) immer noch Verwendung. Als aromatisches Bittermittel kann Engelwurz zur Appetitanregung und Magenstärkung gebraucht werden. Der frische Preßsaft der Pflanze hilft bei Hautreizungen.

Für einen Tee nimmt man die getrocknete, zerkleinerte Wurzel, Blätter oder gepulverte Früchte (je 1–2 Teelöffel auf 1 Tasse Wasser) und brüht kurz auf.
▶ Häufiger als diese Art ist die verwandte **Wald-Engelwurz** *(Angelica sylvestris)*, die etwas bitterer schmeckt, aber ebenso verwendet werden kann. Die zerkleinerten Blätter lassen sich recht gut zu Fruchtmus oder Rhabarber verwenden.

Wiesen-Kerbel *Anthriscus sylvestris* (L.) Hoffm.
Doldengewächse *Apiaceae*

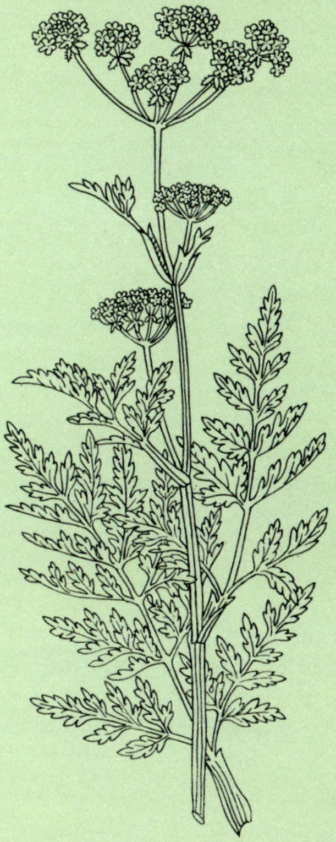

⊞ Ausdauernde Halbrosettenpflanze von 60 bis 150 cm Höhe mit verdickter Wurzel. Stengel kräftig, aufrecht, kantig gefurcht, hohl, verzweigt, grün, an der Basis behaart, oben ganz glatt. Blätter kräftig grün, mehrfach (zwei- bis dreifach) gefiedert mit oval-zugespitzten, gezähnten Fiederabschnitten, oberseits etwas glänzend, unterseits hellgrün. Blüten reinweiß, in zusammengesetzten, flach gewölbten Dolden, neben zwittrigen auch rein männliche Blüten. Blüht als erste unter den einheimischen Doldengewächsen, Blütezeit V–VIII. Früchte walzig, mit kleinem Schnabel. Verwechslungsmöglichkeiten bestehen mit der wesentlich kleineren, giftigen Hundspetersilie *(Aethusa cynapium)*.

⊙ Häufige, weit verbreitete Art auf frischen, nährstoffreichen Böden in Hochstaudenfluren, grasigen Rainen, Gräben, Fettwiesen. Düngezeiger und Kulturfolger.

✎ Wie viele Doldengewächse enthält auch der Wiesen-Kerbel in allen Teilen geringe Mengen eines ätherischen Öls mit Methylchavicol als Hauptkomponente. Das Kraut sollte vor Blühbeginn gesammelt werden. Frisches Kraut ist an jungen Sprossen bis zum Herbst vorhanden. Nur oberirdische Teile verwenden!

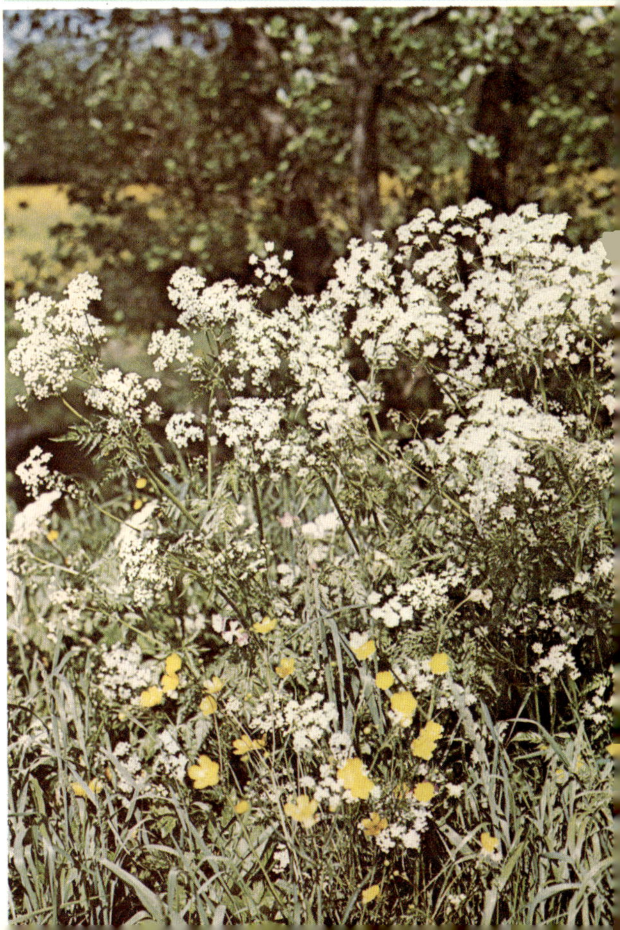

Wiesen-Kerbel riecht nicht so aromatisch wie der aus dem Mittelmeergebiet stammende **Garten-Kerbel** *(Anthriscus cerefolium)*, kann aber ebensogut wie diese alte Gewürz- und Küchenpflanze verwendet werden, zumal er häufig und überall anzutreffen ist. Schon deswegen verdient er mehr Beachtung. Kerbelkraut ist eine wertvolle, bereichernde Zutat zu vielen Gerichten, in denen würzende Kräuter erst den Geschmack abrunden. Er ist natürlich Bestandteil der sogenannten ‚fines herbes' neben Estragon, Bibernelle, Basilikum, Thymian und anderen erlesenen Erscheinungen, die in verschiedener Zusammensetzung zum Repertoire der raffinierten Küche gehören. Zu den Gerichten, in denen Kerbel auf keinen Fall fehlen darf, gehört das Cassoulet, ein Eintopfgericht aus weißen Bohnen, Fleisch und Geflügel, das als Spezialität der Gascogne gerühmt wird. Aber auch grüne Kräutersaucen, Kräuterbutter, Salate (besonders Tomatensalat) und Fischgerichte kann man mit Kerbelkraut verbessern. Obwohl die Pflanze medizinisch kaum angewandt wird, wirken ihre Inhaltsstoffe leicht diuretisch, blutreinigend, gleichzeitig auch leicht blutdrucksenkend.

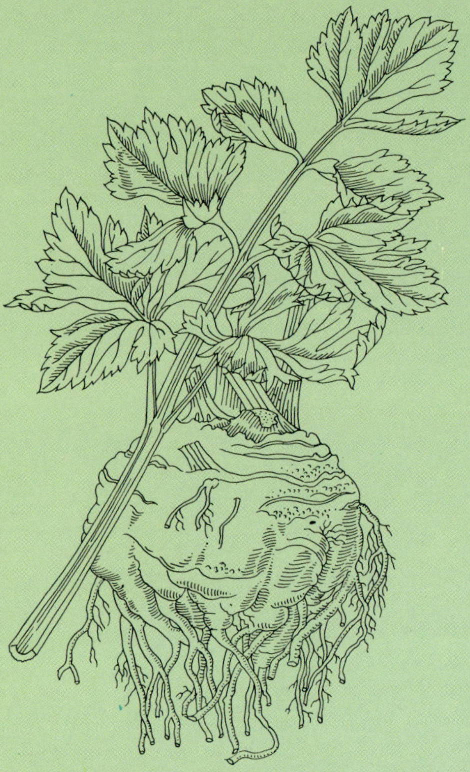

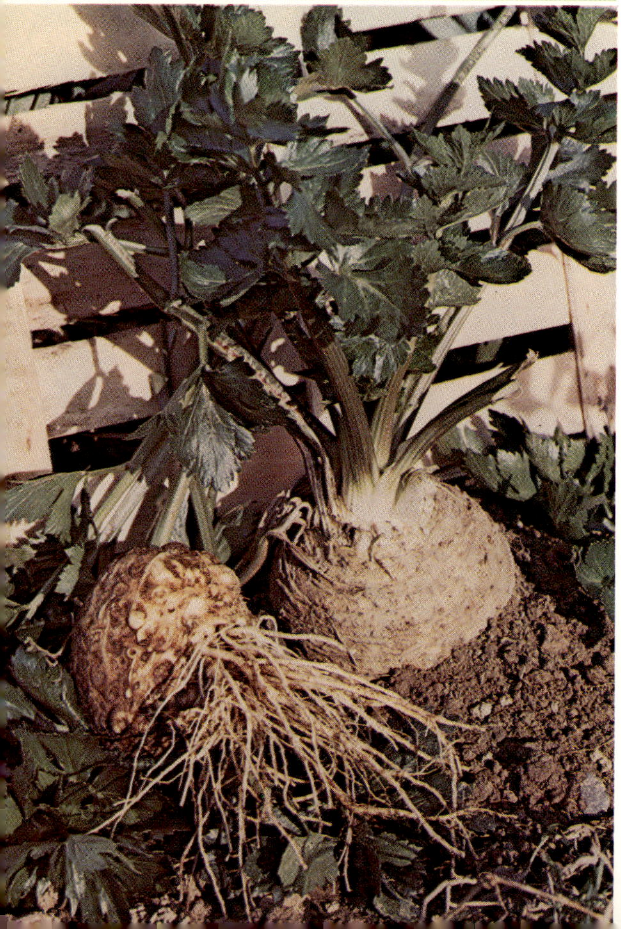

Sellerie *Apium graveolens* L.
Doldengewächse *Apiaceae*

⊡ Wildpflanze meist zweijährig, 30–100 cm hoch, mit aufrechtem, rundem, aber deutlich gerieftem Stengel, der hohl und kahl ist und sich reich verzweigt. Blätter recht lang, fiederteilig bis dreifach gefiedert, mit keil- und rautenförmigen, nur vorne grob gezähnten Fiederabschnitten, dunkelgrün, etwas lederig, glänzend. Blüten klein, in lockeren, halbkugelig zusammengesetzten Dolden mit 6–12 Strahlen, Hülle und Hüllchen fehlend, weiß oder gelblich-weiß. Blütezeit VII–IX. Früchte eiförmig, bräunlich oder grau, mit fünf deutlichen Rippen. Alle Teile mit starkem aromatischem Geruch.

⊙ Ziemlich seltene Pflanze nasser, nährstoffreicher, toniger Salzböden. Im Küstenbereich an der Nordsee, aber auch an Salzstellen des Binnenlandes.

✎ Alle Teile des Selleries enthalten reichliche Mengen eines ätherischen Öls, dessen Hauptbestandteile das Phenylpropanderivat Apiol und die geruchsbestimmenden Alkylphthalide wie n-Butylphthalid u.a. sind.

Die in Mitteleuropa (noch) vorkommenden Wildpflanzenbestände sollte man nicht nur aus Naturschutzgründen besser nicht verwenden: Ihr durchdringendes und auch ziemlich dauerhaftes Aroma ist für gastronomische Zwecke nur wenig geeignet. Wesentlich besser sind die aus der Wildart vor allem in Frankreich und Italien herausgezüchteten Gemüsesorten, bei denen man Staudensellerie und Knollensellerie sowie dessen Abwandlung Bleichsellerie unterscheiden muß. Bei diesen Kulturformen ist der aromatische Duft weitaus erträglicher. Gelegentlich finden sich auch auf Ödland verwilderte Exemplare dieser Pflanze, die schon Homer als Selinon in der Odyssee erwähnt.

Die Bestandteile des Sellerie-Öls unterstützen lebhaft die Nierenfunktion und wirken daher diuretisch. Sellerie-Saft, aus frischen Sellerieknollen gepreßt, wirkt außerdem magen- und nervenstärkend. Eine berühmte Verwendung der Sellerieknolle, die morphologisch eine Hypokotylknolle (ohne Beteiligung von Wurzelgewebe) darstellt, ist der Waldorf-Salat. Sellerie-Salz ist gewöhnliches, mit getrockneter und gepulverter Knolle gewürztes Kochsalz. Die Blätter der Gartenformen finden häufig zum Würzen von Suppen und Brühen Verwendung.

Wiesen-Kümmel *Carum carvi* L.
Doldengewächse *Apiaceae*

Zweijähriges Kraut von 20–80 cm Höhe mit spindelförmiger, ästiger Wurzel und schlankem, gefurchtem Stengel. Blätter der grundständigen Rosette (1. Jahr) zwei- bis dreifach gefiedert, Stengelblätter (2. Jahr) wechselständig, zwei- bis dreifach fiederschnittig mit schmal-linealischen Zipfeln. Die untersten Fiederblattpaare sitzen dem Stengel meist kreuzweise an. Blüten weiß oder leicht rötlich, in zusammengesetzten Dolden, ohne Hülle, aber wenigblättrigem, mitunter auch fehlendem Hüllchen. Blütezeit V–VII. Früchte sichelförmige, an beiden Enden zugespitzte Doppelachänen, dunkelbraun mit fünf gelblichen Hauptrippen. Fruchtzeit VII–VIII. Von aromatischem Geruch.

Verbreitete Art der Fettwiesen und -weiden, aber auch an Wegrändern und Rainen auf frischen, nährstoffreichen Böden in kühl-humiden Gegenden. In Mitteleuropa vor allem in den mittleren und höheren Gebirgslagen bis 1900 m. Häufig auch aus Anbau verwildert.

Arzneiliche Bedeutung haben die Kümmelfrüchte (DAB *Fructus Carvi*), die wie die übrigen Teile der Pflanze ein ätherisches Öl mit dem Terpenderivat Carvon (neben Limonen, Carvol, Dihydrocarvon) als Hauptbestandteil enthalten.

Kümmel ist eine alte Kultur- und Gewürzpflanze, die in Mitteleuropa schon seit Jahrhunderten angebaut wird, obwohl sie in diesem Gebiet nicht heimisch ist. Die Wirkstoffe des Kümmel-Öls wirken krampfstillend, regen die Milchsekretion an und finden Verwendung gegen Magen- und Verdauungsbeschwerden: „Auch erhub sie eine Klage, daß sie's so im Leibe hat, weshalb sie vor allen Dingen erst um einen Kümmel bat" (W. Busch). Für den gezielten Einsatz kann die Droge auch als Tee genommen werden.
Im Küchenbereich ist Kümmel ein vielseitig verwendetes Gewürz. Kümmelbrot, Salzgebäck, Kümmelkäse oder Sauerkraut sind bekannte Beispiele. Kümmel-Öl dient der Aromatisierung von Likör (Allasch, Köm) oder Spirituosen (Aquavit). Kennen Sie Kümmelsteak nach Tilsiter Art? Ein Filetsteak wird mit grobgemahlenem Kümmel und etwas Majoran eingerieben, mit wenig Zwiebeln gebraten und anschließend mit Aquavit flambiert.

Sofern man nicht lieber einen „Kümmel" nimmt, läßt sich auch auf einen Tee (2 Teelöffel zerkleinerte Früchte/Tasse) ausweichen.

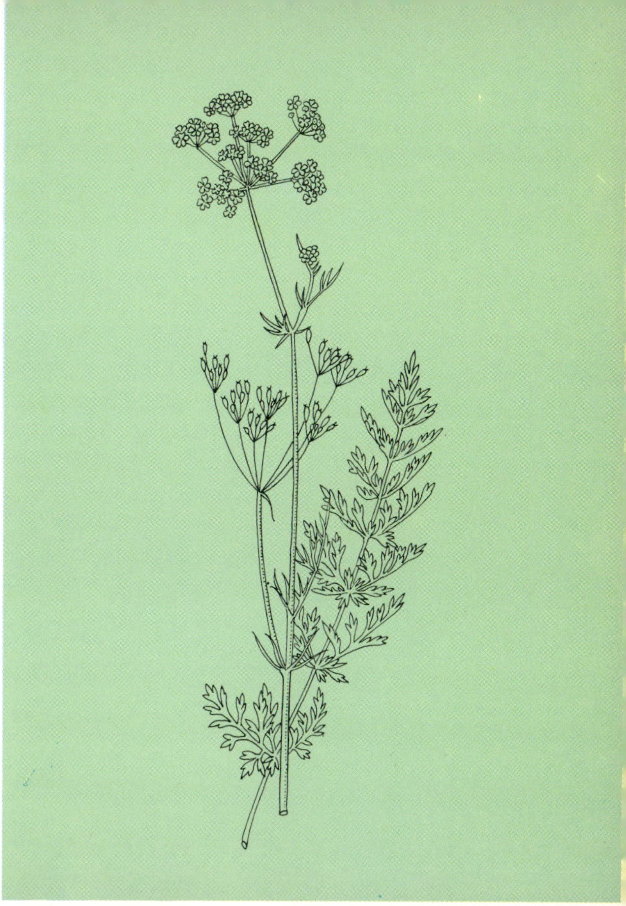

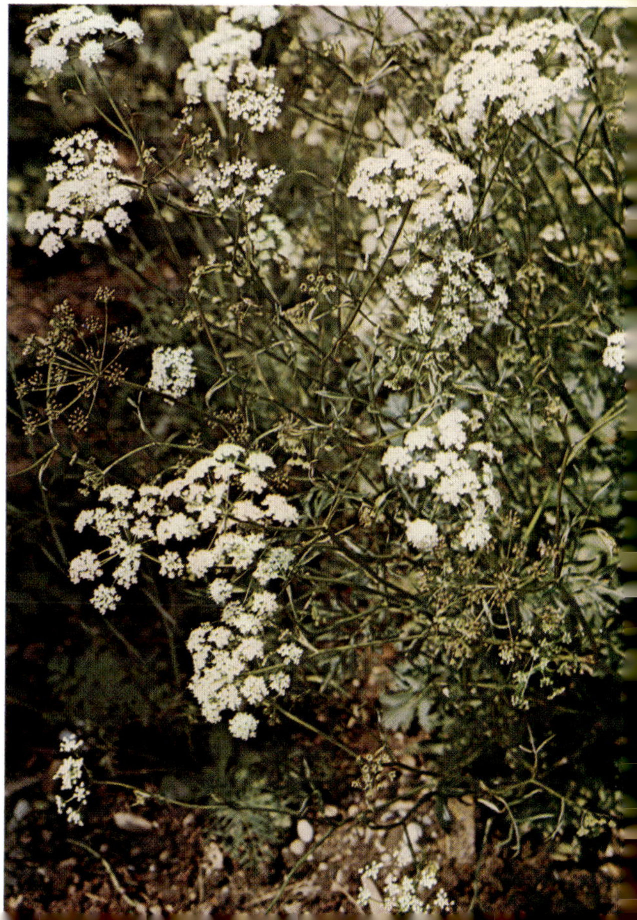

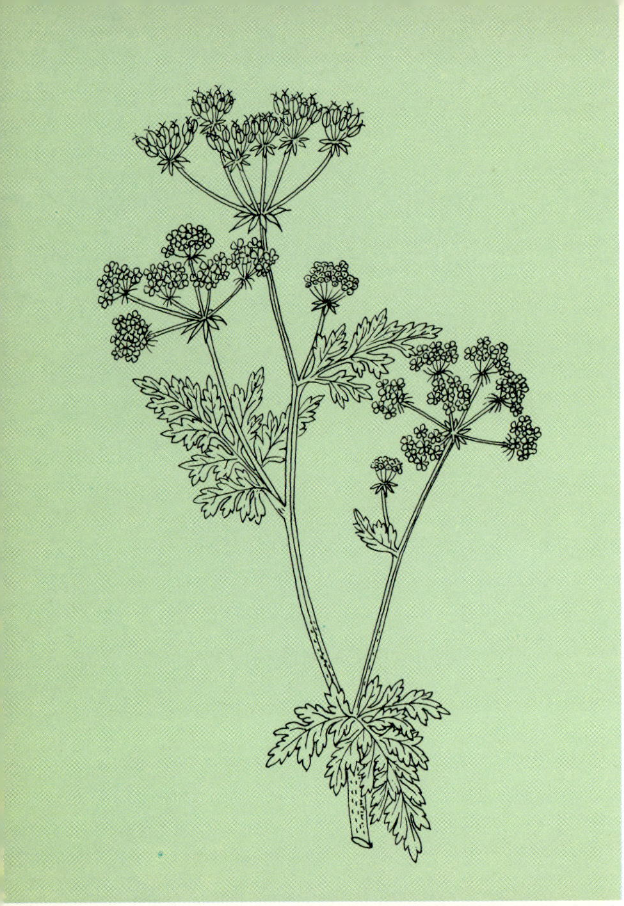

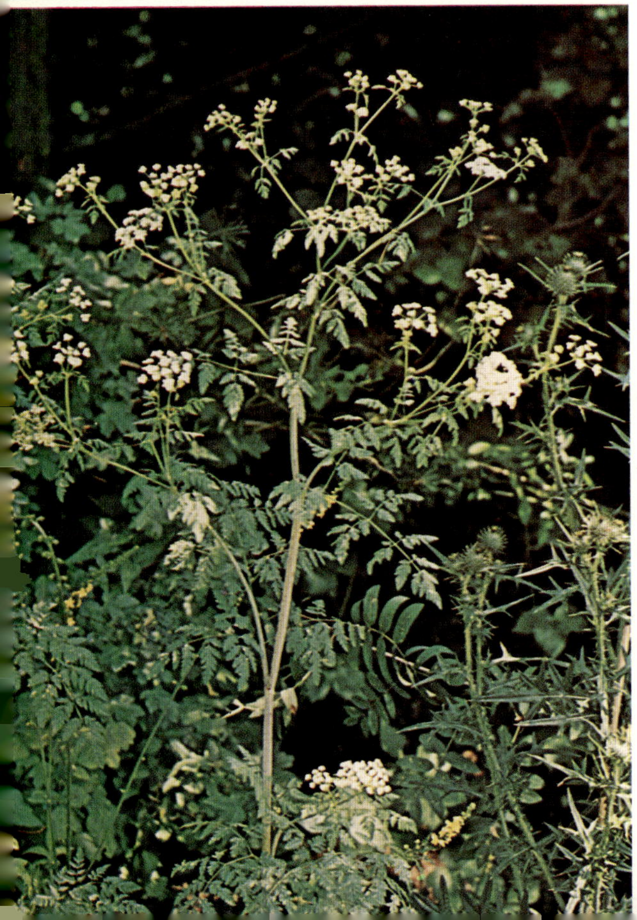

Gefleckter Schierling *Conium maculatum* L.
Doldengewächse *Apiaceae*

⊡ Zweijährige, 50–200 cm hohe Pflanze mit dikkem, mattgrünem, feingerilltem, purpurrot geflecktem, hohlem Stengel. Blätter kahl, zwei- bis dreifach gefiedert, Fiederabschnitte eiförmig bis lanzettlich, tief gezähnt mit weißen Spitzen. Blüten weiß, ziemlich klein, in großen, endständigen, zusammengesetzten Dolden. Blütezeit VI–IX. Pflanze riecht beim Zerreiben unangenehm nach Mäusen. Giftpflanze.
Der **Wasserschierling** *(Cicuta virosa)* unterscheidet sich u.a. durch seine zweifach gefiederten Blätter mit schmalen, länglich-lanzettlichen und gezähnten Fiederblättern.
⊙ Nicht sehr häufige Pflanze auf frischen bis mäßig-feuchten, meist stickstoffreichen Ruderalstellen, auf Brachland, an Wegrändern, in der Nähe von Siedlungen. Vor allem in Mittel- und Südeuropa.
✐ Der Gefleckte Schierling enthält neben wenig ätherischem Öl vor allem Alkaloide aus der Piperidin-Gruppe, deren wirksamstes das Coniin ist und die für die beachtliche Giftigkeit der Pflanze verantwortlich sind. Coniin ist das erste vollsynthetisch (1866) hergestellte pflanzliche Alkaloid. Die Giftigkeit des verwandten Wasserschierlings *(Cicuta virosa)* und der Hundspetersilie *(Aethusa cynapium)* gehen auf Cicutoxin und ähnliche langkettige Acetylenverbindungen zurück.

▮ Als Giftpflanze hat der Schierling eine lange Tradition. Im antiken Griechenland wurden Angeklagte häufig nach ihrer Verurteilung mit dem Gift dieser Pflanze hingerichtet. Auch Sokrates nahm den Schierlingsbecher, nachdem er sich mit seiner Apologie verabschiedet hatte, um den „kalten Weg zum Hades“ anzutreten. Zwar zweifelte man eine Zeitlang daran, ob dabei wirklich das Gift des Gefleckten Schierlings verwendet wurde, weil die Pflanze in der älteren Literatur von *Cicuta* nicht unterschieden wurde, doch räumte Platons Beschreibung von Sokrates’ Tod alle Zweifel aus. Die typischen Kennzeichen einer Conium-Vergiftung sind anfangs Sehstörungen, Schwindelgefühl, Kälteempfindung, später von den Gliedmaßen ausgehende Lähmung bis zum Atemstillstand. Schierlings-Alkaloide sind damit wirksame Nervengifte. In manchen Klöstern diente der Schierling als Antaphrodisiakum. Für medizinische Zwecke sind diese Stoffe kaum noch im Gebrauch.

Koriander *Coriandrum sativum* L.
Doldengewächse *Apiaceae*

⊞ Einjährige Pflanze von 30–50 cm Höhe mit aufrechtem, rundlichem, fein gestreiftem und verzweigtem Stengel. Untere Blätter langstielig, fiederteilig mit eiförmigen bis rundlichen, eingeschnitten-gesägten Fiederblättern. Obere Blätter zwei- bis dreifach gefiedert, fast sitzend, mit scharf gezähnten Abschnitten, in schmale Zipfel zerschlitzt. Blüten weiß, mitunter auch zartrosa, in zusammengesetzten Dolden mit drei bis fünf Strahlen. Doldenhülle fehlt, Hüllchen immer vorhanden. Blütezeit VI–VII. Doppelachänen trennen sich bei der Fruchtreife nicht in zwei Teilfrüchte, sondern verwachsen an den Rändern, dadurch von auffallend kugeliger Gestalt. Die frische Pflanze riecht unangenehm.

⊙ Ursprünglich im östlichen Mittelmeergebiet beheimatet, seit Jahrhunderten auch in Mitteleuropa bekannt und angebaut. Stellenweise aus der Kultur verwildert. An mäßig trockenen, ruderal beeinflußten Standorten.

✐ Alle Teile der Pflanze enthalten größere Mengen eines ätherischen Öls, das überwiegend aus Linalool und anderen Terpenkörpern besteht. Arzneilich sind die Korianderfrüchte (DAB *Fructus Coriandri*) von Bedeutung.

Aus dem griechischen Wort *koris* (für Bettwanze) wurde von Linné der lateinische Name für die Pflanze abgeleitet, und tatsächlich erinnert der Geruch des frischen Krauts sehr auffallend an dieses Ungeziefer. Kaum jemand wird diesen in vielen Bestimmungsbüchern zitierten Geruch noch kennen, so daß künftig der Bettwanzengeruch vielleicht eher als korianderartig zu beschreiben ist. Der unangenehme Geruch verliert sich beim Trocknen der Pflanze allerdings recht schnell, und übrig bleibt eine aromatisch-würzige Note. In dieser Form ist der Koriander eines der ältesten gebräuchlichen Gewürze, das schon in der Bibel (Exodus, 2. Buch Moses) bemüht wird. Gemahlene Koriander-Früchte sind Bestandteil des aus vielen Einzelgewürzen zusammengemischten Curry-Pulvers; sie dienen als Fleisch- und Wurstgewürz, finden aber auch zur Aromatisierung von Backwaren (insbesondere Printen und Lebkuchen) Verwendung. Die Bestandteile des Koriander-Öls wirken appetitanregend und gegen Verdauungsbeschwerden. Wie fast alle Gewürzarten aus der Familie der Doldengewächse kann man Koriander auch als Teedroge anwenden. Dazu werden die zerkleinerten Früchte (1 Teelöffel/Tasse) mit heißem Wasser ausgezogen.

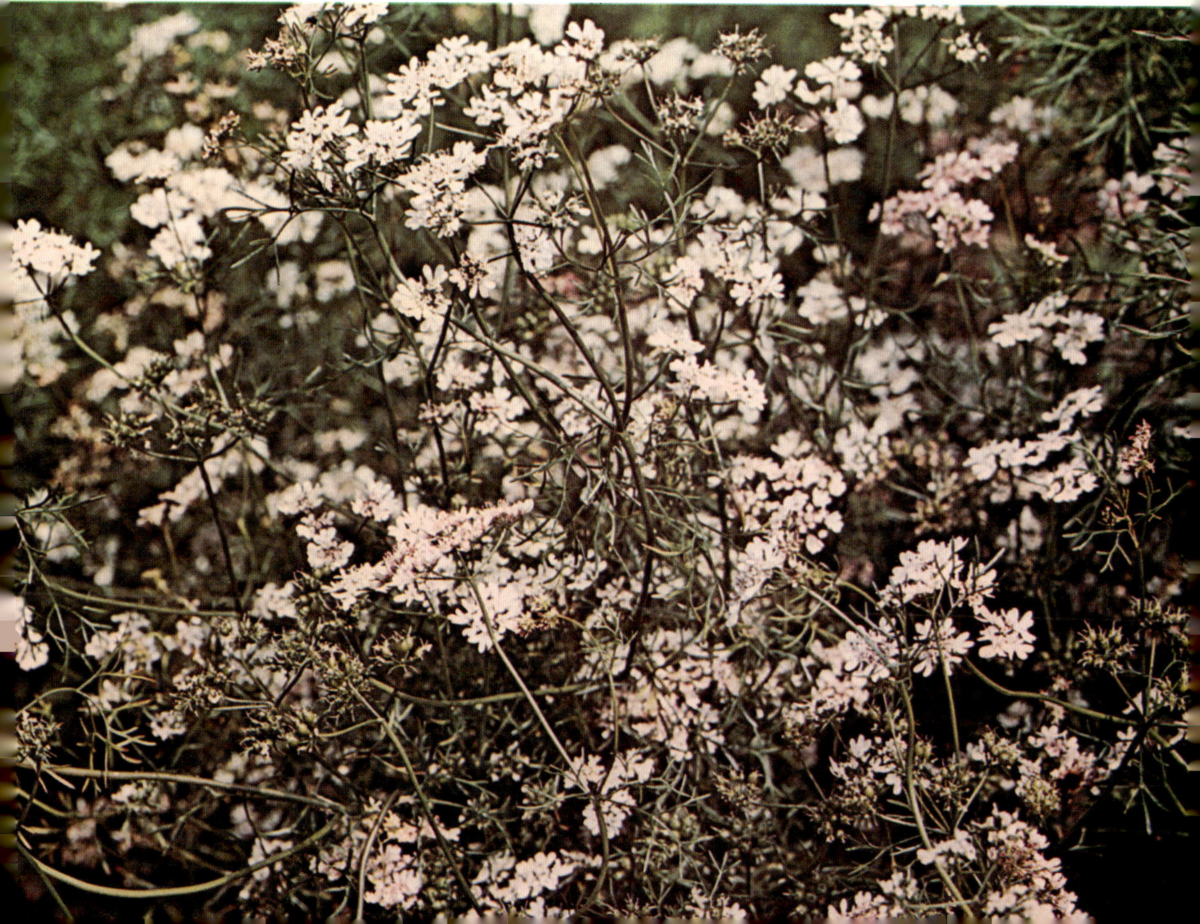

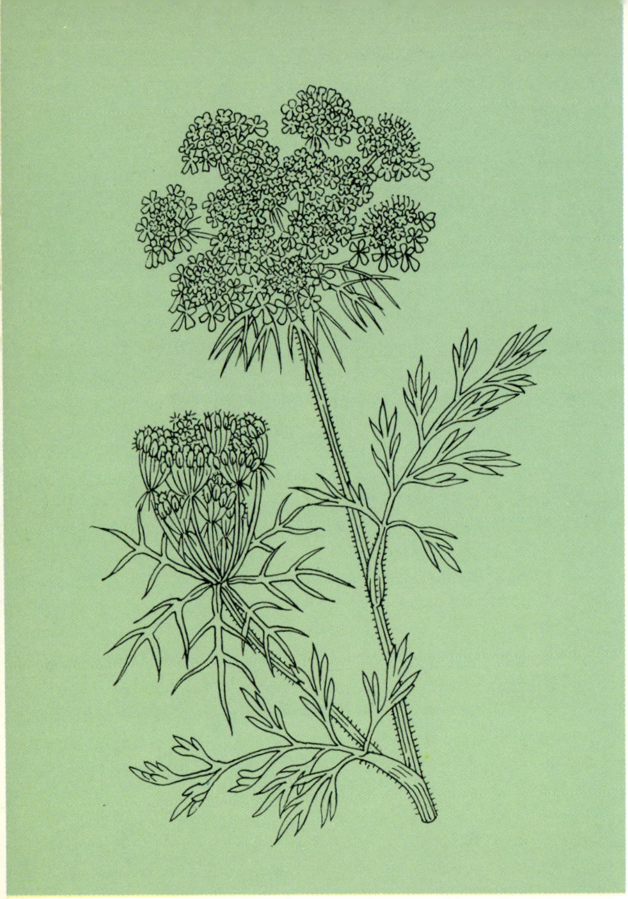

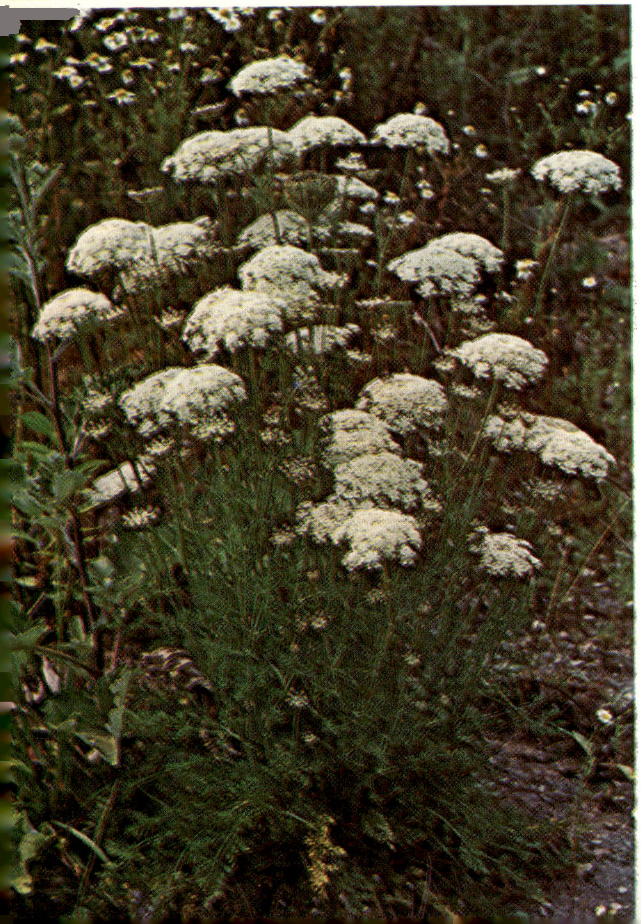

Wilde Möhre, Garten-Möhre, Mohrrübe
Daucus carota L.
Doldengewächse *Apiaceae*

⊞ Die Wildpflanze wie die Garten-Möhre sind zweijährige Pflanzen von 30–80 cm Höhe mit verzweigtem, behaartem, aufrechtem Stiel. Blätter wechselständig, mit kleiner Blattscheide, mehrfach fiederteilig mit schmalen, länglichen, linealischen Endabschnitten. Blüten in hochgewölbten, zusammengesetzten Dolden, weiß oder rötlich, in der Mitte mit einer purpurroten „Mohrenblüte“. Hüllblätter sehr groß, fein fiederteilig. Blütezeit V–X. Nach der Blüte werden die Doldenstrahlen mit den reifenden Früchten einwärts gekrümmt – der Blütenstand bildet dann eine eigenartige Vogelnestform, die auf Feuchtigkeitsveränderungen der Umgebung reagiert. Früchte mit Stacheln besetzte Doppelachänen, die in zwei Spalthälften zerfallen.
⊙ Wildpflanze kulturbegleitend in nährstoffreichen Wiesen- und Wegrandgesellschaften, auf Öd- und Brachland, aber auch auf trockeneren Böden. Fast in ganz Europa verbreitet.
✐ Alle Teile der Möhre enthalten ein ätherisches Öl. Die verdickte Wurzelrübe ist von arzneilicher Bedeutung (DAB *Radix Dauci*); sie enthält neben verschiedenen Kohlenhydraten reichliche Mengen β-Carotin, das als Provitamin A ernährungsphysiologisch bedeutsam ist.

⊡ Während die Wildform der Möhre eine ziemlich dünne, weißliche, verholzende Pfahlwurzel von recht scharfem Geschmack bildet, zeichnen sich die Kultursorten durch eine im Bastteil fleischig verdickte Wurzel aus, an deren Bildung sich auch noch Hypokotylgewebe beteiligt. Möglicherweise ist die Garten-Möhre nicht direkt aus der Wilden Möhre, sondern aus deren Kreuzung mit der im Mittelmeergebiet heimischen **Großen Möhre** *(Daucus maximus)* hervorgegangen. Als Kulturpflanze war sie schon den Römern und Germanen bekannt und ist heute ein weltweit angebautes und sehr geschätztes Wurzelgemüse. Der Möhrenfarbstoff Carotin dient zur Färbung verschiedener Lebensmittel. Möhren-(=Karotten-)Saft gilt auch seit alters her als mildes, aber sehr wirksames Wurmmittel. Außerdem eignet er sich zur Anwendung bei Bronchialkatarrh. Die reifen Früchte wirken diuretisch durch Anregung der Nierenfunktion. Mohrrüben eignen sich hervorragend zur Ernährung von Kleinkindern und lassen sich (zusammen mit Orangen- oder Zitronensaft) zu einem sehr schmackhaften Salat zubereiten.

Fenchel *Foeniculum vulgare* Mill.
Doldengewächse *Apiaceae*

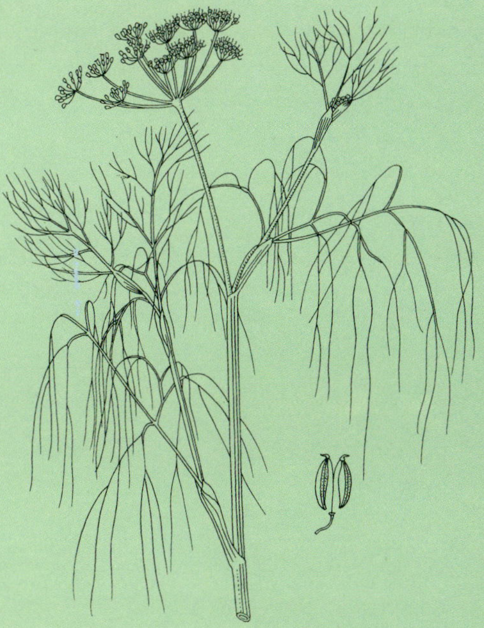

⊞ Zweijährige oder ausdauernde, kräftige Pflanze von 80–180 cm Höhe mit rübenartig verdickter Wurzel und blaugrün bereiftem, rundem, gefurchtem Stengel. Blätter mit langen, weißlichen Blattscheiden, wechselständig, drei- bis mehrfach gefiedert, mit langen, schmalen, linealisch-pfriemenförmigen Zipfeln. Blüten recht klein, chromgelb oder grünlich-gelb, in einer großen, vielstrahligen Doppeldolde. Hülle und Hüllchen fehlen. Blütezeit VII–VIII. Früchte gewöhnlich getrennt, etwas gekrümmt, 4–10 mm lang, von graugrüner Farbe mit länglichen, gelbbraunen Hauptrippen.

⊙ Heimisch nur in Südeuropa und Westasien. In Mitteleuropa vermutlich schon im frühen Mittelalter von Mönchen angepflanzt. Meist nur als Kulturpflanze und nur in wärmeren Gegenden (Weinbaugebiete) gelegentlich verwildert.

✎ Fenchel ist eine seit dem Altertum geschätzte Gemüse- und Gewürzpflanze, die heute in verschiedenen Varietäten gezogen wird. Verwendung finden vor allem die Fenchel-Früchte (DAB *Fructus Foeniculi*), die reichlich ätherisches Öl mit dem Phenylpropanabkömmling Anethol enthalten. Beim Gewürzfenchel mit seinem typischen Anisgeschmack überwiegt diese Verbindung. Beim Arzneifenchel bedingt ein gewisser Fenchon-Gehalt dessen bitteren Beigeschmack.

Das ätherische Öl der Fenchel-Früchte entfaltet günstige Wirkungen auf die Verdauungsorgane und wirkt daher sowohl appetitanregend als auch magenstärkend. Daher wird die Pflanze seit dem Altertum in allen Arznei- und Heilkräuterbüchern erwähnt. Plinius beschreibt, daß Schlangen nach der Häutung von der Pflanze fressen, um die Augen zu stärken. Seit dieser phantasievollen Umschreibung wurde Fenchel auch immer wieder als Augenbadewasser bei Entzündungen empfohlen. Frisches Fenchelkraut eignet sich gut zum Würzen von Salaten. Eine Gartenform, die als Knollenfenchel oder Süßer Fenchel (ohne Fenchon!) bezeichnet wird, ist ein als finocchio oder fenouille vor allem in den romanischen Ländern geschätztes Gemüse. Fennel sauce gilt dagegen als englische Spezialität: Man bereitet sie mit feingehacktem Kraut in einer sahnegebundenen Mehlschwitze. Vorzüglich zu Fischgerichten.

⚖ Fencheltee (1 Teelöffel zerkleinerter Früchte/Tasse) mit Honig hilft bei Husten und Heiserkeit.

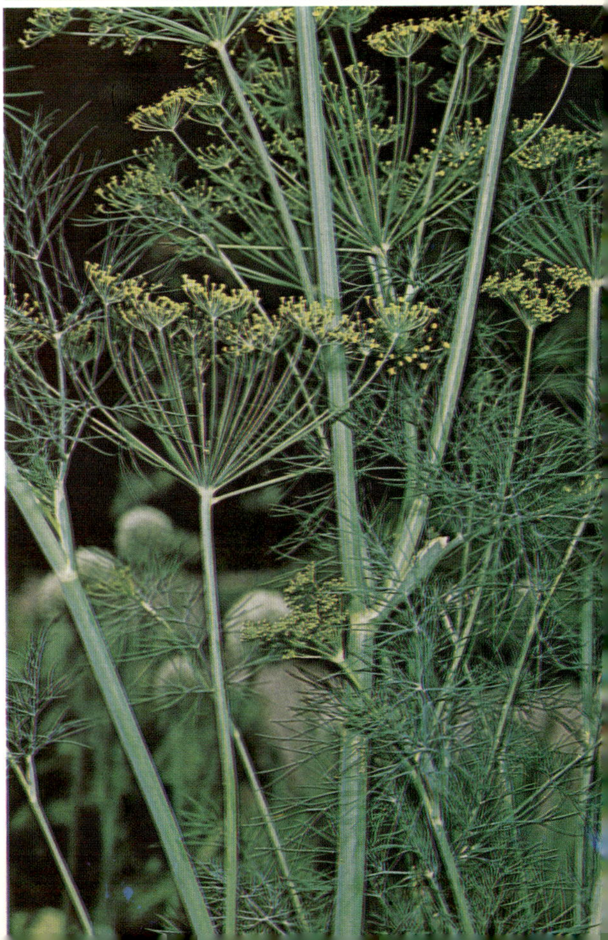

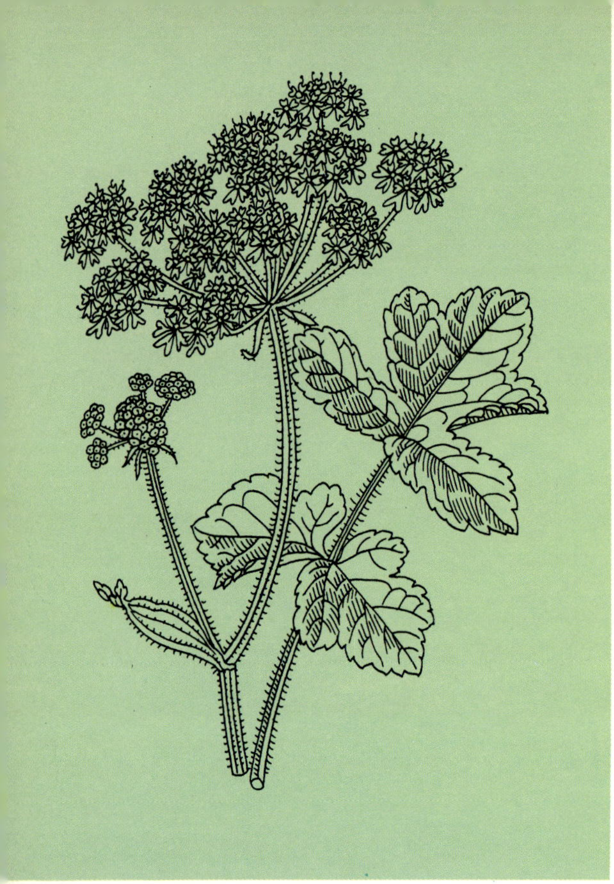

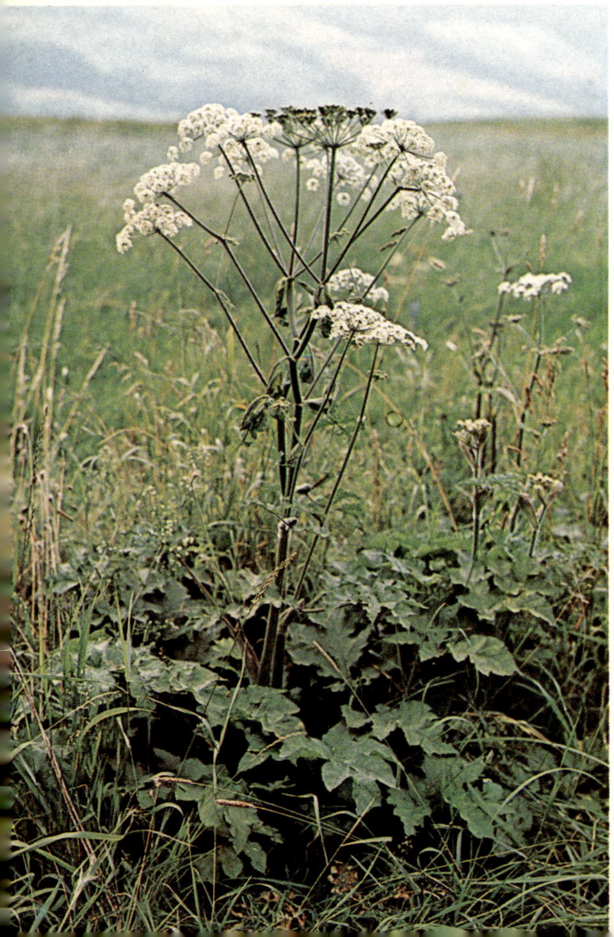

Wiesen-Bärenklau *Heracleum sphondylium* L.
Doldengewächse *Apiaceae*

⊞ Ausdauernde oder zweijährige Halbrosettenpflanze von etwa 150 cm Höhe mit hohlem, kantig gefurchtem, steifhaarigem Stengel. Blätter sehr groß, bis 50 cm lang, ebenfalls steifhaarig, fiederschnittig bis tief gelappt, am Rande grob gezähnt, mit auffallender, bleichgrüner Blattscheide. Blüten weiß, seltener grünlich oder rötlich überlaufen, in großen, vielstrahligen Doppeldolden. Hülle fehlend oder wenigblättrig, Hüllchen immer vielblättrig. Randblüten des Blütenstandes deutlich vergrößert. Blütezeit VI–X. Recht formenreich.

⊙ Ziemlich häufig auf Fettwiesen, an Wegrändern, in Uferstaudenfluren, Gräben, Gebüschen oder Auwäldern auf frischen, nährstoffreichen Böden.

✎ Bärenklau enthält in allen Teilen geringe Mengen eines ätherischen Öls mit verschiedenen Bestandteilen. Bergapten, eine der darin vorkommenden Verbindungen aus der Stoffgruppe der Furanocumarine, kann bei empfindlichen Personen Ausschlag oder schmerzhafte Blasen verursachen, wenn die Haut damit in Berührung kommt und anschließend dem Sonnenlicht ausgesetzt wird (Photosensibilisierung). Eine ähnliche Wirkung zeigt sich auch beim Riesen-Bärenklau *(Heracleum mantegazzianum)*, der immer häufiger aus Parkanlagen verwildert.

▮ Wiesen-Bärenklau ist eine alte Heilpflanze, die jedoch etwas in Vergessenheit geraten ist. Man schreibt dem Kraut anregende, blutdrucksenkende und verdauungsfördernde Wirkungen zu. Auch soll er zeitweise als Aphrodisiakum in Gebrauch gewesen sein. In Osteuropa wurden die oberirdischen Teile zu einem bierähnlichen Getränk vergoren. Bärenklau-Blätter und, wenn sie noch nicht zu alt und fest geworden sind, auch die Stengel, eignen sich recht gut als Wildgemüse. Beim Kochen in Salzwasser verliert sich auch der anfangs etwas unangenehme Geruch der Pflanze.

▶ Eine verwandte Art des Bärenklaus und gewiß ebenso häufig wie diese Pflanze ist der **Geißfuß** oder **Giersch** *(Aegopodium podagraria)*, den man an seinen doppelt-dreiteiligen, hellgrünen Blättern gut erkennt. Auch diese Pflanze ist, nach Spinatart zubereitet, ein nicht zu unterschätzendes Wildgemüse. Früher fand sie als Heilkraut gegen Gicht (Podagra) Verwendung und wurde sogar in den Gärten von Klöstern und Landgasthäusern eigens angebaut.

Liebstöckel *Levisticum officinale* Koch
Doldengewächse *Apiaceae*

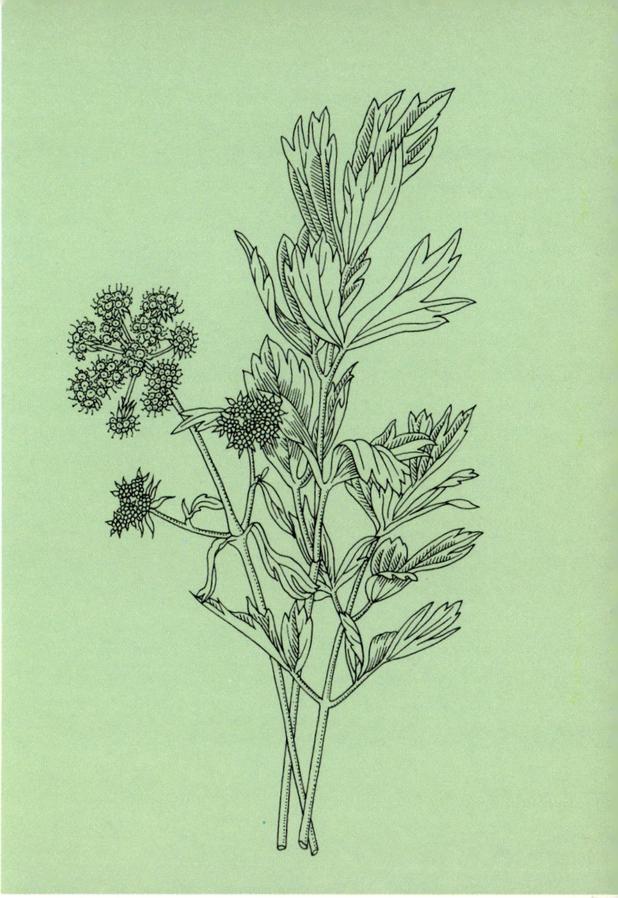

⊞ Ansehnliche, starkwüchsige, mehrjährige Pflanze bis 200 cm Höhe mit vielköpfiger Wurzelrübe und stielrundem, aufrechtem, gestreiftem Stengel. Untere Blätter meist doppelt gefiedert, obere nur einfach gefiedert oder fiederteilig. Fiederblättchen gestielt, breit verkehrt-eiförmig oder keilförmig, meist eingeschnitten, oberseits dunkelgrün glänzend, etwas lederig. Blüten blaßgelb in großen, zusammengesetzten Dolden. Hüll- und Hüllchenblätter mit häutigem Rand. Blütezeit VII–VIII. Früchte mit fünf gleichen, flügelartig verbreiterten Hauptrippen. Pflanze riecht stark aromatisch.

⊙ Liebstöckel stammt vermutlich aus Asien und gelangte über das Mittelmeergebiet nach Europa. Zunächst war sie nur in Klostergärten anzutreffen, wurde aber später die Charakterpflanze von Bauerngärten. Verwilderte Exemplare nur im Umkreis aufgelassener Kulturen.

✎ Alle Teile der Pflanze enthalten reichliche Mengen eines stark würzig riechenden, ätherischen Öls, das überwiegend Phthalide (n-Butylphthalid, n-Butylidenphthalid), daneben aber auch α-Terpineol enthält. Arzneilich sind die Wurzeln und Wurzelstöcke der Pflanze (DAB *Radix Levistici*) in Gebrauch.

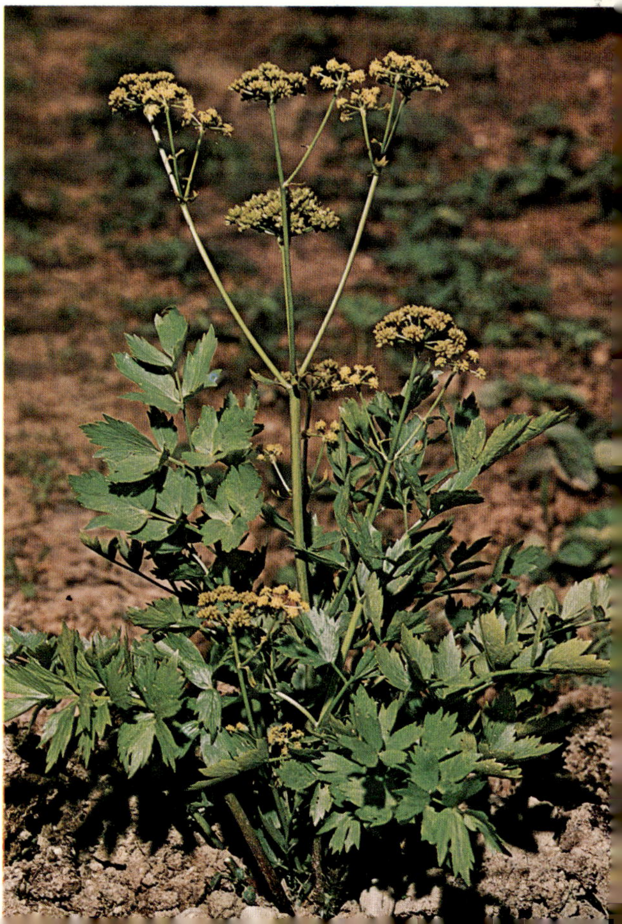

Der stark aromatische Geruch von Liebstökkel-Pflanzen erinnert unverkennbar an ein bekanntes Schweizer Suppengewürz, weswegen die Pflanze auch die umgangssprachliche Bezeichnung Maggikraut erhielt. Liebstöckel-Öl ist jedoch in diesem Produkt mit Sicherheit nicht enthalten.

Liebstöckel ist als Würzpflanze seit Jahrhunderten bekannt und geschätzt. Sie wuchs in den Gärten Karls des Großen ebenso wie im Garten des Klosters St. Gallen. Leonhart Fuchs schreibt in seinem berühmten Kräuterbuch (1543) über die Wirkung der Pflanze: „Die wurtzel gesotten und getruncken/ist gut denen so von den natern und schlangen gebissen seind. Lindert den husten/und den schweren athemb. Grün zerstossen und übergelegt/verzert sie allerley geschwulst und herte. Der samen ist treffenlich gut zu allerley verstopffung der leber und der milz." Neben der medizinischen Wirkung, die etwa der Sellerie vergleichbar ist (s. d.), wird Liebstöckel zum Würzen von Salaten, Fleisch- und Fischgerichten verwendet. Wegen der starken Würzkraft sollten dazu immer nur wenige Blätter genommen werden.

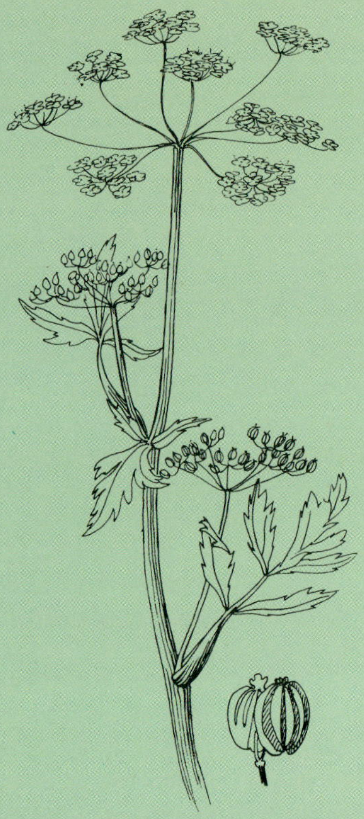

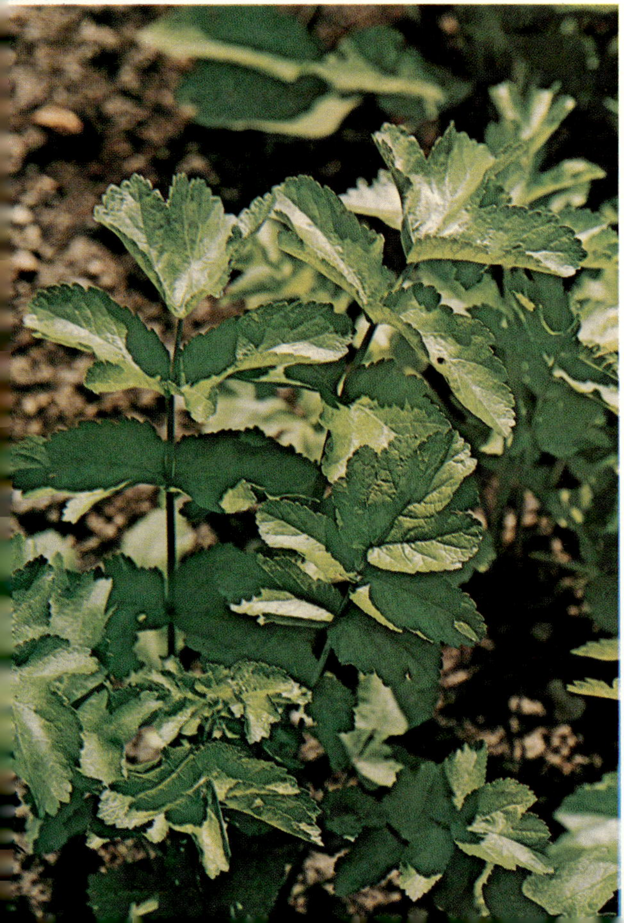

Pastinak *Pastinaca sativa* L.
Doldengewächse *Apiaceae*

⊞ Zweijährige Halbrosettenpflanze mit kantig gefurchtem, behaartem Stengel und fleischig verdickter Wurzelrübe. Etwa 30–100 cm hoch. Blätter einfach gefiedert, mit 8–9 Fiederpaaren. Fiederabschnitte eiförmig oder länglich, etwas eingeschnitten bis grob gesägt, dunkelgrün, matt oder wenig glänzend. Blüten klein, dottergelb bis chromgelb, in flachen Doppeldolden. Hülle und Hüllchen fehlend oder wenigblättrig. Blütezeit VII–IX.

⊙ Auf tiefgründigem, stickstoffreichem, lehmigem Boden. Häufige Pflanze in Wiesen, Unkrautbeständen an Wegen, auf Schuttplätzen und anderen ruderal beeinflußten Stellen. Wärmeliebend. Fehlt daher im Gebirge. Weltweit verschleppt.

Alle Teile der Pflanze enthalten ein angenehm duftendes, aus mehreren Verbindungen zusammengesetztes ätherisches Öl. In den modernen Arzneibüchern wird Pastinak nicht mehr aufgelistet. Verwendung findet vor allem die Wurzel, die während des ganzen Jahres gesammelt wird.

Seit dem Altertum ist Pastinak als Gemüse- und Heilpflanze in Gebrauch. Von Interesse waren dabei besonders die Wurzeln, die bei den heute vorkommenden Wildpflanzen zwar immer ein wenig spindelig und dürr ausfallen, bei den Kulturrassen aber recht dickfleischig sein können. Bis in das 18. Jahrhundert hinein wurde Pastinak auch auf Feldern angebaut und erhielt die Bezeichnung „Moorwurzel“, weil er besonders gut auf Moorböden der norddeutschen Niederungen gedieh. Von der Mohrrübe wurde er aber bald verdrängt. Pastinakwurzeln werden besonders in England noch heute gerne gegessen, während die Pflanze im kontinentalen Europa als Gemüse unpopulär oder jedenfalls in Vergessenheit geraten ist. Für die Zubereitung eignen sich auch die Wurzeln der Wildpflanzen: Die frisch gegrabenen Wurzeln werden geschält, gestückelt, in Salzwasser weich gekocht und mit Pfeffer und Muskat nachgewürzt. Gekochte Wurzeln können auch püriert werden und bilden dann eine sehr aromatisch-süßlich schmeckende Beilage vor allem zu gegrilltem Fleisch oder Fisch. Über die medizinische Wirkung schreibt Adamus Lonicerus 1679 in seinem Kräuterbuch: „Sie machen gut Geblüt/und bringen lustige Begierd“. Wegen dieser (angeblich) aphrodisierenden Anregung wurde die Pflanze in Klostergärten nicht angebaut. Nonnen und Mönche wurden vor dem Genuß ausdrücklich gewarnt.

Petersilie *Petroselinum crispum* (Mill.) Nym.
Doldengewächse *Apiaceae*

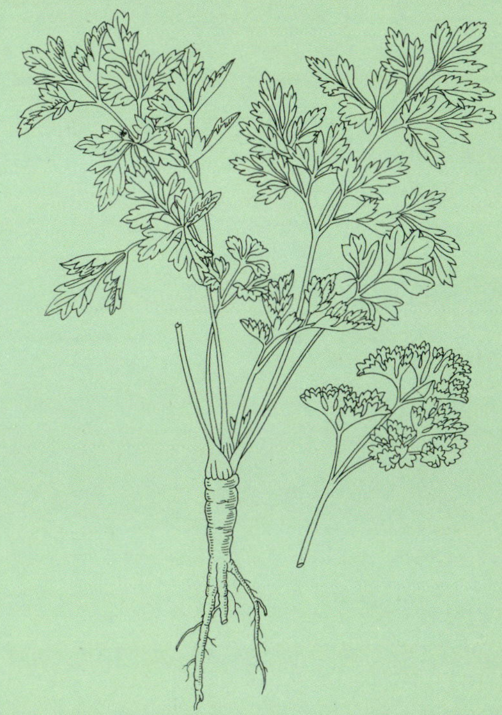

⊞ Zweijährige Halbrosettenpflanze von 40–80 cm Höhe mit ästigem Stengel und langen, verdickten Wurzeln. Blätter langgestielt, zwei- bis dreifach gefiedert, mit lanzettlichen oder keilförmigen Fiederabschnitten, oberseits glänzend, dunkelgrün, oft kraus. Blüten unscheinbar, grünlich-gelb oder gelb, seltener auch rötlich, in langgestielten, vielstrahligen Doppeldolden mit ein- bis zweiblättriger Hülle und vielblättrigem Hüllchen. Blütezeit VI–VII (im 2. Jahr). Früchte rundlich, seitlich etwas zusammengedrückt.

⊙ Alte Kulturpflanze. Ursprünglich nur im Mittelmeergebiet beheimatet, aber seit langem auch in Mitteleuropa angebaut und daher gelegentlich verwildert.

✐ Alle Teile der Pflanze, besonders aber die Wurzeln (DAB *Radix Petroselini*) und die Früchte (DAB *Fructus Petroselini*) sind verwendungsfähig. Sie enthalten ein ätherisches Öl, dessen Hauptbestandteile Apiol, Myristicin und Allyltetramethoxybenzol sind.

Es ist unklar, ob die paar Petersilienpflanzen, die man an den Atlantikküsten findet, Wildpflanzen sind. Wahrscheinlich sind sie wie die Spontanvorkommen im Binnenland Gartenflüchtlinge. Petersilie gehört zu den populärsten Gewürzpflanzen unter den Doldengewächsen und wird überall angebaut. Petersilienkultur gelingt sogar im Blumentopf. Mehrere Varietäten stehen zur Verfügung. Je nach Verwendungszweck sind Schnittpetersilie (mit stark gekrausten Blättern) und Wurzelpetersilie (mit glatten Blättern, aber verdickter, fleischiger Wurzel) zu unterscheiden. Interessant ist die Herausbildung chemischer Rassen, die nach Gehalt und Zusammensetzung des ätherischen Öls verschieden sind: Das ätherische Öl der Schnittpetersilien-Früchte enthält überwiegend Myristicin, während die Früchte der Wurzelpetersilie hauptsächlich Apiol enthalten. Petersilien-Öl regt die Nierenfunktion und die Organe des Verdauungssystems sehr an. In der Küche findet Schnittpetersilie als würzende, anregende Zugabe zu vielen Gerichten Verwendung.

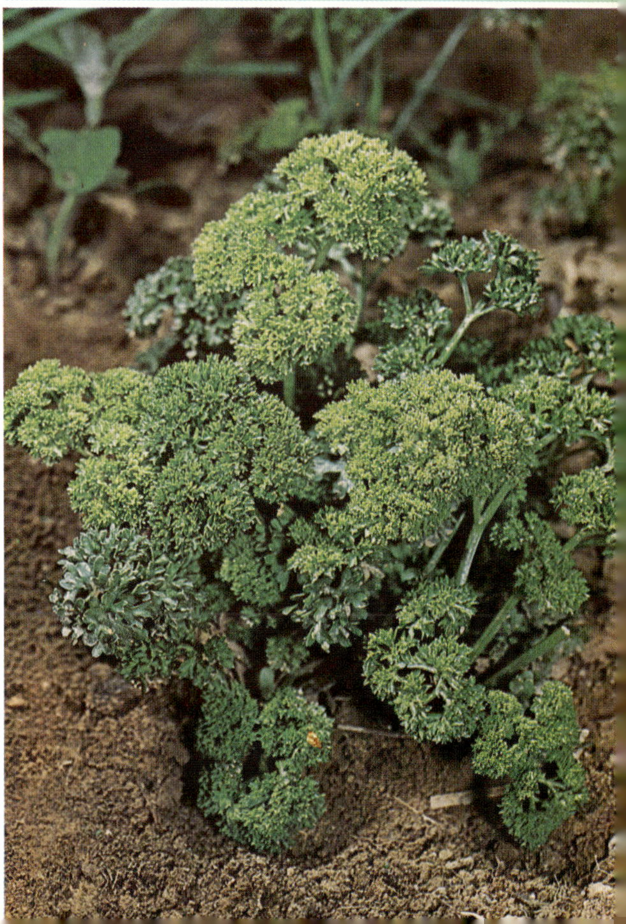

⚖ Der Aromastoff Apiol aus den Früchten und Wurzeln ist in größerer Menge oder bei Dauergebrauch nicht unbedenklich. Leber- und Darmentzündung sowie Schäden des Nervensystems können die Folge sein. Schädigungen durch das Kraut sind aber weitgehend ausgeschlossen.

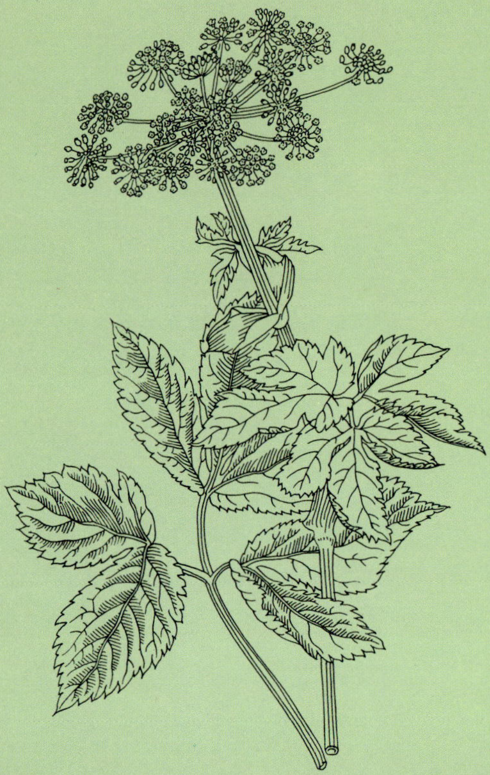

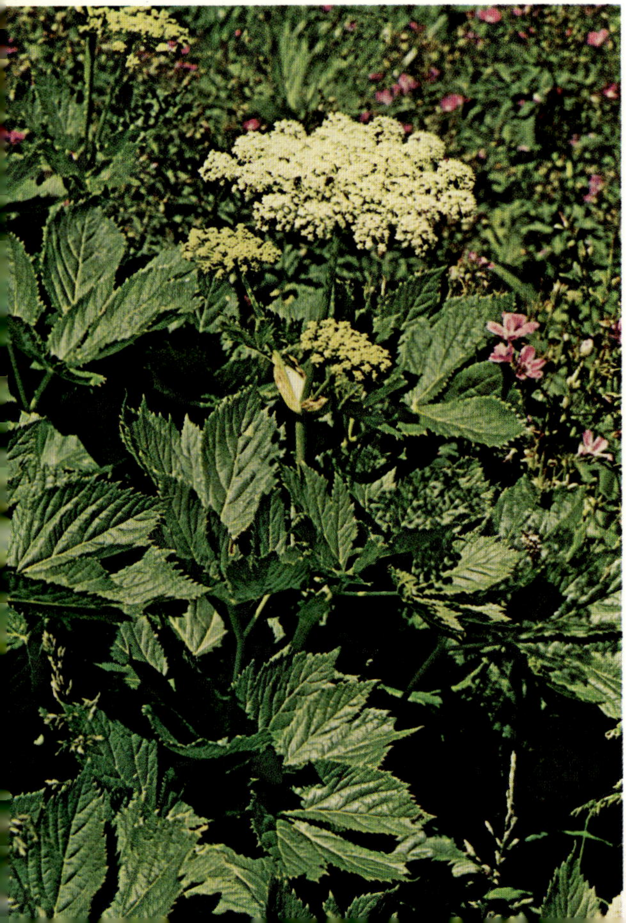

Meisterwurz *Peucedanum ostruthium* (L.) Koch
Doldengewächse *Apiaceae*

✿ Ausdauernde Pflanze von 30–100 cm Höhe mit aufrechtem, grünlich-braunem, rundem, etwas gestreiftem Stengel. Wurzelstock braun geringelt, mit langen Ausläufern. Blätter wechselständig, mit bauchigen Blattscheiden, recht groß, dreizählig gefiedert oder buchtig-fiederteilig. Fiederabschnitte 4–8 cm breit, eiförmig, gesägt, oberseits dunkelgrün, unterseits heller. Blüten reinweiß oder leicht rötlich, in großen, vielstrahligen Doppeldolden, Doldenstrahlen ungleich lang; Hüllblätter fehlen, Hüllchen vorhanden. Blütezeit VI–VIII. Früchte kurz, mit auffallend breitem Flügelsaum. Pflanze riecht aromatisch.

⊙ Zerstreut in subalpinen Staudenfluren, in Grünerlengebüsch, Lägergesellschaften, an Mauern und Zäunen, auf frischem, nährstoff- und basenreichem, tiefgründigem Boden. Im Gebirge zwischen etwa 1500 und 2200 m. Früher auch angebaut und daher teilweise verwildert.

Die Meisterwurz enthält besonders im Wurzelstock (DAB *Rhizoma Imperatoriae*) ein ätherisches Öl mit verschiedenen Terpenderivaten (z. B. Pinen, Limonen, Phellandren) und Cumarinverbindungen (Ostruthin, Imperatorin, Peucedanin). Sammelzeit ist Frühjahr oder Herbst.

Die Gebirgspflanze Meisterwurz hatte als Heilpflanze einen guten Ruf und wurde in Gebirgsgegenden vor allem in Bauerngärten gepflanzt: Viele Vorkommen der Art, vor allem in den tieferen Lagen und außerhalb der Alpen, dürften auf solche Anpflanzungen zurückgehen. Meisterwurz galt lange als Universalheilpflanze bei verschiedenen Anlässen und war das Remedium divinum – das göttliche Mittel – des berühmten Arztes F. Hoffmann (1660–1742), der als Leibarzt Friedrichs I. die Hoffmanns-Tropfen erfand. Die Heilanzeigen der aromatisch riechenden Pflanze umfassen fast alle Verdauungsorgane (Magen, Leber, Darm), aber auch fiebrige Erkrankungen und Verschleimungen. Sogar bei Bißwunden wurde sie äußerlich angewendet. In Gebirgsgegenden wird stellenweise heute noch ein magenstärkender Kräuterschnaps aus der Meisterwurz hergestellt. Die Pflanze ist außerdem Bestandteil vieler Magenbitter. Junge Blätter kann man wie Sellerieblätter als Suppenwürze verwenden.

Für einen Tee wird ½ Teelöffel der zerkleinerten, getrockneten Wurzel in 1 Tasse Wasser über Nacht kalt ausgezogen.

Anis *Pimpinella anisum* L.
Doldengewächse *Apiaceae*

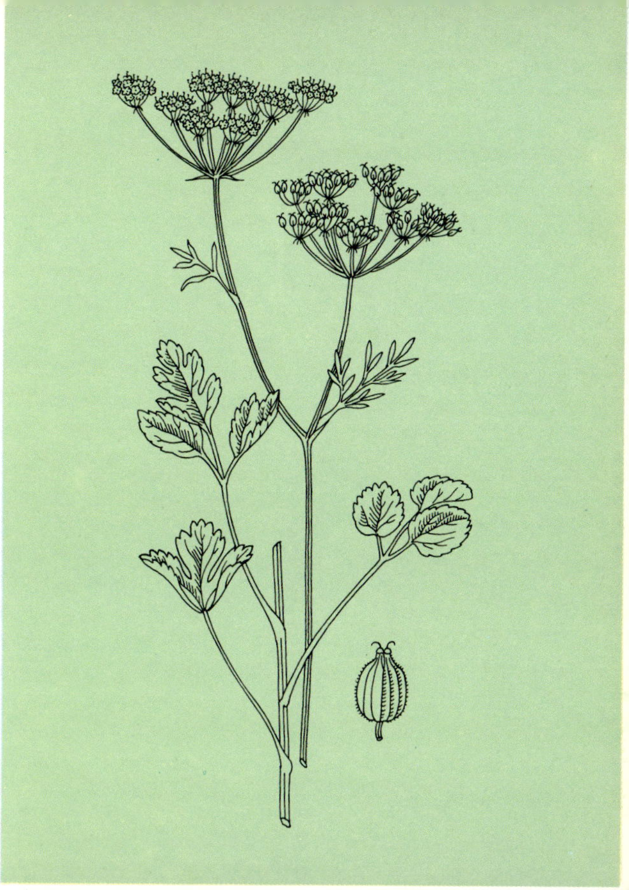

❁ Einjähriges Kraut von 20–50 cm Höhe mit aufrechtem, stielrundem, gerilltem Stengel. Untere Blätter langgestielt, ungeteilt, herzförmig und rundlich gesägt, mittlere gefiedert, obere dreifach fiederteilig oder gefiedert, mit langen, ungeteilten oder zerschlitzten Zipfeln. Blüten klein, weiß oder gelblich-weiß, in langgestielten, vier- bis neunstrahligen Doppeldolden. Blütezeit VII–VIII. Früchte eiförmig oder birnenförmig, behaart, 3 bis 5 mm lang, mit leicht gewellten, etwas helleren Rippen; Teilfrüchte trennen sich gewöhnlich nicht. Pflanze duftet aromatisch.

⊙ Ursprünglich nur im östlichen Mittelmeergebiet (Ägypten, Griechenland, Kreta, Kleinasien) beheimatet. Von dort aber schon im Altertum nach Mitteleuropa gebracht. Meist nur angebaut in Bauerngärten und selten aus aufgelassenen Kulturen verwildert.

✎ Arzneiliche Verwendung finden vor allem die Früchte (DAB *Fructus Anisi*), die wie die übrigen Teile der Pflanze ein ätherisches Öl enthalten. Im farblosen Öl sind überwiegend Anethol neben Methylchavicol und einer Reihe weiterer Verbindungen enthalten.

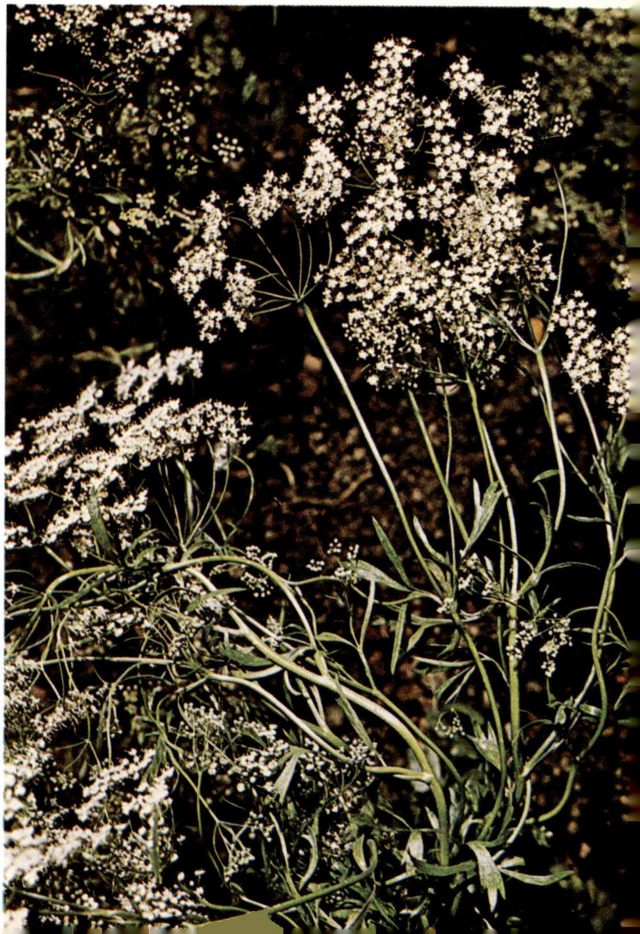

Während die Pflanze im Aussehen eher an den Kerbel erinnert, ist sie in ihrer Verwendbarkeit dem Fenchel sehr ähnlich, da Anethol in beiden Pflanzen den Hauptbestandteil des ätherischen Öls bildet. Im XX. Buch seiner Naturgeschichte betont Plinius, daß Anis schon von Pythagoras gerühmt wurde und, roh oder in Wein gegart, gegen Skorpionstiche anzuwenden sei. Diese Verwendung wird auch von vielen mittelalterlichen Kräuterbüchern übernommen. Eine nachgewiesen anregende Wirkung übt Anis auf die Milchdrüsen aus. Da die zerstoßenen Früchte oder das abdestillierte Öl auch auswurffördernd und krampflösend wirken, findet sich Anis in vielen Teemischungen und Zubereitungen gegen Husten. Außerdem ist die Pflanze bei der Herstellung von Backwaren (Lebkuchen), Süßwaren (Anisbonbons) und Kräuterlikör (Anisette u.a.) von Bedeutung.

Für die Herstellung eines appetitanregenden und verdauungsfördernden Anislikörs benötigt man 1 l Branntwein, 30 g zerstoßene Anisfrüchte, 2 g Zimt und 500 g Rohrzuckersirup. Den Ansatz etwa einen Monat lang ziehen lassen und dann abfiltrieren.

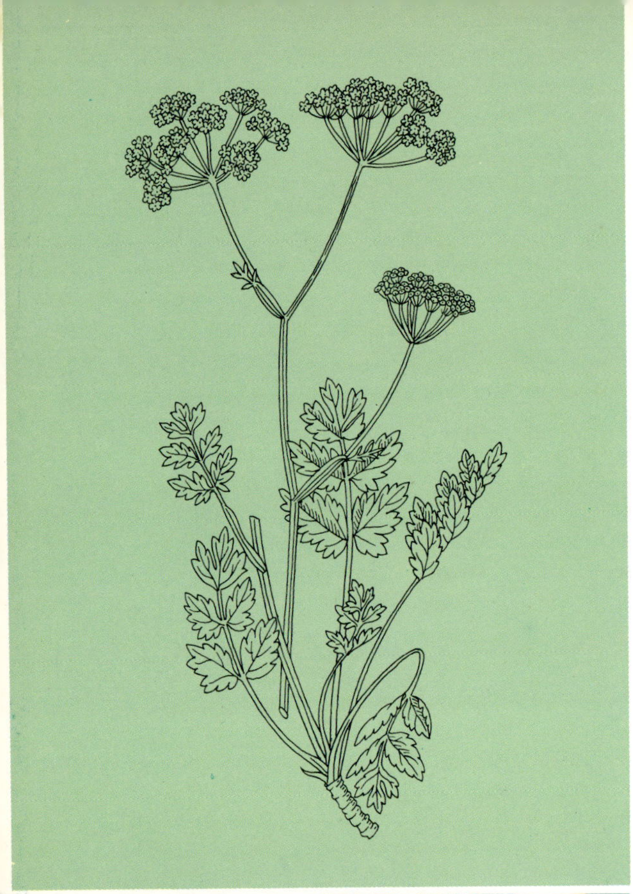

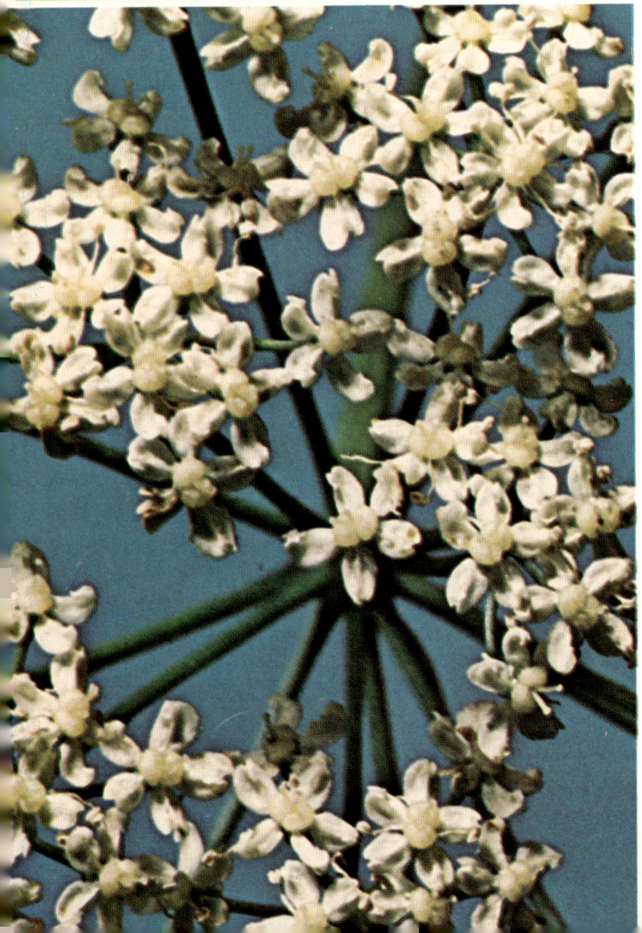

Kleine Bibernelle, Kleine Pimpinelle
Pimpinella saxifraga L.
Doldengewächse *Apiaceae*

Ausdauernde, etwa 40–60 cm hohe Pflanze mit drehrundem Stengel und langer Pfahlwurzel. Blätter wechselständig, ohne auffallende Blattscheide, einfach gefiedert, Fiederblättchen sitzend, rundlich oder eiförmig, die mittleren gekerbt oder gesägt, die oberen und endständigen fiederteilig. Blüten weiß, in langgestielten Doppeldolden, denen Hülle und Hüllchen fehlen. Blütezeit VI–IX. Die verwandte **Große Bibernelle** *(Pimpinella major)* unterscheidet sich durch größere Wuchshöhe (40–100 cm) und einen kantig gefurchten Stengel. Früchte beider Arten im Unterschied zum Anis unbehaart.

⊙ Die Kleine Bibernelle bevorzugt sonnige Magerrasen, Raine, Kiefern-Trockenwälder oder lichtes Gebüsch auf basenreichem, meist kalkhaltigem Boden. Die Große Bibernelle ist dagegen in Fettwiesen, Staudenfluren, Viehlägern auf frischen Böden besonders im Gebirge anzutreffen.

Beide Bibernell-Arten enthalten in der arzneilich genutzten Wurzel (DAB *Radix Pimpinellae*), die im Frühjahr oder Herbst gegraben wird, sowie im Kraut ätherische Öle mit Cumarinderivaten (z.B. Pimpinellin, Bergapten u.a.). Der Geschmack der Droge ist etwas brennend.

Unter dem Namen Bibernelle, Pimpinelle oder Pimpernell ist noch eine weitere Pflanze, *Sanguisorba minor*, aus der Familie der Rosengewächse bekannt. Sie wird unter dieser Pflanzengruppe beschrieben.
Den doldenblütigen Bibernell-Arten wird ausgezeichnete Wirksamkeit bei Angina, Bronchitis und Heiserkeit nachgesagt. Außerdem wurden sie auch bei Steinleiden und verschiedenen Verdauungsbeschwerden sehr geschätzt. Im Kräuterbuch von Leonhart Fuchs (1543) ist nachzulesen, daß der „safft von dem kraut der Bibinell/das angesicht damit gewaschen/vertreibet die mäler und flecken desselbigen. Es macht aber nit allein ein lauter und klar angesicht/sondern auch so er in die wunden gegossen würdtt/reiniget er dieselbigen.“ Darin drückt sich die Kenntnis von der entzündungshemmenden Wirkung der Pflanzen aus, die heute durch Verwendung in Zahnpasta und Mundwässern genutzt wird.

Etwa 2 g der getrockneten, zerkleinerten Wurzel können als Tee (1 Tasse) zubereitet werden.

Wald-Sanikel *Sanicula europaea* L.
Doldengewächse *Apiaceae*

⊞ Ausdauernde, kleine, krautige Pflanze mit 10–40 cm hohem, aufrechtem, kahlem, fast unbeblättertem Stengel. Rhizom schwarzbraun, stark faserig, von bitterem, sehr herbem Geschmack. Blätter immergrün, handförmig geteilt oder gelappt, eingeschnitten oder gezähnt, dunkelgrün, oberseits glänzend, langgestielt, im Aussehen an Hahnenfuß-(*Ranunculus*-)Blätter erinnernd (Verwechslungsgefahr). Blüten sehr klein, weiß oder rötlichweiß, in kopfigen Döldchen, die eine verzweigte, rispige Dolde bilden. Hülle und Hüllchen vorhanden. Blütezeit V–VI.

⊙ Sanikel kommt in krautreichen Laub- und Laubmischwäldern auf feuchten, mullreichen, tiefgründigen Böden recht häufig vor und ist in ganz Europa an ähnlichen Standorten anzutreffen.

Die Pflanze enthält in den Blättern und in der Wurzel Saponine, Gerbstoffe und Bitterstoffe neben einer Reihe weiterer Verbindungen in geringer Menge. Früher wurde sie unter der Drogenbezeichnung *Herba Dispensiae* in den Arzneibüchern geführt, ist aber in unserer Zeit weitgehend außer Gebrauch gekommen. Sammelzeit Mai–Juni.

Während die Sanikel in früheren Zeiten eine häufig eingesetzte Heilpflanze war, geriet sie später bald in Vergessenheit. Ihre Heilkraft wurde im Mittelalter sogar so hoch eingeschätzt, daß aus dem lateinischen Wort *sanare* = heilen der wissenschaftliche (und deutsche) Gattungsname abgeleitet wurde. Im Kräuterbuch von Hieronymus Bock (1577) lesen wir, daß die Pflanze mit den „newen holdtseligen grünen glatten blettern" bei allerhand ernsthaften Beschwerden und Leiden zum Einsatz kam: „wurtzel und bletter heylet die versehrte lung, reiniget die lufftrörlein/und was weiter im leib verwundet oder zerbrochen ist/mag man mit Sanickel heylen/denn es zwingt die frische wund wider zusamen." Lungenblutungen, Magen- und Nierenleiden sowie verschiedene Haut- und Schleimhauterkrankungen waren daher die wichtigsten Heilanzeigen für diese Pflanze. Sicher hat sie eine schwache blutstillende Wirkung. Zwei verwandte amerikanische Arten, *Sanicula marylandi* und *Sanicula canadensis*, sind hochwirksame Fiebermittel.

Ein Blätteraufguß (2 Teelöffel/Tasse) oder ein Auszug aus der getrockneten Wurzel (1 Teelöffel/Tasse), mit Zucker oder Honig gesüßt, richtet gewiß keinen Schaden an.

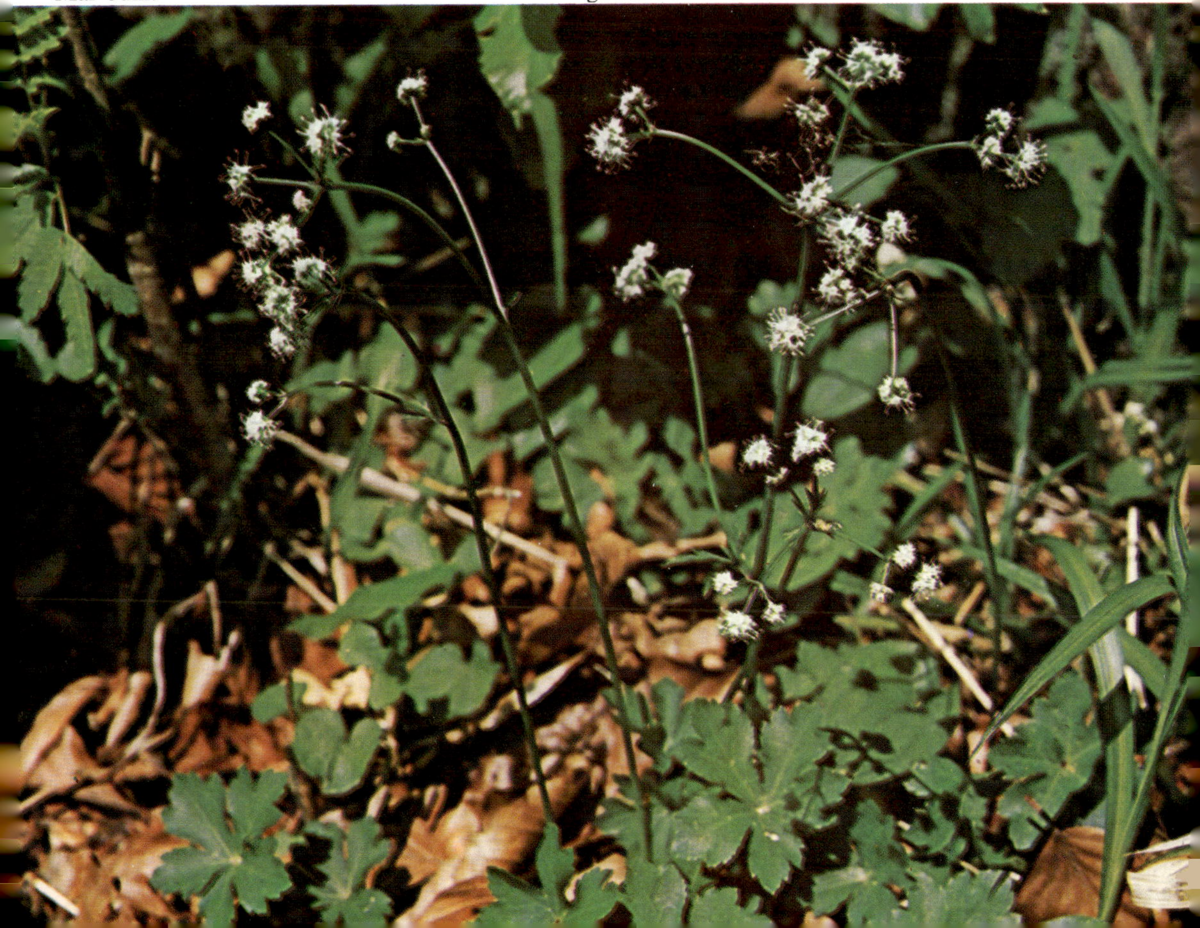

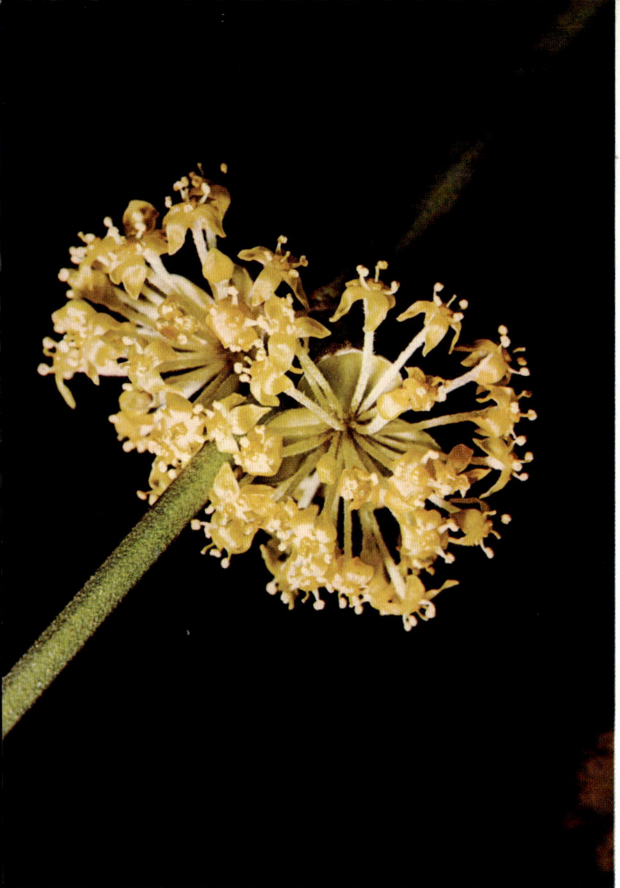

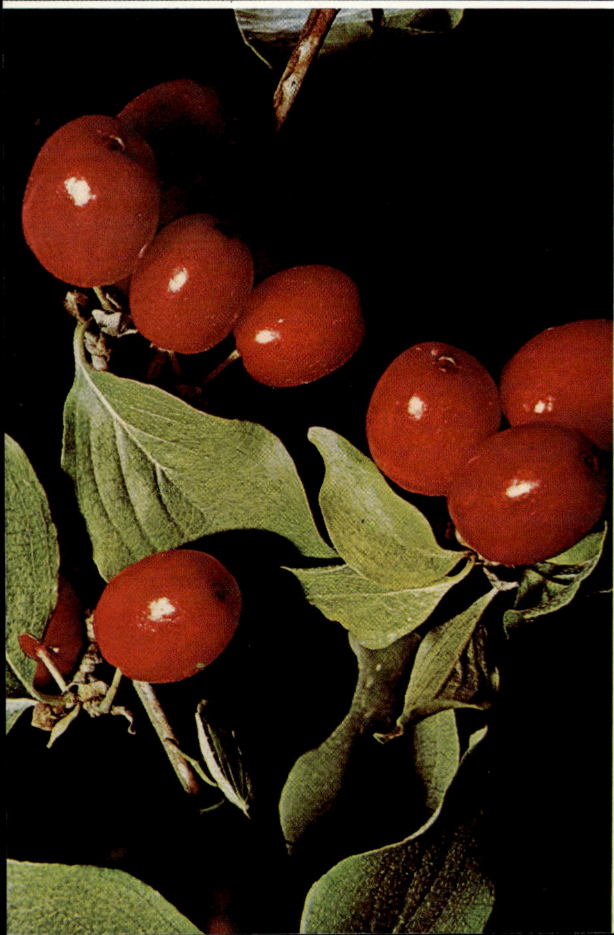

Gelber Hartriegel, Kornelkirsche *Cornus mas* L.
Hartriegelgewächse *Cornaceae*

Strauch oder (seltener) kleiner Baum von 2–10 m Höhe mit aufrechten Ästen. Jüngere Äste und Zweige angedrückt behaart, später kahl. Blätter gegenständig, eiförmig-elliptisch, kurzgestielt, unterseits in den Blattnervenachseln bärtig. Blattnerven bogig in 3–4 Paaren. Blüten vierzählig, Kronblätter frei, goldgelb, vor dem Laubaustrieb erscheinend, in einfachen kopfigen Dolden, die von vier gelblichgrünen Hüllblättern umgeben werden. Blütezeit II–IV. Früchte hängende, scharlachrote, etwas glänzende, beerenartige Steinfrüchte (bis 2 cm lang). Fruchtzeit VI–VIII. Bienenweide. Vogelverbreitung.

⊙ Bevorzugt in den Kalkgebieten Mittel- und Südeuropas. Nicht allzu häufig in sonnigem Gebüsch, lichten Eichenwäldern, in Hainen oder Trockenwäldern auf mitunter steinigem, mildhumosem Boden. Wurzelsprosse wirken bodenverfestigend. In Norddeutschland selten oder überhaupt fehlend.

Vom Gelben Hartriegel werden die appetitlich roten „Kornelkirschen" als Wildobst verwendet, die zur Fruchtzeit im Hochsommer bis zum Frühherbst gesammelt werden.

Hartriegel oder Kornelkirsche, in manchen Gegenden auch Herlitze oder Dürlitze genannt, fällt bereits im zeitigen Frühjahr als einer der ersten blühenden Sträucher der Saison auf. Deswegen und wegen seiner guten Schnittverträglichkeit wird die Art auch gerne als Zierholz in Hecken angepflanzt. Im Unterschied zum **Roten Hartriegel** *(Cornus sanguinea),* dessen schwarze Früchte zu klein bleiben, sind die Kornelkirschen ein recht erfreuliches Wildobst, obwohl sie wegen ihres Gerbstoffgehaltes mitunter nicht sehr angenehm schmecken. Das ändert sich mit der Zubereitung. Man kann sie zu Kompott, Marmelade oder Gelee und zu Saft verarbeiten. Für die Gelee-Zubereitung empfiehlt sich folgendes Rezept: Die Früchte werden in Weißwein, der mit Wasser im Verhältnis 1:1 verdünnt wurde, weich gekocht und anschließend durch ein feines Sieb gestrichen. Auf ungefähr 1 kg der verkochten Fruchtmasse kommen 750 g Einmachzucker. Dann wird bis zum Eindicken weiter erhitzt und in Gläser abgefüllt, die sofort verschlossen werden sollten.
Cornus-Früchte werden, da ein großer Teil der etwa 90 bekannten Arten in Nordamerika vorkommt, seit langem von den Indianern gesammelt und als willkommenes Wildobst genutzt.

Pfaffenhütchen, Spindelbaum
Euonymus europaea L.
Baumwürgergewächse, Spindelbaumgewächse
Celastraceae

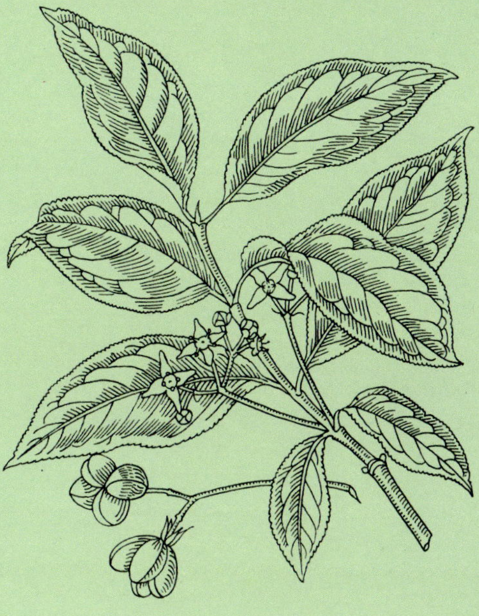

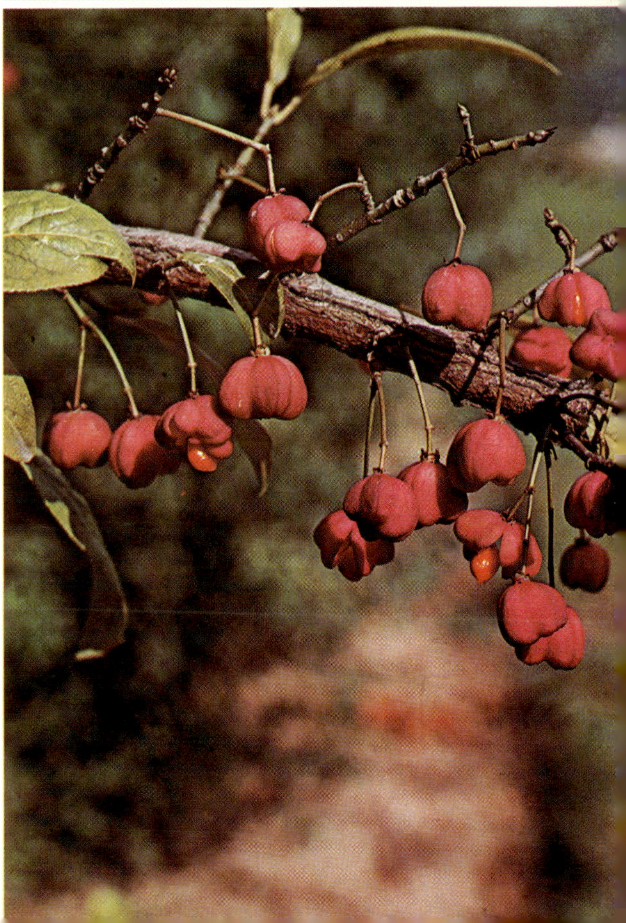

⊡ Strauch oder kleiner Baum von 2–4 m Höhe, Zweige und jüngere Äste auffallend graugrün, deutlich vierkantig, mit zwei oder vier länglichen Korkleisten. Blätter gegenständig, ungeteilt, gesägt, kurz gestielt. Blüten unscheinbar grünlich oder grünlich-gelb, achselständig in kleinen Dolden (Dichasien). Neben zwittrigen kommen auch rein männliche oder weibliche Blüten auf der gleichen Pflanze vor. Blütezeit V–VI. Frucht eine mehrfächerige, vierlappige, karminrote Kapsel, die an den Kanten geflügelt ist. Sie ähnelt dem Birett eines katholischen Pfarrers und trug zur Namensgebung der Pflanze bei. Die Kapsel bildet einen auffallenden Farbkontrast zum orangefarbenen fleischigen Samenmantel (Arillus). Giftpflanze.

⊙ Im gesamten Europa recht häufig auf nährstoffreichen, kalkhaltigen, tiefgründigen und gut durchfeuchteten Lehmböden in Bachgehölzen, Auwäldern, Laubwäldern, an Waldrändern und in Hecken. Wegen der dekorativen Früchte auch gelegentlich angepflanzt.

✐ Die gesamte Pflanze, vor allem aber die Früchte, enthalten einen hochwirksamen Giftstoff, der chemisch mit den Wirkstoffen des Fingerhutes verwandt ist und den Digitaloiden (Steroidglykosiden) zugerechnet wird. Pfaffenhütchen werden arzneilich nicht verwendet.

Vergiftungen, die wegen des verlockenden Aussehens der Früchte vor allem im Spätsommer immer wieder vorkommen, äußern sich erst nach geraumer Zeit und beginnen mit kolikartigen Schmerzen, Erbrechen, Durchfall, Atemnot. Später kommen besonders Krämpfe der Kaumuskulatur und nachlassende Reaktionsfähigkeit hinzu. Da Pfaffenhütchen gern in Grünanlagen gepflanzt werden, scheinen insbesondere Kinder gefährdet. Das Holz des Strauches ist ziemlich hart und wurde früher gerne zur Herstellung entsprechend haltbarer Garnspindeln verwendet (Name). Drechsler, die mit der Fertigung befaßt waren und bei der Arbeit den anfallenden Holzstaub einatmeten, konnten sich ebenfalls leichtere Vergiftungen zuziehen.

▶ In Parks und Vorgärten finden sich auch giftige Verwandte wie **Flügel-Spindelbaum** *(Euonymus alata)*, **Breitblättriger Spindelbaum** *(E. latifolia)* und **Kletter-Spindelbaum** *(E. fortunei)*.

Faulbaum *Frangula alnus* Mill.
Kreuzdorngewächse *Rhamnaceae*

✿ Winterkahler, offener Laubstrauch von 1–4 m Höhe mit dornenlosen, brüchigen Zweigen und erst braunroter, später grauschwarzer, hell punktierter Rinde. Blätter wechselständig, ganzrandig, breit-elliptisch, spitz zulaufend. Blattnerven gerade verlaufend und erst am Blattrand umbiegend. Knospen ohne Knospenschuppen. Blüten fünfzipflig, grünlich-weiß, unscheinbar, einzeln oder in kleinen Büscheln in den Blattachseln. Blütezeit V–VI. Frucht eine erst rote, später schwarze, erbsengroße, einsamige Steinfrucht.

⊙ Häufig auf staunassen, kalkfreien, schweren Lehm- und Tonböden in lichten Laubwäldern, Moorgebüschen, Brüchen, aber auch an Waldrändern oder auf Kahlschlägen.

✐ Seit dem 16. Jahrhundert wird Faulbaum-Rinde (DAB *Cortex Frangulae*) als Droge verwendet. Die Rinde und die jungen Zweige, aber auch die übrigen Teile der Pflanze, enthalten mehrere Anthrachinonglykoside. Eine der wichtigsten Verbindungen ist Glucofrangulin, die im Darm in Emodin (ein Trihydroxyanthrachinon) sowie in Glucose und Rhamnose gespalten wird. Sammelzeit für die Rinde ist das Frühjahr (April–Mai) oder der Herbst (September–Oktober).

Faulbaum kam als Arzneipflanze in Gebrauch, nachdem der italienische Arzt Pierandrea Matthiolus 1555 geschrieben hatte, daß Faulbaum-Rinde ebensogut als Abführmittel zu verwenden sei wie die damals recht teure chinesische Rhabarberwurzel. Die frisch geschälte Rinde und die schwarzen Faulbaumbeeren enthalten die größte Menge der Wirkstoffe in Form von Anthron- und Anthranolglykosiden, die außerordentlich stark reizen, zu starkem Brechdurchfall führen und daher für die Giftwirkung der frischen Pflanzenteile verantwortlich sind. Erst nach mindestens einjähriger Lagerung der geschälten Rinde (oder längerer Erhitzung auf 100°C) haben sich diese Verbindungen durch Oxidation in die wesentlich besser verträglichen Anthrachinonglykoside umgewandelt. In dieser Form sind sie bei richtiger Dosierung ungefährlich und wirken galletreibend und anregend auf den Enddarm.

⚖ Etwa 1–2 Teelöffel (höchstens 1 g) der zerkleinerten, gut abgelagerten Rinde werden mit 1 Tasse aufgebrüht, 15 Minuten ziehen gelassen und abends getrunken. Faulbaumfrüchte sollten in keinem Fall verwendet werden (vgl. Purgier-Kreuzdorn).

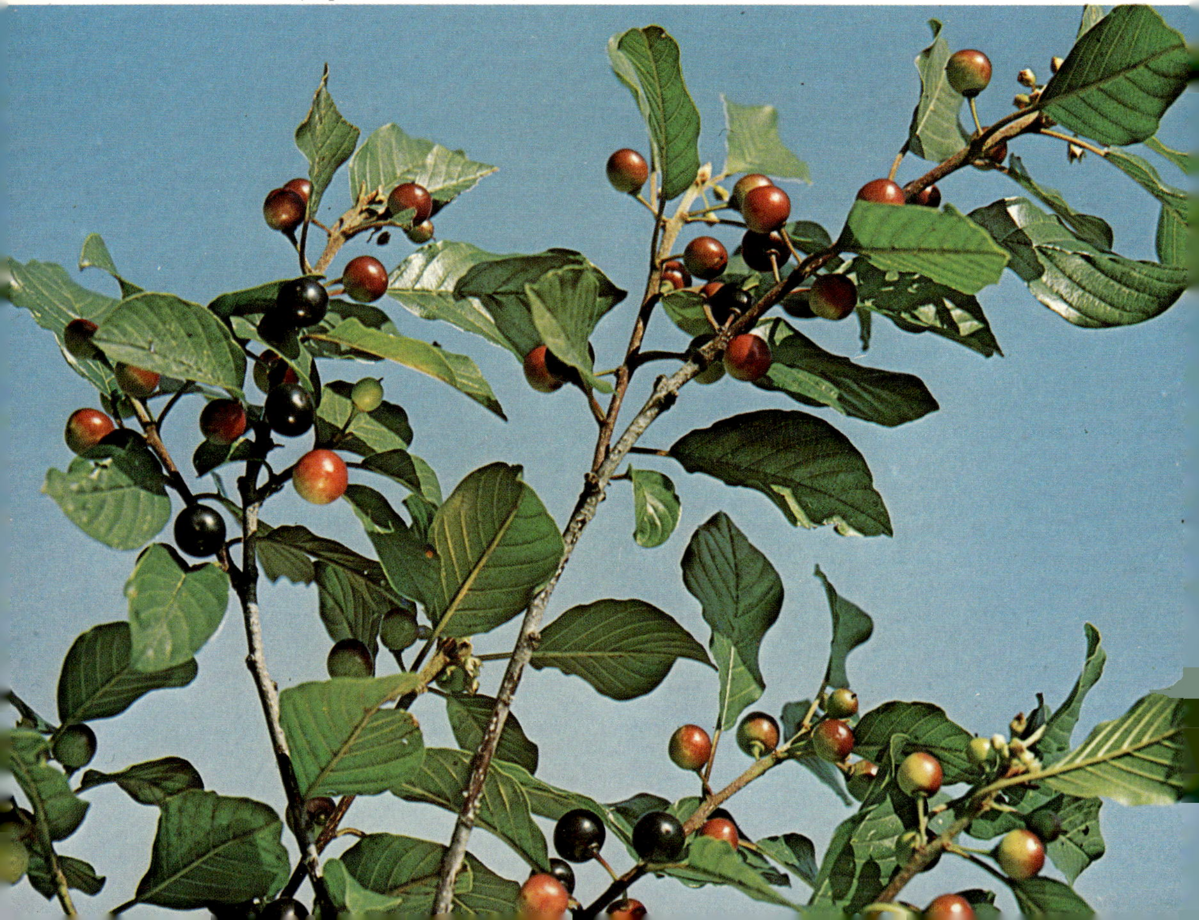

Purgier-Kreuzdorn *Rhamnus cathartica* L.
Kreuzdorngewächse *Rhamnaceae*

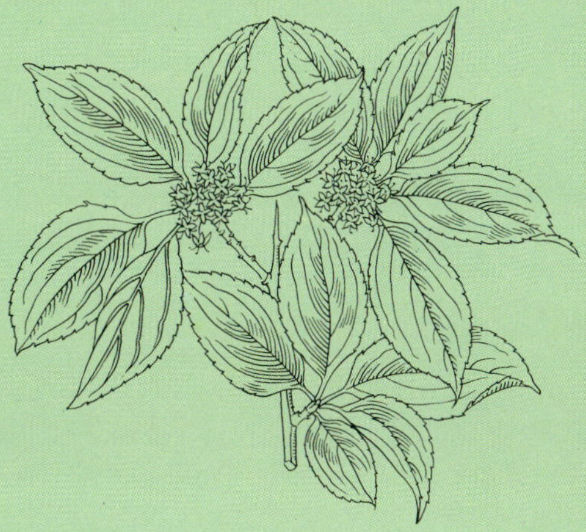

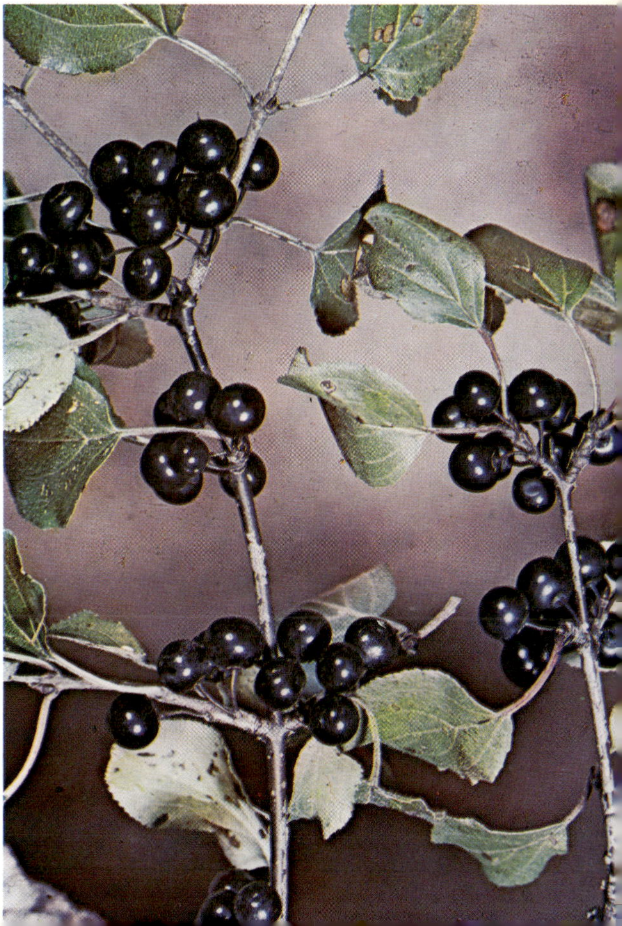

⊞ Dichter Strauch von 2–3 m Höhe oder kleiner Baum (bis allenfalls 8 m hoch) mit aufrechten Ästen. Äste und Zweige mit kreuzgegenständigen Verzweigungen, die in lange, endständige Sproßdornen auslaufen und an den Enden eine kreuzförmige Figur bilden (Name). Blätter gegenständig, rundlich bis lanzettlich-eiförmig, fein gesägt, etwa 4–6 cm lang, mit 3–4 Paaren bogig verlaufender Blattseitennerven. Blüten unscheinbar, klein, gelbgrün, vierzählig, in achselständigen Trugdolden. Blütezeit V–VI. Früchte sind erbsengroße, zunächst grüne, später schwarze, etwas glänzende, beerenartige Steinfrüchte. Fruchtzeit VIII–IX.

⊙ Bevorzugt trockenwarme Standorte wie steinige und felsige Hänge, Feldraine und Feldgehölze oder Waldsäume auf meist flachgründigen, kalkhaltigen, nährstoffärmeren Böden. Im nördlichen Mitteleuropa zerstreut, nach Süden häufiger.

Verwendung finden in erster Linie die zur Fruchtzeit im Herbst gesammelten Steinfrüchte *(Fructus Rhamni)*, die, ähnlich wie Faulbaum, eine Reihe von Anthrachinonglykosiden führen. Sie enthalten außerdem einen eigenartigen grünlichen Farbstoff, der im alkalischen Bereich in Gelb, im sauren Milieu dagegen nach Rot umschlägt. Der Gebrauch der Rinde, die ebenfalls Wirkstoffe enthält, ist unüblich.

Im Kräuterbuch des Adamus Lonicerus (1679) liest man: „Die Blätter von allen Geschlechten des Dorns löschen das S. Antonius Feur/und heilen die umfressenden Geschwer. Die Zweige über die Thüren und Fenster gehenckt/vertreibt alle Gespenst und Zauberey." Trotz solcher vom Aberglauben des Mittelalters durchsetzten Erwartungen an die Wirksamkeit der Pflanze war auch die purgierende (abführende) Wirkung des Kreuzdorns bekannt. Die Kreuzdornfrüchte werden seit Jahrhunderten als recht mildes und sehr sicher wirkendes Mittel eingesetzt. Purgativa spielten in der Naturheilkunde früherer Zeiten (z. T. auch heute noch) eine bedeutende Rolle und galten als Patentmittel zur Behebung der verschiedensten Beschwerden. Während das Holz des verwandten Faulbaums früher zu Schießpulverkohle („Pulverholz") verarbeitet wurde, liefert der Kreuzdorn schönes, kernrotes Drechslerholz.

Als Purgativum werden 10–15 der getrockneten Steinfrüchte zusammen mit einem Apfel am Morgen gegessen. Höhere Dosen sind gefährlich.

Laubholz-Mistel *Viscum album* L.
Mistelgewächse *Loranthaceae*

⊡ Immergrüner, kugelbuschiger Strauch von 20–50 cm Durchmesser. Zweige reich gabelästig (sympodial) verzweigt, mit gelblich-grüner Rinde. Blätter gelbgrün, lederig, schmal-zungenförmig, vorne abgerundet. Blüten unscheinbar, eingeschlechtig. Männliche und weibliche Blüten auf verschiedenen Pflanzen. Fliegen- und Windbestäubung. Blütezeit III–V. Frucht eine beerenartige Scheinfrucht mit schleimig-klebrigem Fleisch, durchscheinend weiß. Samen ebenfalls weiß, mit zwei Keimlingen. Fruchtzeit I–III (!). Verdauungsverbreitung z.B. durch die Misteldrossel. Giftig.

⊙ Halbschmarotzende (wasserentziehende) Pflanze auf Laubbäumen, besonders auf Apfelbäumen, Pappeln, Weiden, Linden und Ahorn, sehr selten auf Vertretern der Birken-, Buchen- und Ulmengewächse. Zerstreut in wintermilden, luftfeuchten Klimalagen. In Westeuropa häufiger. Schützenswert.

✎ Alle Teile der Pflanze enthalten Viscotoxin, ein aus 17 Aminosäuren aufgebautes Peptid, sowie eine Reihe weiterer Stoffe. Als Droge (DAB *Herba Visci*) sind die Sprosse der Mistel in Gebrauch.

Die Mistel ist eine alte Hexen- und Zauberpflanze. Im religiösen Kult der Gallier und Kelten spielte die ausnahmsweise auf Eichen und Kastanien wachsende Pflanze eine besondere Rolle. In England ist sie als mistletoe noch heute ein (Weihnachts-)Symbol. Aber bereits Hieronymus Bock mokiert sich 1577 in seinem Kräuterbuch über den überlieferten Aberglauben: „Vil henkkens auch zum theil den jungen kindern um die hälss/der meinung/es soll denselben kein zauberey oder gespenst schaden." Extrakte der Mistel, z.B. auch das Mistelgift Viscotoxin, sind neuerdings für die Krebstherapie von wachsendem Interesse. Zuvor war die Kreislaufwirksamkeit der Pflanze bereits bekannt. Zubereitungen zur Beeinflussung von Blutdruck und Regelstörungen oder zur Behandlung rheumatischer Erkrankungen sollten nur auf ärztliche Anordnung genommen werden. Die kreislaufwirksamen Inhaltsstoffe wirken ohnehin nur nach Injektion.

▶ Eine Verwandte der Laubholz-Mistel ist die mit gelblichen Beerenfrüchten und grünlichen Samen ausgestattete **Nadelholz-Mistel** *(Viscum laxum)*, die sich auf Kiefern (ssp. *laxum*) oder Tannen (ssp. *abietis*) spezialisiert hat.

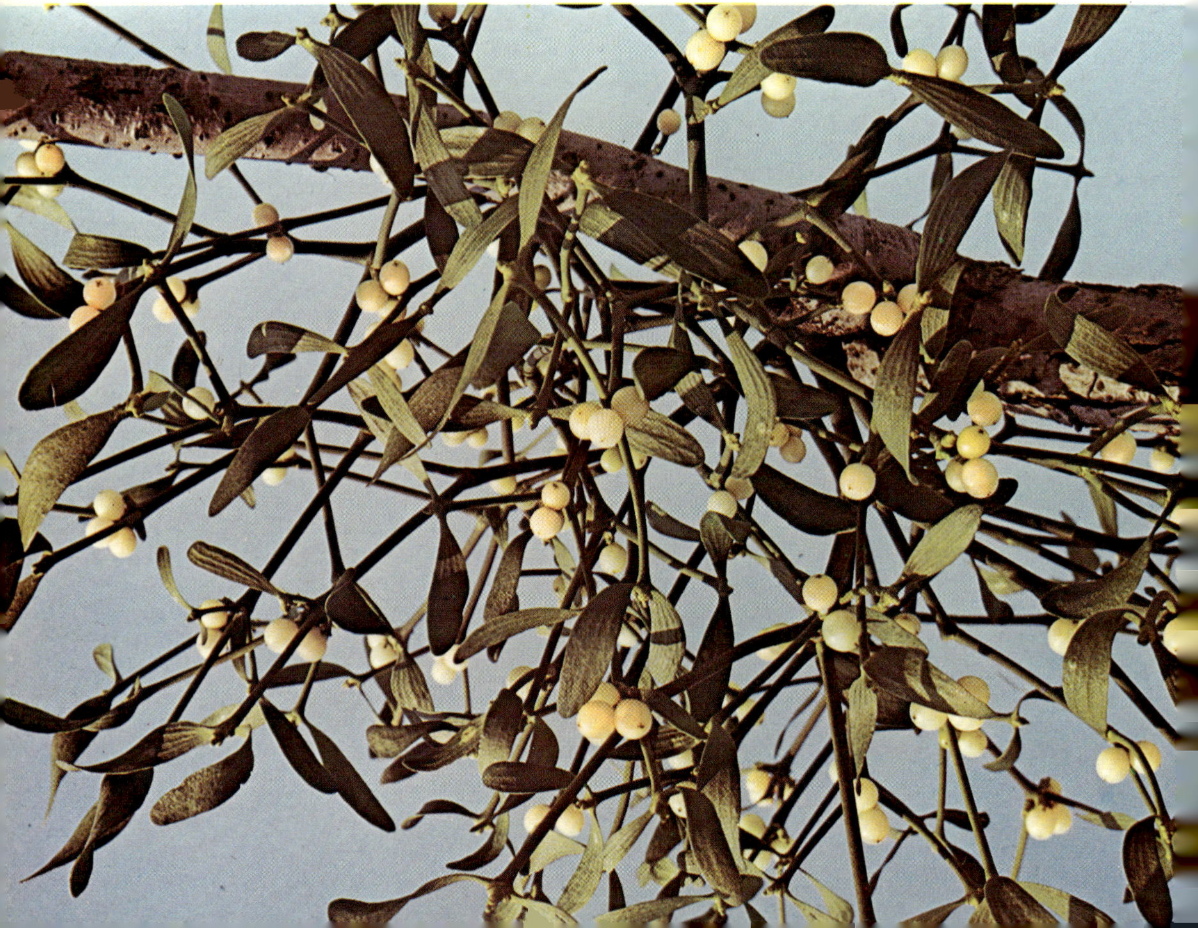

Gemeiner Seidelbast, Kellerhals
Daphne mezereum L.
Spatzenzungengewächse *Thymelaeaceae*

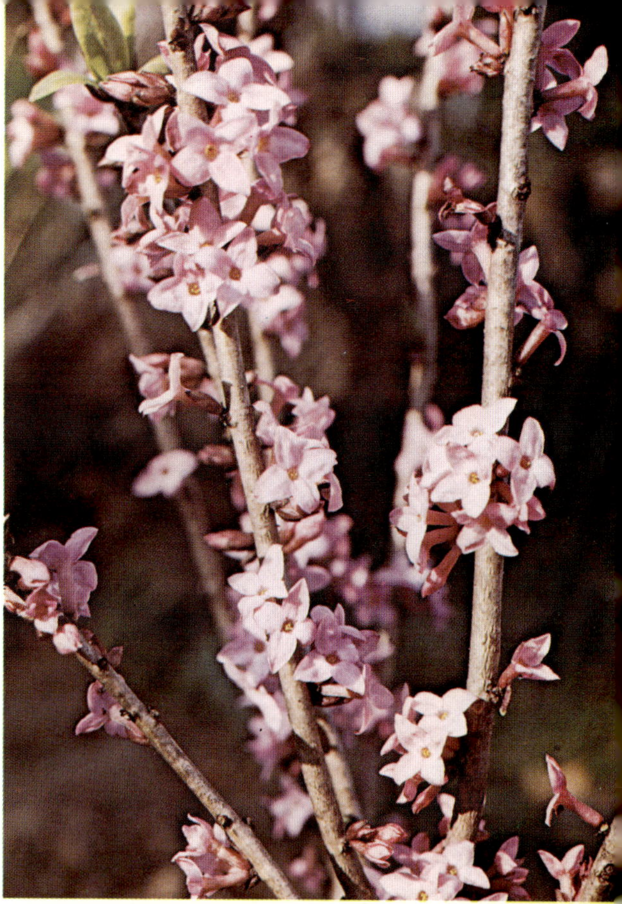

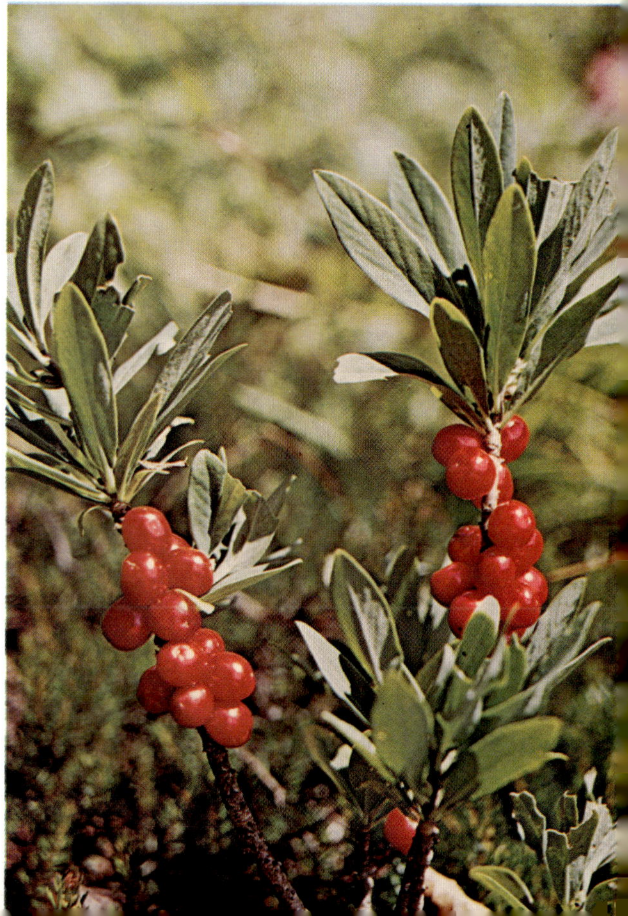

⊞ Winterkahler Strauch von 50–100 cm Höhe mit aufrechten Zweigen und hellgrauer, glatter Rinde. Blätter ganzrandig, schmaloval bis lanzettlich, an den Zweigenden büschelig gehäuft. Blüten röhrig, vierzipfelig, etwa 10 mm lang, zu je zwei bis drei seitenständig gebüschelt und am Haupttrieb eine unterbrochene Ähre bildend: Einzige einheimische Pflanze mit Stengelblütigkeit. Kronblätter fehlen; ausnahmsweise sind die Kelchblätter blumig ausgestaltet und lebhaft rot, violettrosa oder (selten) weiß gefärbt. Sie erscheinen vor dem Laubaustrieb im zeitigen Frühjahr. Blütezeit III–IV. Früchte korallenrote, glänzende, beerenartige Steinfrucht (= Scheinfrucht aus Fruchtknoten und Achsengewebe). Gefährliche Giftpflanze.

⊙ In Laub- und Laubmischwäldern, krautreichen Gehölzen sowie in alpinen Hochstaudengesellschaften auf gut durchfeuchteten, lockeren Ton- oder Lehmböden halbschattiger Standorte. Die zur Blütezeit sehr auffallende Pflanze ist durch Ausgraben, aber auch durch Forstbewirtschaftung stark gefährdet. Steht unter Naturschutz.

✐ Alle Teile der Pflanze, besonders die Rinde und die Früchte, führen das Glykosid Daphnin, den Phorbolester (Diterpen) Daphnetoxin mit cocarcinogener Wirkung und ein als Mezerein bezeichnetes, scharfes und blasenziehendes Harz.

Die starke Giftwirkung einer so auffallenden Pflanze konnte nicht lange unentdeckt bleiben, und so erklärt sich die seit dem Altertum übliche Verwendung in allerhand Zaubermitteln. Den wissenschaftlichen Namen erhielt der Strauch nach Daphne, einer Nymphe der Göttin Artemis, die sich in einen Seidelbast verwandelte, um sich vor den Zudringlichkeiten Apolls zu schützen. Die deutsche Bezeichnung Kellerhals ist aus dem mittelhochdeutschen Wort kellen = quälen abgeleitet und weist auf die enorm kratzende und brennende Wirkung hin, die beim Verzehr auch nur einer Frucht im Schleimhautbereich auftritt. Der Kontakt mit dem Saft der Pflanze kann starke Hautreizungen mit Ausschlag zur Folge haben. Wegen der gefährlichen Giftigkeit besonders auch für Kinder ist zu überlegen, ob Seidelbast oder seine Verwandten im Siedlungsbereich angepflanzt werden sollten.

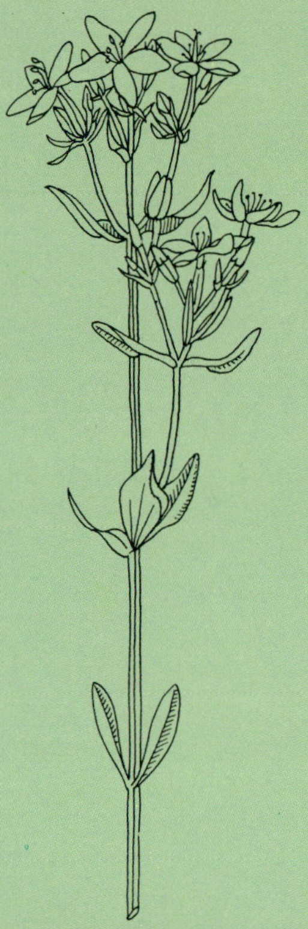

Echtes Tausendgüldenkraut
Centaurium minus Moench
Enziangewächse *Gentianaceae*

⊡ Krautige Pflanze, 10–50 cm hoch, mit grundständiger Blattrosette (Unterschied zum Ästigen Tausendgüldenkraut, *C. pulchellum*), Stengel vierkantig, meist erst in der oberen Hälfte im Bereich des Blütenstandes verzweigt. Grundblätter bis 15 mm breit, Stengelblätter eiförmig-lanzettlich, sitzend, gegenständig, deutlich fünfnervig, kahl. Blütenstand als flache Trugdolde. Einzelblüten stieltellerförmig, rosa, fünfzählig, lichtblütig: nur bei Sonnenschein geöffnet. Kelch beim Aufblühen kürzer als die Kronröhre. Ein-, selten mehrjährig. Blütezeit VII–IX. Sehr formenreich. ⊙ Verbreitet auf Wiesen, an Waldrändern, Waldlichtungen und Trockenhängen von der Ebene bis in mittlere Gebirgslagen auf nährstoffreichen, frischen bis wechseltrockenen Böden. ✐ Verwendet das zur Blütezeit gesammelte Kraut (DAB *Herba Centaurii*). Geschützt. Nach Möglichkeit sollten die Vorkommen dieser hübschen Pflanze, die meist vereinzelt und nur selten in größeren Beständen auftritt, geschont werden. Wirksame Inhaltsstoffe sind glykosidische Bitterstoffe (z.B. Erythrocentaurin) neben kleinen Mengen ätherischen Öles.

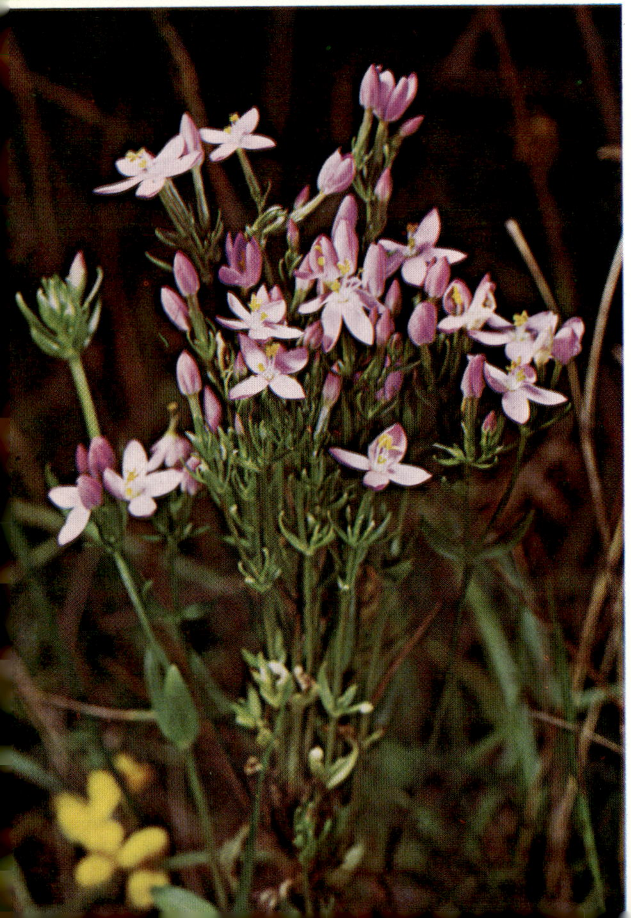

Eine griechische Sage erzählt, daß der Centaur Chiron die Wunden des Herkules mit dieser Pflanze heilte. Daraus wurde der lateinische Gattungsname *Centaurium* abgeleitet, der später jedoch mit *centum* = Hundert und *aurum* = Gold falsch gedeutet und in die deutsche Benennung Tausendgüldenkraut umgeformt wurde. Plinius und Dioskurides erwähnen das Tausendgüldenkraut in ihren Lehrbüchern. Galen schrieb sogar ein ganzes Buch über diese Pflanze, die seit dem Altertum als Heilpflanze hoch geschätzt wurde. Im Mittelalter galt sie als Zauberkraut der Hexen. Als Bitterstoffdroge ist das Tausendgüldenkraut in der Wirkung dem verwandten Enzian vergleichbar und gilt in der Volksmedizin als vielfach verwendbares Universalheilmittel. Man verwendet das Kraut mit gutem Erfolg zur Anregung der Verdauungsorgane und bei Appetitlosigkeit. Außerdem werden ihm fiebersenkende und blutreinigende Wirkungen zugeschrieben. Auch äußerliche Anwendung als Umschlag bei schlecht heilenden Verletzungen ist möglich.

Teedroge; 1–1½ Teelöffel des trockenen, zerkleinerten Krauts in einer Tasse Wasser aufbrühen. Dosierung einhalten!

Gelber Enzian *Gentiana lutea* L.
Enziangewächse *Gentianaceae*

Stattliche, 50–150 cm hohe Pflanze mit kräftigem, aufrechtem, unverzweigtem Stengel und großen, blaugrünen, fünfnervigen Blättern. Blätter der grundständigen Rosette mit Stielen, weiter oben am Stengel ungestielt, sitzend, kreuzgegenständig (Blätter beim ähnlichen, aber giftigen Germer immer wechselständig!). Einzelblüten in drei- bis zehnblütigen traubigen Trugdolden in den Achseln der oberen Blätter zu Scheinquirlen angeordnet. Kronblätter goldgelb, Krone bis fast zum Grund fünfteilig. Kronblattzipfel schmal-lanzettlich. Blütezeit VI–VIII. Mehrjährig. Der Gelbe Enzian benötigt zehn Jahre Entwicklungszeit, bevor er zum erstenmal blüht. Seine Lebensdauer kann mehr als 50 Jahre betragen.

⊙ Subalpine Matten und Hochgrasfluren, Bergwiesen, Gebüsche, auch in Flachmooren. In den Alpen verbreitet, im Alpenvorland sehr zerstreut.

Verwendet wird die kräftige, bis 60 cm lange Pfahlwurzel, die am besten im Herbst (Oktober) gegraben und dann sehr schnell getrocknet wird. Pflanze steht jedoch unter Naturschutz! Inhaltsstoffe der Droge (DAB *Radix Gentianae*) sind Bitterstoffglykoside, in der Hauptsache Gentiopicrin und Amarogentin.

Der Gelbe Enzian ist eine klassische Bitterstoffdroge – seine Glykoside gehören zu den bittersten bekannten Naturstoffen. Amarogentin kann noch in einer Verdünnung von 1:50000 deutlich wahrgenommen werden. Seit dem Altertum ist die auch in Südeuropa beheimatete Pflanze arzneilich im Gebrauch. Plinius und Dioskurides erwähnen sie ausdrücklich in ihren Lehrbüchern. Die Bitterstoffe wirken kräftigend auf die Organe des Verdauungssystems und werden daher zur Appetitanregung, Magensekretproduktion, aber auch zur Fiebersenkung und leichten Blutdrucksteigerung verwendet. Ähnlich werden auch die Wurzeln des **Purpur-Enzians** *(Gentiana purpurea)* und des **Punktierten Enzians** *(Gentiana punctata)* genutzt. Aus Enzianwurzeln, die auch ansehnliche Mengen Stärke enthalten und die ihrerseits in vergärbare Zucker umgewandelt werden kann, wird in den Alpenländern nach Vergärung und Destillation Enzianschnaps mit seinem charakteristisch erdigen Geschmack hergestellt. Das Produkt enthält jedoch kaum noch Bitterstoffe.

Etwa 1 Teelöffel getrocknete und zerkleinerte Enzianwurzel auf 1 Tasse Wasser in leichter Abkochung oder als Kaltauszug.

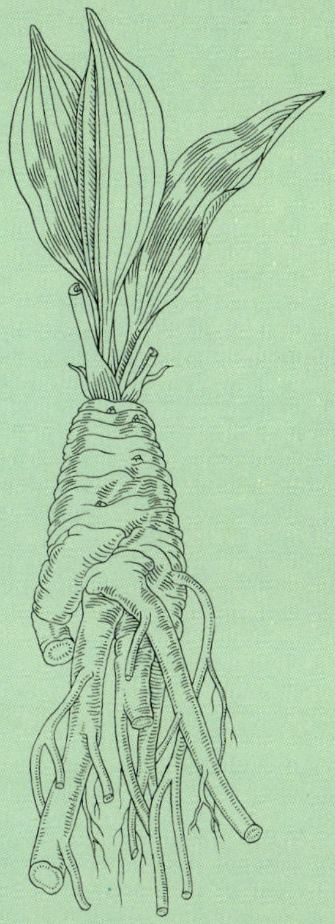

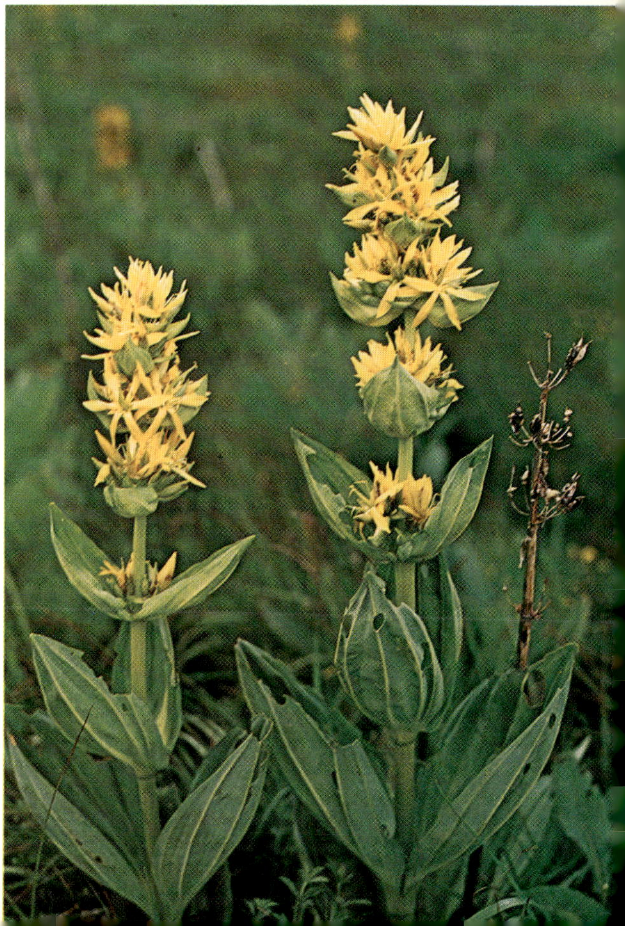

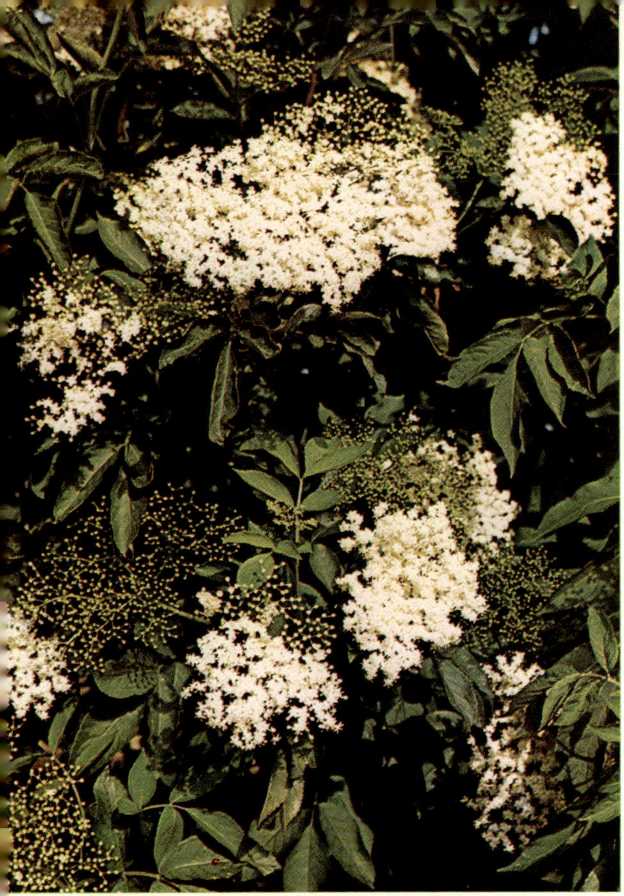

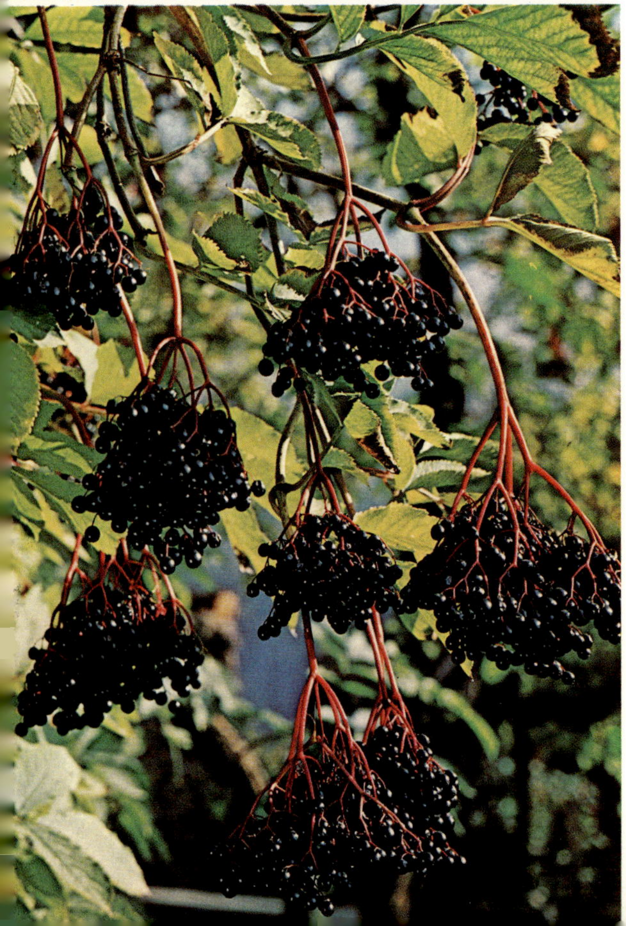

Schwarzer Holunder *Sambucus nigra* L.
Geißblattgewächse *Caprifoliaceae*

Schnellwüchsiger Strauch von 3–7 m Höhe oder kleiner Baum bis etwa 10 m mit bogig gekrümmten Ästen und Zweigen. Häufig sehr dicht verzweigt. Zweige mit weißem Mark (Unterschied zum Berg-Holunder mit rostbraunem Mark), das sich leicht herauslösen läßt (althochdeutsch ‚holantar' = hohler Baum). Blätter gegenständig, unpaarig gefiedert, mit meist fünf gezähnten Fiedern, riechen beim Zerreiben aromatisch. Einzelblüten klein, weiß, mit radförmiger Krone. Blütenstände reichblütig, in schirmförmigen Trugdolden (Schirmrispen) mit meist fünf Hauptstrahlen. Randblüten immer etwas größer als die Mittelblüten. Blütezeit VI–VII. Die schwarzen Holunder„beeren" sind Steinfrüchte mit je drei knorpeligen Steinen.

Als Licht- und Halbschattenholz häufig und weit verbreitet in krautreichen Wäldern, Hecken, Gebüschen, Schlägen, auf überwiegend frischen, nährstoffreichen Böden. Stickstoffzeiger. Oft angepflanzt oder auch Kulturrelikt. Vogelverbreitung.

Vom Holunder sind zwar (fast) alle Teile verwendbar, doch haben vor allem die Blüten (DAB *Flores Sambuci*) arzneiliche Bedeutung. Blüten, besonders aber die Blätter und unreifen Früchte enthalten Gerbstoffe, ätherische Öle und ein blausäureabspaltendes Glykosid (Sambunigrin).

Holunder spielt schon in der germanischen Mythologie eine bedeutende Rolle und fand selbst in der Bibel gelegentliche Erwähnung. Er ist hübsch anzusehen und auch vielseitig verwertbar. Seine Blüten kann man direkt vom Zweig essen. Wenn man sie kurz abkocht, die Flüssigkeit klar filtriert, etwas nachzuckert und eiskalt serviert, hat man für heiße Sommertage ein wohlschmeckendes Getränk. Holunderblüten können auch in Pfannkuchenteig eingetaucht und in Öl ausgebakken werden. Viele kulinarische Verwendungsmöglichkeiten bieten sich auch für die reifen Früchte an: Roh schmecken sie zwar nicht sehr gut, aber mit Zucker dick eingekocht (Schweizer Mus) sind sie eine beliebte Beigabe zu Mehlspeisen. Pürierte Holunderbeeren, gut eingezuckert, mit Weißwein und etwas Zitronensaft verrührt, geben eine hervorragende Kaltschale. Den dunkelroten Saft kann man zu Holunderwein weiterverarbeiten.
Achtung! Die Früchte des **Berg-Holunders** *(Sambucus racemosa)* und des **Attichs** *(S. ebulus)* sind auch voll ausgereift giftig und daher unbrauchbar.

Waldmeister *Galium odoratum* (L.) Scop.
Rötegewächse *Rubiaceae*

⊞ Mehrjährige, flachwurzelnde Pflanze von 10–30 cm Höhe, mit aufrechtem, vierkantigem Stengel und kräftig grünen, lanzettlich zugespitzten Blättern. Die gegenständigen Laubblätter werden von sehr ähnlich aussehenden Nebenblättern begleitet und täuschen somit mehrzählige Blattwirtel vor; Laubblätter kann man an den austreibenden Achselsprossen erkennen, deren Tragblätter sie sind. Blüten in langgestielten Trugdolden, reinweiß, vierzählig, trichterig, mit ausgebreiteten Kronblattzipfeln und kurzer Kronröhre. Verwechslungsmöglichkeiten bestehen zum **Wald-Labkraut** *(Galium silvaticum)*, das jedoch einen runden Stengel, bläulich-grüne Blätter und einen lockeren Blütenstand (Rispe) hat. Blütezeit V–VI.

⊙ Recht häufig und immer gesellig auf lehmigen, mullreichen, frischen bis wechselfeuchten Böden in Laub- und Laubmischwäldern, meist in Rotbuchen-Wäldern.

✎ Verwendet wird das vor oder bei Blühbeginn (ohne Wurzel) gesammelte Kraut (DAB *Herba Asperulae*). Beim Trocknen wird die Pflanze schwärzlich. Schon während des Welkens entwickelt sich das angenehm süßliche Aroma des Cumarins, das aus Cumarinvorstufen bei Wasserverlust hervorgeht.

Die Cumarindroge Waldmeister, die übrigens viel geringere Mengen dieser Verbindung enthält als andere Cumarinpflanzen der heimischen Flora, wird oft zum Aromatisieren von Getränken und Süßspeisen benutzt. In eine Waldmeisterbowle (Maibowle) wird ein Sträußchen des Krautes für 10–20 Min. in ein Bowlengefäß mit 2 Flaschen Weißwein gehängt – anschließend wird mit Sekt oder Mineralwasser aufgefüllt. Berliner Weiße, ein obergäriges Bier, wird wahlweise mit Himbeersirup oder Waldmeisteraroma versetzt. Waldmeisterbraten, zuvor mit Waldmeister in verdünntem Essig mariniertes Rindfleisch, gilt als österreichische Spezialität. Waldmeister wird auch zur Aromaaufbesserung in verschiedenen Kräutertees verwendet.
Cumarin ist keine ganz unbedenkliche Substanz. Für Hunde ist dieser Stoff sehr giftig. Ein Abkömmling, Dicumarol, ist ein hochwirksames Rattengift. Größere Cumarin-Dosen können beim Menschen Benommenheit, Übelkeit oder Kopfschmerzen verursachen. Wegen Verdachts auf Krebserregung war Cumarin lange Zeit nicht als Lebensmittelzusatz erlaubt.

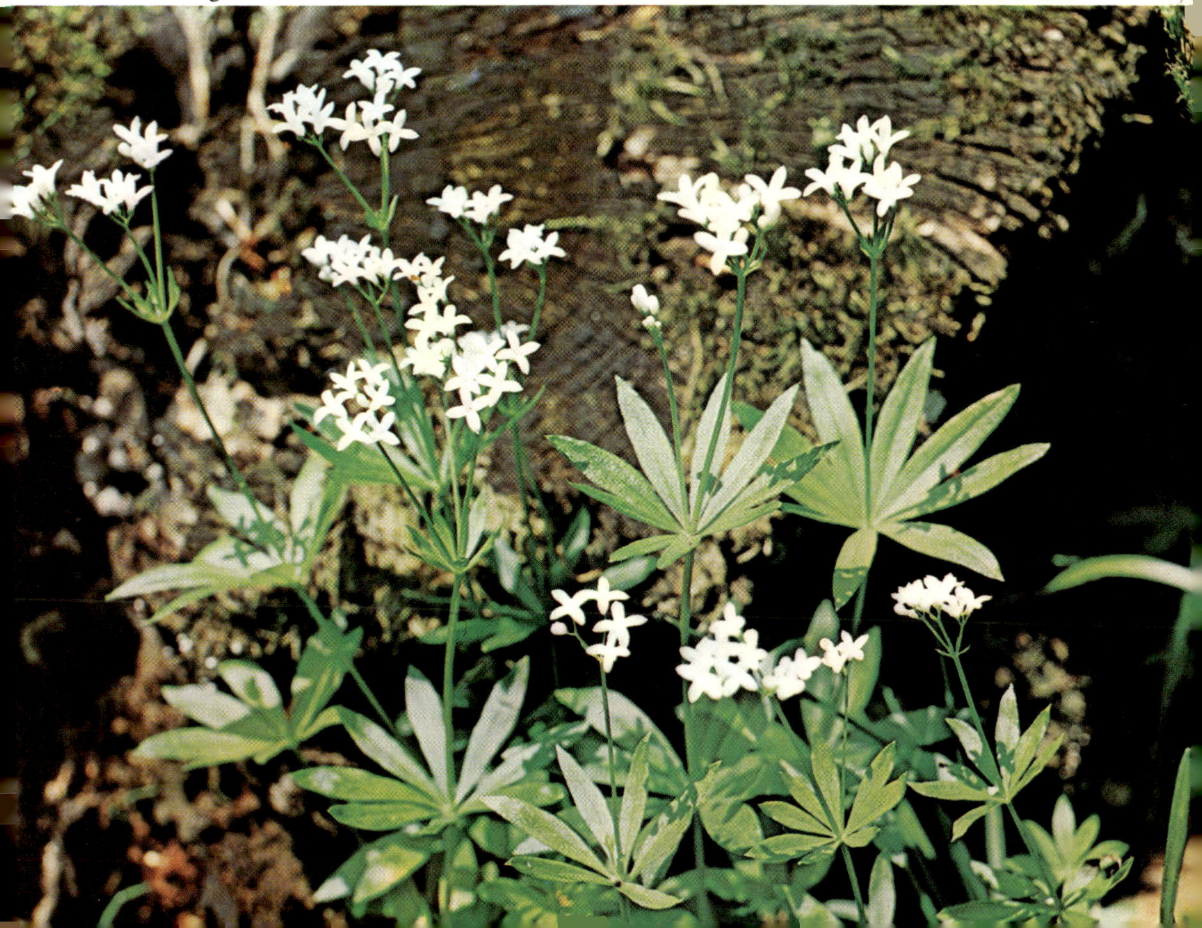

Fieberklee, Bitterklee *Menyanthes trifoliata* L.
Fieberkleegewächse *Menyanthaceae*

❁ Ausdauernde, wasserwurzelnde Sumpfpflanze mit tiefreichendem, kriechendem Rhizom, die früher zu den Enziangewächsen gestellt wurde, sich davon aber u.a. durch die wechselständige Beblätterung unterscheidet. Blätter grundständig, langgestielt, dreizählig gefiedert und daher von kleeblattartigem Aussehen, ohne Nebenblätter. Blattstiele und Stengel mit Durchlüftungsgewebe. Blüten in dichten Trauben. Einzelblüten weiß, in Form großer radiärsymmetrischer Trichterblumen mit fünf gefransten Kronblättern. Die Kronblattfransen dienen als Sperre für kleinere Insekten und zur auffälligen Ausgestaltung der Blüte. Blütenknospen und Staubblätter rötlich. Blütezeit V-VI. Samen werden vom Wind ausgestreut, können aber auch über das Wasser verbreitet werden, da sie mit Schwimmgewebe ausgestattet sind. Vermehrung auch durch lange Ausläufer.

⊙ Nasse, ziemlich nährstoffarme und saure Standorte wie Verlandungssümpfe, Gräben, Flachmoore, Torfstiche, Moorschlenken. Von der Ebene bis ins Hochgebirge. Eignet sich auch für Garten- und Parkteiche. Stark im Rückgang begriffen wegen Standortzerstörung durch Düngung und Trockenlegung. Geschützt!

Verwendet werden die im Frühjahr und Sommer gesammelten Fieberkleeblätter (DAB *Folia Trifolii fibrini*). Ihre wirksamen Inhaltsstoffe sind glykosidische Bitterstoffe (Menyanthin = Loganin), Gerbstoffe (Flavonglykoside), Saponine.

Die Entdeckung und Beschreibung pflanzlicher Heilmittel und pflanzlicher Wirkstoffe ist in erster Linie eine Leistung südeuropäischer (antiker) Kulturkreise. Die aus diesem Raum überlieferten Kräuterbücher erwähnen den Fieberklee nicht, weil diese Pflanze nur in Mittel- und Nordeuropa vorkommt und daher zunächst unentdeckt blieb. In seinem Verbreitungsgebiet wurde er von der Volksmedizin aufgespürt und vor allem als Fiebermittel eingesetzt, obwohl sich unter seinen Inhaltsstoffen keine fieberbeeinflussenden Substanzen finden. Fieberklee eignet sich eher als Bitterstoffdroge und ist in diesem Anwendungsbereich, ähnlich wie Enzian und Tausendgüldenkraut, mit denen er möglicherweise näher verwandt ist, ein brauchbares magenstärkendes und appetitanregendes Mittel.

Teedroge; man nimmt 1 Teelöffel getrockneter, zerkleinerter Blätter auf 1 Tasse heißes Wasser oder läßt über Nacht kalt ziehen.

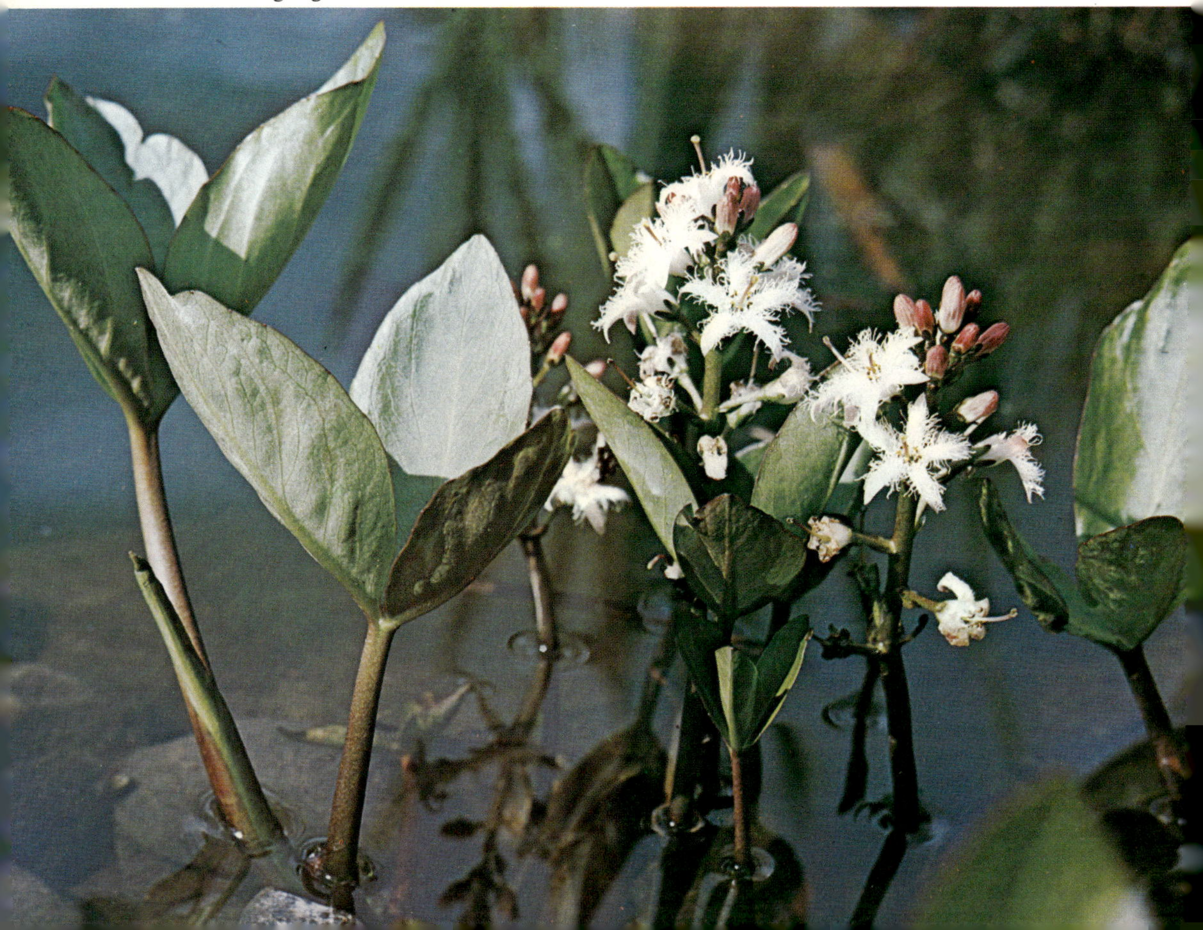

Echter Baldrian *Valeriana officinalis* L.
Baldriangewächse *Valerianaceae*

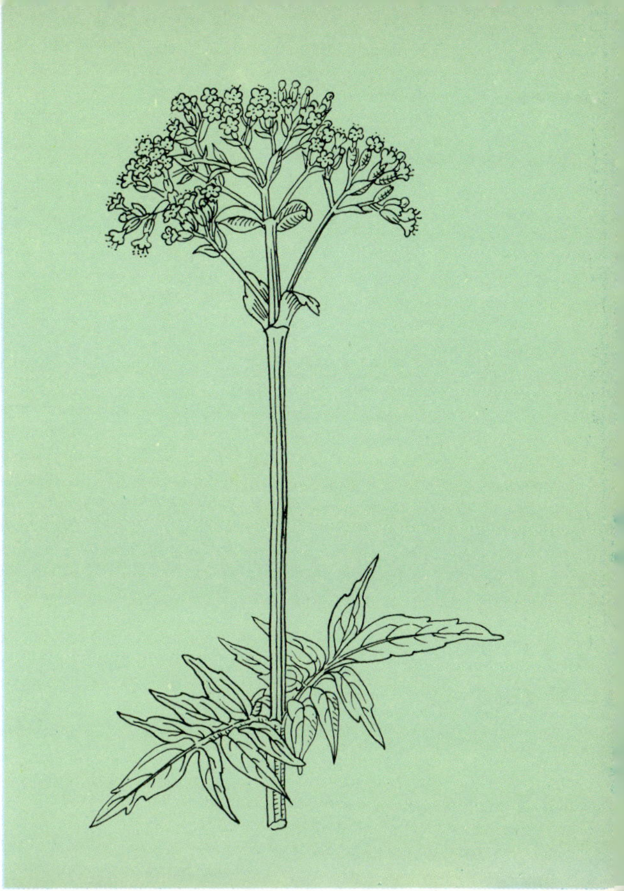

✿ Ansehnliche Pflanze von 50–180 cm Höhe mit unpaarig gefiederten, gegenständigen Blättern. Fiedern in 5–12 Paaren, wenig gezähnt bis ganzrandig, schmal-lanzettlich. Stengel einfach, gefurcht, hohl. Unterirdisches Rhizom kurz, mit verdicktem Ende, an dem Wurzeln und Blattbüschel ansitzen. Blüten zahlreich in endständigen, rispigen Schirmdolden. Krone röhrig, etwas asymmetrisch, fleischrot oder rötlich bis fast weiß, mit schwachem Duft, der jedoch nicht einheitlich wahrgenommen wird. Blüten entweder zwittrig oder rein weiblich. Blütezeit VII–IX. Sehr formenreich. Umfaßt mehrere Kleinarten wie *V. sambucifolia*, *V. procurrens* u.a.

⊙ Baldrian ist auf feuchten Wiesen, Moorwiesen, Hochstaudenfluren, Waldlichtungen, an Gräben und Ufern auf meist sickernassem, basenreichem Boden weit verbreitet.

✎ Arzneilich wird die im Herbst (September–Oktober) gegrabene Baldrianwurzel (bzw. der Wurzelstock) verwendet, der auch heute noch als Droge (DAB *Radix Valerianae*) geschätzt wird. Baldrian enthält das markant riechende Baldrianöl (mit Bornylisovalerianat) und eine Reihe von Monoterpenalkoholen, die zusammen als Valcpotriate bezeichnet werden und die Hauptwirkstoffe bilden.

▣ Baldrian ist eine seit dem Altertum in den Arzneibüchern aufgeführte Heilpflanze mit anerkannter Heilwirkung. Vor allem bei Schlaflosigkeit, nervöser Erschöpfung, aber auch bei Migräne, Überarbeitung und verschiedenen Erregungszuständen wird Baldrian als beruhigendes, krampflösendes Mittel verwendet. Die Droge ist damit ein wirksamer Ersatz für die heute verfügbaren Psychopharmaka (Tranquilizer), entfaltet jedoch nicht deren hypnotische Wirkung.
Bekannt ist die sprichwörtliche, enorme Anziehung, die Baldrian auf Kater ausübt und ihm deswegen auch den Namen Katzenwurzel eingebracht hat: Die Verbindungen der Isovaleriansäure, die unverkennbar an Schweißgeruch erinnern, versetzen sie unwiderstehlich in Hochzeitsstimmung. Dieser Effekt ist Inhalt manchen harmlosen Streiches.

⚖ Üblicherweise ist Baldrian als Tinktur erhältlich. Noch wirksamer ist jedoch ein wäßriger Wurzelaufguß (1 Teelöffel getrockneter Wurzel/Tasse).

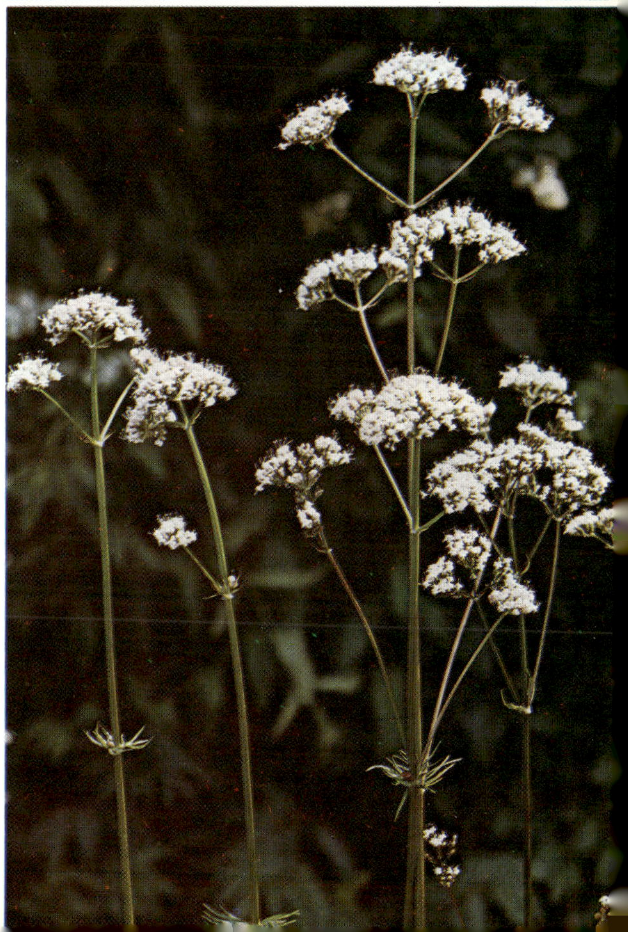

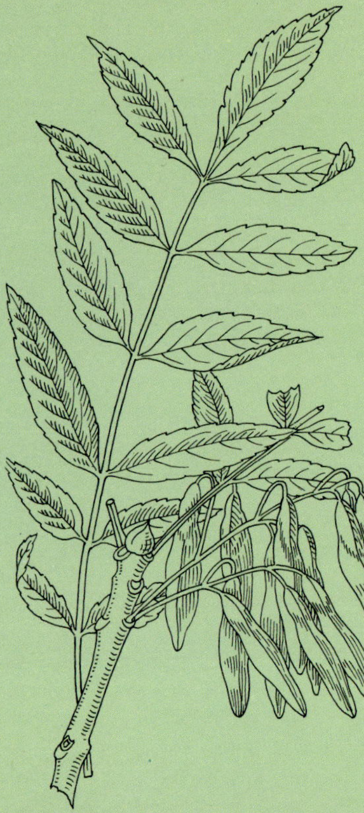

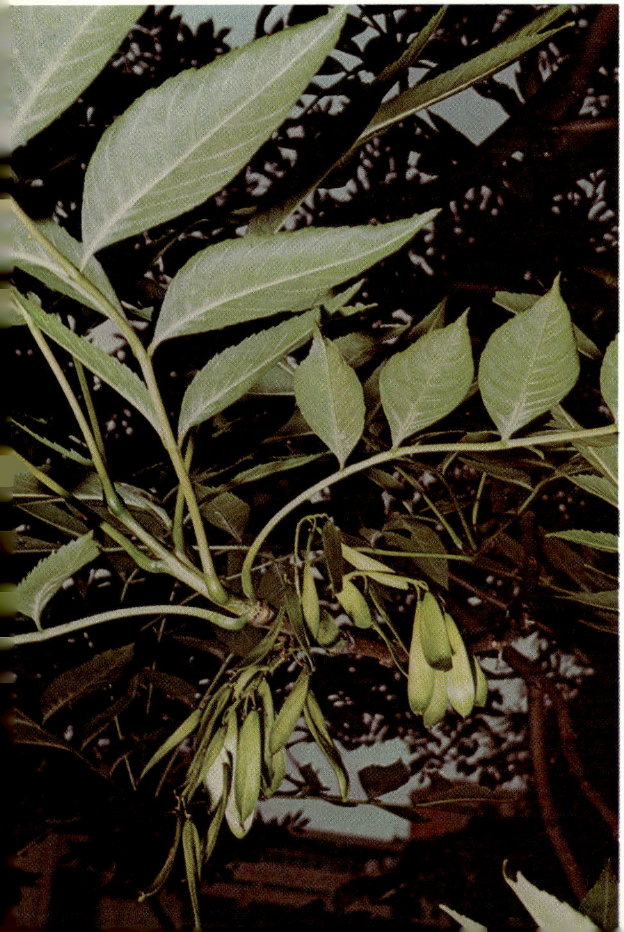

Gemeine Esche *Fraxinus excelsior* L.
Ölbaumgewächse *Oleaceae*

Meist stattlicher Baum von 10–40 m Höhe mit hochgewölbter, offener Krone und spitzwinklig vom Hauptstamm ansteigenden Ästen. Rinde älterer Stämme mit breiten Brüchen und Leisten, an jüngeren Ästen und Zweigen hellgrau. Blätter kreuzgegenständig, unpaarig gefiedert mit 9–13 elliptisch-lanzettlich, zugespitzten Fiedern, die unterseits etwas heller und auf der Mittelrippe behaart sind. Knospen gedrungen, tiefschwarz. Holz sehr hart. Blüten sehr einfach, ein- oder dreihäusig, ohne Blütenhülle; männliche Blüten nur mit zwei Staubblättern, zuerst rötlich, später gelb, in dichten, büscheligen Rispen, weibliche Blüten lockerer, erst purpurn, dann hellgrün. Blütezeit IV-V. Früchte als Flügelnuß mit flachem Innenkörper.

⊙ In krautreichen Laubwäldern und Gebüschen, an Bächen und Flüssen, in Au- und Schluchtwäldern auf sickerfeuchten, nährstoffreichen und basenhaltigen Ton- und Lehmböden. Auch angepflanzt. Leitart des Traubenkirschen-Eschen-Waldes.

Eschenrinde und -blätter enthalten verschiedene Glykoside wie Fraxin, Fraxidin und Fraxinol. Während früher vor allem die Rinde *(Cortex Fraxini)* in Gebrauch war, finden heute vorwiegend die Blätter *(Folia Fraxini)* Verwendung.

In der germanischen Mythologie und Sagenwelt nimmt die Esche eine bedeutende Rolle ein. Die Edda berichtet beispielsweise von der Welt-Esche Yggdrasil. Folglich stand der Baum bei den Germanen in hohem Ansehen.

Das Fraxin der Eschenblätter und der Rinde, ein in wäßriger Lösung intensiv blaugrün fluoreszierender glykosidischer Farbstoff (besonders im UV-Licht), wirkt diuretisch und abführend. Getrocknete Blätter können daher als vergleichsweise mildes Purgativum verwendet werden. Früher wurde die Eschenrinde als Chinarinden-Ersatz eingesetzt, um Fiebererkrankungen zu bekämpfen. Auch die Verwendung als Wurmmittel ist überliefert, heute aber nicht mehr üblich.

Junge Eschenfrüchte können als Gemüsebeilage gegessen werden, wenn man sie kurz abkocht, den Sud weggießt und sie anschließend in Kräuteressig einlegt.

Getrocknete Blätter (ggf. auch Rinde) werden als Teedroge (1 Teelöffel in 1 Tasse Wasser aufbrühen) verwendet.

Tollkirsche *Atropa belladonna* L.
Nachtschattengewächse *Solanaceae*

⊞ Strauchförmige, mehrjährige, reichästige Schaftpflanze von 50–180 cm Höhe mit tiefreichender Pfahlwurzel. Blätter ganzrandig, elliptisch zugespitzt, gestielt, am Stengel herablaufend (Konkauleszenz), unterseits auf den Blattnerven weich behaart. Stengel im oberen Teil klebrig behaart. Blüten einzeln oder in dreizähligen Wickeln in den Blattachseln, braunrot bis purpurviolett, glockig, ziemlich groß, auf dünnen Stielen und daher meist nickend. Frucht eine glänzende, schwarze, kirschgroße Beere. Lichtliebend. Blütezeit VI–VII, Fruchtzeit VII–VIII. Bestäubung durch Hummeln.

⊙ Säume und Kahlschläge, Waldlichtungen und Waldränder von Laub- und Laubmischwäldern auf basenreichem Boden. Stickstoffliebende und kalkholde Art. Vor allem im Gebirge; fehlt in Nordwestdeutschland.

✐ Wie viele Nachtschattengewächse enthält die Tollkirsche Alkaloide vom Tropan-Typ (Hyoscyamin, Scopolamin, Atropin), die allesamt von sehr starker Wirkung sind. Die Wirkstoffe sind in allen Teilen der Pflanze vorhanden, doch werden überwiegend die Blätter (DAB *Folia Belladonnae*) arzneilich verwendet.

Tollkirschen sind äußerst giftig. Bereits 3–4 Beeren sind für Kinder im allgemeinen tödlich. Die Verwendung dieser Pflanze ist ausschließlich Sache kontrollierter ärztlicher Handhabung. Nicht umsonst hat Linné sie nach der griechischen Schicksalsgöttin Atropos benannt.
Im medizinischen Bereich sind die Tropan-Alkaloide zur Ruhigstellung bei verschiedenen krampfartigen Koliken, aber auch zur Behandlung des Parkinsonismus von Bedeutung. In der Augenheilkunde wird gereinigtes Atropin in geringen Dosen zur Pupillenerweiterung benutzt – der lateinische Artname belladonna = schöne Frau soll darauf zurückgehen, daß italienische Mädchen sich Tollkirschensaft in die Augen träufelten, um anschließend mit großen und glänzenden Augen verführerische Blicke um sich werfen zu können. Die Tropan-Alkaloide der Solanaceae hemmen sehr stark die Sekretion von Tränen-, Schweiß- und Speicheldrüsen, weswegen als Vergiftungserscheinungen zunächst Trockenheit und Brennen der Schleimhäute mit Durstgefühl, später Lähmungen und Kollaps eintreten. Im mittelalterlichen Hexenkult gehörte die Tollkirsche zu denjenigen Pflanzen, aus denen berauschende, nicht ungefährliche Zaubertränke bereitet wurden.

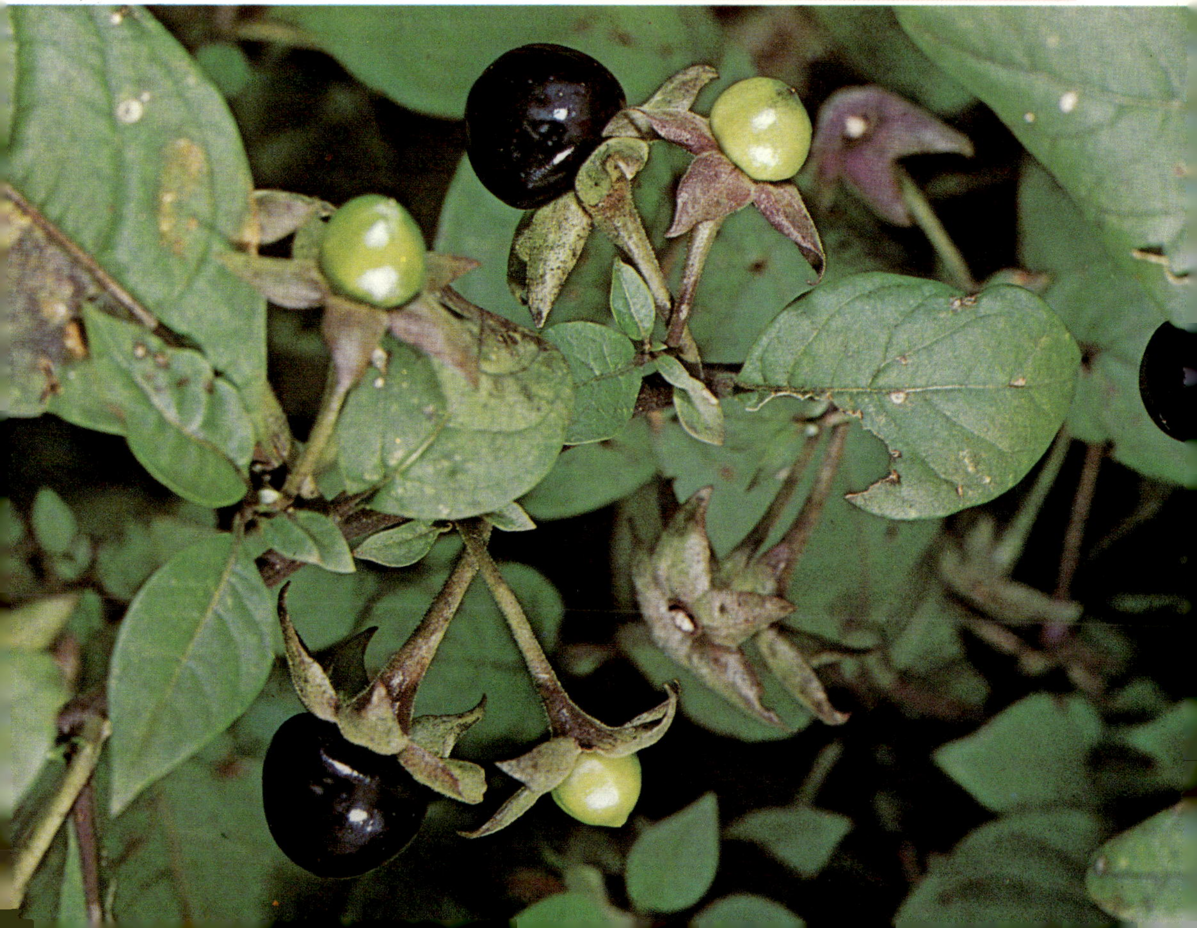

Weißer Stechapfel *Datura stramonium* L.
Nachtschattengewächse *Solanaceae*

⊞ Einjährige, aber kräftige, krautige Pflanze von 30–100 cm Höhe mit gabelästigem, reich verzweigtem Stengel. Blätter groß, von ovalem Umriß, mit großen Buchten unregelmäßig gelappt bis gezähnt. Blüten einzeln auf kurzen Stielen in den Blattachseln, meist über 5 cm lange, weiße (oder selten violett-rötliche) fünfzipflige Trichter. Typische Nachtfalterblumen: die am Grunde der langen Kronröhre gelegenen Nektarien sind nur für langrüßlige Arten, z.B. für Schwärmer, zugänglich. Die Blüten öffnen sich erst abends, verströmen einen unangenehmen Geruch und welken am folgenden Tag. Blütezeit VI–X. Frucht eine weichstachelige, fünfklappige grüne Kapsel.

⊙ Ziemlich seltene Pflanze an mäßig frischen, stickstoffreichen Ruderalstellen wie Schutt- und Müllplätzen, Wegrändern, Unkrautfluren. Wärmeliebend, kommt daher in Mitteleuropa nur außerhalb der Gebirge vor. Im Mittelmeergebiet häufiger.

✎ Giftpflanze. Charakteristische Inhaltsstoffe des Stechapfels sind Tropan-Alkaloide, darunter in der Hauptsache Hyoscyamin neben Atropin, die zwar arzneilich von nicht zu unterschätzender Bedeutung (DAB *Folia Stramonii),* aber ausschließlich kontrollierter ärztlicher Verwendung vorbehalten sind. Die Pflanze ist daher für den Eigengebrauch ungeeignet.

Stechapfel ist ursprünglich im subtropischen Amerika beheimatet und wurde im 17. Jahrhundert nach Europa gebracht und als Heilpflanze angebaut. Eine verwandte Art *Datura arborea,* die bis zu 25 cm lange Trichterblüten trägt und die gleichen Giftstoffe enthält, trifft man mitunter in Park- und Gartenanlagen als Zierpflanze an. Stechapfelblätter und -samen sind ein altbekanntes Rauschmittel, dem auch eine besondere erotisierende Wirkung zugeschrieben wird. Zeitweise wurden Bordellmädchen damit „arbeitsfreudiger" eingestimmt. Bereits das preußische Landrecht stellte die Anwendung dieser Droge unter empfindliche Strafe. Eine wichtige Verwendung fanden *Folia Stramonii* als Räuchermittel bei Asthma: Da das Hyoscyamin lähmend auf den Vagus-Nerv wirkt, konnten auf diese Weise Bronchialkrämpfe gelöst und asthmatische Anfälle gelindert werden. Vergiftungssymptome sind denen einer Tollkirschenkomplikation sehr ähnlich.

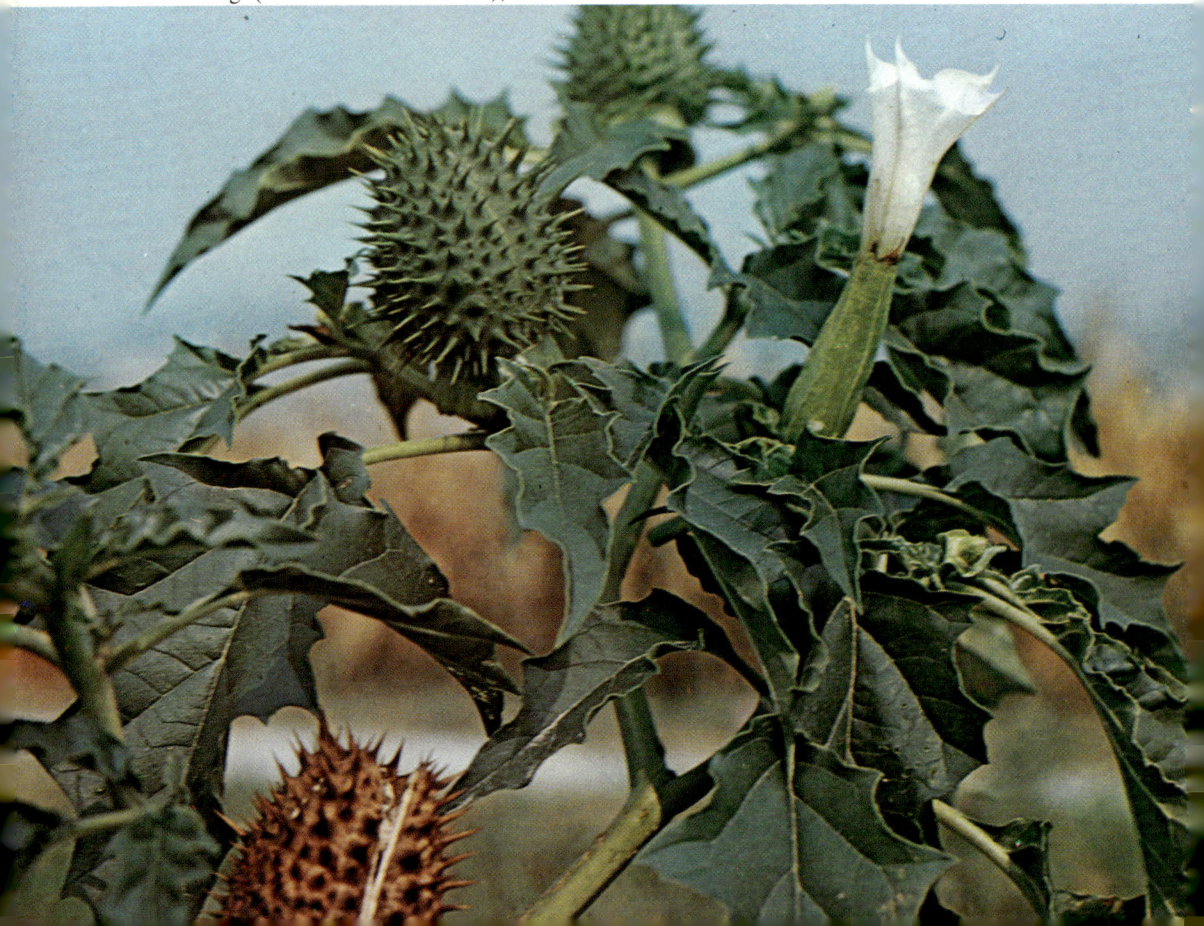

Schwarzes Bilsenkraut *Hyoscyamus niger* L.
Nachtschattengewächse *Solanaceae*

⊞ Ein- oder zweijährige krautige Pflanzen von 20–80 cm Höhe. Stengel ästig, mit Drüsenhaaren zottig-klebrig behaart. Blätter recht groß, wechselständig, buchtig-fiederspaltig oder gelappt bis gezähnt, oben stengelumfassend. Von unangenehmem Geruch. Blüten blattachselständig, glokkig-trichterförmig, schmutziggelb mit violettem Adernetz, in einseitswendigen, beblätterten Wikkeln. Blütezeit VI-X. Frucht als Deckelkapsel mit zahlreichen schwarzen Samen.

⊙ Recht seltene, wärmeliebende Pflanzen an Ruderalstellen, in Unkrautbeständen auf Schuttplätzen, an Wegen, Mauern, Wällen, Ruinen, bevorzugt auf stickstoffreichem, lockerem Boden. Ursprünglich nur in Südeuropa beheimatet, aber vermutlich schon seit der Bronzezeit auch in Mitteleuropa verbreitet.

✎ Wie Tollkirsche und Stechapfel enthält auch das Bilsenkraut mehrere stark giftige Alkaloide wie Hyoscyamin, Scopolamin und Atropin. Als Droge (DAB *Folia Hyoscyami*) findet sie zwar arzneiliche Verwendung, muß jedoch wegen der starken und gegebenenfalls unberechenbaren Wirkung ihrer Inhaltsstoffe und damit zusammenhängender fataler Folgen vom Eigengebrauch grundsätzlich ausgeschlossen bleiben.

Hexen waren gewiß keine schlechten Botanikerinnen und mit der enormen Wirkung mancher pflanzlicher Inhaltsstoffe bestens vertraut. Sie wußten solche Mittel auch gezielt einzusetzen, wie in alten Prozeßakten nachzulesen ist. Bilsenkraut gehörte immer zum klassischen Repertoire von Giftmischern und anderen dunklen Erscheinungen, die mit Pflanzengiften und allerhand Drogen zu verschiedensten Zeiten ihr Unwesen trieben. Bilsenkraut war z.B. ein unverzichtbarer Bestandteil einer in mehreren Rezepten überlieferten Hexensalbe, mit der sich die Hexen vor ihrem Ritt auf den Blocksberg einrieben. Tatsächlich können die typischen Alkaloide der Nachtschattengewächse auch über die Haut schnell aufgenommen werden und dann ihre verheerende Wirkung entfalten, alle Eindrücke verzerren und Sinnestäuschungen oder Halluzinationen hervorrufen. So erscheinen viele Berichte über mittelalterlichen Hexenspuk und -zauber in einem neuen Licht. Bilsenkraut wurde mitunter auch dem Bier zugesetzt. Der Name der böhmischen Stadt Pilsen, in deren Umgegend Bilsenkraut auf Feldern gezogen wurde, soll auf diese Praxis zurückgehen.

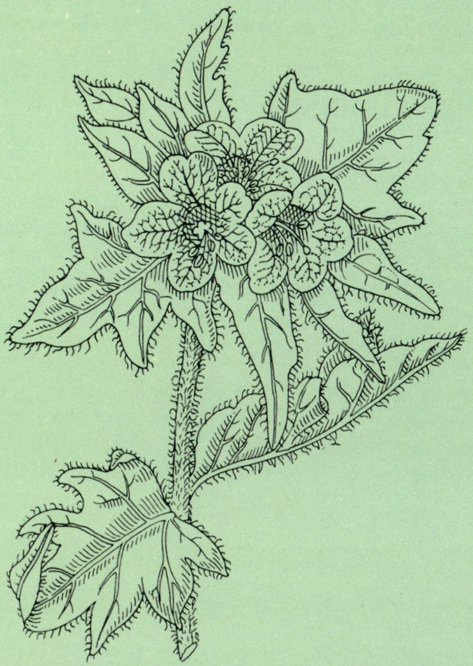

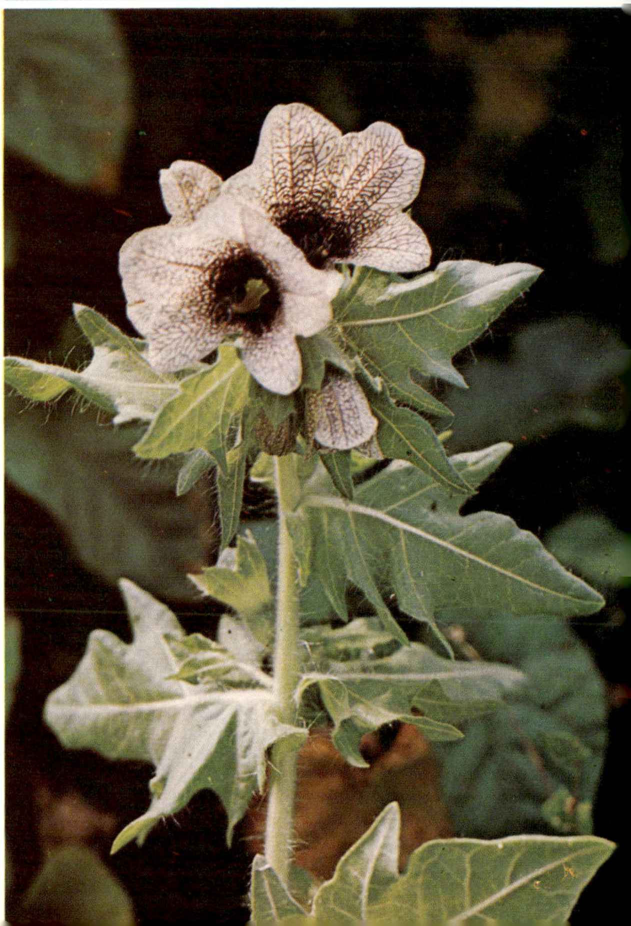

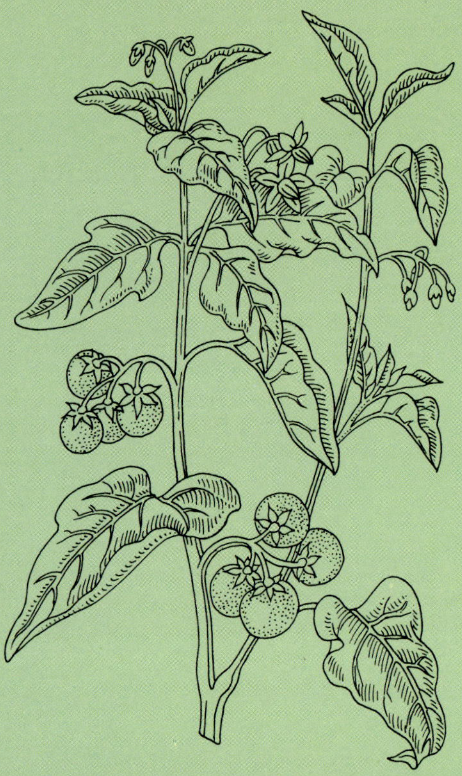

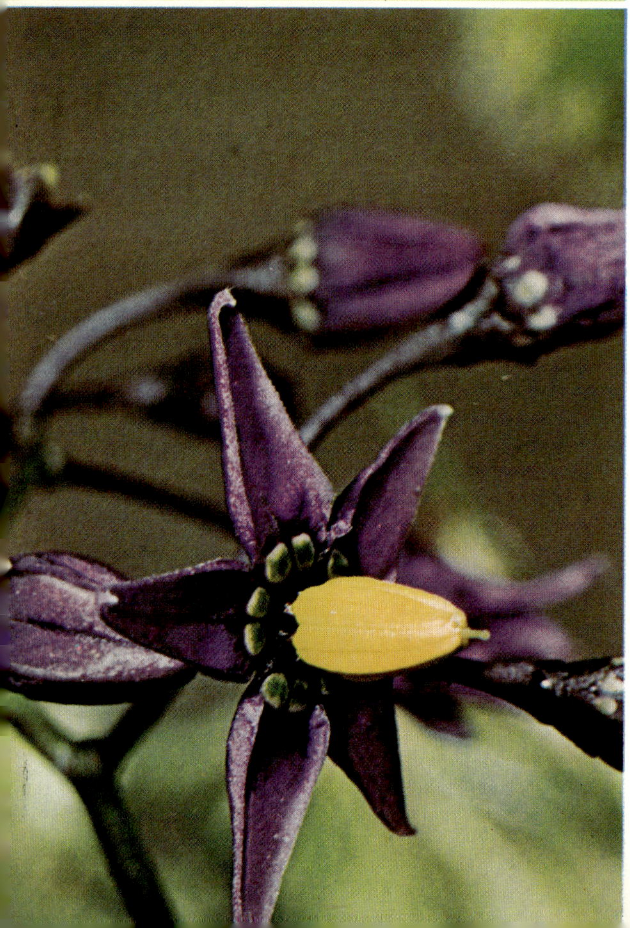

Bittersüßer Nachtschatten *Solanum dulcamara* L.
Nachtschattengewächse *Solanaceae*

✿ Ausdauernder Halbstrauch oder Strauch von 50–150 cm Höhe (selten auch höher); Schlingpflanze, dabei rechts- und linkswindender Spreizklimmer, gelegentlich auch aufrecht. Blätter wechselständig, spitz-oval oder spießförmig, die unteren am Grunde mit zwei Lappen (fast) fiederteilig. Blüten fünfzählig, in rispigen Wickeln, mit violetten, zurückgeschlagenen Kronblattzipfeln. Staubblätter goldgelb, zu einem spitzen Streukegel zusammengewachsen. Am Blütengrund Scheinnektarien in Form weißgesäumter Höcker, die Blütengäste (Fliegen) täuschen. Blütezeit VI–VIII. Frucht eine scharlachrote, zuckerreiche Beere. Verdauungsverbreitung. Fruchtzeit VIII–IX.

⊙ Pionierpflanze in Bruchwald-, Schleier- und Saumgesellschaften auf nährstoffreichen, frischen bis sickerfeuchten, meist ruderal beeinflußten Böden. In Europa, Asien und Nordamerika bis in mittlere Gebirgslagen weitverbreitete, sehr hübsch anzusehende Pflanze.

✐ Der Bittersüß, wie er gelegentlich auch genannt wird, gehört in die nähere Verwandtschaft von Kartoffel und Tomate. In allen Teilen der Pflanze sind alkaloide Verbindungen mit Saponineigenschaften enthalten, an die zusätzlich Zukker glykosidisch gebunden sind. Diese Stoffe tragen die Bezeichnung Steroidalkaloide (im Nachtschatten ein Gemisch u. a. aus Solasodin, Solanin, Solanein). Sie scheinen innerhalb einer Gattung dieser Familie nicht mit den Tropen-Alkaloiden (vgl. Tollkirsche) zusammen vorzukommen.

Obwohl die Steroidalkaloide vergleichsweise weniger bedenklich sind als die Tropan-Alkaloide, sind alle Teile des Nachtschattens (wie auch alle grünen Teile der Kartoffel!) ziemlich giftig. Vergiftungen, die wegen des verlockenden Aussehens der Beeren nicht selten sind, äußern sich durch Übelkeit, Erbrechen, Durchfall, Atembeschwerden, später auch durch Fieber und Krämpfe oder durch Schwierigkeiten beim Sprechen. Meist wird der größte Teil des Giftes durch Erbrechen wieder ausgeschieden. Früher wurde die Pflanze als blutreinigendes (harn- und schweißtreibendes) oder abführendes Mittel eingesetzt, fand aber auch gegen chronische Hauterkrankungen oder Nervenlähmungen Verwendung. Schon in den „Physica“ der Hildegard von Bingen († 1179) wird im Umgang mit dem Nachtschatten zur Vorsicht gemahnt: Die Pflanze sollte nicht eigenmächtig verwendet werden.

Gemeine Ochsenzunge *Anchusa officinalis* L.
Rauhblattgewächse *Boraginaceae*

⊞ Hübsche Pflanze von 30–100 cm Höhe mit ästigem, steifhaarigem, aufrechtem und kantigem Stengel. Blätter ebenfalls steifhaarig, zungenförmig, lanzettlich zugespitzt, im oberen Teil der Pflanze sitzend, weiter unten sehr kurz gestielt, mit runzliger Oberfläche und daher in Form und Aussehen an eine Ochsenzunge erinnernd. Blüten mit fünf verwachsenen Kronblättern, 5–15 mm breit. Kronröhre etwa so lang wie der umgebende Kelch, nicht gekrümmt (Unterscheidungsmerkmal zum ähnlichen **Ackerkrummhals,** *Anchusa arvensis = Lycopsis arvensis*), anfangs rötlich, später hellblau oder blauviolett. Staubblätter an der Kronröhre angeheftet. Schlundschuppen samtig, nicht bärtig behaart. Alle Blüten in der Achsel von Tragblättern. Blütezeit V–X.

⊙ Weit verbreitete, aber nur zerstreut vorkommende, wärmeliebende Art auf trockenen, sandigen Böden. Kalkflieher. In Unkrautbeständen auf Brachland, an Wegrändern und ähnlichen Ruderalstellen. Vor allem im Flachland, fehlt im Bergland. Oft auch nur vorübergehend eingebürgert. In Südeuropa (Mittelmeergebiet) weitaus häufiger.

✎ Die Ochsenzunge enthält verschiedene Alkaloide (u.a. Cynoglossin und Consolidin), die bei warmblütigen Wirbeltieren und beim Menschen wirkungslos sind, sowie Schleimstoffe und Gerbstoffe. Früher wurden vor allem die Blätter *(Folia Buglossi)* verwendet, werden als Droge im DAB jedoch nicht (mehr) aufgeführt. Der Wurzelstock liefert, wie bei einer im Mittelmeergebiet vorkommenden verwandten Art (**Färberwurzel,** *Alkanna tinctoria*), einen intensiv roten Farbstoff aus der Stoffklasse der Naphtochinone, der als Lebensmittelfarbstoff zugelassen ist.

Bei Galen finden sich die ersten Hinweise auf eine Verwendung der roten Wurzelfarbstoffe für kosmetische Zwecke. Offenbar ist der Gattungsname der Pflanze aufgrund dieses Merkmals vom griechischen Wort für Farbstoff abgeleitet worden. Plinius empfiehlt die in Wein eingelegte Wurzel als Mittel für fröhliche und gelockerte Stimmung. Später wurde das Kraut als Pestmittel eingesetzt oder als herzanregende und gegen Melancholie gerichtete Arznei verwendet, obwohl sich keine entsprechend wirkenden Inhaltsstoffe finden lassen. Ochsenzungenblätter können Borretsch in einem Wildpflanzensalat ersetzen oder ergänzen, doch fehlt ihnen insgesamt der angenehm würzige Geschmack dieses Küchenkrautes.

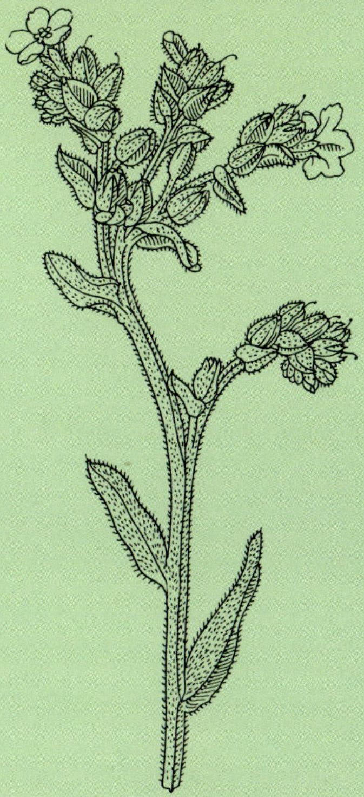

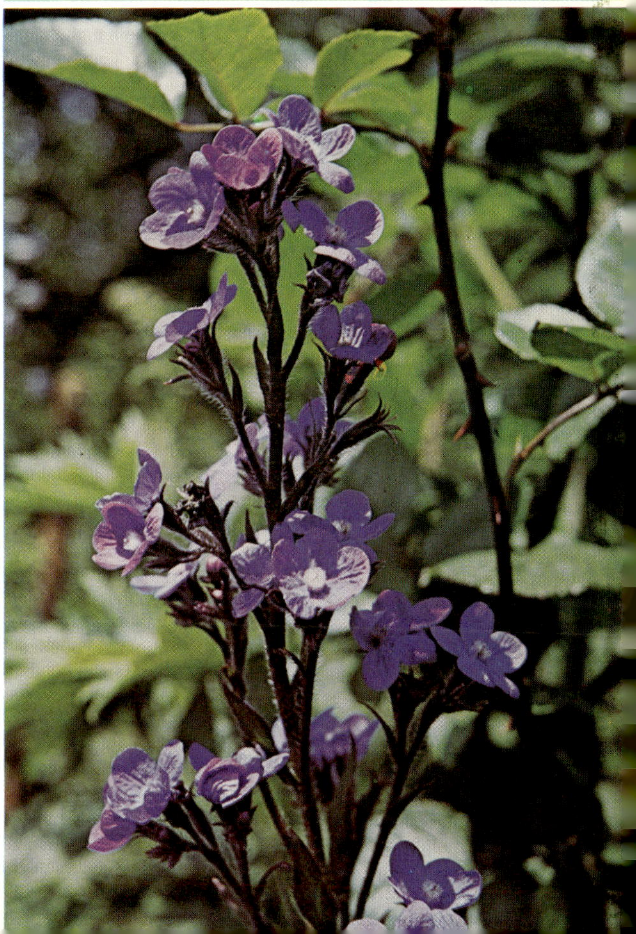

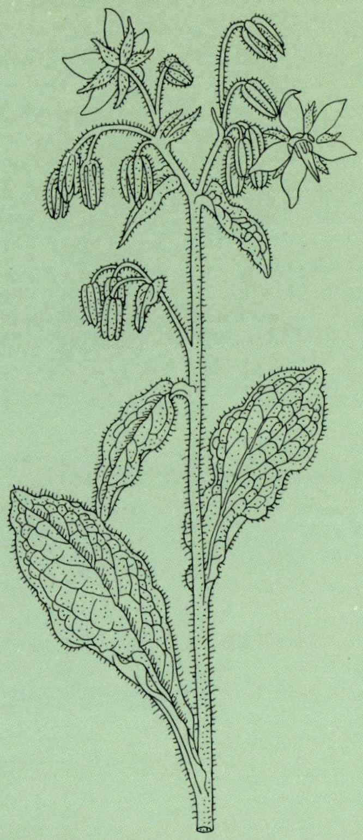

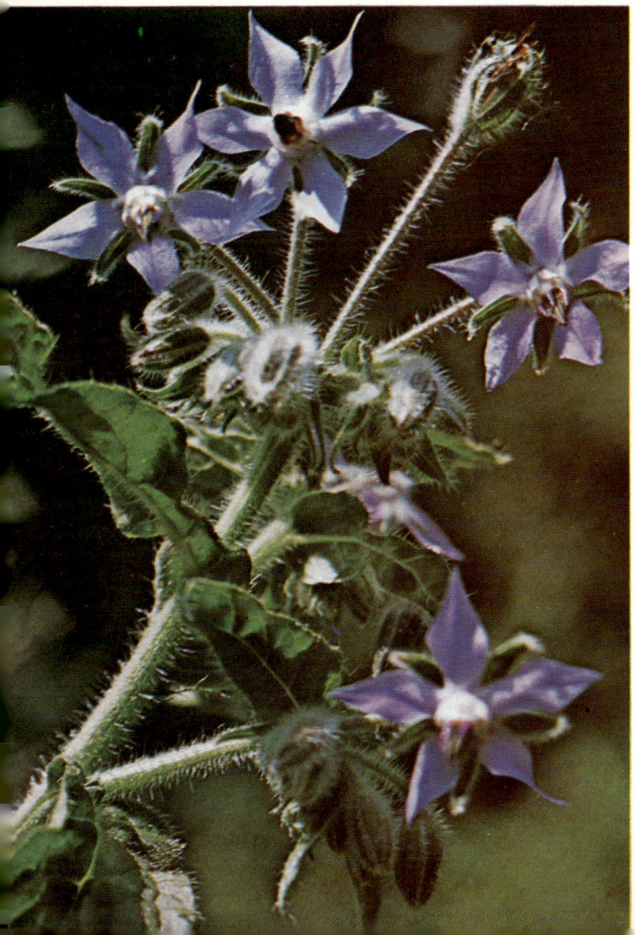

Borretsch, Gurkenkraut *Borago officinalis* L.
Rauhblattgewächse *Boraginaceae*

⊡ Einjährige, 20–60 cm hohe, krautige Pflanze, die an allen Teilen dicht mit steifen, borstigen Haaren besetzt und deswegen namengebende Art der Rauhblattgewächse ist. Blätter wechselständig, die unteren gestielt, obere dagegen sitzend, am Grunde verschmälert, ganzrandig, elliptisch, mit runzliger Oberfläche. Blüten meist nickend, himmelblau bis azurblau, mit braunroten, spitzkegelig zusammenstehenden Staubblättern. Krone radförmig ausgebreitet, fünfzählig, bis 2,5 cm breit. Blütenstand in Form lockerer Wickel. Aus dem ursprünglich zweiblättrigen Fruchtknoten entstehen durch Einzug einer zusätzlichen Scheidewand vier einsamige Klausenfrüchte. Blütezeit V–IX.

⊙ Borretsch stammt aus dem Nahen Osten und kam entweder durch die Araber über Spanien oder durch die heimkehrenden Kreuzritter nach Mitteleuropa. Seit dem ausgehenden Mittelalter wird er hier angebaut, verwildert aber recht häufig aus Gartenkulturen und kann jetzt praktisch als eingebürgert gelten. Bevorzugte Standorte kulturflüchtiger Pflanzen sind Aufschüttungen, Brachland und andere Ruderalstellen. In Gärten braucht Borretsch praktisch nur einmal ausgesät zu werden, da er sich lebhaft verbreitet und in nachfolgenden Jahren immer wieder erscheint.

✎ Die Pflanze enthält Spuren eines ätherischen Öls, dazu Gerbstoffe, Saponine und reichlich Schleimstoffe (Polysaccharide). Alte Gewürz- und Küchenpflanze. Verwendung finden vor allem die Blätter *(Folia Boraginis)* und Blüten *(Flores Boraginis)*, jedoch nur in frischem Zustand. Zum Trocknen ungeeignet.

▣ Für Borretschblätter und -blüten werden sehr verschiedene medizinische Verwendungen und Wirkungen berichtet. Er gilt als pflanzlicher Muntermacher zur Vertreibung von Depressionen und Melancholien und wird auch als Aphrodisiakum erwähnt. Andere Kräuterbücher schwärmen von der lösenden und kühlenden Wirkung der Pflanze. Als Heilmittel hat sie bei nervöser Herzschwäche einen guten Ruf, und gesichert ist, daß eine Abkochung von frischen Blüten und Blättern mäßig diuretisch wirkt. Auf jeden Fall ist Borretsch eine vielseitig verwendbare Gewürzpflanze. Die jungen Blätter erinnern im Geschmack an frische Gurken (Name!), eignen sich gut als Würzkraut zu Salaten, Pilzgerichten, Kräutersaucen. Angeblich (d.h. wenn man fest genug daran glaubt) verjüngt Borretschsaft die Gesichtshaut.

Gemeine Hundszunge *Cynoglossum officinale* L.
Rauhblattgewächse *Boraginaceae*

Krautige, zweijährige, etwa 30–80 cm hohe Pflanze mit langem, dickem Wurzelstock und aufrechtem, etwas gefurchtem Stengel, der sich erst in der Blütenregion verzweigt. Alle Teile der Pflanze, insbesondere die Blätter, sind weich samtig bis graufilzig (auffallender Unterschied zu den steifen Borstenhaaren anderer Vertreter der Familie). Blätter der grundständigen Rosette recht groß, Stengelblätter länglich-lanzettlich, ungestielt, etwas am Stengel herablaufend, in der Blütenregion auch stengelumfassend. Blütenstand rispig angeordnete Wickel, wird erst im zweiten Jahr entwikkelt. Einzelblüten auf kurzen, etwas eingerollten Stielchen, trichterförmig mit ziemlich langer, gerader Kronröhre, die von Schlundschuppen verschlossen ist, von eigenartiger braunroter Farbe. Blütezeit V–VII. Klausenfrüchte mit stacheligen, widerhakigen Borsten: Verbreitung als Klettfrucht durch kleinere Tiere wie Hasen und Kaninchen. Die ganze Pflanze riecht unangenehm nach Mäusen.

⊙ Stark im Rückgang begriffener Kulturfolger. Auf trockenen bis mäßig trockenen, ruderal beeinflußten Standorten wie Ödland, Feld- und Wegränder, Raine und gestörte Trockenrasen.

Die Pflanze enthält im Kraut (DAB *Herba Cynoglossi*) Gerbstoffe, ätherisches Öl und Schleimstoffe, in der Wurzel *(Radix Cynoglossi)* Bitterstoffe, Alkaloide (Cynoglossin und Consolidin) sowie Gerb- und Farbstoffe. Als Droge kaum noch in Gebrauch. Sammelzeit für die Wurzel abgeblühter Pflanzen ist September–Oktober.

Das typische Boraginaceen-Alkaloid Cynoglossin, das auch im Samen der Pflanze vorkommt, ist für kaltblütige Tiere sehr giftig und wirkt curare-ähnlich durch Nervenlähmung, während es bei warmblütigen Tieren unter Einschluß des Menschen auch in größeren Mengen völlig unwirksam ist. Daher wurde Hundszunge gelegentlich zur Bekämpfung von Parasiten der Haustiere verwendet. Der unangenehme Geruch der Pflanze soll außerdem Ratten und Mäuse fernhalten, und so wurde Hundszunge in Hausnähe gepflanzt und früher sogar auf Schiffe mitgenommen, um den Nagetierplagen zu begegnen. Zeitweise wurden Extrakte aus Blättern und Wurzeln als krampflösende oder antidiarrhöische Mittel verwendet. Auch äußerliche Anwendung bei schlecht heilenden Wunden oder Hautreizungen wurden empfohlen. Heute ohne Bedeutung.

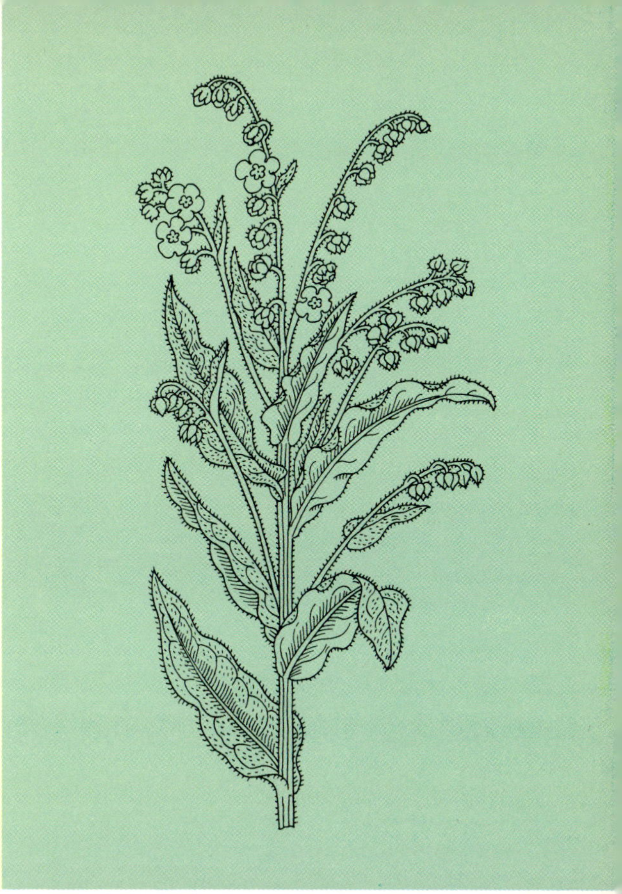

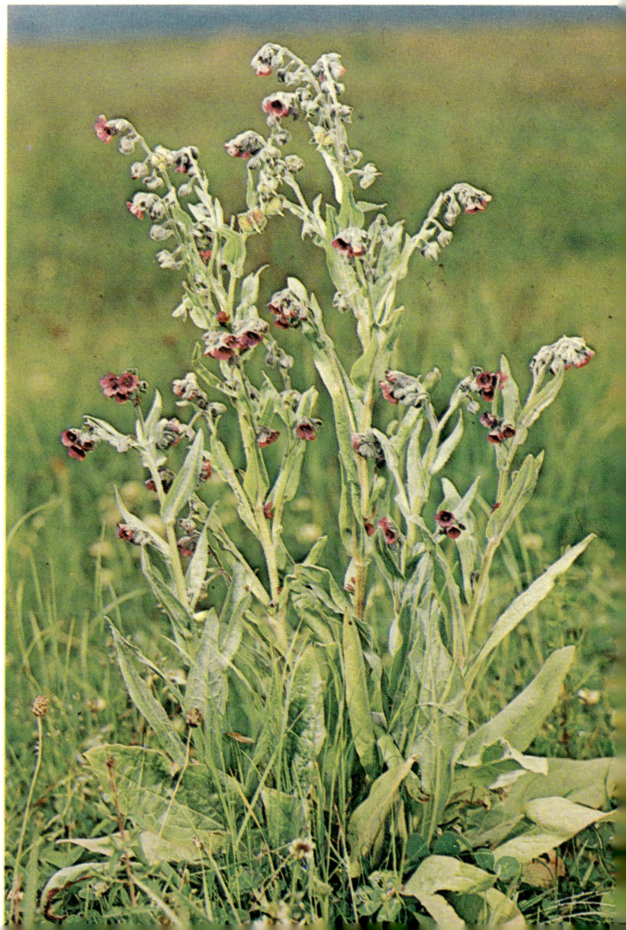

Echtes Lungenkraut *Pulmonaria officinalis* L.
Rauhblattgewächse *Boraginaceae*

Ausdauernde, krautige, bis 30 cm hohe Pflanze mit nur schwach entwickeltem Rhizom. Blätter teils als grundständige Rosette und dann am Grunde herzförmig oder abgerundet, teils am Stengel sitzend und halbstengelumfassend, oft weißlich gefleckt. Blüten in einseitswendigen Doppelwickeln, Krone verwachsen, stieltellerförmig, anfangs rötlich, später nach Rotblau oder Blauviolett umfärbend. Kelchblätter braunrot. Zugang zur Kronröhre durch Schlundschuppen verschlossen, nur langrüßligen Hummeln und Schmetterlingen zugänglich. Reife Stengel neigen sich zur Erde und streuen die Klausenfrüchte aus; diese mit einem ölreichen Anhängsel ausgestatteten einsamigen Früchte werden von Ameisen verbreitet. Formenreiche Sippe mit mehreren, schwer unterscheidbaren Kleinarten.

Das Lungenkraut gehört zu den ersten Frühjahrsblühern in Laub- und Laubmischwäldern und ist dort und in Auwäldern auf nährstoffreichen, tiefgründigen, sickerfeuchten Böden in Europa weit verbreitet, fehlt aber stellenweise. Am Standort immer in größerer Zahl vorhanden.

Wichtige Inhaltsstoffe sind Schleimstoffe (Polysaccharide), Gerbstoffe, Kieselsäure, Allantoin, Saponine. Arzneilich verwendet wird das zur Blütezeit (III–V) gesammelte Kraut (DAB *Herba Pulmonariae).* Die Droge ist geruchlos und schmeckt nur sehr schwach krautig und etwas zusammenziehend.

Seinen Namen erhielt das Lungenkraut nach den weißlich gefleckten Blättern, aus deren Aussehen eine gewisse Ähnlichkeit mit der Oberfläche einer kranken Lunge abgeleitet wurde. Nach der mittelalterlichen Signaturenlehre, die solchermaßen verfuhr, genügte diese Ähnlichkeit als Hinweis auf die Verwendbarkeit der Pflanze als Heilmittel bei Lungenerkrankungen. Viele Pflanzennamen (Leberblümchen, Milzkraut, Zahnwurz) sind auf diese Weise entstanden. Zufällig sind die Inhaltsstoffe des Lungenkrauts tatsächlich bei Erkrankungen der Atemwege brauchbar. Sie sind daher in einer ganzen Reihe von Arzneispezialitäten enthalten. Die Anwendung erfolgt bei Heiserkeit, Hustenreiz, Halsentzündung und Bronchialkatarrh.

Teedroge; etwa 1–2 Teelöffel des zerkleinerten und getrockneten Krautes in 1 Tasse Wasser aufkochen und etwas ziehen lassen. Der abgesiebte und nachgezuckerte Aufguß schmeckt recht annehmbar.

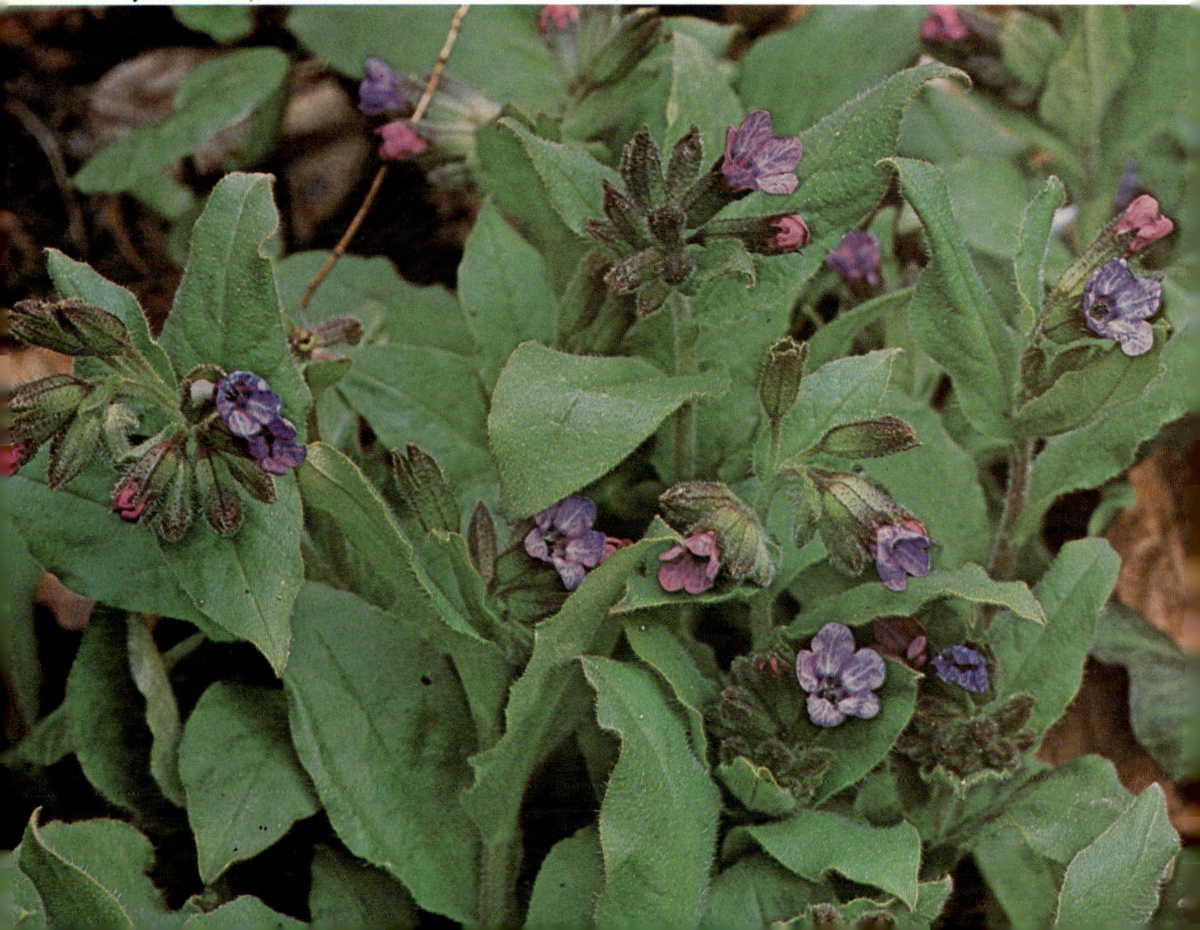

Gemeiner Beinwell *Symphytum officinale* L.
Rauhblattgewächse *Boraginaceae*

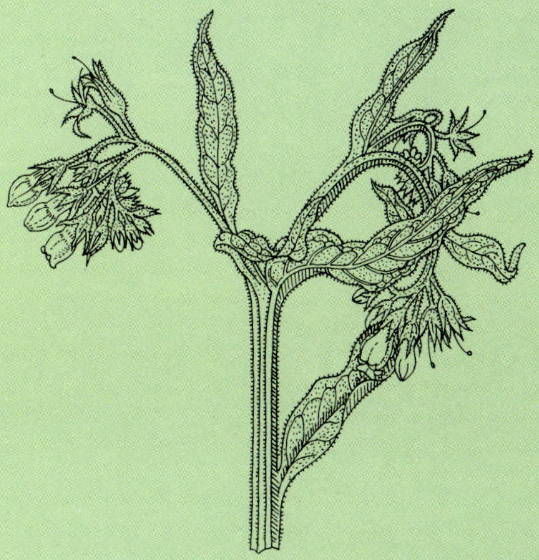

⊡ Große, kräftige Pflanze, etwa 30–100 cm hoch. Stengel aufrecht, ästig verzweigt, kantig. Blätter breit lanzettlich, sehr steif- und rauhhaarig. Blattgrund am Stengel bis zur nächsten Blattansatzstelle herablaufend, Seitensprosse daher teilweise mit ihrer Abstammungsachse verwachsen. Blüten in eingerollten Doppelwickeln, glokkig, reinweiß, cremefarben, rosa oder auch dunkelpurpurn, von langen, spitzzipfligen Schlundschuppen verschlossen. Der Nektar kann gewöhnlich nur von langrüßligen Hummeln, die sich an den Kronblattzipfeln festhalten, entnommen werden. Kurzrüßlige Arten beißen jedoch häufig die Kronröhre seitlich auf und brechen damit ohne Blütenbestäubung ein. Blütezeit V–VIII. Früchte schwarzglänzende Klausen.
⊙ Wärmeliebende Art. Auf feuchten Wiesen, in nährstoffreichen Hochstaudenfluren, Gräben, Auwäldern, aber auch an Schuttstellen und Wegrändern. Von der Ebene bis in untere Gebirgslagen. Fast überall in Europa verbreitet. Früher auch als Arzneipflanze angebaut.
✎ Im Wurzelstock und im Kraut enthält die Pflanze Schleimstoffe (Polysaccharide), Gerbstoffe, das Purinderivat Allantoin (Glyoxylsäurediureid), das Kraut zusätzlich geringe Mengen eines Alkaloids. Arzneilich verwendet wurde vor allem die Wurzel *(Radix Consolidae majoris, Radix Symphyti),* die im Frühjahr gegraben wird, und das zur Blütezeit gesammelte Kraut.

In alten Heilpflanzenbüchern wird die Pflanze (und ihr Bastard mit dem **Rauhen Beinwell,** *Symphytum asperum*) als Comfrey bezeichnet, was auf das lateinische Wort *conferre* = zusammenfügen zurückgeht und der deutschen Benennung entspricht. Seit dem Altertum wurde die gepulverte Wurzel zu Brei angerührt und in Umschlägen bei Knochenleiden und schlecht heilenden Wunden angewendet. Die mit entzündungshemmenden und reizmildernden Symphytum-Zubereitungen erreichbaren Heilerfolge sind sehr beachtlich. Innerlich wird Beinwell gegen diverse Beschwerden des Magen-Darm-Traktes verwendet. Beinwell-Blätter kann man als Gemüse zubereiten oder in Pfannkuchenteig eintauchen und in Öl ausbacken.

Für die innerliche Anwendung empfiehlt sich ein wäßriger Auszug der gepulverten Wurzel: 1 Teelöffel Wurzelpulver über Nacht kalt ausziehen lassen und anschließend nochmals aufbrühen.

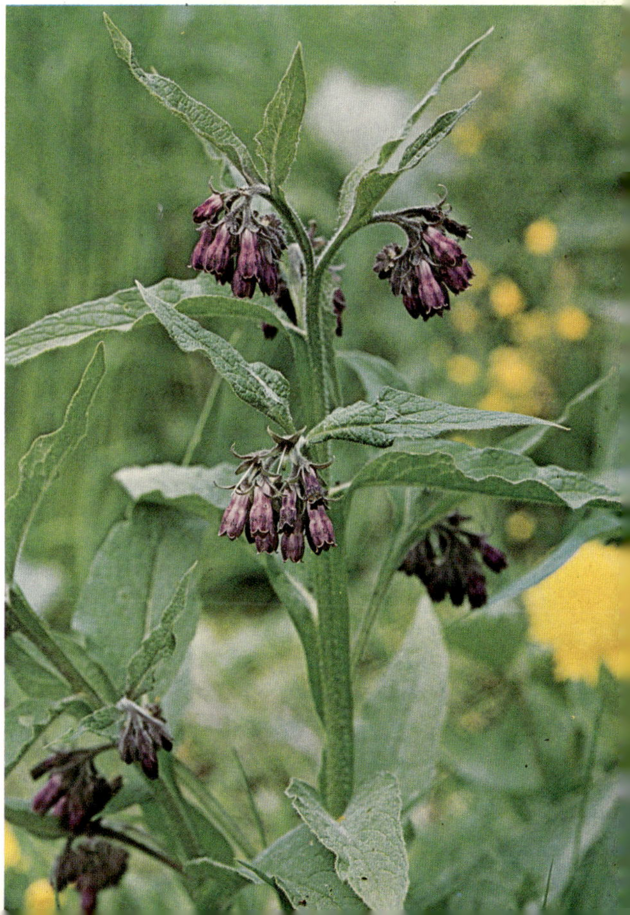

Roter Fingerhut *Digitalis purpurea* L.
Braunwurzgewächse *Scrophulariaceae*

⊡ Zweijährige, mitunter auch ausdauernde Pflanze von 40–150 cm Höhe mit ästiger, spindelförmiger Wurzel und aufrechtem, unverzweigtem, kräftigem Stengel. Pflanze von schwach unangenehmem Geruch. Blätter der grundständigen Rosette eiförmig-lanzettlich, ungeteilt, gekerbt, unterseits graufilzig, oberseits etwas runzlig. Stengelblätter kleiner, wechselständig. Blütenkrone bis 5 cm lang, glockig, hellrot bis purpurrot, manchmal auch weiß, innen mit hellumrandeten dunklen Tupfen und behaart, außen kahl, in langen, einseitswendigen, zum Licht orientierten Trauben. Blütezeit VI–IX. Aufblühfolge in der Traube immer von unten nach oben; Hummeln fliegen nur in dieser Reihenfolge an und sichern Fremdbestäubung, da nur in den älteren Blüten die Narben reif sind. Sehr giftig.

⊙ Zerstreut, aber gesellig vorkommende Pflanze in Schlägen, an Waldwegen, auf Lichtungen, bevorzugt auf kalkfreiem, frischem Sand- oder lockerem Lehmboden. Im Bergland etwas häufiger. Kennpflanze feuchter, wintermilder Klimalagen.

✎ Der Rote Fingerhut gehört zu den bekanntesten Gift- und Arzneipflanzen. Er enthält in allen Teilen, besonders in den Blättern (DAB *Folia Digitalis*) stark herzwirksame Glykoside (Digitaloide). Das Grundgerüst dieser Verbindungen ist ein Steroidkörper mit fünfgliedrigem, einfach ungesättigtem Lactonring (Butanolid-Ring) – sie gehören somit zur Untergruppe der Cardenolide. Die wichtigsten Fingerhut-Glykoside tragen die Bezeichnung Purpureaglykosid A und B; ihre Spaltprodukte sind Digitoxin und Gitoxin. Mehr als zwei Dutzend Glykoside kommen im Fingerhut vor.

Zwar gehörte auch der Fingerhut zum Kreis der mittelalterlichen Zauberpflanzen, doch hat die Volksmedizin den Umgang mit dieser gefährlichen Pflanze stets gemieden. Andererseits ist sie neben der südosteuropäischen Verwandten **Wolliger Fingerhut** *(Digitalis lanata)* für die Behandlung von Herzmuskelschwäche einfach unentbehrlich. Dazu wird jedoch heute nicht mehr die Blattdroge verwendet, weil deren Wirkstoffgehalt nach Standort, Herkunft, Erntezeit und Behandlung größten Schwankungen unterliegen kann. Für einen sinnvollen therapeutischen Einsatz sind ausschließlich standardisierte und damit zuverlässige Extrakte verwendbar.

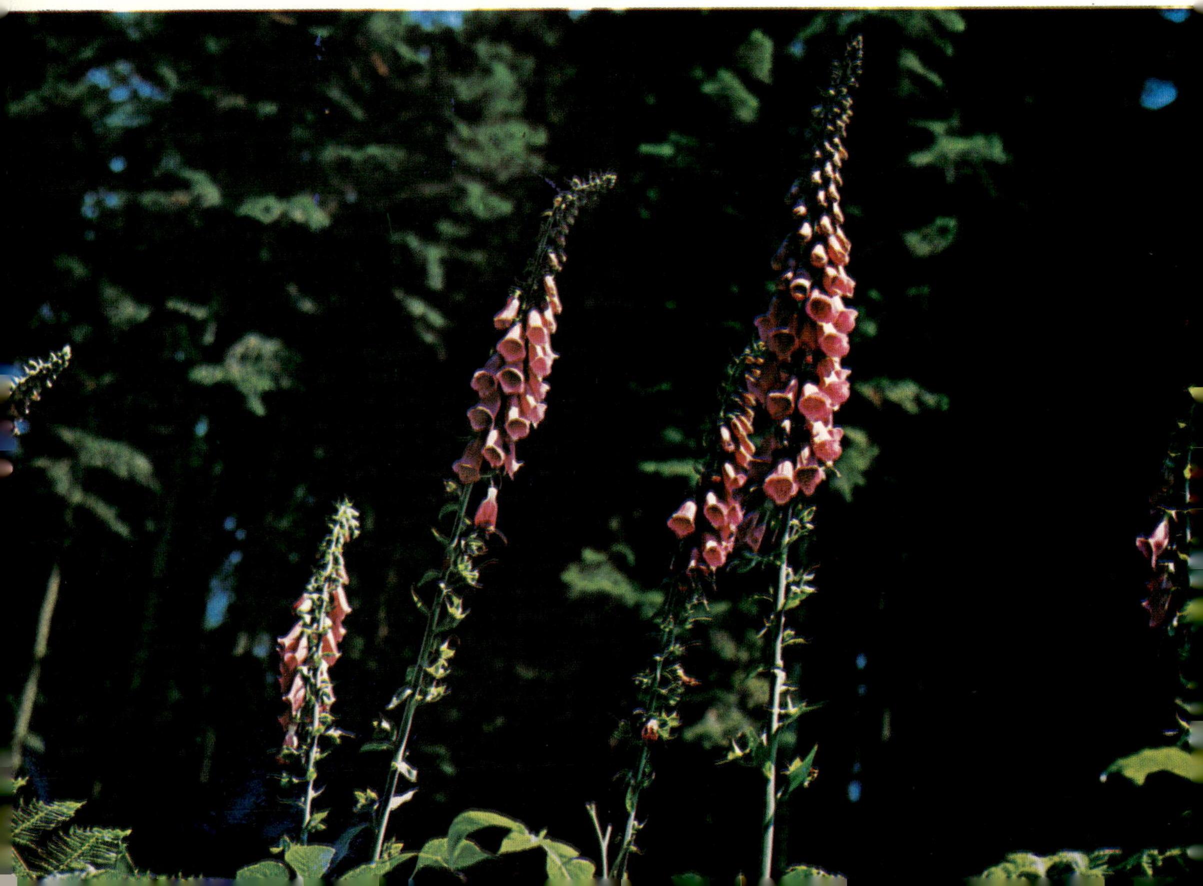

Gemeiner Augentrost *Euphrasia officinalis* L.
Braunwurzgewächse *Scrophulariaceae*

Einjährige, krautige Pflanze von 5–30 cm Höhe mit aufrechtem oder aufsteigendem, dichtbeblättertem Stengel; bei Sommerrassen weitgehend unverzweigt oder nur mit kurzen Ästen, bei Herbstrassen mit zahlreichen, langen, blühenden Verzweigungen. Blätter gegenständig, sitzend, graugrün bis frischgrün, rundlich-elliptisch, gekerbt-gesägt, etwas drüsig behaart. Hochblätter häufig mit Grannen. Blüten zweiseitig symmetrisch, weiß oder weiß-violett; Unterlippe dreilappig, violett gestreift mit gelbem Saftfleck; Oberlippe zweilappig, helmförmig. Kronröhre deutlich länger als der Kelch. Blütezeit VI–X. Halbschmarotzer: bildet Saugwurzeln aus, die ausdauernde Pflanzen (vor allem Gräser) anzapfen und Nährstoffe abzweigen. Formenreiche Sippe, die in verschiedene, z.T. schwer unterscheidbare Kleinarten (*E. stricta, E. rostkoviana* u.a.) gegliedert wird.

⊙ Recht häufige Pflanze in verschiedenen Grasgesellschaften auf Trockenrasen, Magerrasen und auf mageren Wiesen, besonders auf Bergwiesen häufig. Bevorzugt auf sandigen, flachgründigen Böden. Durch Grünlandwirtschaft stellenweise stark verdrängt.

Die Pflanze enthält Gerbstoffe und Glykoside aus der Gruppe der Iridoid-Verbindungen (darunter Rhinantin und Aucubin), die beim Trocknen leicht gespalten werden, deren Nicht-Zuckeranteil häufig polymerisiert und dann die Schwärzung von Herbarpflanzen (besonders auffällig beim Wachtelweizen oder Klappertopf) verursacht. Gesammelt werden die oberirdischen Teile der blühenden Pflanze *(Herba Euphrasiae)*. Die Trocknung erfolgt bei Zimmertemperatur.

Die mittelalterlichen Kräuterkenner verfielen auf den Augentrost, weil seine kleinen Blüten mit den gelappten Unterlippen nach der Signaturenlehre wie Augenwimpern aussahen. Hildegard von Bingen empfiehlt, das zerdrückte Kraut auf entzündete Augen zu legen. Die iridoiden Inhaltsstoffe wirken, neben den adstringierenden Gerbstoffen, tatsächlich entzündungshemmend und können zur Spülung bei verschiedenen Entzündungserkrankungen im Augenbereich (Augenlid, Bindehaut, Gerstenkorn) mit gutem Erfolg angewendet werden. Trotz solcher Wirksamkeit hat der Augentrost als Heilpflanze nur vergleichsweise geringe Bedeutung.

Zur äußerlichen Anwendung an den Augen wird ein dünner (!) Auszug der getrockneten Pflanze (etwa 0,1 g/Tasse heißen Wassers) hergestellt.

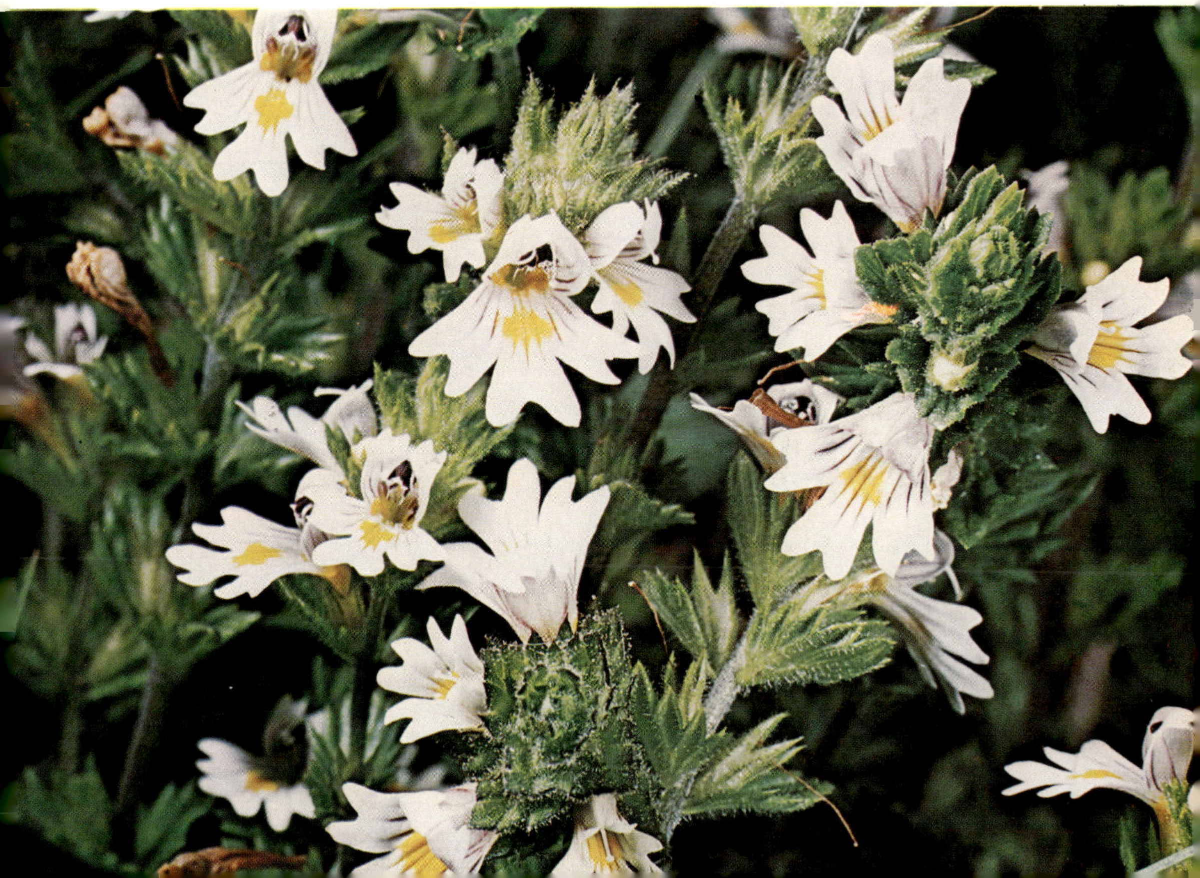

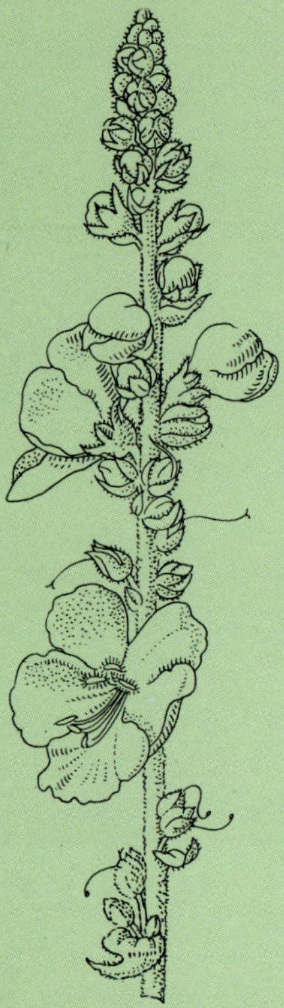

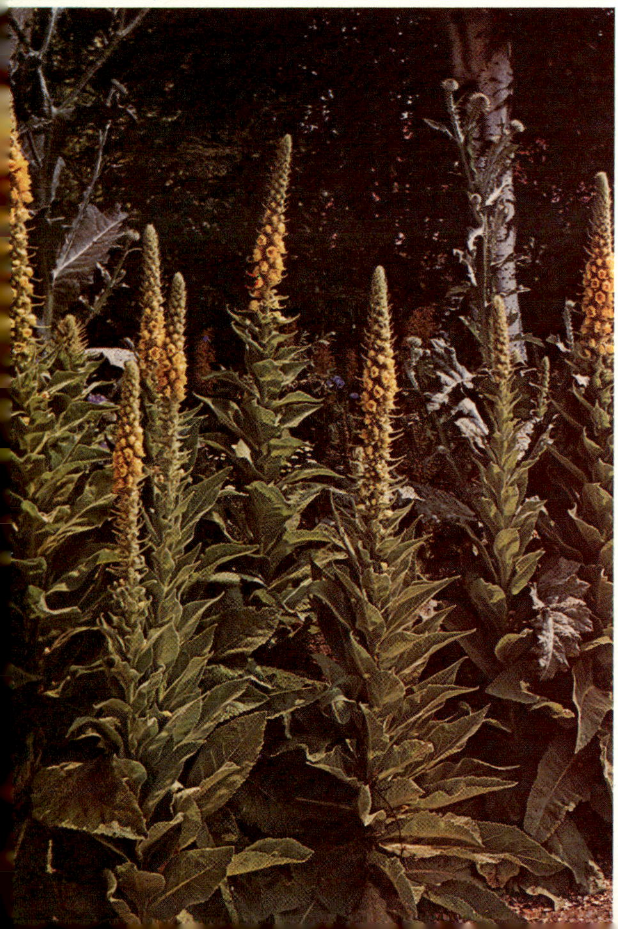

Großblütige Königskerze *Verbascum densiflorum* Bertol. (= *Verbascum thapsiforme* Schr.)
Braunwurzgewächse *Scrophulariaceae*

❁ Zweijährige, sehr kräftige Halbrosettenpflanze bis etwa 100–300 cm Höhe mit einfachem, sehr geradem, aufrechtem Stengel. Blätter ungeteilt, breit-lanzettlich, dicklich, gekerbt; obere und mittlere am Stengel herablaufend, untere elliptisch und allmählich in den Blattstiel verschmälert, mit kräftig hervortretender Mittelrippe und beiderseits gelblich-weiß wollig-filzig behaart, mit bäumchenförmigen Sternhaaren (Lupe). Blüten angenehm duftend, schwach zweiseitig symmetrisch, kurzgestielt, in knäueligen Wickeln zu einer langen Scheinähre vereinigt. Krone hellgelb, flach, bis 35 mm breit; von den fünf Staubblättern nur drei wollig behaart und kürzer. Blütezeit VII–IX. Bienenweide. Bei der nahe verwandten **Kleinblütigen Königskerze** *(Verbascum thapsus)* laufen alle Blätter am Stengel herab, und die trichterigen Kronen sind höchstens 22 mm breit.

⊙ Auffallende Pflanze auf Bahndämmen, an Schuttstellen, Kahlschlägen, an Waldrändern und Wegrainen auf lockerem, flachgründigem, steinigem und oft stickstoffreichem Boden. Wärmeliebend. Kulturbegleiter. Bis in mittlere Gebirgslagen.

✐ Arzneiliche Verwendung finden die Blüten (DAB *Flores Verbasci*), die im Hochsommer gesammelt, kurz an der Sonne getrocknet und nicht allzu lange gelagert werden. Sie enthalten Schleimstoffe, Bitterstoffe, Saponin, (wenig) ätherisches Öl, Kohlenhydrate und Flavonoide. Auch die Blüten anderer Arten sind verwendbar.

Königskerzenblüten sind seit langem fester Bestandteil in Hausrezepten gegen Erkrankungen der Atemwege. Aus dem gleichzeitigen, recht ausgewogenen Vorkommen von drei wichtigen Inhaltsstoffen (Schleim-/Bitterstoffe neben Saponinen) erklärt sich die auswurffördernde, reizmildernde Wirkung und die ausgesprochen gute Heilkraft, die sich auch auf Beschwerden der Verdauungsorgane ausdehnt. Die getrockneten Blüten werden allein oder in Teemischungen verwendet. Wegen des erheblich höheren Saponingehalts sind die Samen der Pflanze leicht giftig und wurden früher zum Fischfang benutzt. Die gelben Blüten dienten im Altertum sogar als Haarfärbemittel (geringer Haltbarkeit).

Als Hustentee nimmt man 1 Teelöffel getrockneter Blüten auf 1 Tasse Wasser zusammen mit braunem Kandiszucker oder Honig.

Bachbunge, Bach-Ehrenpreis
Veronica beccabunga L.
Braunwurzgewächse *Scrophulariaceae*

⊞ Ausdauernde Pflanze von 10–50 cm Höhe mit niederliegendem, an den Knoten wurzelndem, und/oder aufsteigendem kahlem Stengel, der drehrund, markig und recht fleischig ist. Blätter gegenständig, sehr kurz gestielt, ebenfalls kahl, fleischig-dicklich, eiförmig bis breitelliptisch, mit stumpfer Spitze, gesägt, oberseits wenig glänzend. Blüten in langgestielten, lockeren Trauben in den Achseln der oberen Stengelblätter, schwach zweiseitig symmetrisch mit vierteiligem Kelch, kurzer Röhre und hell- bis himmelblauen, ausgebreiteten Kronzipfeln und zwei weit herausragenden Staubblättern. Blütezeit V–VIII.

⊙ Häufige, verbreitete Pflanze in Röhrichten fließender, seltener stehender Gewässer, an Ufersäumen, entlang von Bachauen, Bachbetten und in Quellfluren. Bevorzugt schlammigen Boden und nährstoffreiches, nicht zu langsam fließendes Wasser. Eine weitere einheimische, wasserbewohnende Ehrenpreis-Art, **Gauchheil-Ehrenpreis** *(Veronica anagallis-aquatica)*, hat eine blaßlila Blütenkrone, einen vierkantigen Stengel und längliche, zugespitzte Blätter. Er kommt in stickstoffreicheren Gewässern (Dorfbäche) vor.

✎ Wie viele Vertreter der Rachenblütler oder Braunwurzgewächse enthalten auch die *Veronica*-Arten Gerbstoffe und vor allem das gruppentypische Glykosid Aucubin, das für den würzigen, etwas scharfen Geschmack der Pflanzen verantwortlich ist. Diese Substanz kommt in allen grünen Teilen des Krautes vor.

Die Blätter der blühenden Pflanze und die jungen, nicht blühenden Sproßabschnitte, die nicht nur im Sommer, sondern auch schon im zeitigen Frühjahr gesammelt werden können, liefern ein sehr originell schmeckendes Wildgemüse, das man unbedingt versucht haben sollte. Roh können die Blätter auch anstelle von Brunnenkresse oder damit zusammen als Wildpflanzensalat verwendet oder, feingehackt und etwas gesalzen, als Kräuterwürze in Quark verrührt werden. Wegen des Aucubin-Gehalts sollte man die Bachbunge aber nicht zu häufig und auch nicht in größeren Mengen verwenden, sondern zwischendurch auf andere Wildpflanzen ausweichen. Der Aucubin-Gehalt ist für die blutreinigende und diuretische Wirkung der Pflanze verantwortlich, die auch beim verwandten **Wald-Ehrenpreis** *(Veronica officinalis)* genutzt wird.

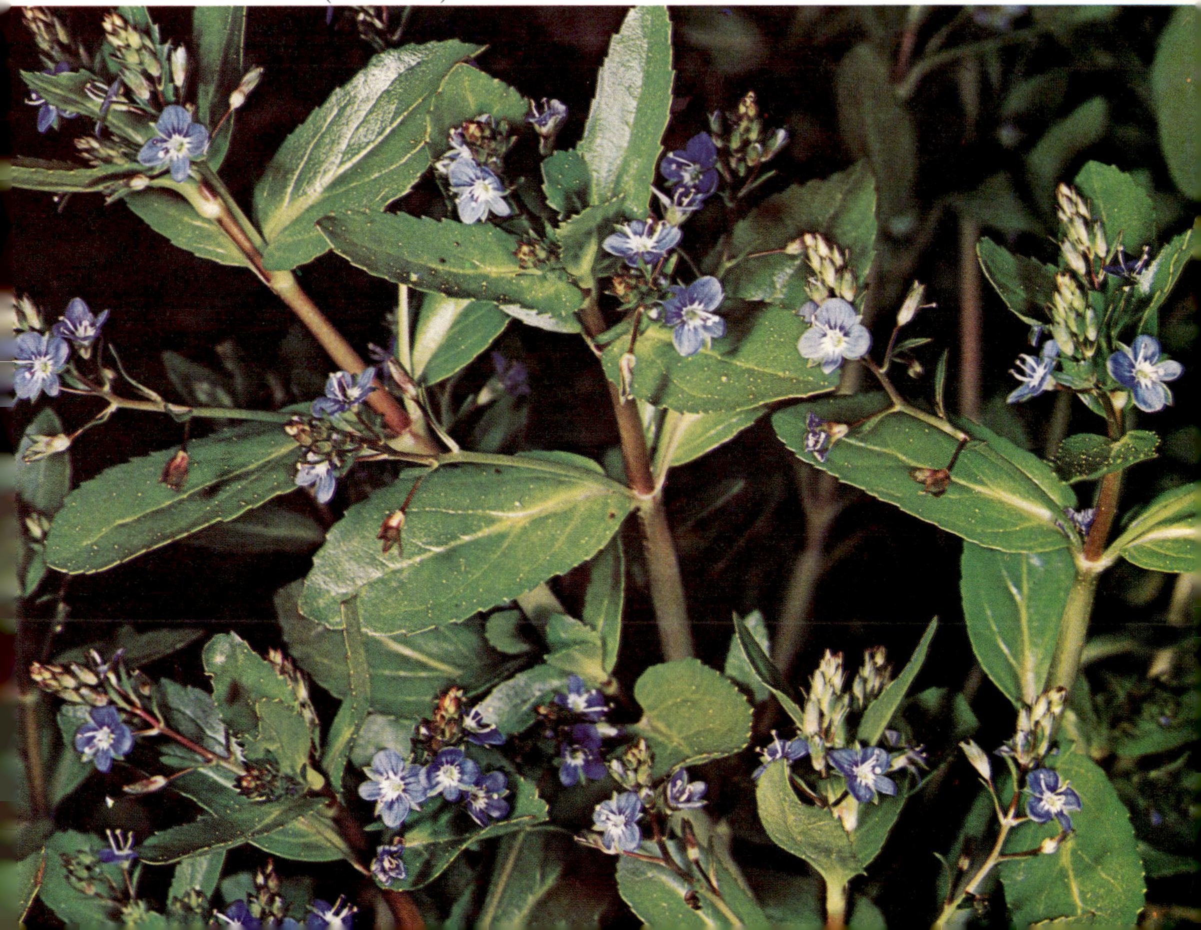

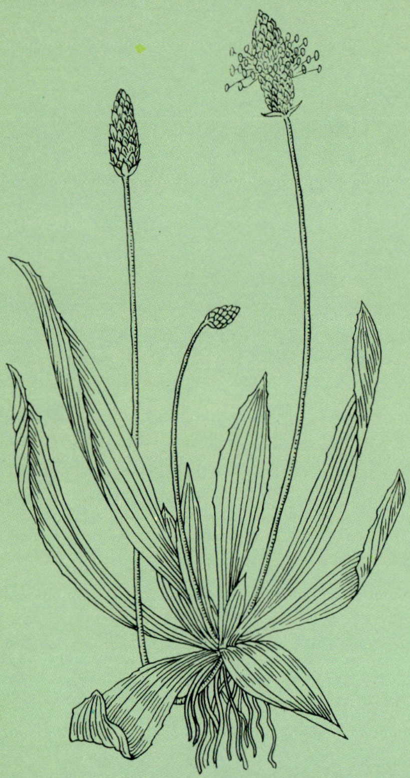

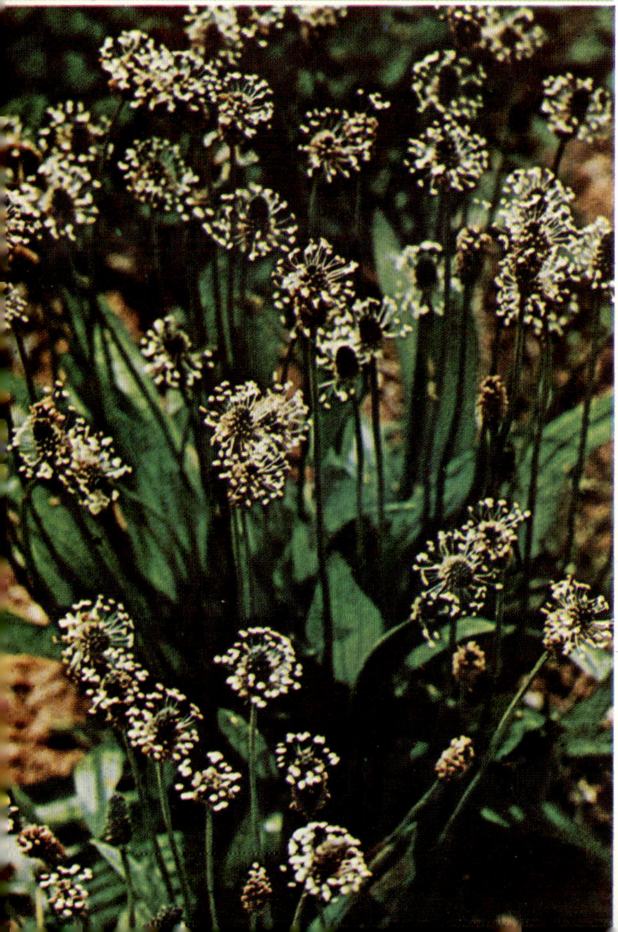

Spitz-Wegerich *Plantago lanceolata* L
Wegerichgewächse *Plantaginaceae*

⊞ Ausdauernde, sommergrüne, krautige Pflanze mit faserigem, kurzem, dickem Rhizom und ausschließlich grundständigen Blättern, die in einer dichten Rosette angeordnet sind. Blätter ganzrandig, aufrecht stehend, länglich-lanzettlich, an beiden Enden spitz zulaufend, mit wenigen (3–7) längsverlaufenden Blattnerven wie bei den typischen Laubblättern einkeimblättriger Pflanzen. Blüten in kugeligen, gedrungenen, zylindrischen, endständigen Ähren auf 10–50 cm hohen, gefurchten, unbeblätterten Blütenstengeln. Zwitterblüten; Blütenkelch trockenhäutig, vierspaltig, Krone bräunlich, Staubblätter weißlich, weit aus der Kronröhre herausragend. Blütezeit V–IX. Gute Futterpflanze. Tiefwurzler. Formenreich.

⊙ Sehr häufige Pflanze in Fettwiesen und -weiden, in Parkrasen, an Wegen und in Äckern auf frischen, meist tiefgründigen, sandigen oder lehmigen Böden. In kühlgemäßigten Zonen weltweit verbreitet. Kulturfolger.

✐ Arzneilich verwendet werden die Blätter des Spitz-Wegerichs (DAB *Folia Plantaginis*). Sie werden vor dem Aufblühen der Pflanze im Frühjahr geschnitten und schonend getrocknet. Wichtigste wirksame Inhaltsstoffe sind Schleimstoffe, Gerbstoffe und das Glykosid Aucubin (vgl. Augentrost). In den Samen ist das seltene Trisaccharid Planteose enthalten.

Seit dem Altertum und in allen mittelalterlichen und neuzeitlichen Kräuterbüchern wird der Spitz-Wegerich rühmend hervorgehoben, und auch gegenwärtig gilt er immer noch als eine der bekanntesten einheimischen Heilpflanzen, deren Wirkung weithin geschätzt wird. Die Inhaltsstoffe wirken appetitanregend, krampflösend, sekretionssteigernd und zudem diuretisch. Die Pflanze wird daher vorwiegend bei Katarrhen der oberen Luftwege und selbst bei asthmatischen Beschwerden empfohlen. Meist finden sich die geschnittenen Blätter zusammen mit Lungenkraut und Huflattich in Teemischungen. Äußerlich werden die frischen zerstoßenen Blätter oder der Preßsaft in Wundverbänden und -umschlägen verwendet.

Für einen Bronchialtee gibt man 1–2 Teelöffel der getrockneten, zerkleinerten Blätter auf 1 Tasse kochendes Wasser. Der Tee kann 2–3mal täglich getrunken werden.

Breit-Wegerich, Großer Wegerich
Plantago major L.
Wegerichgewächse *Plantaginaceae*

⊞ Ausdauernde, sommergrüne Rosettenpflanze mit tiefreichendem Rhizom. Blätter alle in grundständiger, dichter Rosette, sehr breit, elliptisch-eiförmig, sitzend oder deutlich gestielt, ganzrandig, ungeteilt, etwas derb-lederig, mit 5–9 deutlich hervortretenden Blattnerven, kahl oder nur wenig behaart. Blattspreite gestielter Blätter immer sehr deutlich vom Blattstiel abgesetzt und am Grunde herzförmig eingeschnitten. Blüten unscheinbar mit vierteiligem Kelch und trockenhäutiger, vierspaltiger Krone mit kurzer Röhre; Staubblätter weißlich, sehr weit aus der Kronc herausragend. Blütenstand eine langschäftige, zylindrische Ähre, die an ihrem oberen Ende kaum verschmälert ist. Windblütig. Zuerst reifen die Narben der Zwitterblüten heran, dann folgen, zur Spitze des Blütenstandes fortschreitend, die Staubblätter. Blütezeit VI–X. Formenreich.
⊙ Weit verbreitete, überall häufige Pflanze in Trittgesellschaften an Wegen, Ufern, verschiedenen Ruderalstellen, auf Weiden und in Pflasterfugen und Asphaltspalten auf nährstoffreichen, frischen, stark verdichteten Böden. Von der Ebene bis ins Hochgebirge. Heute weltweit verschleppt.
✎ Der Brcit-Wegerich enthält wie alle Arten dieser Gattung Gerbstoffe, hauptsächlich aber Schleimstoffe und das Glykosid Aucubin. Als Blattdroge *Folia Plantaginis* kann daher auch diese Pflanze mit der gleichen Wirkung wie Spitz-Wegerich verwendet werden.

Die Samen der Wegerich-Arten weisen im feuchten Zustand eine stark klebrige Samenschale auf, die als Verbreitungsmittel eingesetzt wird und der Art zu weltweitem Erfolg verholfen hat. Die Indianer Nordamerikas prägten die Kennzeichnung „Fußstapfen des Weißen Mannes" für diese Pflanze. Überall, wo sich Siedler niederließen, fanden sich auch bald Wegerich-Populationen ein. Die Wegerich-Fruchtstände können als Vogelfutter gesammelt werden. Der reichlich produzierte Blütenpollen verursacht oft allergischen Schnupfen (Pollinosis, Heuschnupfen). Ähnlich wie vom Spitz-Wegerich können ein Preßsaft aus der frischen Pflanze oder zerstoßene Blätter bei äußerlicher Anwendung zur Heilung von Dermatosen, Oberflächenwunden, Furunkeln und anderen hartnäckigen Hautproblemen verwendet werden. Wegerichblätter können in kleiner Anzahl auch in Wildpflanzensalaten mitverwendet werden.

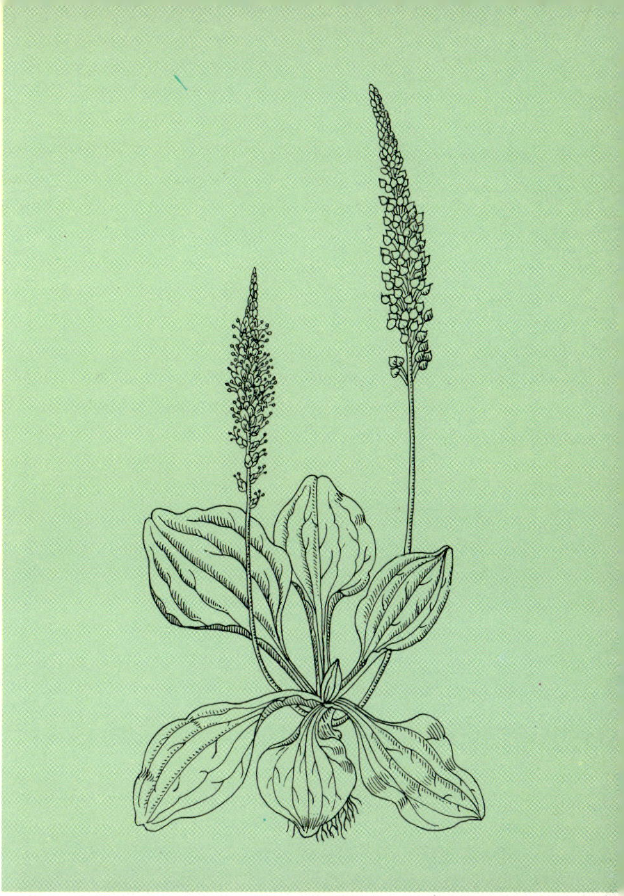

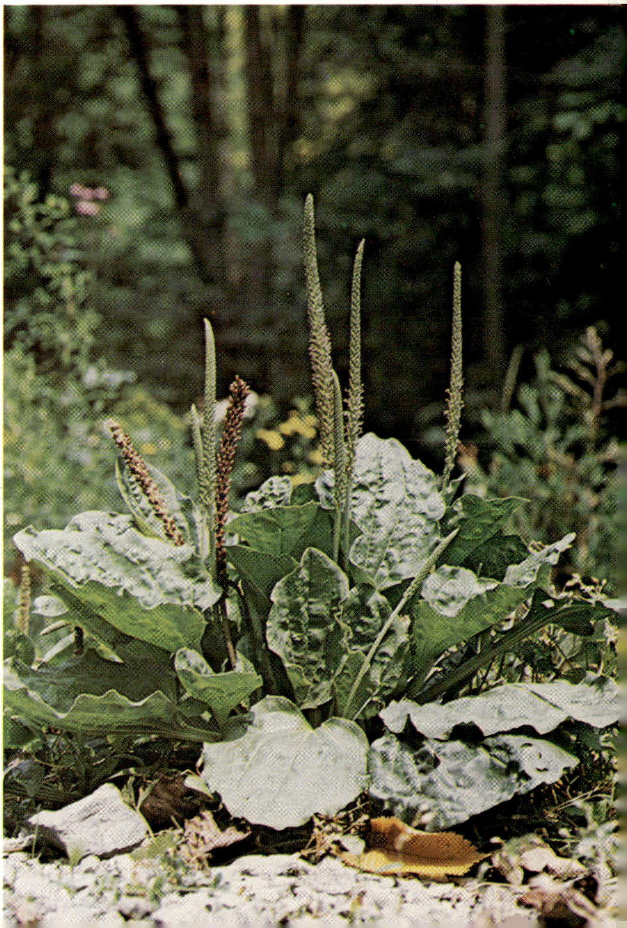

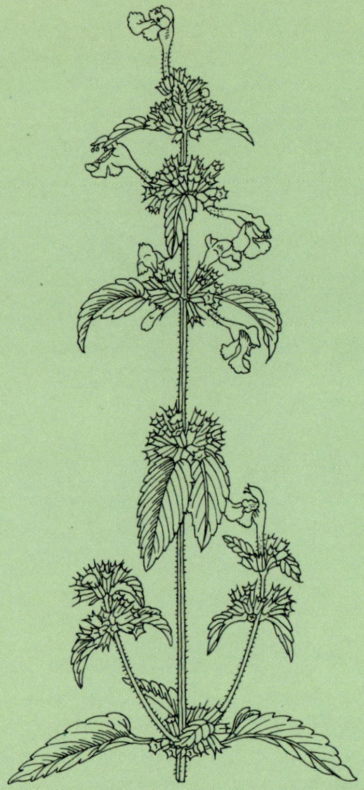

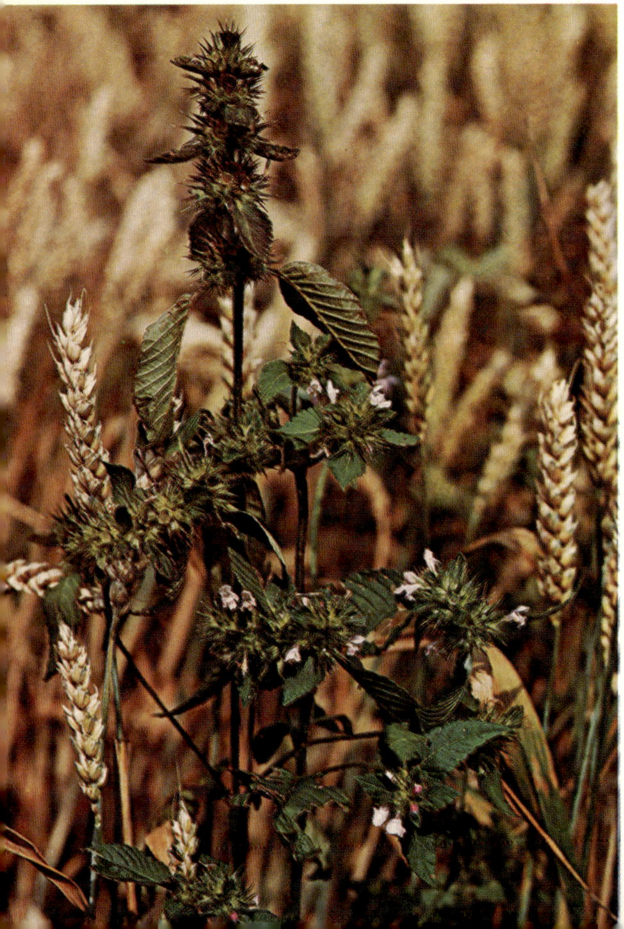

Saat-Hohlzahn *Galeopsis segetum* Necker
Lippenblütengewächse *Lamiaceae*

⊡ Einjährige, krautige Pflanze von 10–50 cm Höhe mit faseriger Wurzel und ästigen, aufsteigenden oder aufrechten, behaarten Stengeln. Stengel am Knoten nicht oder nur undeutlich verdickt. Blätter kreuzgegenständig, gestielt, eiförmig, an beiden Enden verschmälert, seidig behaart, gesägt, mit sehr deutlichen, kräftigen Blattnerven. Blüten blaßgelb, selten auch rosa, sehr nektarreich. Krone zweilippig, bis 3 cm lang, Unterlippe mit zwei zahnförmigen, höckerigen Ausstülpungen (Name!), die Blütenbesuchern, z.B. Bienen und Hummeln, als Kopfführungseinrichtungen zum Auffinden der Nektardrüsen dienen. Kelch drüsig-flaumig behaart. Blütezeit VII–IX.

⊙ Zerstreut, aber gesellig vorkommende Pflanze in sonnigen Steinschuttfluren oder Silikatschottergesellschaften an Waldrändern, auf Steinäkkern, bevorzugt auf kalkarmen, mäßig frischen, feinerdearmen Böden in wintermilden Klimalagen. Pflanze des atlantischen Verbreitungstyps, in Mitteleuropa an der Ostgrenze ihres Vorkommens.

Die Pflanze enthält im Kraut reichliche Mengen Mineralsubstanz, darunter vor allem lösliche Kieselsäure, ferner Bitterstoffe und Saponine. Verwendet wird das zur Blütezeit gesammelte Kraut (DAB *Herba Galeopsidis*), das in getrockneter Form nicht allzulange haltbar ist.

Der Hohlzahn ist Bestandteil vieler Husten- und Lungentees, die gegen chronische Bronchitis und andere Erkrankungen der Atemorgane verwendet werden. Außerdem wird die Pflanze wegen ihres Mineralgehaltes auch zur Blutbildung bei Blutarmut und bei Milzfunktionsstörungen empfohlen.

Für die Zubereitung eines Tees verwendet man 2 Teelöffel des getrockneten, zerkleinerten Krautes/1 Tasse kochenden Wassers.

▶ Anstelle des Saat-Hohlzahns können auch die verwandten, z.T. häufigeren Arten wie **Acker-Hohlzahn** *(Galeopsis ladanum)* oder rotblühende Arten wie **Stechender Hohlzahn** *(Galeopsis tetrahit)* verwendet werden. G. tetrahit ist ein erbkonstanter, amphidiploider Bastard zwischen dem **Weichhaarigen Hohlzahn** *(Galeopsis pubescens)* und dem **Bunten Hohlzahn** *(Galeopsis speciosa)*, der von dem schwedischen Botaniker Müntzing auch experimentell hergestellt werden konnte.

Gundermann, Gundelrebe
Glechoma hederaceum L.
Lippenblütengewächse *Lamiaceae*

Ausdauernde, wintergrüne, krautige Pflanze mit meterlangen ober- oder unterirdischen, kriechenden Ausläufern und 15–60 cm hohen, niederliegenden oder aufsteigenden, vierkantigen Stengeln, die an den Knoten zusätzlich wurzeln. Blühende Abschnitte meist aufrecht und unverzweigt. Blätter kreuzgegenständig, Blattspreiten jedoch häufig zum Lichteinfall gedreht. Blätter kahl, langgestielt, herz- bis nierenförmig, an Efeublätter erinnernd, gekerbt. Blüten in wenigblütigen, blattachselständigen Scheinquirlen. Kronen blauviolett, Zwitterblüten mit langer, etwa 15 mm messender Kronröhre, rein weibliche Blüten wesentlich kürzer. Blütezeit III–V. Fruchtknoten zerfällt in vier einsamige Klausenfrüchte. Ameisenverbreitung. Formenreich.

⊙ Verbreitete bis sehr häufige Pflanze in Wiesen und Weiden, Auenwäldern, Uferstauden, an Wald- und Heckenrändern auf frischen, nährstoff- und basenreichen, lockeren und tiefgründigen Böden. Meist sehr gesellig. Mullwurzler. Nährstoffzeiger. Von der Ebene bis in mittlere Gebirgslagen.

Die Gundelrebe enthält (wenig) ätherisches Öl, Gerbstoffe und einen Bitterstoff (Glechomin) von unbekanntem Aufbau. Das Kraut wird zur Blütezeit gesammelt und führte früher die Drogenbezeichnung *Herba Hederae terrestris*.

Der Magister Johannes Praetorius, der viele Einzelheiten zeitgenössischen Aberglaubens aufgezeichnet hat, gibt 1672 ein probates Mittel an, mit dem Hexen zuverlässig und sicher ausfindig gemacht werden konnten: Danach wurde lediglich eine Portion Gundermann benötigt, der allerdings am Walpurgisabend zu sammeln war, in der darauffolgenden Nacht zu einem Kranz zusammengebunden und am nächsten Tag zur gewünschten Erkenntnis auf dem Kopf getragen werden mußte. Über die Trefferquote schweigt sich die Chronik allerdings aus.
Wegen seines feinherben Geschmacks kann der Gundermann auch recht gut zu Kräutersuppen, Wildpflanzensalaten und Wildgemüsen verwendet werden. Zusammen mit Petersilie, Kerbel und Melde in Quark verrührt, gibt er zudem auch einen nicht alltäglichen und recht aromatisch schmeckenden Brotaufstrich. Angeblich soll der in den Blättern enthaltene Bitterstoff für Tiere, besonders für Pferde, giftig sein.

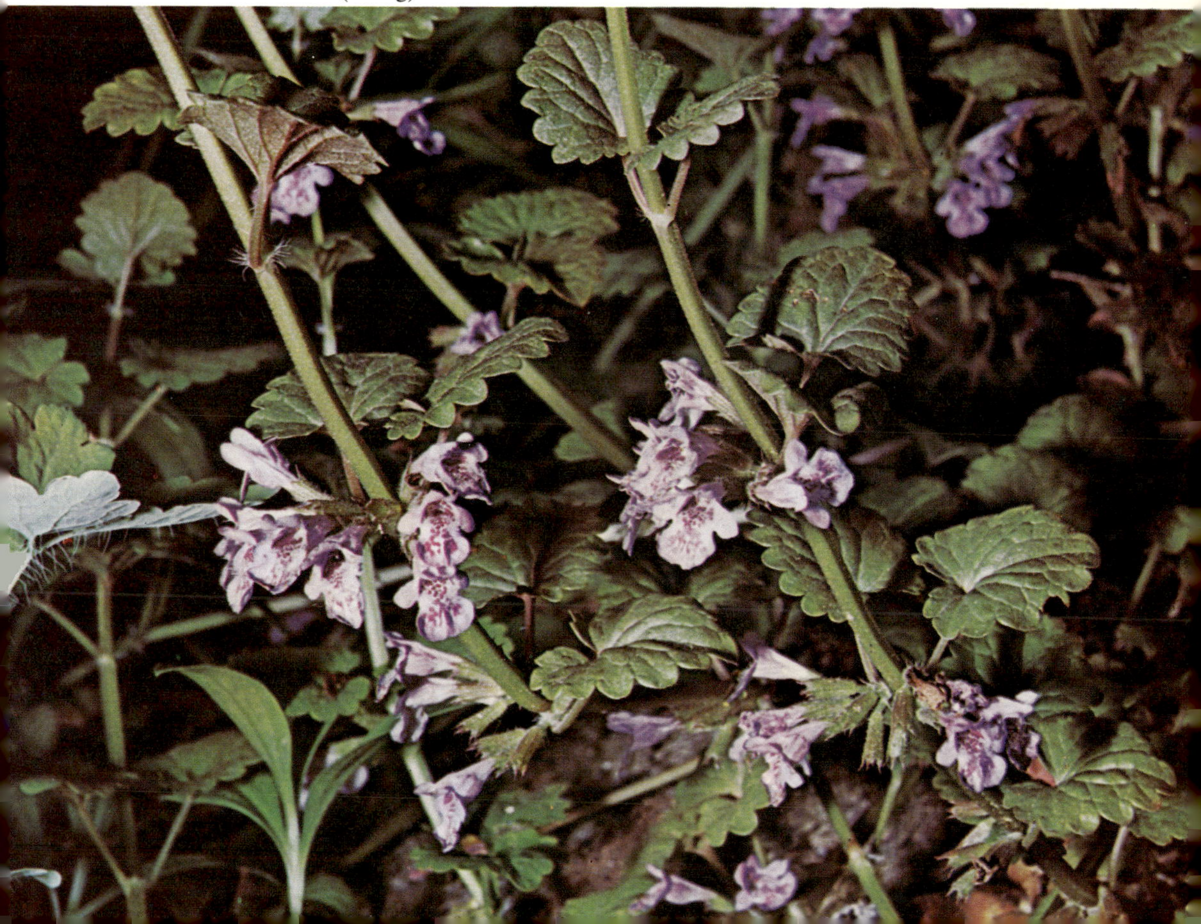

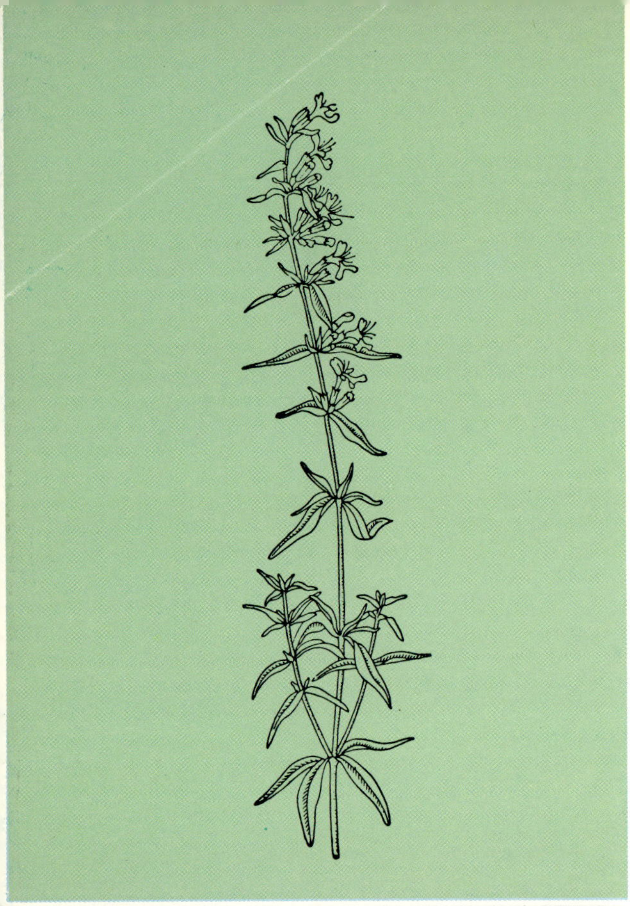

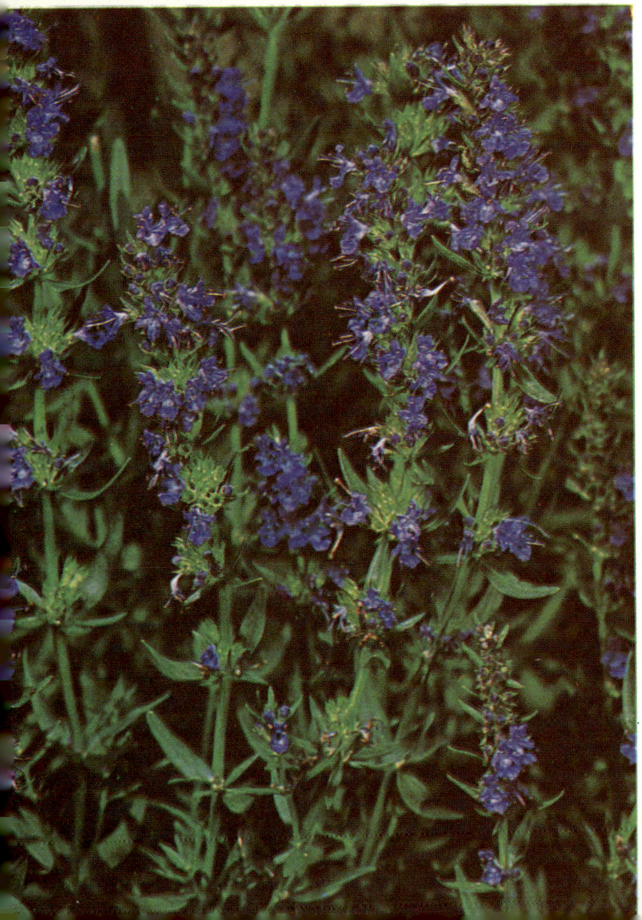

Ysop *Hyssopus officinalis* L.
Lippenblütengewächse *Lamiaceae*

Halbstrauch von 20–60 cm Höhe mit behaarten, reichästigen, aufrechten, vierkantigen Stengeln, die am Grunde verholzt sind. Blätter schmal-lanzettlich, 1–4 cm lang, zugespitzt, derb, fast sitzend, beidseitig dicht behaart, randlich etwas umgebogen, kreuzgegenständig, durch blattachselständige Kurztriebe scheinbar quirlständig. Blüten als Scheinquirle in den Blattachseln und zu einer meist einseitswendigen Scheinähre vereinigt. Krone blauviolett, mitunter auch rötlich oder rosa, selten gelblichweiß, Oberlippe kurz, Unterlippe lang, dreizipflig. Blütezeit VII–X. Fruchtknoten zerfällt in braune Klausen. Pflanze von stark aromatischem Duft.

⊙ Ursprünglich wohl nur in Südosteuropa und Westasien beheimatet. Auch in den Felsheiden der Mittelmeerländer und in den Südalpen. Wahrscheinlich von den Benediktinern nach Mitteleuropa gebracht und in Klostergärten zunächst als Bienenweide angepflanzt. Häufig verwildert und stellenweise eingebürgert: Burggartenflüchtling z.B. am Hohentwiel.

Wie viele andere Arten seiner weiteren Verwandtschaft aus der Familie der Lippenblütler führt auch der Ysop reichliche Mengen ätherischen Öls (mit Pinocamphen, Pinenen und anderen Sesquiterpenen), Gerbstoffe und ein Bitterglykosid. Als Droge *(Herba Hyssopi)* hat er auch Eingang in die Arzneibücher gefunden.

Ysop strömt einen kräftig aromatischen, etwas an Kampfer erinnernden Geruch aus und schmeckt ziemlich herb und bitter. Diese Eigenschaften machen ihn zu einer durchaus verwendungsfähigen, interessanten Gewürzpflanze, die nach Möglichkeit nicht getrocknet, sondern immer nur als frisches Kraut eingesetzt werden sollte. Das markante Ysop-Aroma paßt zu verschiedenen Gerichten, am ehesten zu Salaten (Kartoffel-, Tomaten-, Sellerie-Salat), zu Fleischgerichten (Schweinebraten, Rindsrouladen) und natürlich zu Hamburger Aalsuppe, die ohne eine kräftige Kräutermischung aus Kerbel, Dill, Salbei, Estragon, Bibernell, Beifuß und Ysop einfach nicht auskommt. Da die Pflanze in unseren Breiten als Wildpflanze kaum anzutreffen ist, kann man sie im Garten auf lockerem, kalkhaltigem Boden in einer sonnigen Ecke auch selbst ziehen. Bis zu einer gewissen Größe der Pflanzen ist auch Blumentopfkultur auf dem Fensterbrett möglich.

Weiße Taubnessel *Lamium album* L.
Lippenblütengewächse *Lamiaceae*

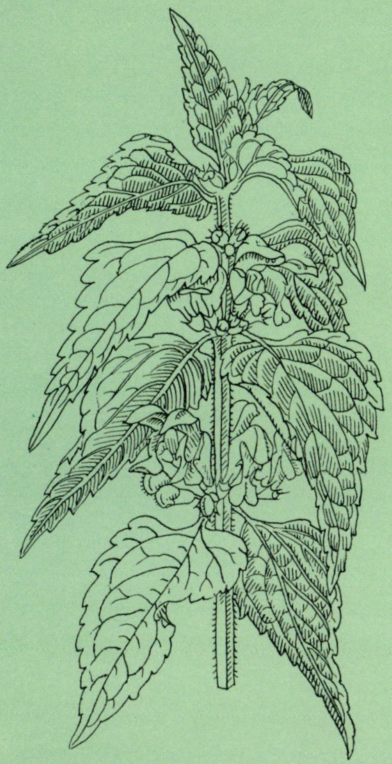

❀ Ausdauernde, krautige, manchmal wintergrüne Pflanze von 20–50 cm Höhe mit oberirdisch oder unterirdisch kriechendem Rhizom. Stengel aufrecht oder aufsteigend, vierkantig mit versteiften Ecken, hohl, behaart. Blätter behaart, kreuzgegenständig, gestielt, am Grunde abgerundet, vorne länglich zugespitzt, grob gezähnt. Blüten weiß oder gelblichweiß, mit aufwärts gebogener Kronröhre, die innen einen schräg sitzenden Haarring trägt; Oberlippe helmförmig vorgewölbt, weicht beim Besuch eines Blütengastes gelenkig zurück. Blüten in blattachselständigen Scheinquirlen. Blütezeit IV–X. Ameisenverbreitung.
⊙ Verbreitete bis häufige Art in Unkrautgesellschaften an Wegen, Zäunen, Mauern, Gräben, Viehlägern und anderen ruderal beeinflußten Standorten auf frischen, nährstoffreichen, lockeren Lehmböden. Stickstoffzeiger. Alteinwanderer. Kulturfolger.
✎ Die Pflanze enthält nur sehr wenig ätherisches Öl (mit einem kaum wahrnehmbaren Duft), dafür aber Gerbstoffe, Schleimstoffe, Saponine und Vertreter einiger weiterer Verbindungsklassen. Gesammelt werden die Blütenkronen (ohne Kelch) oder das Taubnesselkraut *(Flores Lamii albi, Herba Lamii albi)*. Die verwandten Arten werden nicht verwendet.

▣ „Am Straßenrand, bedeckt mit Staub, blüht eine Nessel, die ist taub" (K.H. Waggerl). Der deutsche Namen nimmt auf die Formähnlichkeit der nicht brennenden Blätter mit denen der Brennesseln Bezug, zu denen die Pflanze in alten Kräuterbüchern gestellt wurde. Erst der schwedische Botaniker Linné gliederte sie aus diesem Verwandtschaftszusammenhang aus. Im Mittelalter wurde die Taubnessel in umständlichem Ritual bei Jungfrauenproben verwendet. In der Heilkunde greift man heute noch gerne auf diese Pflanze zurück und nimmt sie zur Stoffwechselanregung oder Nervenstärkung, aber auch für innere Beschwerden (Verdauungsorgane, Katarrhe). Neuerdings werden Taubnesselextrakte auch zur Normalisierung von Haarüberfettung empfohlen, während früher Auszüge der Wurzel zum Haarfärben (Gelbtöne) verwendet wurden. Junge Taubnesselblätter kann man als Salat nutzen.

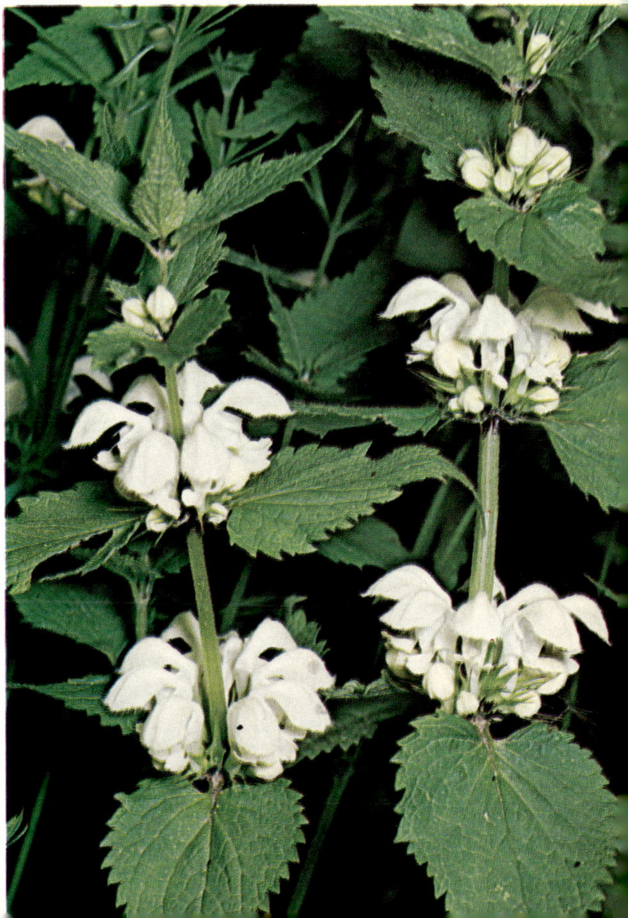

⚖ Etwa 3 Teelöffel Taubnesselblätter/-Kraut werden eine Viertelstunde lang mit 1 Tasse Wasser gekocht und im Laufe des Tages getrunken. Die Abkochung ist auch äußerlich anwendbar.

Echter Lavendel *Lavandula angustifolia* Mill.
(= *Lavendula officinalis)*
Lippenblütengewächse *Lamiaceae*

⊞ Dichtverzweigter Halbstrauch von 30–60 cm Höhe mit rutenförmigen, steif aufrechten oder aufsteigenden Ästen, die nur an der Basis stärker verholzt sind. Blätter kreuzgegenständig mit achselständigen Kurztrieben, schmal-linealisch, am Rande umgebogen oder eingerollt, graugrün, anfangs graufilzig behaart. Blüten blauviolett („lavendelblau"). Kronröhre weit vorragend, undeutlich in Ober- und Unterlippe gegliedert. Kelchblätter meist ebenfalls dunkelviolett oder purpurrot. Hochblätter begrannt. Blüten in Scheinquirlen zu einer langen, endständigen Scheinähre vereinigt. Blütezeit VI–VIII. Pflanze riecht angenehm aromatisch. Geschmack bitter.

⊙ Ursprungsgebiet des Lavendels ist das westliche Mittelmeergebiet (Südfrankreich, Spanien), wo er wild in lichten Wäldern oder in Strauchformationen (Garigue) vorkommt. Lavendel wird aber auch vielfach angebaut (Provence, Ungarn) oder als Zierpflanze in Parks und Gärten verwendet. In Mitteleuropa in verwilderter Form kaum anzutreffen, aber in milden Klimalagen winterfest.

✐ Vor allem die Lavendelblüten (DAB *Flores Lavandulae*) enthalten große Mengen eines ätherischen Öls, dessen Hauptbestandteil Linalool und dessen Ester, z. B. Linalylacetat (qualitätsbestimmend) sind. Daneben kommen noch zahlreiche weitere Verbindungen wie Geraniol, Cimol, Terpineol u. a. vor. Die Blütenstände werden vor der Entfaltung geschnitten und ggf. vorsichtig bei Raumtemperatur getrocknet.

Wichtigster Abnehmer für das Lavendel-Öl, das in großen Mengen aus der Trockendestillation der gesammelten Blütenstände anfällt, ist die Parfümindustrie, deren Erzeugnisse teilweise sogar den Namen der Pflanze tragen. Außerdem wird das Öl zur Duftimprägnierung verschiedener Kosmetika oder als Badezusatz verwendet. Lavendelsträuße, in Schränken und Vorratsräumen aufgehängt, dienen als Schutz gegen Schadinsekten. In England war zeitweise Lavendelkandiszucker und daraus zubereiteter Lavendelwein (Lavendelblüten und die dreifache Menge Zucker; 100 g dieser Mischung auf eine Flasche Landwein) in Mode.

▶ Auch die übrigen Arten wie **Breitblättriger Lavendel** *(Lavandula latifolia)* und **Schopf-Lavendel** *(Lavandula stoechas)* sind wertvolle Duftstofflieferanten.

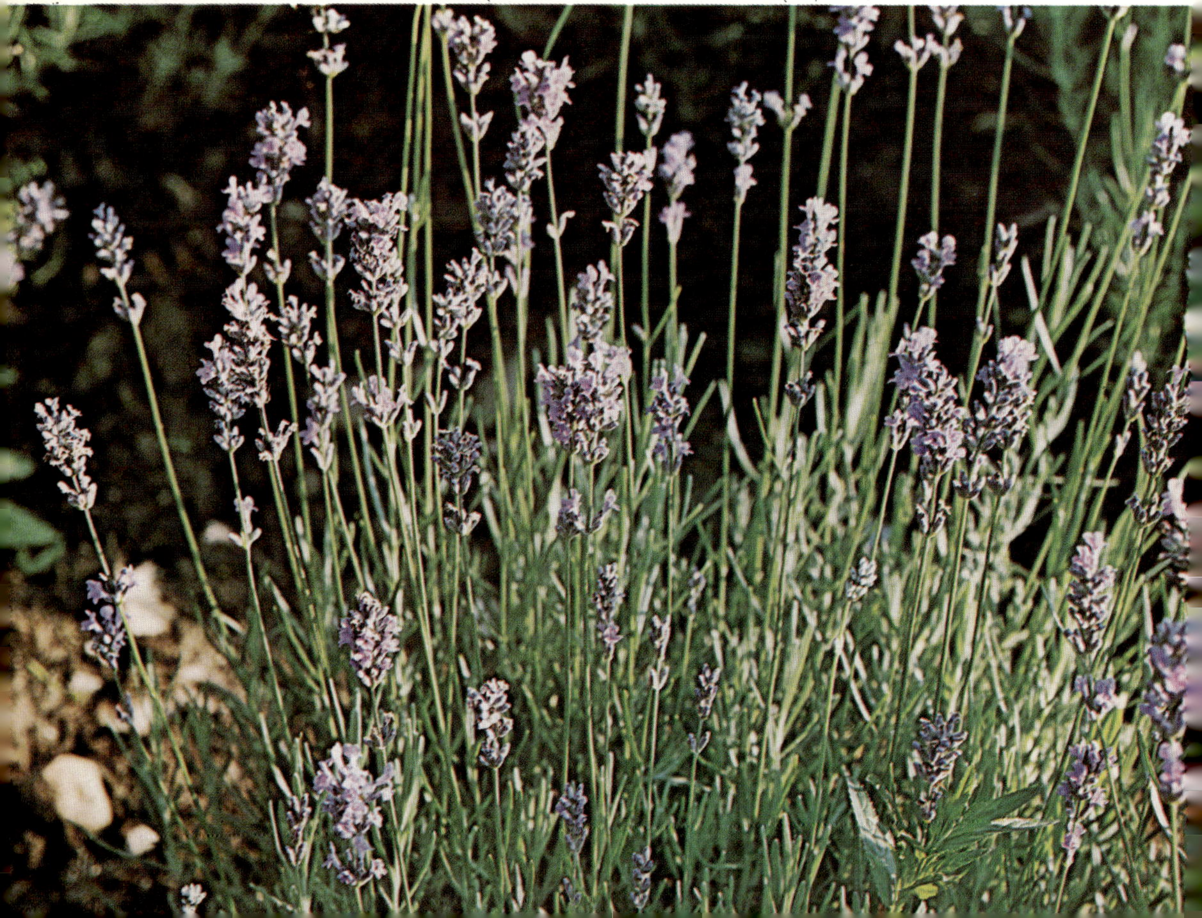

Herzgespann *Leonurus cardiaca* L.
Lippenblütengewächse *Lamiaceae*

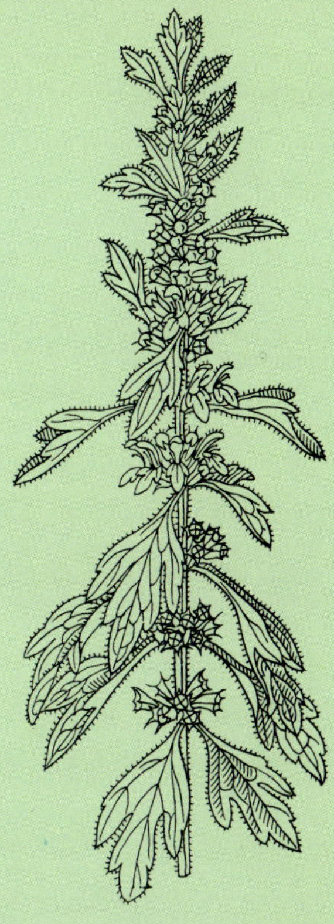

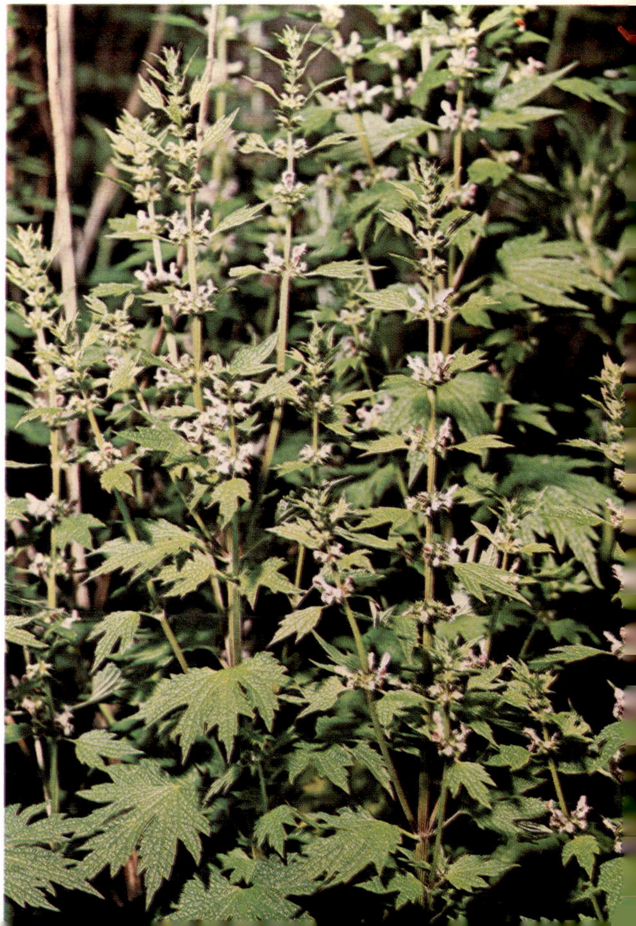

⊠ Ausdauernde, krautige Pflanze von 30–120 cm Höhe mit dickem, dichtbewurzeltem Rhizom. Stengel vierkantig, etwas gerillt, meist schon am Grunde ästig verzweigt. Blätter kreuzgegenständig, die unteren langgestielt und drei- bis siebenspaltig handförmig geteilt, die oberen am Grunde keilförmig verschmälert und dreilappig mit zugespitzten Blattzipfeln; oberseits dunkelgrün, unterseits deutlich heller. Blüten zahlreich in blattachselständigen Scheinquirlen, am oberen Ende der Verzweigungen oft auch genähert und zu einer unterbrochenen Scheinähre vereint. Einzelblüten zweiseitig symmetrisch, mit hellroten oder rosafarbenen, zottig behaarten Kronen, Oberlippe länger, stark gewölbt, Unterlippe dreilappig, braunrot punktiert. Blütezeit VI–IX. Fruchtknoten zerfallen bei der Reife in hellbraun glänzende Klausenfrüchte. Pflanze von schwach unangenehmem Geruch.

⊙ In staudenreichen Unkrautfluren, an Wegen, Mauern, Zäunen, auf frischen, nährstoffreichen, lockeren, z.T. sandigen Lehm- oder Tonböden. Stickstoffzeiger. Erst im Mittelalter eingeführte und heute schon wieder recht seltene Pflanze: Im Rheinland fast nur noch auf die Umgebung von Burgruinen beschränkt. Schützenswert.

✐ Vom Herzgespann wurde vorwiegend das blühende Kraut *(Herba Leonuri cardiacae)* verwendet, das im Hochsommer gesammelt und vorsichtig bei mäßiger Temperatur (bis 35 °C) getrocknet wurde. Als Heilpflanze heute nur noch von untergeordneter Bedeutung und kaum noch in Gebrauch. Inhaltsstoffe sind Bitterstoffe (Leonurin), ätherisches Öl und weitere noch wenig bekannte Verbindungen, wahrscheinlich Glykoside und/oder Alkaloide.

Der deutsche und wissenschaftliche Namen beziehen sich auf die milde Herzwirksamkeit der Pflanze, die in Zubereitungen zur Behandlung von nervösen Herzstörungen und zur Beruhigung verwendet werden kann. Herzgespann wirkt ähnlich wie Baldrian. Auch wird die Pflanze bei klimakteriellen Beschwerden empfohlen. Schädliche Nebenwirkungen sind unbekannt. Das Kraut sollte während Schwangerschaften nicht angewendet werden. Die paar einheimischen Bestände der Pflanze, die noch vor Jahrzehnten auf jedem Dorfplatz stand, benötigten unbedingt Schonung. Die Pflanze stirbt sonst in Mitteleuropa aus. Vielleicht verdient sie mehr Interesse als Zierart.

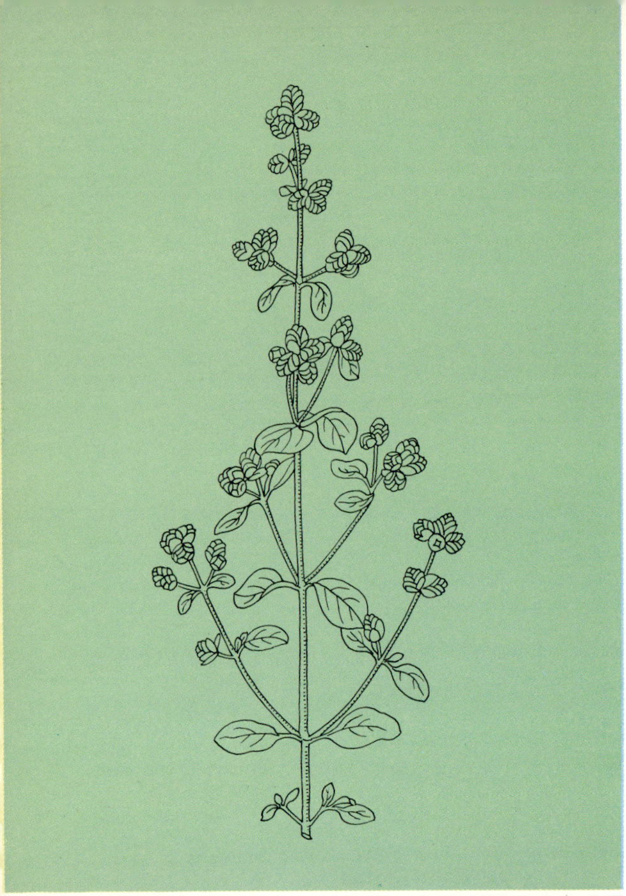

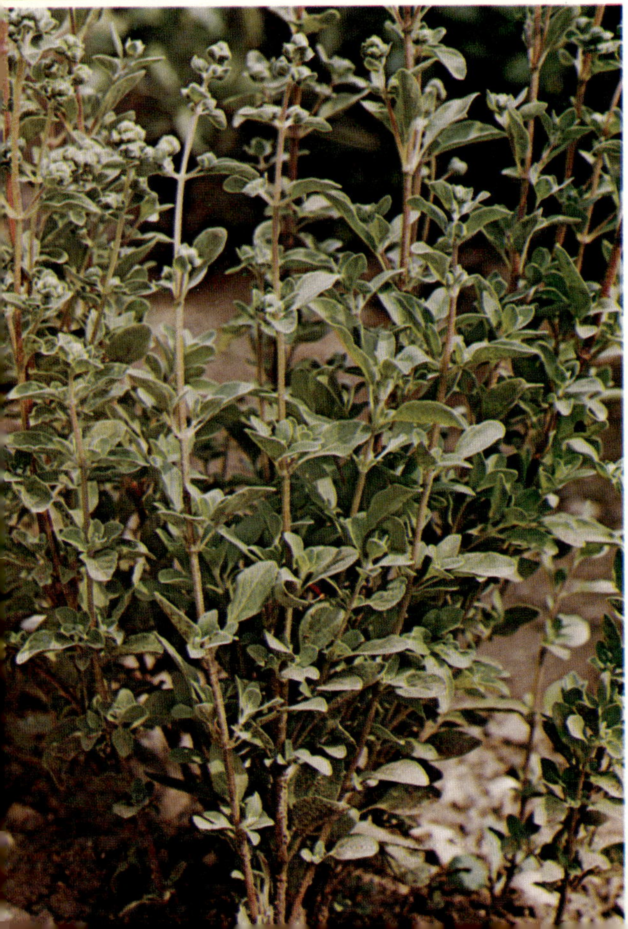

Majoran *Majorana hortensis* Moench
Lippenblütengewächse *Lamiaceae*

⊞ Einjähriges oder überwinterndes Kraut, in wärmeren Gegenden auch zwei- oder mehrjähriger Halbstrauch von 20–40 cm Höhe mit aufrechten, rötlich-braunen, ästigen Stengeln. Blätter etwa 25 mm lang, gegenständig, kurzgestielt, spatelförmig-oval bis breit-lanzettlich, ganzrandig, graugrün, beiderseits mit Drüsenhaaren besetzt, junge Blätter auch dicht weißfilzig. Blüten zweilippig, rötlich-weiß oder hellrosa; Kelch nur aus der ungeteilten Oberlippe bestehend; in kugeligen oder länglichen Rispen mit rundlichen, behaarten Hochblättern. Blütezeit VII–IX. Charakteristisches, angenehmes Aroma.

⊙ Majoran stammt aus dem östlichen Mittelmeergebiet, war schon im Altertum bei den Griechen und Römern als Gewürzpflanze bekannt und gelangte erst ziemlich spät, etwa im 16. Jahrhundert, auch nach Mitteleuropa. Die Pflanze ist sehr frostempfindlich und verwildert daher nicht aus der Gartenkultur.

⁄ Alle Teile der Pflanze, besonders die Blätter, enthalten ein ätherisches Öl (mit Kampfer und Borneol) neben geringen Mengen Gerbstoffe und Bitterstoffe. Wegen seiner medizinischen Bedeutung wird das Majoran-Kraut *(Herba Majoranae)* auch in den neueren Arzneibüchern geführt. Eignet sich zum Trocknen.

Die Heilanzeigen des Majorans gehen auf die krampflösende, verdauungsfördernde Wirkung der Bestandteile des ätherischen Öls zurück; die Heilkraft der Pflanze ist der des nah verwandten Dost ähnlich. Wegen ihres kräftigen Aromas findet die Pflanze in erster Linie als Küchengewürz Verwendung. Majoran kann sehr vielen Gerichten vorteilhaft beigemengt werden und darf, im Unterschied zu manchen anderen Gewürzpflanzen, bei der Zubereitung der Speisen auch mitkochen. Er paßt z. B. sehr gut zu Wild, Fleischfüllungen oder Pasteten, zu fast allen Suppen und Salaten, besonders auch zu Tomaten, Kartoffeln, Erbsen und Bohnen. Majoran wird in der Diätküche sehr geschätzt, wo sein kräftiges Aroma zum Abschmecken salzarmer oder salzloser Kost wertvolle Dienste leistet. Die Pflanze ist einfach in Blumentöpfen und -schalen auf dem Fensterbrett oder auf dem Balkon zu ziehen, so daß sie ganzjährig als frisches Kraut zur Verfügung stehen kann. Andererseits ist auch das getrocknete Kraut aus der sommerlichen Gartenkultur verwendbar. Für den Anbau gibt es verschiedene Sorten.

Zitronen-Melisse *Melissa officinalis* L.
Lippenblütengewächse *Lamiaceae*

⊞ Ausdauernde, krautige Pflanze ohne grundständige Blattrosette, von 30–80 cm Höhe, mit verzweigtem Wurzelstock und aufrechtem oder aufsteigendem, kantigem, behaartem, ästigem Stengel. Blätter langgestielt, eiförmig, gekerbt oder gesägt, bis 4 cm lang und 3 cm breit, vorne stumpf gerundet, kreuzgegenständig. Blüten zu sechs in einseitswendigen Scheinquirlen. Kronen weiß oder gelblich-weiß, bis 25 mm lang, zweizipflig. Oberlippe nur flach gewölbt, Unterlippe dreiteilig mit breitem, großem Mittellappen. Kelch glockig, aber ebenfalls deutlich zweilippig. Blütezeit VI–VIII. Gute Bienenweide. Geruch angenehm aromatisch nach Zitrone.

⊙ Zitronen-Melisse ist im östlichen Mittelmeergebiet beheimatet und wird schon seit dem Altertum angebaut. Die Araber führten sie nach Spanien ein, von wo sie durch Mönche nach Mitteleuropa gebracht wurde. Melisse war lange Zeit eine wichtige Pflanze in Bauerngärten und wird manchmal auch heute noch als Aroma- oder Bienenfutterpflanze kultiviert. Nur selten verwildert.

✎ Die Pflanze enthält in allen oberirdischen Teilen reichliche Mengen eines gelblichen ätherischen Öls, das als Hauptbestandteile Citral, Citronellol, Geraniol und Linalool enthält. Arzneilich wird das Melissenkraut (DAB *Herba Melissae*) verwendet, das zur Blütezeit geschnitten und schonend getrocknet wird. Zur Aromaerhaltung ist Einfrieren in der Tiefkühltruhe ratsamer.

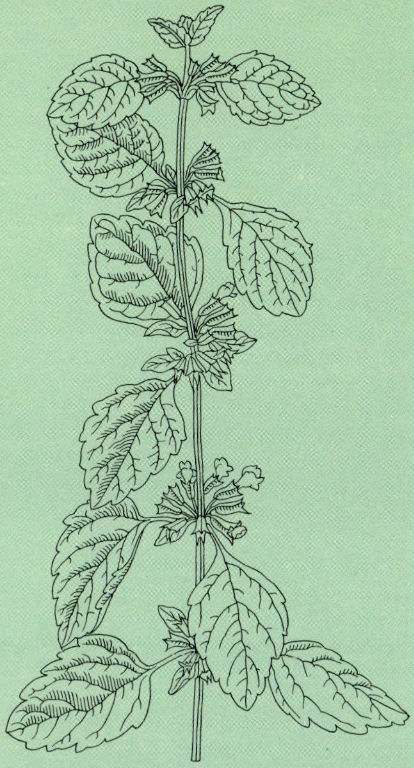

Junge Blätter und Triebe sind die für Küchenzwecke gerne verarbeiteten Teile der Pflanze, die zum Verfeinern von Salaten, Quarkspeisen, Obstsuppen, Mayonnaisen und allen möglichen Rohkostzubereitungen dient, für die man sonst das Aroma von Zitronenschalen nimmt. Grundsätzlich wird das Kraut nie mitgekocht, sondern allenfalls etwas ziehen gelassen, meist aber erst zur Abrundung an die fertigen Speisen gegeben. Wo kein Garten mit einer Melissen-Ecke zur Verfügung steht, kann die Pflanze auch ganzjährig in Kästen, Schalen oder Töpfen auf dem Balkon gehalten werden. Melissen-Öl ist eine der Hauptzutaten im Kräuterlikör des Klosters La Grande Chartreuse und wird auch im entsprechenden Benediktiner-Likör (Bénédictine) als Aroma mitverwendet. Im Jahre 1611 stellten die Karmeliter erstmals ihren Melissengeist her, der heute meist auf der Basis von Citrus-Öl hergestellt wird, das in seinen Inhaltsstoffen ähnlich zusammengesetzt ist.

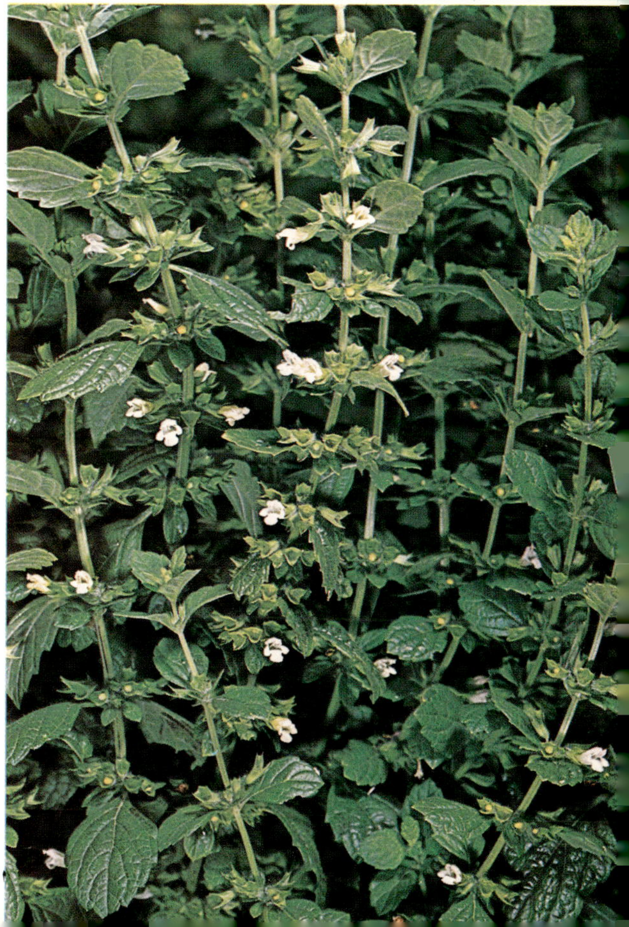

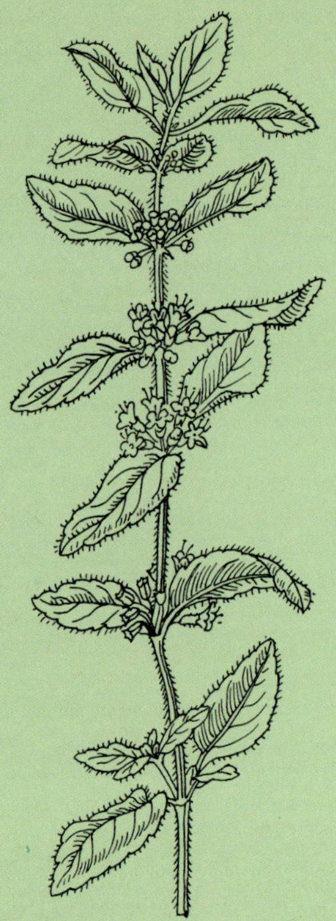

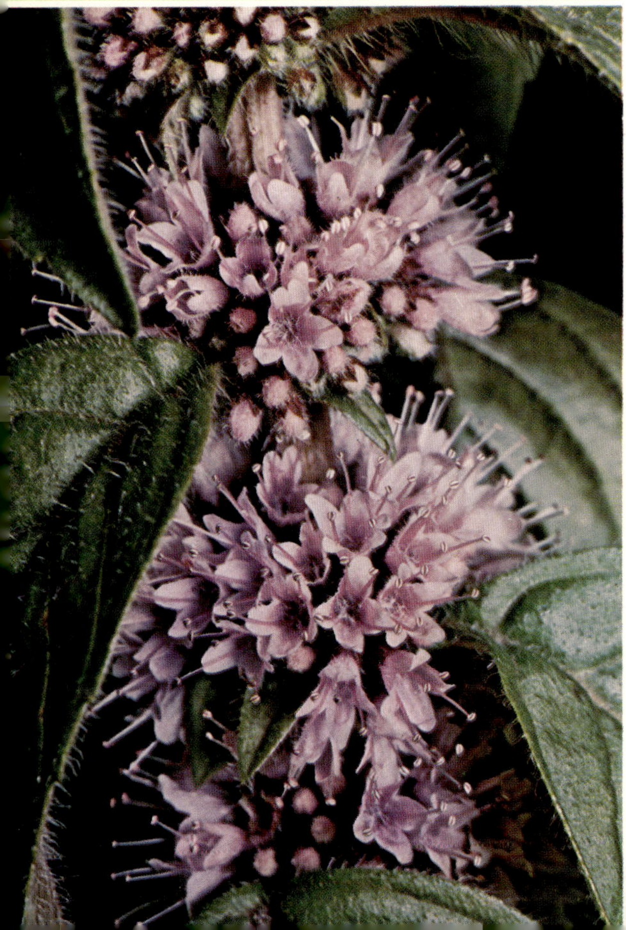

Acker-Minze *Mentha arvensis* L.
Lippenblütengewächse *Lamiaceae*

✿ Ausdauernde, tiefwurzelnde, krautige Pflanze von 15–45 cm Höhe mit unterirdischen Ausläufern und vierkantigen, meist aufrechten, behaarten Stengeln. Blätter kreuzgegenständig, gestielt, eiförmig-elliptisch, vorne etwas zugespitzt, oft dunkelrot überlaufen, gekerbt oder gesägt. Blüten zweilippig mit röhriger Krone, rötlich oder rötlich-violett. Kelch regelmäßig fünfzähnig, glockig, kaum gefurcht, Kelchzähne so lang wie breit. Blütezeit VI–IX.

⊙ Ziemlich häufige Pflanze in Naßwiesen und Unkrautfluren feuchter Äcker, besonders im Bergland auf nährstoffreicheren, meist kalkarmen, neutralen Böden. Vernässungsanzeiger.

✎ Alle oberirdischen Teile der Pflanze, vor allem die drüsig behaarten Blätter enthalten ätherische Öle mit einer Vielzahl aromatischer Verbindungen, unter denen Menthol, Menthon und einige weitere Monoterpene auffallen. Das Kraut der Pflanze wird gesammelt und in Sträußen zum Trocknen aufgehängt. Zur Verwendung vgl. auch Grüne Minze.

▶ Die verschiedenen einheimischen Arten der Gattung Mentha stehen in einem komplizierten Verwandtschaftsverhältnis: Einige Arten neigen sehr stark zur Bastardbildung, wobei sich die Bastarde, die zum Teil auch durch die Kultur der Pflanzen entstanden sind, gegenüber ihren Elternarten durch Sterilität, aber gesteigerte Wüchsigkeit auszeichnen. Wichtigstes Bestimmungsmerkmal ist die Form des Blütenstandes. Arten mit Blütenquirlen in den Achseln gestielter Stengelblätter sind neben der Acker-Minze die **Wasser-Minze** *(Mentha aquatica)* und die Polei-Minze *(Mentha pulegium)*. Die übrigen Arten tragen die Blüten ausschließlich in endständigen, ährenförmigen Blütenständen. Ein Bastard aus der Acker-Minze und der Wasser-Minze ist die **Quirl-Minze** *(Mentha verticillata),* die zerstreut vorkommt. Aus der Wasser-Minze und der Grünen Minze *(Mentha spicata)* entstand die **Gebüsch-Minze** *(Mentha dumetorum),* die in ihren Geruchsqualitäten sehr der Pfeffer-Minze nahekommt.

Mit Ausnahme der **Polei-Minze** *(Mentha pulegium),* die das sehr giftige Pulegion enthält, können praktisch alle heimischen Minzen-Arten gesammelt und als Tee aufgebrüht werden, wobei manche natürlich etwas rustikaler schmecken als fertig verpackte, teebeutelkonfektionierte Pfeffer-Minze.

Grüne Minze, Ähren-Minze *Mentha spicata* L.
Lippenblütengewächse *Lamiaceae*

⊞ Ausdauernde, kräftige Pflanze von 30–80 cm Höhe mit aufrechtem, vierkantigem, kahlem Stengel. Blätter sitzend, kreuzgegenständig, fast kahl, ober- und unterseits fast gleichfarben, nur auf den Blattnerven behaart, länglich-elliptisch, scharf gesägt, vorne etwas zugespitzt. Blüten in verlängerten, aus zahlreichen Scheinquirlen zusammengesetzten, ährenartigen Blütenständen. Kronen rötlich oder hellviolett, nur schwach zweiseitig symmetrisch. Kelch fünfzähnig. Blütezeit VII–IX. Wahrscheinlich durch Bastardierung aus der Rundblättrigen Minze *(Mentha rotundifolia)* und der Roß-Minze *(Mentha longifolia)* hervorgegangen und selbst zusammen mit der Wasser-Minze *(Mentha aquatica)* Stammart der **Pfeffer-Minze** *(Mentha piperita)* (Tripelbastard). Alle Minzen riechen stark aromatisch, unterscheiden sich aber in der Duftnote.

⊙ Grüne Minze wird meist kultiviert und findet sich nur gelegentlich verwildert auf ruderal beeinflußten Standorten wie Schuttstellen, Wegränder und Unkrautfluren, überwiegend im Rhein-/Main-/Donau-Gebiet. An vielen weiteren Bastardierungen innerhalb der Gattung beteiligt *(Mentha gentilis, M. villosa)*.

Beherrschender Inhaltsstoff aller Arten sind die Bestandteile des ätherischen Öls, in dem Menthol mit über 50% die Hauptkomponente stellt. Der Gehalt an verestertem Menthol und Jasmon verbessert die Geruchsqualitäten der Pflanze, während Menthofuran dem Aroma ziemlich abträglich ist. Die Pflanzen werden ab Frühsommer geschnitten und in Bündeln getrocknet. Die Pfeffer-Minze (DAB *Folia Menthae piperitae*) ist heute der wichtigste Lieferant für Minz-Öl.

Die Bestandteile des ätherischen Öls, besonders Menthol, reizt die Kältepunkte und schmeckt deshalb erfrischend und kühlend. Als Geschmacksstoff sind sie bei der Süßwaren- und Likörherstellung von Bedeutung. Minz-Sauce ist besonders in anglo-amerikanischen Ländern beliebt und besteht aus überbrühten Blättern von Pfeffer- oder Grüner Minze, die mit Weinessig verrührt, reichlich gezuckert und zu Hammelbraten genommen wird. Minzen-Tee gilt als wirksames Magenmittel, doch ist das Öl in größeren Mengen gesundheitsschädlich. Pfeffer-Minze oder Grüne Minze kann im Hausgarten ohne besonderen Pflegeaufwand gezogen werden.

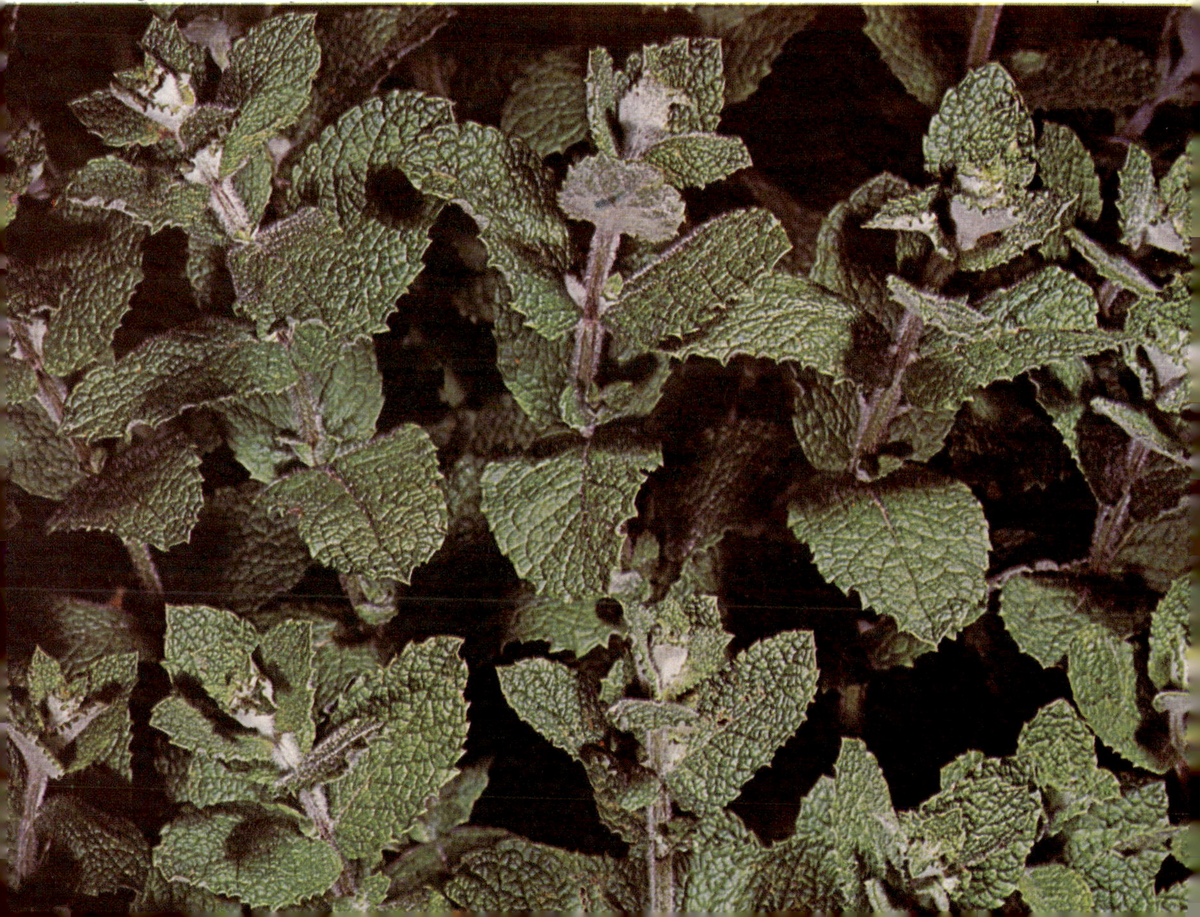

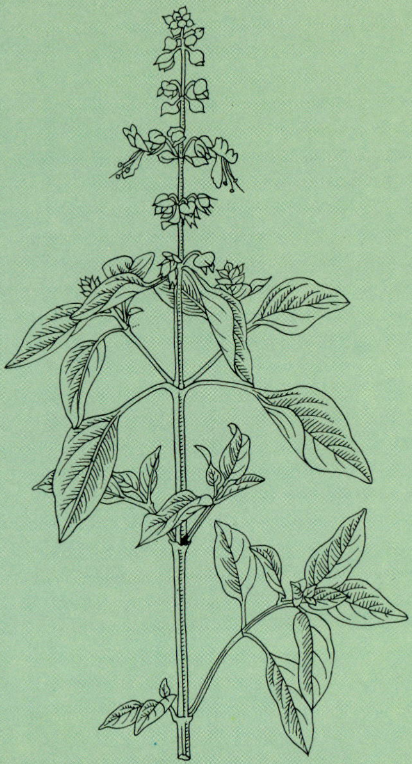

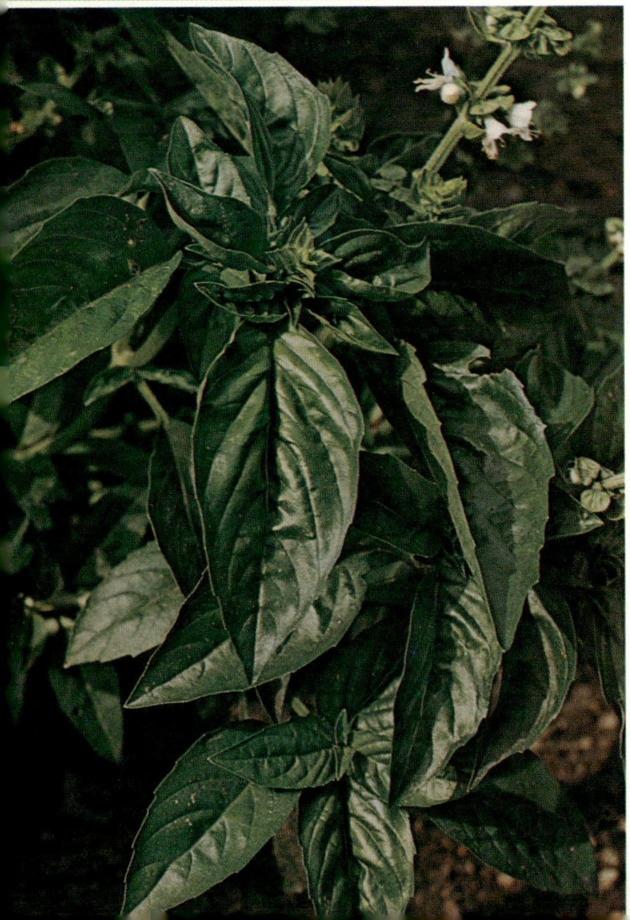

Basilienkraut, Basilikum *Ocimum basilicum* L.
Lippenblütengewächse *Lamiaceae*

Einjährige, buschige, krautige Pflanze von 30–50 cm Höhe mit aufrechtem, vierkantigem, leicht brüchigem Stengel, der schon am Grunde reich verzweigt ist. Blätter kreuzgegenständig, gestielt, kahl, glänzend-sattgrün, länglich-eiförmig, vorne zugespitzt, ganzrandig oder nur unregelmäßig schwach gezähnt. Blüten meist zu sechs in blattachselständigen Scheinquirlen. Kronen weiß oder gelblich-weiß, manchmal auch rötlich überlaufen, zweilippig. Oberlippe aus vier Kronblättern verwachsen und daher stumpf vierlappig; Unterlippe ungeteilt, etwas verbreitert. Kelch ebenfalls zweilippig, Oberlippe ungeteilt, Unterlippe deutlich vierspaltig. Staubblätter liegen flach auf der Kronenunterlippe. Blütezeit VI–IX. Geruch angenehm-aromatisch.

⊙ Kränze aus Basilikum wurden in den Grabkammern der ägyptischen Pyramiden gefunden und weisen auf die lange Kulturgeschichte der Pflanze hin, die schon vor der klassischen Antike aus ihrem südasiatischen Heimatgebiet in den Mittelmeerraum gelangte, aber erst seit dem frühen Mittelalter auch nördlich der Alpen angebaut wird. Die Pflanze ist nicht frostverträglich und verwildert daher kaum aus Gartenkulturen.

Alle grünen Teile des Basilienkrauts enthalten Gerbstoffe, Bitterstoffe und ein ätherisches Öl, das überwiegend den Aromastoff Methylchavicol aufweist. Das Kraut *(Herba Basilici)* wird kurz vor dem Aufblühen gesammelt, entweder frisch verwendet oder schonend getrocknet.

Basilienkraut ist zu Recht eine Art Universalgewürz, das sich zu verschiedenen Gerichten verwenden läßt und eigentlich immer paßt. Es geht sehr gut zu Fleischgerichten, Eintöpfen, Salaten, Gemüsen und verschiedensten Rohkostzubereitungen. Außerdem paßt es ausgezeichnet zu Dost, Rosmarin und Salbei und eignet sich auch für die Diätküche in solchen Fällen, wo etwa Paprika oder Pfeffer verboten sind. Das frische Kraut wirkt appetitanregend und verdauungsfördernd – Eigenschaften, die sehr viele gute Gewürzkräuter auszeichnen. Es würzt recht stark und sollte daher behutsam und in kleineren Mengen eingesetzt werden. Basilikum ist Bestandteil der berühmten italienischen Kräutersauce Pesto. Die Pflanze wird in vielen Sorten angeboten und kann erfolgreich in der Balkon- oder Fensterbrettgärtnerei herangezogen werden, um ganzjährig zur Verfügung zu stehen.

Gemeiner Dost *Origanum vulgare* L.
Lippenblütengewächse *Lamiaceae*

⊞ Ausdauernde, krautige, tiefwurzelnde Pflanze von 20–60 cm Höhe mit aufrechten, oft rötlich überlaufenen Stengeln, die sich meist erst im oberen Teil reichlich verzweigen. Blätter gegenständig, kurzgestielt, eiförmig, vorne mit rundlicher Spitze, ganzrandig oder sehr schwach gezähnt, samtig behaart, unterseits drüsig punktiert. Blütenkronen schwach zweilippig, mit kleiner, flacher Oberlippe und größerer, dreiteiliger Unterlippe, weißlich rot, rosa oder purpurn. Blüten einzeln in den Achseln rotvioletter Tragblätter zu endständigen lockeren Rispen oder Doldenrispen vereint. Blütezeit VII–IX. Bienenfutterpflanze. Von aromatischem Geruch. Formenreich.

⊙ Wärmeliebende Pflanze im Saum sonniger Gebüsche, an Wald- und Heckenrändern, in lichten Eichen- und Kiefernwäldern, auf Staudenhalden, in Steinbrüchen, an Wegen und Böschungen, meist auf mäßig-trockenem, basenreichem, steinigem oder sandigem Lehm- oder Lößboden. Auch in Südeuropa verbreitet.

✎ Von der Pflanze werden die blühenden Teile (ohne die dickeren Stengel) gesammelt (DAB *Herba Origani*) und vorsichtig getrocknet. Sie enthalten Gerbstoffe, Bitterstoffe und ein ätherisches Öl, in dem Thymol, Carvacrol und Cymol die Hauptbestandteile stellen. Daher fällt das Aroma trotz der nahen Verwandtschaft zum Majoran deutlich anders aus.

Der Dost ist eine der wenigen Arten unter den würzig-aromatisch riechenden Lippenblütlern, die auch in unserem Gebiet als echte Wildpflanzen häufig und nicht nur als Kulturflüchtlinge vorkommen. Die Pflanze ist so weit und reichlich verbreitet, daß sich der Anbau im Garten kaum lohnt, obwohl die reichblütigen Zweige sicher ein schmückendes Beiwerk des Kräutergartens wären. Dost, italienisch Origano genannt, ist mit seinem interessanten Aroma die klassische Gewürzzutat zur Pizza und gehört außerdem in fast alle nach südländischer Art zubereiteten Nudelgerichte (Tortellini, Spaghetti, Canelloni). Außerdem paßt er gut zu Reissalat, Tomaten, Auberginen und Zucchini. Die Bestandteile des Öls wirken appetitanregend und verdauungsfördernd. Außerdem werden der Pflanze noch zahlreiche andere Heilwirkungen zugeschrieben. Im Mittelalter war man z. B. fest davon überzeugt, daß ein Doststrauß vor Hexen und Teufeln schützen könne, und hängte ein getrocknetes Pflanzenbündel über die Eingänge von Haus und Hof.

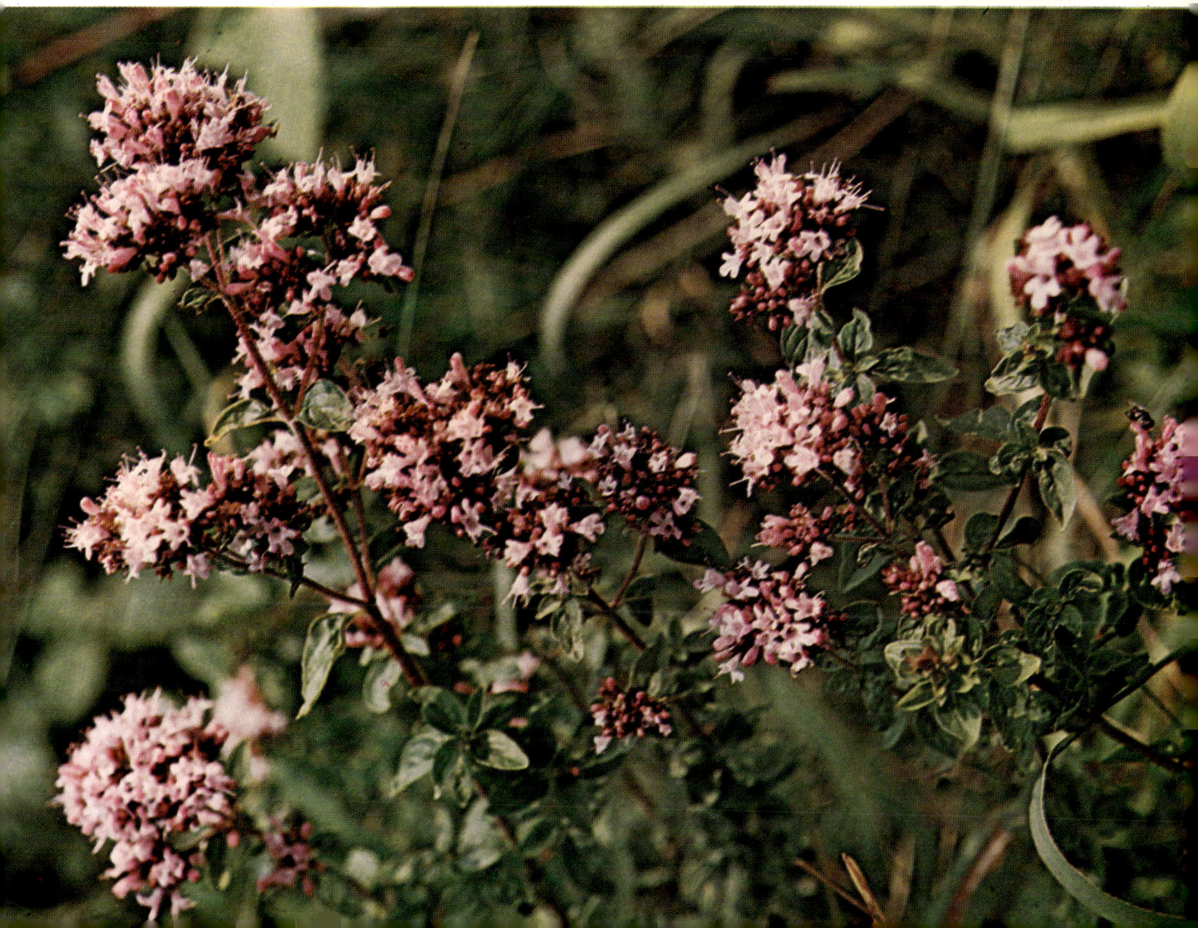

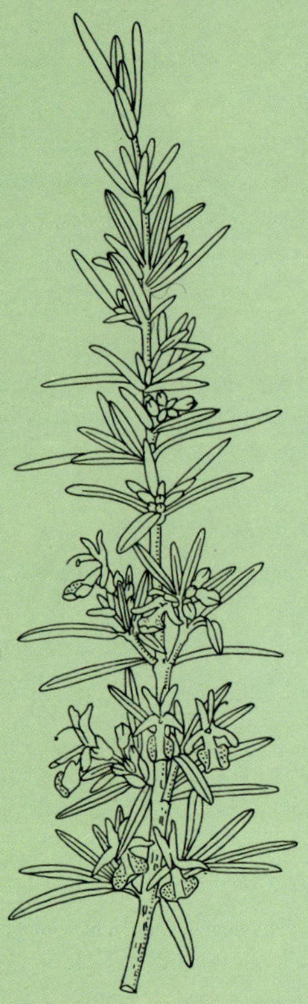

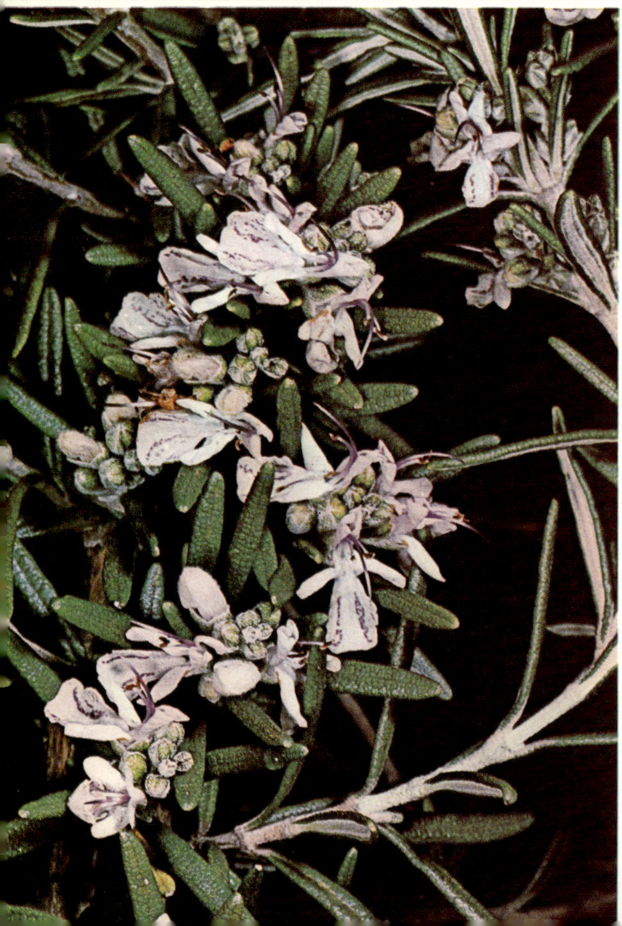

Rosmarin *Rosmarinus officinalis* L.
Lippenblütengewächse *Lamiaceae*

Immergrüner Halbstrauch von 50–150 cm Höhe mit steif aufrechten, rutenförmigen, behaarten Zweigen, die an der Basis verholzt sind. Blätter 2–3 cm lang, nur 4 mm breit, gegenständig, sitzend, schmal-nadelförmig mit umgebogenem oder umgerolltem Rand, oberseits dunkelgrün, etwas glänzend, nur wenig behaart, unterseits graufilzig. Blütenkrone blaßviolett, blaßblau oder weißlich, zweilippig; Oberlippe schmal zweispaltig, Unterlippe dreilappig mit breitem, eingetieftem Mittellappen. Nur zwei Staubblätter vorhanden. Kronröhre weit aus dem glockigen, zweilippigen Kelch herausragend. Blüten kurzgestielt, einzeln oder zu wenigen in den Blattachseln oder endständig an Kurztrieben. Blütezeit V–VII. Gute Bienenfutterpflanze. Ameisenverbreitung.
⊙ Rosmarin ist im Mittelmeergebiet beheimatet und besiedelt dort vorwiegend die küstennahen Felsen. Vermutlich wurde die Pflanze schon im frühen Mittelalter von Benediktinermönchen nach Mitteleuropa gebracht und zunächst in Klostergärten angebaut. Als Gewürzpflanze kam sie erst später in Gebrauch. Rosmarin ist frostempfindlich und daher verwildert kaum anzutreffen.
Die Blätter und jungen Sprosse der Pflanze (DAB *Folia Rosmarini*) enthalten neben Gerbstoffen und Bitterstoffen ein ätherisches Öl mit Terpen-Verbindungen wie Cineol, Borneol, Campher u.a. als Hauptkomponenten. Die Blätter können während oder nach der Blüte gesammelt werden und sollten im Schatten trocknen.

In der griechischen Sagenwelt war der Rosmarin eine der Göttin Aphrodite geweihte Pflanze und wurde später, bei den Germanen, zu verschiedenem, kultischem Zauber verwendet, der sich in Form von Brautsträußen und -kränzen bis heute erhalten hat. In der Heilkunde wird die Pflanze zur Anregung der Verdauungsorgane eingesetzt. Bei zu starker Dosierung kann es jedoch zu gefährlichen Reizungen des Magen-Darm-Traktes oder der Nieren kommen. In kleinen Mengen sind Rosmarin-Blätter ein ideales Gewürz und Bestandteil der viel gerühmten Provence-Kräuter (Herbes de Provence) neben Thymian, Basilikum und Fenchel. Sie finden Verwendung zu gebratenem Fleisch (z.B. zum provencalischen Kräutersteak), zu Pilzen, Kartoffelgerichten, verschiedenen Salaten und Saucen. Rosmarin kann in Topfkultur gehalten werden. Die Stecklinge bringt man sich z.B. von einem Mittelmeerurlaub mit.

Echter Salbei *Salvia officinalis* L.
Lippenblütengewächse *Lamiaceae*

Ausdauernder Halbstrauch von 20–70 cm Höhe mit stark verzweigten, am Grunde verholzten, behaarten, vierkantigen Stengeln. Blätter gegenständig, gestielt, lederig-derb, schmal-elliptisch mit abgerundeter Spitze, etwa 2–10 cm lang und 1–3 cm breit, ganzrandig oder feingezähnt, oberseits runzlig, unterseits blaßgrün und dichtfilzig. Blütenkrone hellviolett, blauviolett oder rötlich, mit fast gerader, helmförmiger Oberlippe und breiter, dreiteiliger Unterlippe. Blüten zu mehreren in Scheinquirlen, diese zu einer unterbrochenen, endständigen Scheinähre vereinigt. Blütezeit V–VIII. Bienenfutterpflanze. Aromatischer Geruch.

Der Echte Salbei ist im Mittelmeergebiet beheimatet und wurde schon sehr frühzeitig nach Mitteleuropa gebracht: Bereits aus dem 9. Jahrhundert ist er aus deutschen Klostergärten dokumentiert. Später wurde er gerne in Bauerngärten angepflanzt. Die Pflanze ist nicht sehr frostbeständig und verwildert daher nur selten aus Gartenkultur, ist aber dennoch stellenweise in Trokkenrasen und Weinbergen anzutreffen.

Vom Salbei werden die während oder vor der Blütezeit gesammelten Blätter (DAB *Folia Salviae*) verwendet, die neben anderen Verbindungen ein ätherisches Öl mit Cineol, Borneol, Thujon und Pinen enthalten. Die Zusammensetzung des Öls schwankt nach Herkunft und Standort. Die gleichen Verbindungen, nur in sehr viel geringerer Konzentration, finden sich beim einheimischen **Wiesen-Salbei** *(Salvia pratensis)*.

Unter den Lippenblütlern ist Salbei sowohl als Heilpflanze wie auch als Gewürzkraut gleichermaßen geschätzt und bekannt. Wegen seiner bakteriziden Wirkung wird Salbei-Öl oft zum Gurgeln und Spülen bei Hals- und Zahnfleischentzündungen verwendet. Bei innerlichem Gebrauch hemmt er z.B. die Milchsekretion. Das giftige Thujon kann in größerer Menge allerdings schädlich sein. In der Küche wird die Pflanze wegen ihrer beachtlichen Würzkraft ebenfalls nur sparsam verwendet und zu Wild, Geflügel, Fisch, aber auch zu Kräuterbutter oder Quarkspeisen genommen. Eine interessante Verwendung gibt G. Keller im „Fähnlein der sieben Aufrechten" an: ‚... Auch nahm sie eine Handvoll Salbeiblätter, tauchte sie in einen Eierteig und buk sie in heißer Butter.'

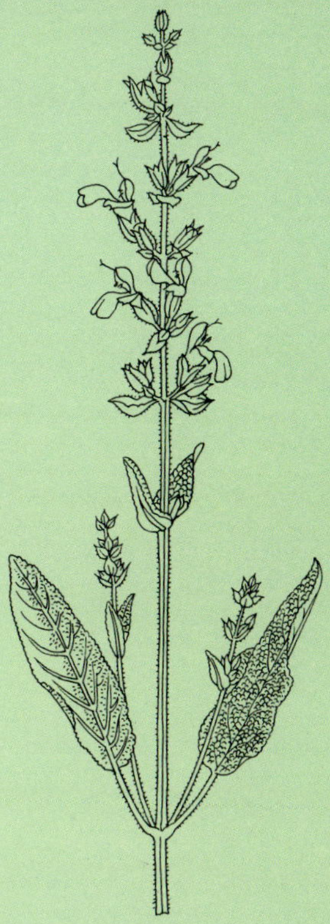

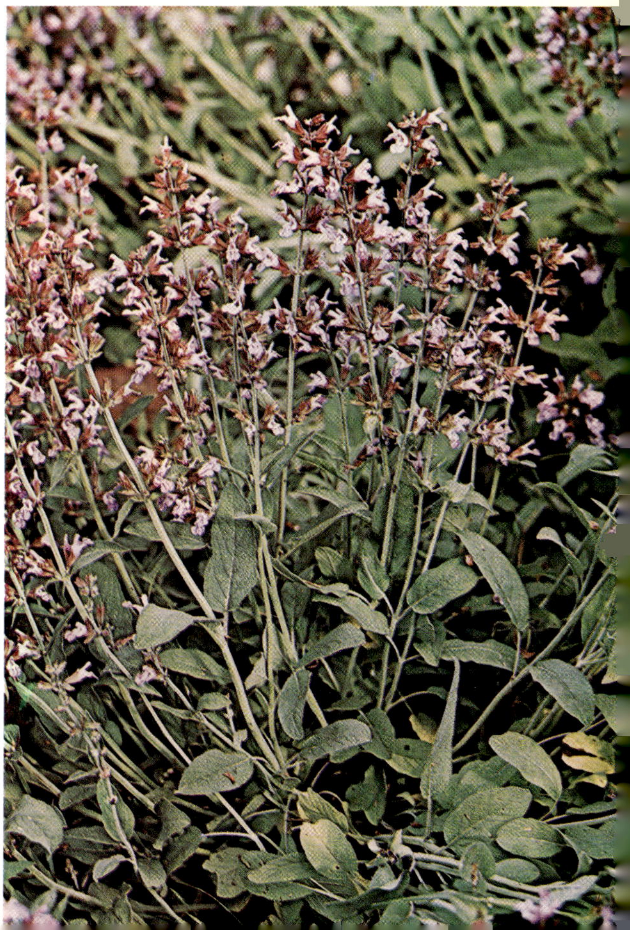

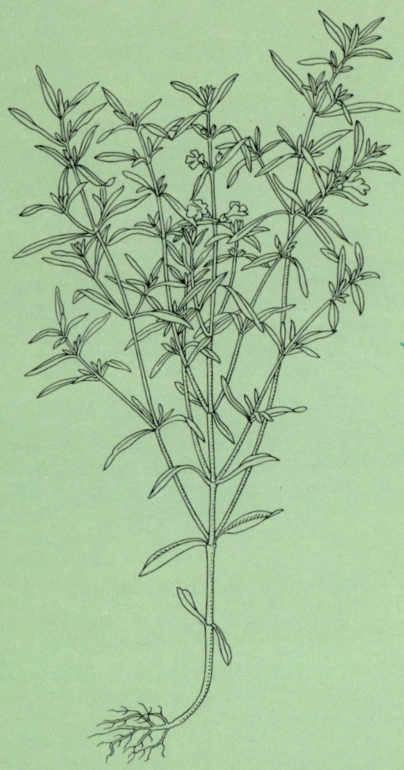

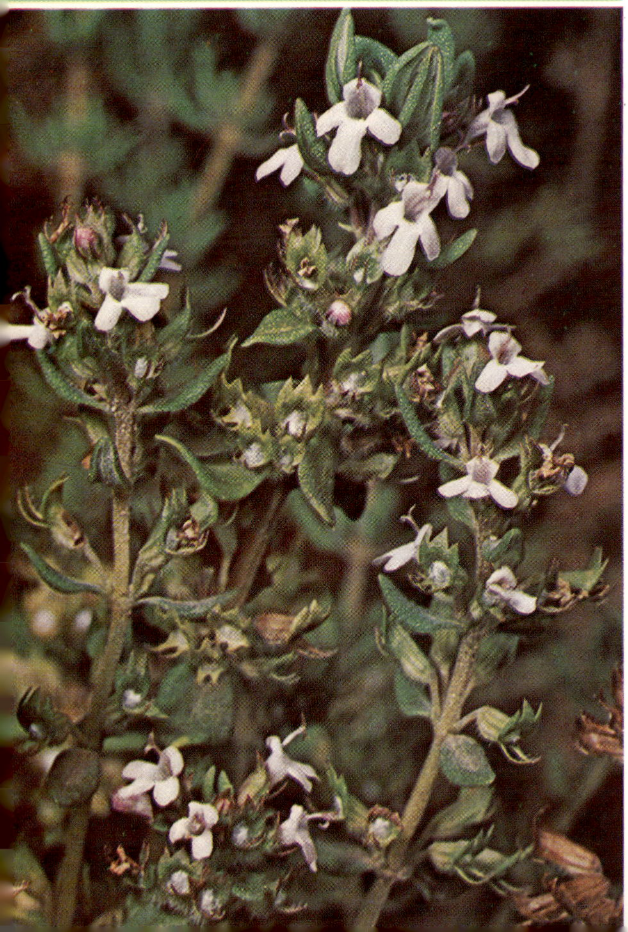

Bohnenkraut, Kölle *Satureja hortensis* L.
Lippenblütengewächse *Lamiaceae*

⊡ Einjährige, krautige Pflanze von 10–25 cm Höhe mit sehr ästigem, kurzhaarigem, aufrechtem oder bogig aufsteigendem Stengel. Blätter kreuzgegenständig, schmal-linealisch bis lanzettlich, stumpf und ohne Stachelspitze, ganzrandig, etwas lederig-derb, mit gewimpertem Rand und auf der Unterseite drüsig punktiert. Blüten gestielt zu drei bis fünf in den Achseln der oberen Laubblätter oder endständig an Kurztrieben. Blütenkrone rosa, weißlich oder zartlila, am Schlund rot punktiert, Oberlippe klein, bis 1 mm lang, sehr flach, Unterlippe dreiteilig mit breitem Mittellappen. Vier Staubblätter vorhanden. Kelch deutlich zweilippig. Blütezeit VII–IX. Bienenfutterpflanze. Riecht beim Zerreiben würzig-aromatisch.
⊙ Wärmeliebende Pflanze aus dem östlichen Mittelmeergebiet, die wie eine Reihe weiterer Arten der gleichen Familie auf dem Umweg über klösterliche Kräutergärten nach Mitteleuropa kam und später häufig in Bauerngärten als Gewürzpflanze kultiviert wurde. Nur gelegentlich verwildert und dann recht unbeständig in verschiedenen Schuttgesellschaften auf ruderal beeinflußten Standorten.
✎ Die Blätter und jungen Sproßspitzen des Bohnenkrautes (DAB *Herba Saturejae*) enthalten Gerbstoffe und ein charakteristisch riechendes ätherisches Öl mit den Monoterpenen Cymol und Carvacrol als Hauptbestandteile. Im Aussehen und Wirkstoffgehalt ist das **Winter-Bohnenkraut** *(Satureja montana)* sehr ähnlich; die Pflanze ist jedoch ein ausdauernder Halbstrauch und trägt spitz zulaufende Blätter. Das blühende Kraut beider Arten wird geschnitten und in Sträußen zum Trocknen aufgehängt.

Bohnenkraut ist nicht nur im Garten als Gewürzpflanze weit verbreitet und beliebt. Die Pflanze läßt sich auch ohne besonderen Pflegeaufwand auf dem Fensterbrett ziehen und ganzjährig bereithalten. Der angenehm aromatische, starke Duft paßt gut zu verschiedenen Hülsenfruchtgerichten, wobei die Aromastoffe der Pflanze gleichzeitig auch der blähenden Wirkung von Bohnen, Linsen, Erbsen entgegenwirken. Anderen Gerichten wird es fein zerhackt sparsamer beigegeben und findet in dieser Form zu Bratkartoffeln, Pilzgerichten, Mayonnaisen, Kräutersaucen, in Blattsalaten und zu Fisch vielseitige Verwendung. Nach verschiedenen Berichten soll Bohnenkraut auch ein wirksames Aphrodisiakum sein.

Heilziest, Gemeine Betonie
Betonica officinalis L. (= *Stachys officinalis)*
Lippenblütengewächse *Lamiaceae*

⊞ Ausdauernde, krautige Pflanze von 30–60 cm Höhe mit kurzem, verdicktem Wurzelstock und aufrechtem, vierkantigem, nur wenig beblättertem Stengel. Blätter überwiegend in grundständiger Rosette; Rosettenblätter langgestielt, länglich-eiförmig, mit stumpfer Spitze, am Grunde herzförmig eingeschnitten; Stengelblätter kurzgestielt oder sitzend, schmal-lanzettlich mit keilförmigem Grund. Alle Blätter gekerbt, mit runzliger Oberfläche. Blüten in dichter, endständiger Scheinähre mit einigen entfernt stehenden Scheinquirlen. Blütenkrone zweilippig, fleischrot bis purpurrot. Kelch fünfzähnig, wesentlich kürzer als die Kronröhre. Blütezeit VI–VIII.

⊙ Zerstreut vorkommende, lichtliebende Pflanze in Moorwiesen, mageren Bergwiesen, in lichten Laubmischwäldern und in verschiedenen Heidegesellschaften auf kalkarmem, mäßig saurem, lockerem Lehm- oder Tonboden. Magerkeits- und Wechselfeuchtezeiger. Fehlt in Norddeutschland, im Süden häufiger.

✎ Wurzelstock und Blätter der Pflanze enthalten größere Mengen Gerbstoffe und eine Reihe weiterer Verbindungen. Als Heilpflanze etwas aus der Mode gekommen und daher in Arzneibüchern kaum noch berücksichtigt.

Die hübsche Pflanze war im Altertum als Heilpflanze häufig gefragt und galt als eine Art Universalheilmittel bei äußeren Wunden und Verletzungen – eine Erwartung, die durch den Gehalt an Gerbstoffen und deren zusammenziehender Wirkung sicher berechtigt ist. Hieronymus Bock (1577) schreibt zur Verwendung: „Grüne Bethonien bletter zerstossen oder gesotten/und auff die Hauptwunden gelegt/ist nicht allein heilsam/sonder hefftet auch dieselben in kurzen tagen...Bethonien bletter mit ein wenig Salz zerstossen/inn die Nas gethan/stillet das bluten.“ Die starke brechreizerregende Wirkung von Zubereitungen des Wurzelstockes wurde schon früher von Leonhart Fuchs (1543) beschrieben: „Die wurtzel zu pulver gestossen/unnd mit meth getruncken/reytzen zu speien.“ Adamus Lonicerus (1679) setzt ebenfalls große Hoffnungen auf die Pflanze: „Zerknirschte Bethonien über eine gehauene wunde des Haupts gelegt/heilet sie schnell.“ Getrocknete Blätter, als Tabakersatz verwendet, sollen angeblich auch Raucherentwöhnungskuren erleichtern.

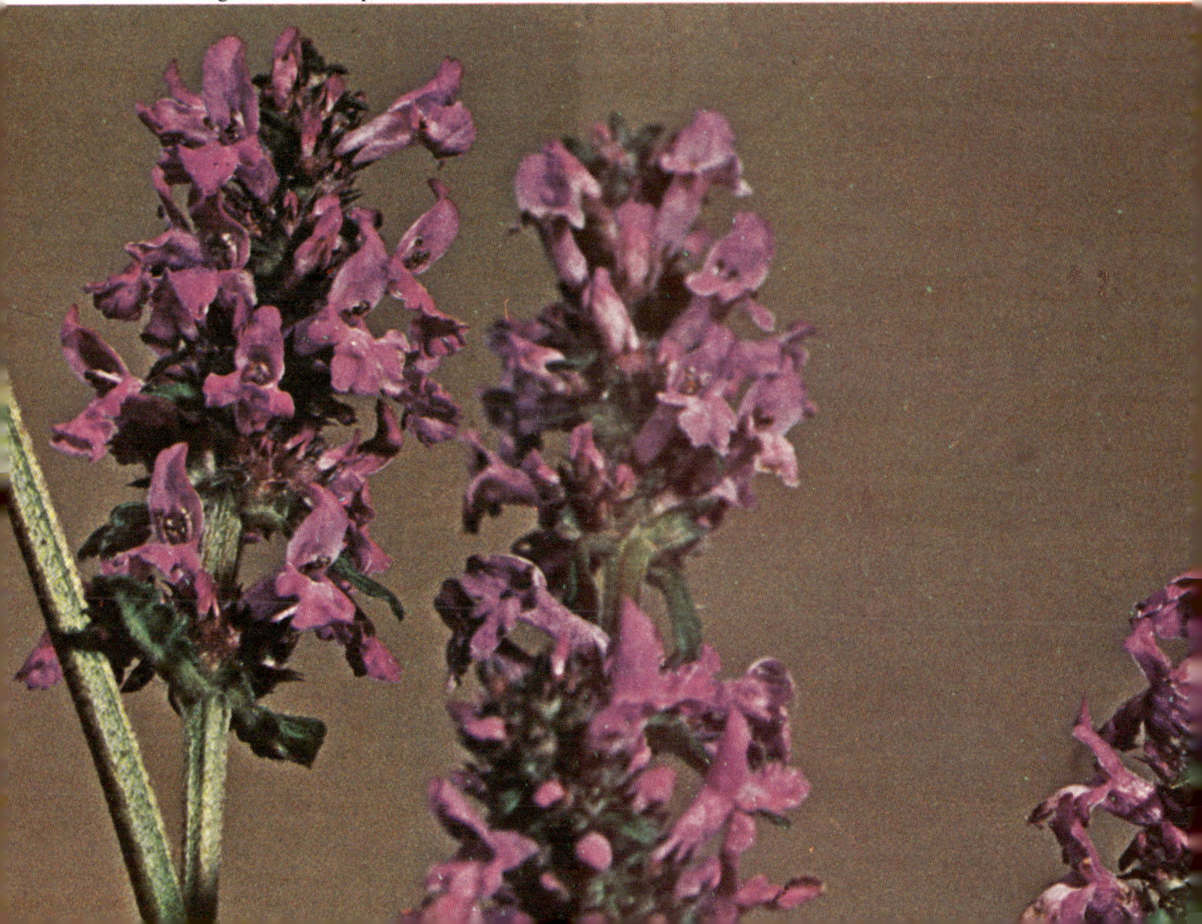

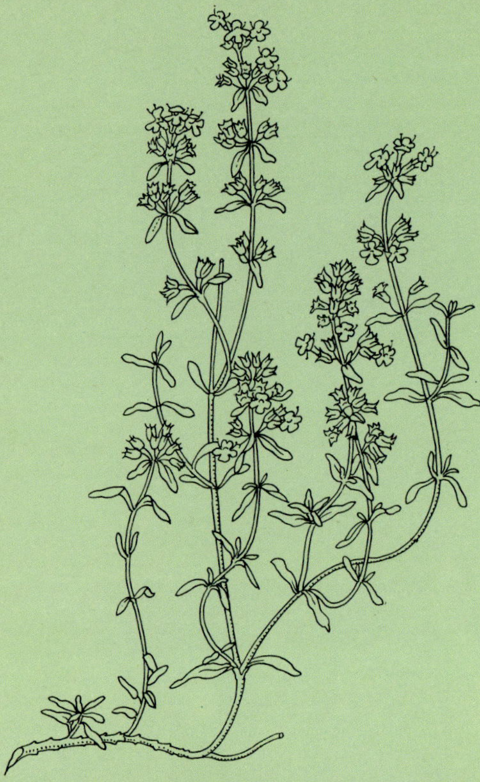

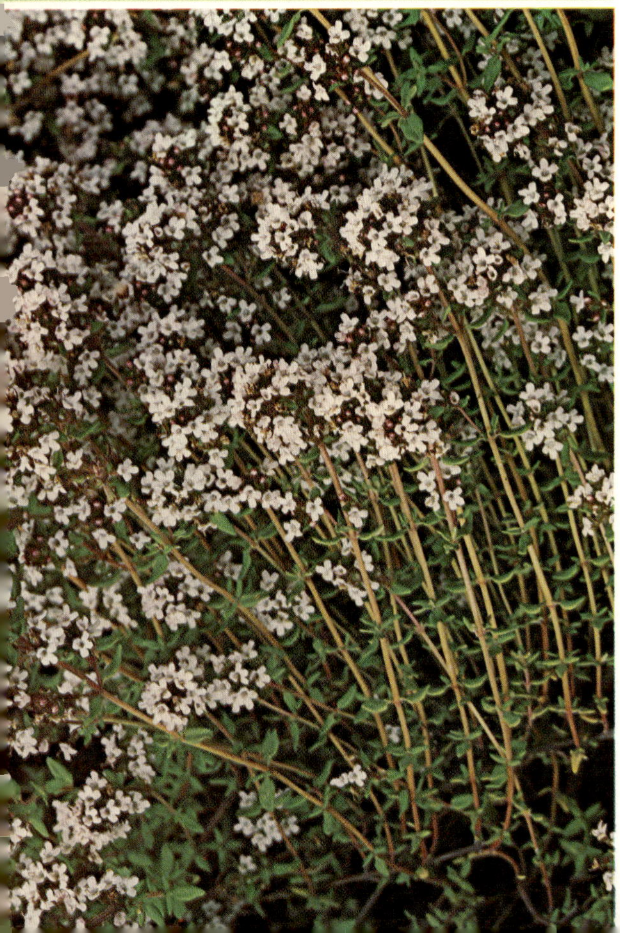

Echter Thymian, Quendel *Thymus vulgaris* L.
Lippenblütengewächse *Lamiaceae*

Ausdauernder Halbstrauch von 20–50 cm Höhe mit steif aufrechten oder bogig aufsteigenden, reichverzweigten Ästen, die am Grunde verholzt sind. Blätter gegenständig, sitzend, linealisch bis elliptisch, am Rande stark umgerollt, unterseits immer dicht weißfilzig. Blüten rosa oder weißlich, in Scheinquirlen in den Achseln der Laubblätter. Blütenkrone schwach zweilippig. Kelch deutlich zweilippig, Oberlippe mit drei kurzen Zipfeln, Unterlippe in zwei lange Grannen auslaufend. Blütezeit V–X. Von charakteristischem, würzigem Aroma.

⊙ Echter Thymian ist nur im westlichen Mittelmeergebiet beheimatet und schon seit dem Altertum als Gewürzpflanze bekannt. Erst im frühen Mittelalter kam die Pflanze auf dem Umweg über Klostergärten nach Mitteleuropa und wird dort gelegentlich in Gärten kultiviert. Verwilderte Exemplare sind recht selten.

Das Kraut wird kurz vor oder während der Blütezeit geschnitten (DAB *Herba Thymi*) und in Sträußen gebunden zum Trocknen aufgehängt. Nach der Lufttrocknung werden die Blätter von den Stengeln abgestreift und luftdicht aufbewahrt. Wirksame Inhaltsstoffe der Pflanze sind Gerbstoffe, Bitterstoffe und vor allem ein ätherisches Öl mit verschiedenen Monoterpen-Verbindungen wie Thymol, Carvacrol, Thymen, Cymen u.a.

Ähnlich wie der Echte Thymian, der sich auch für die Blumentopfkultur auf dem Fensterbrett oder Balkon gut eignet, können auch die einheimischen Arten mit den gleichen Wirkstoffen, aber mit geringeren Ölmengen, verwendet werden. Arten wie **Sand-Thymian** *(Thymus serpyllum)* oder **Gemeiner Thymian** *(Thymus pulegioides)* sind sehr formenreich und nicht immer sicher zu bestimmen, doch ist das für die Verwendung ohne Belang. Aus dem überaus reichen mediterranen Arten-Angebot ragt besonders der **Kopf-Thymian** *(Coridothymus capitatus)* heraus, der mit seinem ungewöhnlich intensiven Aroma alles andere sehr bald vergessen läßt.

In der Küche wird Thymian vor allem für Fleischspeisen verwendet. Er paßt sehr gut zu gegrilltem Fleisch oder einfach zu Bratkartoffeln. Die Pflanze ist insbesondere in der französischen Küche sehr beliebt und natürlich Bestandteil der provencalischen Kräutermischung. Wegen des Thymolgehalts sollten nicht größere Mengen über längere Zeit hinweg verwendet werden.

Echtes Eisenkraut *Verbena officinalis* L.
Eisenkrautgewächse *Verbenaceae*

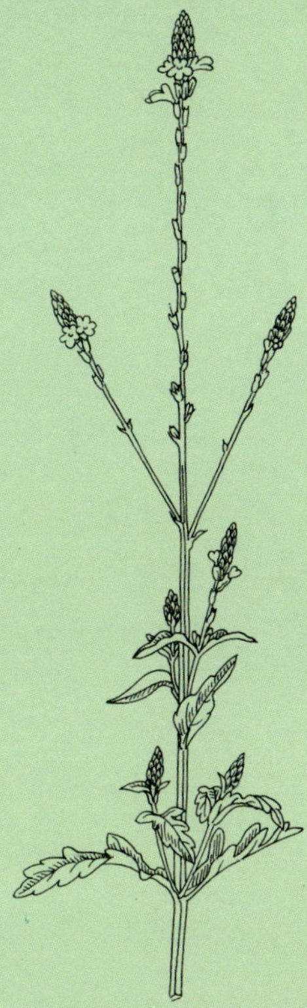

⊠ Einjährige oder ausdauernde, krautige Pflanze von 30–90 cm Höhe mit dünner, verzweigter Wurzel und aufrechten, rinnigen, kantigen, verzweigten und im unteren Teil verholzten Stengeln. Zweige schräg abstehend, lang, rutenförmig. Untere Blätter fiederteilig, mittlere Blätter dreispaltig mit großem Endzipfel, am Grunde keilförmig, gegenständig, sitzend oder kurzgestielt. Blüten in end- und achselständigen, lockeren, verlängerten, schlanken Ähren. Blütenkrone blaßlila, fast radiärsymmetrisch, mit kurzer, gekrümmter Kronröhre und etwas ungleichem, vier- oder fünflappigem Saum. Kelch dicht drüsig behaart. Blütezeit VII–IX. Fruchtknoten zerfällt in vier einsamige Klausen. Pflanze ohne deutlichen Geruch.

⊙ Verbreitete Art in lückigen Unkrautfluren an Mauern, Zäunen, Wegen, in Trittgesellschaften und gestörten Weiden auf frischem, nährstoffreicherem Boden. Tiefwurzler. Stickstoffzeiger. Kulturfolger seit der Jungsteinzeit.

✎ Die krautigen Teile der Pflanze können gesammelt werden und waren zeitweise als Heilkraut *(Herba Verbenae)* sehr gefragt. Sie enthalten Bitterstoffe, sehr wenig ätherisches Öl, die schwach wirksamen Glykoside Verbenalin und Verbenin sowie eine Reihe weiterer, zum Teil wenig charakterisierter Inhaltsstoffe.

In den medizinischen Schriften des Mittelalters, z.B. in einer Handschrift des Klosters Tegernsee aus dem 13. Jahrhundert, finden sich häufig Anweisungen für Kräuterbeschwörungen. Zu den wenigen Pflanzen, die dabei als Zauberkräuter eine überragende Rolle spielten und deren universelle Heilkraft kaum in Zweifel gezogen wurde, gehört auch das Eisenkraut. Hieronymus Bock stellt in seinem ersten, 1539 in Straßburg erschienenen New Kreutterbuch sachlich fest, daß das „kraut Verbena noch heuttigs tags mehr in der zauberey dann in der artznei gesamlet und auffgehaben wird“. Auch Luther wetterte wortgewaltig gegen den Eisenkraut-Aberglauben. Heute ist die Pflanze kaum noch in Gebrauch. Ein Tee aus den getrockneten Blättern gilt als brauchbares Anregungsmittel bei Schwächezuständen, Müdigkeit, Kopfschmerzen und Depressionen.

▶ Eine verwandte Art, **Zitronenkraut** *(Verbena citriodora)*, wird in England gerne zum Aromatisieren von Punsch oder Schwarzem Tee verwendet. Die Pflanze ist auch in Topfkultur ganzjährig zu halten.

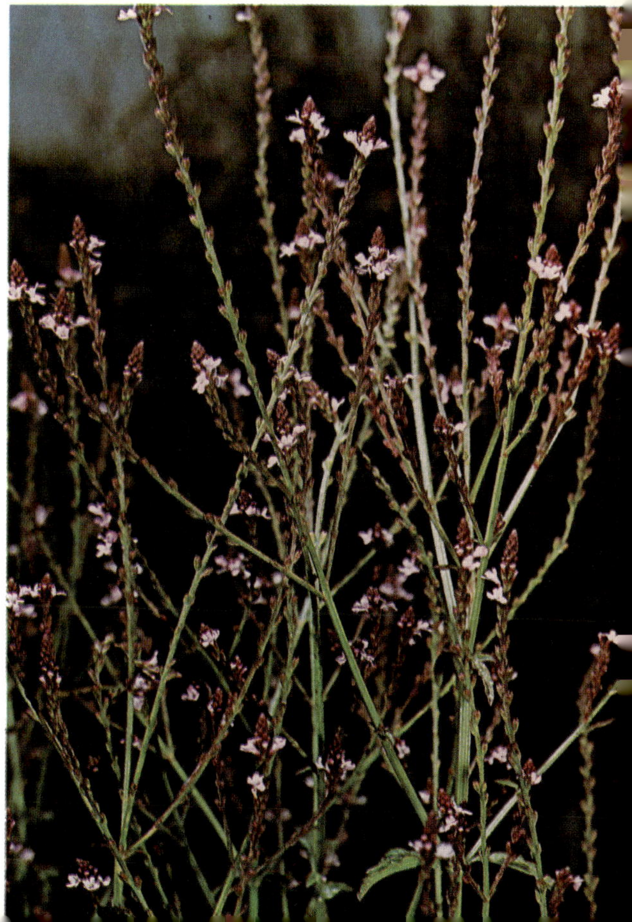

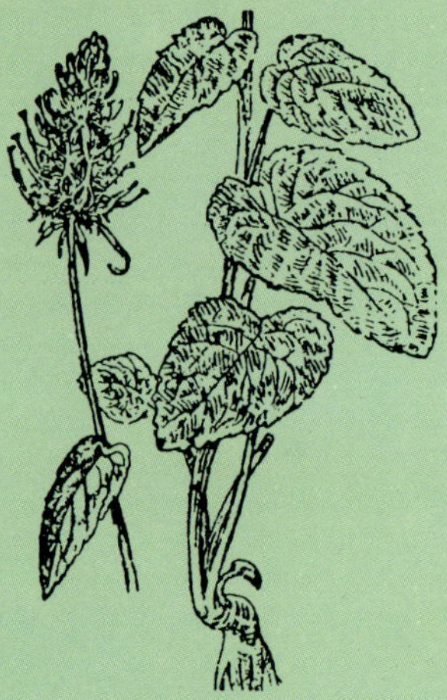

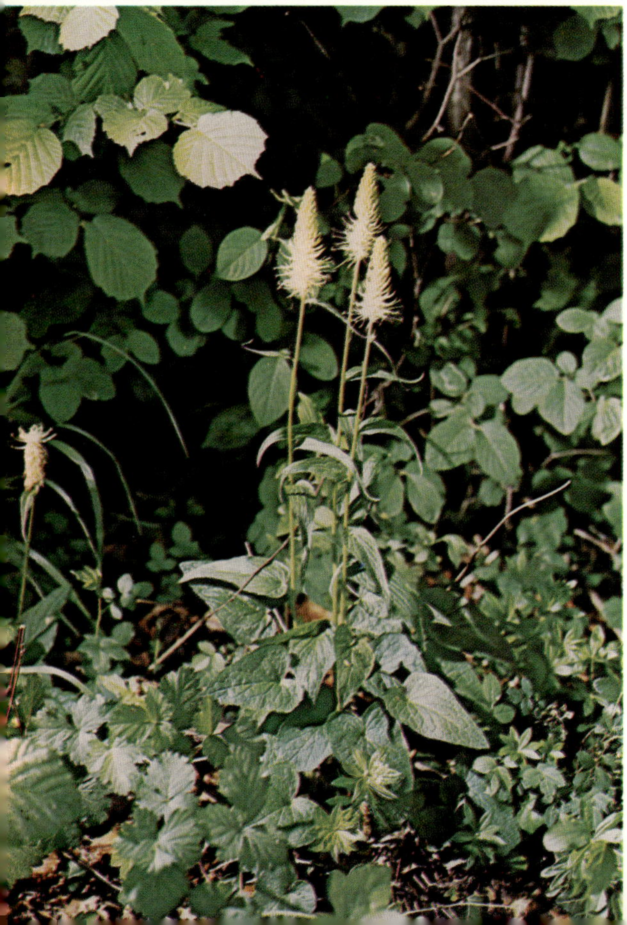

Ährige Teufelskralle, Rapunzel
Phyteuma spicatum L.
Glockenblumengewächse *Campanulaceae*

Ausdauernde, krautige Halbrosettenpflanze von 30–80 cm Höhe mit fleischigem, rübenförmig verdicktem Rhizom und aufrechtem, kantig gefurchtem, derbem Stengel. Blätter wechselständig, langgestielt, von dreieckigem Umriß, am Grunde herzförmig eingeschnitten, gesägt bis gekerbt, unbehaart. Blüten in eiförmigen oder zylindrischen, endständigen Ähren. Krone gelblichweiß, seltener hellblau; die fünf zu einer langen Kronblattröhre verwachsenen Kronblätter reißen beim Aufblühen mit Längsrissen von unten spitzenwärts auf, bis nur noch die Kronblattspitzen verbunden bleiben. In diesem Stadium öffnen sich die Staubblätter und entleeren den Pollen. Später trennen sich die Kronblätter auch an der Spitze, und dann entfalten sich auch die Narbenäste. Durch diese zeitliche Abfolge wird die Fremdbefruchtung gesichert. Blütezeit V–VII. Formenreich.

⊙ Verbreitete Pflanze in krautreichen Laub-, Laubmischwäldern und Bergwiesen auf frischen, nährstoffreichen, meist kalkhaltigen, lockeren Böden. Mullbodenwurzler. Im nördlichen Mitteleuropa selten oder fehlend, nach Süden häufiger.

Der deutsche Name „Teufelskralle“ bezieht sich auf die eigenartigen Kronblattverwachsungen, die dem vielblütigen Blütenstand ein krallenbewehrtes Aussehen geben. Diese Bezeichnung der Pflanze stammt aus dem Mittelalter, als man für abergläubische Bezüge sehr empfänglich war. Sie ist eine der einheimischen Pflanzen, bei denen Hexen oder Teufel zum festen Namensbestandteil geworden sind. Der zweite Name entstand aus der lateinischen Bezeichnung *rapunculus* = kleine Rübe und verweist auf die Verwendbarkeit der Pflanze. Die fleischig verdickte Wurzel, die im Spätherbst gegraben wird, ist eßbar, wovon früher oft Gebrauch gemacht wurde. In Salzwasser weich gekocht, kann man sie zu einem wohlschmeckenden Wurzelsalat zubereiten. Auch die Blätter der Pflanze können als Wildgemüse oder zu Wildpflanzensalat verwendet werden.

▶ Anstelle der Ährigen Teufelskralle können auch die Blätter der **Schwarzen Teufelskralle** *(Phyteuma nigrum)* gesammelt werden. Als Wurzelgemüse eignen sich auch die Speicherorgane der **Rapunzel-Glockenblume** *(Campanula rapunculus),* die jedoch schon so selten ist, daß Ausgraben die Bestände nur unnötig dezimieren würde.

Gemeine Schafgarbe *Achillea millefolium* L.
Korbblütengewächse *Asteraceae*

⊞ Ausdauernde, meist wintergrüne, krautige Pflanze von 30–120 cm Höhe mit kriechendem Wurzelstock und reichbeblättertem, aufrechtem, zähem Stengel. Blätter behaart, länglich, fiederteilig; Fiederabschnitte von länglich-ovalem Umriß und ihrerseits zwei- bis dreifach fiederteilig mit schmalen, kurzen Zipfeln. Grundblätter gestielt, Stengelblätter sitzend. Blüten in armblütigen Körbchen, diese in dichten Doldenrispen (Trugdolden) angeordnet. Scheibenblüten röhrig, zwittrig, schmutzigweiß oder gelblich; meist nur vier bis fünf zungenförmige, weibliche Randblüten mit weißen oder rötlich überlaufenen Kronen. Blütezeit VI–X. Formenreich.

⊙ Sehr häufig in Fettwiesen und -weiden, auch in Halbtrockenrasen, auf Äckern, an Wegen und Rainen auf mäßig frischem, nährstoffreicherem Boden. Meidet nasse Standorte. Lichtpflanze. Heute weltweit verschleppt.

✎ Der würzige Geruch der Blätter und Blüten geht auf den Gehalt an ätherischem Öl zurück, in dem verschiedene Substanzen wie Chamazulen, aber auch Cineol, Thujon, Pinen und Borneol auftreten. Außerdem enthält die Pflanze den Bitterstoff Betonicin und eine Reihe weiterer Verbindungen. Gesammelt werden die blühenden Stengel *(Herba Millefolii)* oder die einzelnen Blütenköpfe.

Plinius erzählt ausführlich von dieser Pflanze, die der heilkundige Chiron entdeckt hat und die nach seinem berühmten Schüler Achilles benannt wurde. Die schon im Altertum verwendete Pflanze wirkt antiseptisch und entzündungshemmend durch ihre Substanzen des ätherischen Öls und ist gleichzeitig auch eine Bitterstoffdroge, die zur Anregung der Verdauungsorgane (Gallen- und Magensaftsekretion) und bei Appetitmangel eingesetzt werden kann. Äußerlich dient ein Auszug zum Gurgeln bei Entzündungen im Bereich der Mundhöhle oder in Umschlägen auf entzündeten Wunden. Innerlich sollte die Pflanze nicht in zu starker Dosierung oder über längere Zeit verwendet werden. Das Vorkommen von Furanocumarin verursacht bei manchen Personen eine allergische Reaktion der Haut, wenn sie mit dem Saft der Pflanze in Berührung kommt.

⚖ Zur äußerlichen Anwendung dient ein Tee von 3–5 g der getrockneten Pflanze in 1 Tasse Wasser. Für die innerliche Anwendung ein Auszug von höchstens 1–2 g/Tasse.

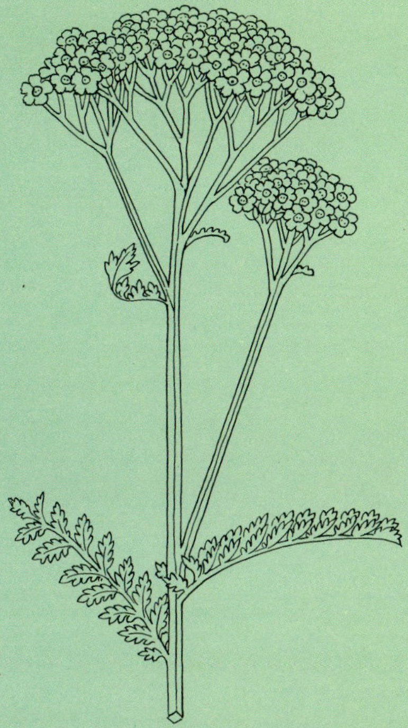

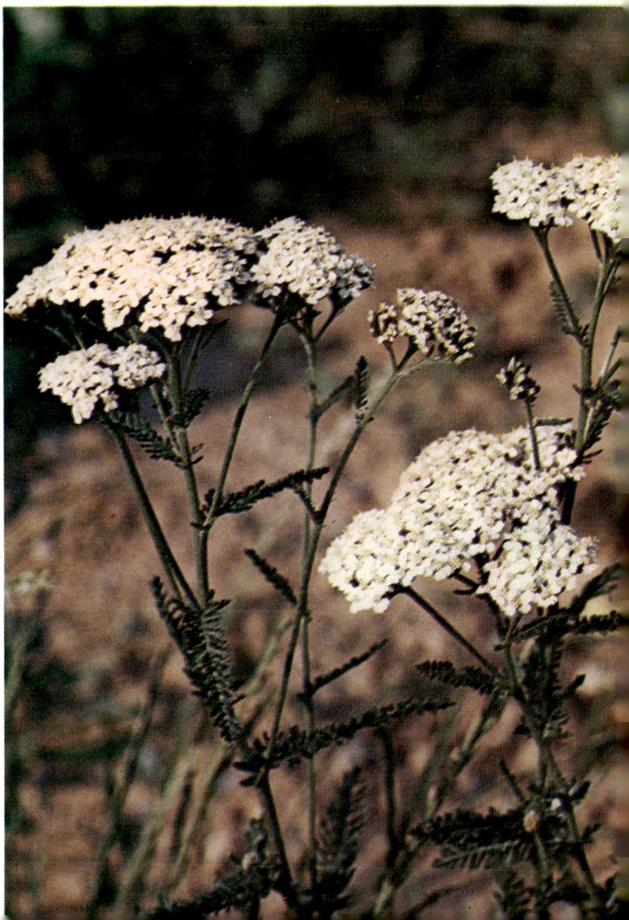

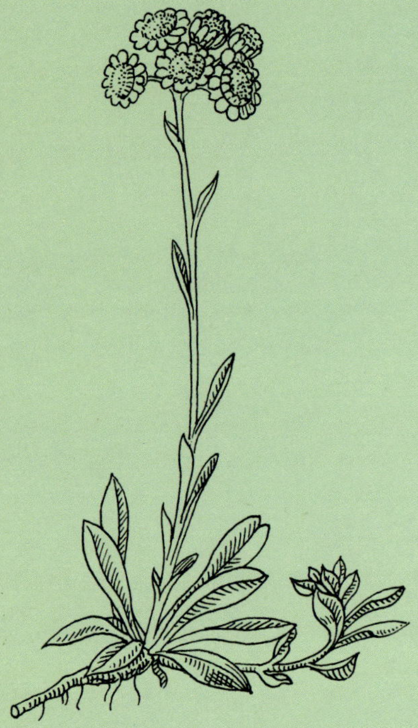

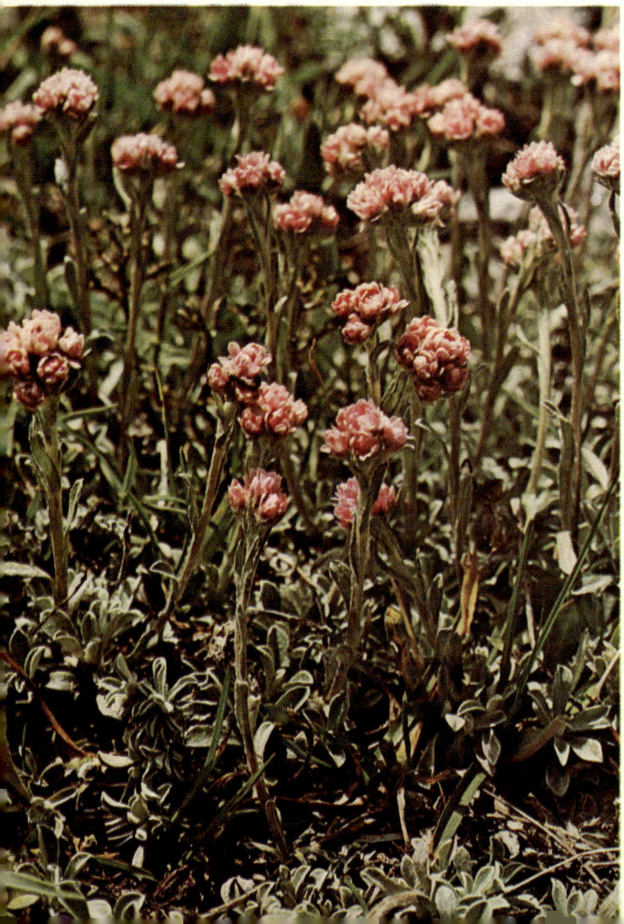

Gemeines Katzenpfötchen
Antennaria dioica (L.) Gaertn.
Korbblütengewächse *Asteraceae*

⊞ Ausdauernde, krautige Rosettenpflanze von 5–20 cm Höhe mit kriechendem Rhizom, oberirdischen, beblätterten Ausläufern und aufrechten, weichen, runden, wollig-seidig behaarten Blütenstengeln. Blätter der grundständigen Rosette spatelförmig, gestielt oder sitzend, oberseits dunkelgrün und wenig behaart, unterseits dicht weißfilzig; Stengelblätter sitzend, schmal-linealisch, vorne zugespitzt und auffallend an den Stengel angedrückt. Eine der wenigen zweihäusigen Arten unter den Korbblütlern: Nur Röhrenblüten; männliche Köpfchen meist kegelig, mit breit-eiförmigen, meist weißen Hüllblättern; weibliche Köpfchen länglich, mit meist rosa oder rötlich überlaufenen, zugespitzten und schmaleren Hüllblättern; je etwa 3–12 Körbchen in endständiger, trugdoldiger Traube. Blütezeit V–VIII. Formenreich.

⊙ Ziemlich häufige Pflanze in Silikatmagerrasen und -weiden, in Heiden und Kiefernwäldern, in Halbtrockenrasen, trockenen Gebüschen, auf kalkarmen, mäßig frischen, sandigen Lehmböden. Vor allem im Gebirge häufig. Magerkeits- und Weidezeiger, bei Düngung jedoch stark konkurrenzgeschwächt.

✎ Die ganze Pflanze, besonders die Blütenköpfe *(Flores Antennariae)* enthalten Gerbstoffe, Bitterstoffe und einige weitere Verbindungen aus anderen Stoffklassen. Die Köpfchen werden im Sommer gesammelt und schonend getrocknet.

⊡ Katzenpfötchen sind in der Heilkunde nie zu nennenswertem Ruhm gelangt, da ihnen eine überzeugende oder besondere Wirkung weitgehend fehlt. Dennoch wurde auch bei dieser kleinen Pflanze nichts unversucht gelassen, und es gibt sogar Rezepturen, die die Verwendung bei tuberkulösen Erkrankungen empfehlen. Eine gewisse Wirksamkeit entwickelt die Pflanze als hustenreizmilderndes, schleimlösendes Mittel und kann daher mit anderen, ähnlich wirkenden Heilpflanzen zusammen in Teemischungen genutzt werden. Am besten ist die Verwendung als dekoratives Beiwerk in Trockensträußen, in denen auch andere Vertreter der Korbblütengewächse immer wieder erscheinen. Unter dem Sammelnamen Immortellen werden neben Antennaria-Formen, die auch recht gut im häuslichen Steingarten gedeihen, vor allem *Helichrysum-* und *Xeranthemum-*Arten unterschiedlicher Herkunft verwendet.

Römische Hundskamille, Römische Kamille
Anthemis nobilis L.
Korbblütengewächse *Asteraceae*

⊞ Ausdauernde, krautige Pflanze von 10–30 cm Höhe mit aufsteigendem oder aufrechtem, behaartem, graugrünem, ästigem Stengel. Blätter 2–5 cm lang, wechselständig, von länglich-ovalem Umriß, zwei- bis dreifach fiederteilig mit sehr schmalen, fein zugespitzten Fiederabschnitten, oberseits weichhaarig, steil aufrecht und meist stengelanliegend, am Rand gerollt. Korbblüten einzeln auf langen Stielen, etwa 20–25 cm breit, Strahlen- (= Zungen-)blüten länglich, weiß, selten auch fehlend, meist so lang wie der Durchmesser der orangefarbenen Röhrenblütenscheibe; Blütenboden ohne Markhöhle, kugelig aufgewölbt, mit zahlreichen kleinen, zwischen den Röhrenblüten stehenden Spreublättern mit stumpfer Spitze (wichtiger Unterschied zur Echten Kamille, s. d.). Hüllblätter des Blütenkopfes länglich, wollig, mit breitem, weißlichem Hautrand. Blütezeit VI–IX. Frucht eine flache, fast glatte Achäne. Pflanze von angenehmem aromatischem Duft.

⊙ Ursprünglich nur im Mittelmeergebiet beheimatet, aber zeitweilig häufiger angebaut und verwildert. Bevorzugt lückige Trockenrasen und Halbtrockenrasen, Erdanrisse, Raine und Böschungen auf mäßig-trockenem Lößboden, vor allem in den Kalkgebieten. Licht- und wärmeliebend. Häufiger als die Stammpflanze sieht man eine Gartenform mit gefüllten Köpfen.

✎ Die Pflanze enthält in Blüten und Blättern ätherisches Öl, dessen Hauptbestandteil Ester der Angelica- und der Isobuttersäure mit Isoamyl- und anderen längerkettigen Alkoholen sind. Dazu kommen im Öl Sesquiterpen-Verbindungen (isoprenoide Verbindungen) vom Guajanolid-Typ vor. Diese Stoffe bilden bei der Wasserdampfdestillation des Öls blaue Verbindungen, die Azulene heißen. Chamazulen ist einer der wichtigsten Wirkstoffe dieser Pflanze, von der vor allem die Blüten gesammelt (DAB *Flores Chamomillae romanae*) und in getrockneter Form verwendet werden.

Im Inhaltsstoffspektrum ist die Römische Kamille der Echten Kamille ähnlich und wird mit vergleichbarer Wirksamkeit für gleiche Heilzwecke angewandt. Bei innerlicher Anwendung wirkt ein Blütentee als schweißtreibendes, krampfstillendes und mild nervenberuhigendes Mittel. Äußerlich wird die Abkochung zur Behandlung von Schleimhaut- oder Augenentzündungen und zur Haarpflege verwendet.

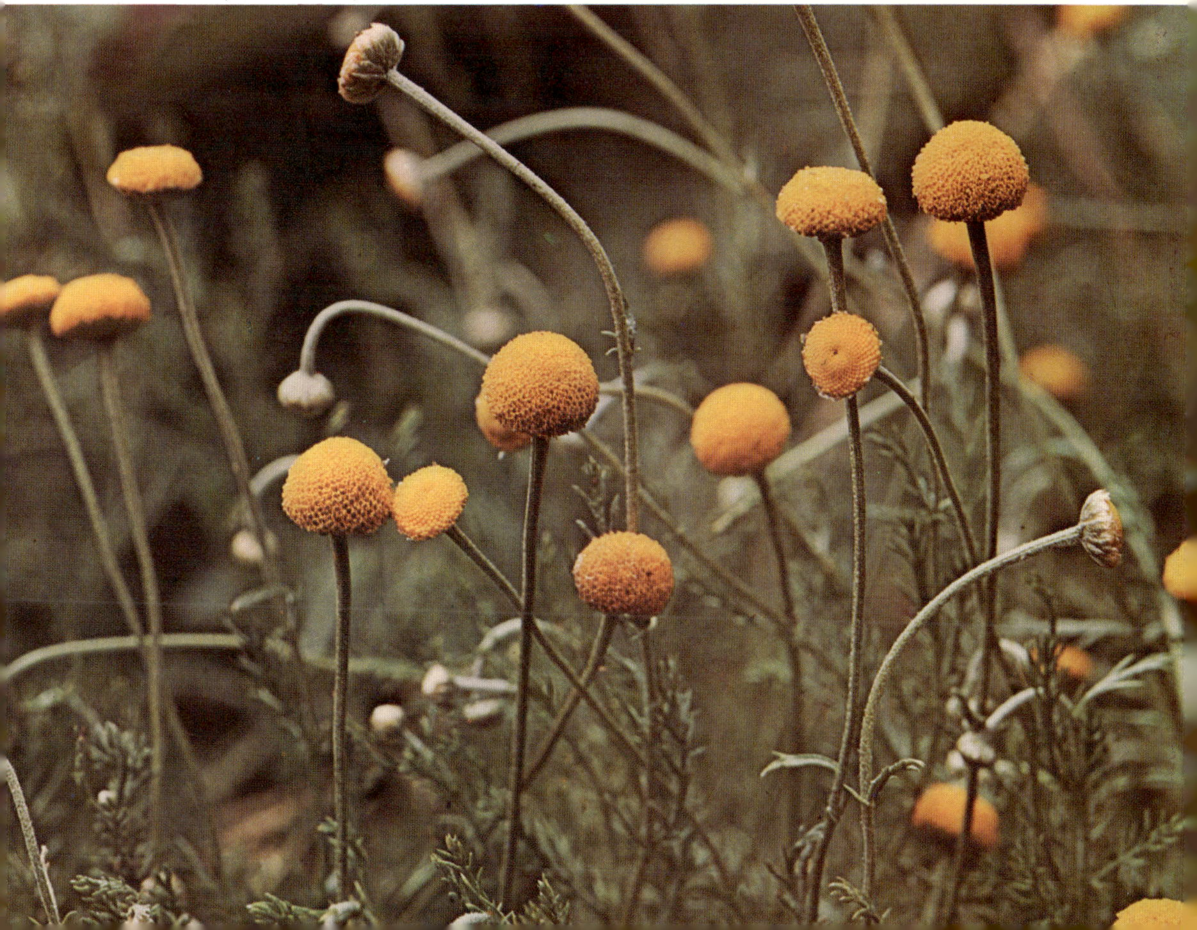

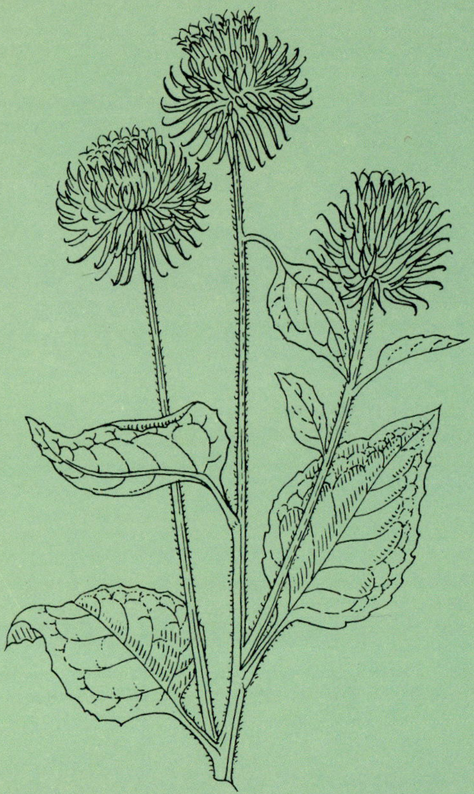

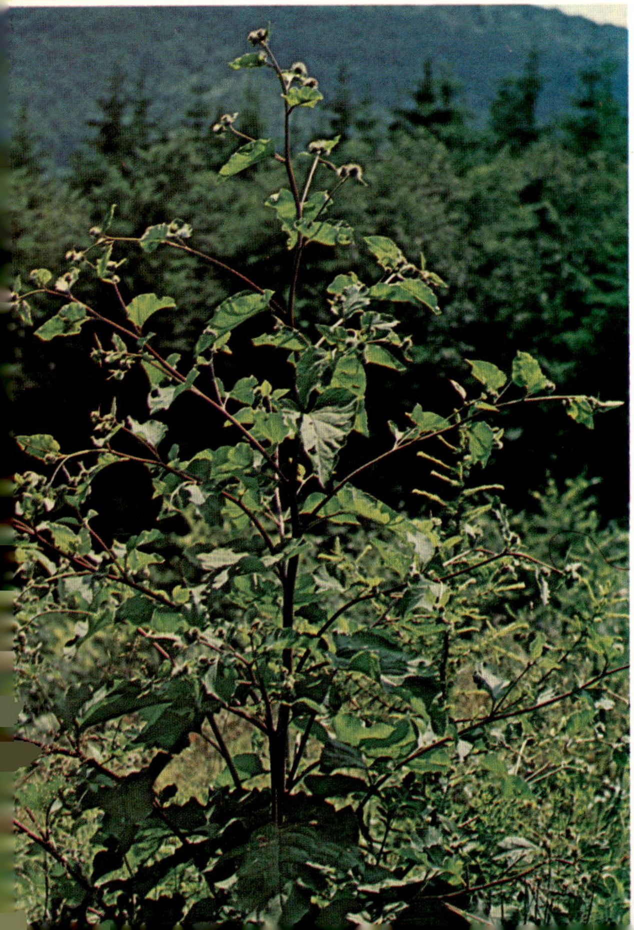

Große Klette *Arctium lappa* L.
Korbblütengewächse *Asteraceae*

⊞ Zweijährige Halbrosettenpflanze von 80–150 cm Höhe mit kräftigem, markigem, rinnig gefurchtem behaartem Stengel, der häufig rötlich überlaufen ist. Wurzel lang, spindelförmig. Blätter wechselständig, langgestielt, recht groß, einfach, herzförmig, oberseits stumpfgrün, unterseits weißgrau filzig behaart, wenig gezähnt. Blattstiele ebenfalls markig, nicht hohl. Blütenköpfe in endblattachselständigen lockeren Trauben. Blütenköpfe distelartig, kugelig, 3–4 cm breit; Röhrenblüten rotviolett, außen mit graugrünen, kahlen, spitzen Hüllblättern, die sämtlich eine hakenförmige Spitze tragen (bei der ähnlichen Filz-Klette, *Arctium tomentosum,* tragen nur die äußeren Hüllblätter Hakenspitzen, sind aber außerdem spinnwebig-wollig behaart). Blütezeit VII–VIII. Frucht eine Sammelklettfrucht, aus der die glatten Früchte vom Klettenverbreiter allmählich ausgestreut werden. Häufig Bastarde mit verwandten Arten.

⊙ Zerstreute bis verbreitete Pflanze in staudenreichen Unkrautgesellschaften an Wegen und Zäunen, Schuttstellen und Ufern, auf frischen, nährstoffreichen, lockeren, steinig-sandigen oder reinen Lehmböden. Lichtpflanze. Alteinwanderer und Kulturbegleiter seit der Jungsteinzeit.

✐ Die Wurzeln der Kletten-Arten enthalten bis über 40% das für Korbblütler sehr typische Speicherkohlenhydrat Inulin (Polyfructosan) und ein ätherisches Öl mit verschiedenen Polyacetylenverbindungen. Die einjährige Wurzel wird im Herbst oder im nachfolgenden Frühjahr gegraben, geschnitten und getrocknet. Sie wird in den Arzneibüchern als *Radix Bardanae* geführt.

Aus dem Samen der Kletten kann ein fettes Öl (Klettensamenöl) abgepreßt werden, das speisetauglich ist. Die Bestandteile des ätherischen Öls der Wurzeln haben eine ausgeprägt keimtötende Wirkung gegen Pilze und Bakterien und werden deshalb bei verschiedenen Hautproblemen (Akne, Flechten, Juckreiz) verwendet. Ob die von Paracelsus empfohlene Anwendung als Haarwuchsmittel (Klettenwurzelpomade) berechtigt ist oder nur vom haarigen Äußeren der Pflanze abgeleitet wurde, ist wie bei vielen kosmetischen Anwendungen von Pflanzen eher eine Glaubensfrage. Aus den jungen Trieben und Blättern der Pflanze, die bis etwa Mai gesammelt werden, kann man ein mildes Wildgemüse zubereiten. Ähnlich sind auch die Blattstiele zu verwenden, die wie Spargel angerichtet werden können.

Arnika, Berg-Wohlverleih *Arnica montana* L.
Korbblütengewächse *Asteraceae*

⊞ Ausdauernde Halbrosettenpflanze von 20–50 cm Höhe mit kräftigem Speicher-Rhizom und aufrechtem, meist unverzweigtem, flaumig behaartem Stengel. Blätter der grundständigen Rosette ungestielt, bodenanliegend, fast ganzrandig, eiförmig-lanzettlich, ziemlich derb, dicht behaart. Stengelblätter gegenständig, kurzgestielt oder sitzend, wesentlich kleiner; alle Blätter mit fünf bis sieben längsverlaufenden Hauptnerven, im Aussehen Wegerich-Blättern ähnlich. Blütenköpfe einzeln (oder höchstens zu vier), endständig, ziemlich groß: 4–8 cm breit, sehr flach, mit dottergelben bis orangegelben, ausgebreiteten, dreizipfligen, weiblichen Zungen-(= Strahlen-)blüten und gleichfarbig gelben, zwittrigen Röhren-(= Scheiben-)blüten; Hüllblätter lanzettlich, zweireihig, behaart. Blütezeit VI–VIII. Pflanze duftet aromatisch. Leicht giftig.

⊙ Seltene bis zerstreut vorkommende, meist gesellige Pflanze auf Magerrasen und -weiden, Moorwiesen oder in Heideflächen, meist auf wechseltrockenem, nährstoffarmem, kalkfreiem, torfig-humosem, sandigem oder reinem Lehm- oder Tonboden. Lichtpflanze. Düngeempfindlich. In den Mittelgebirgen zerstreut, an den Küsten stellenweise in den Braundünen, sonst nur in Silikatgebieten der Alpen verbreitet. Steht unter Naturschutz.

✐ Arnika ist eine alte Heilpflanze, von der Blüten (DAB *Flores Arnicae*) und Wurzelstock (DAB *Rhizoma Arnicae*) arzneilich verwendet werden. Die Pflanze gibt ein rotgelbes ätherisches Öl, in dem Triterpen-Verbindungen (Arnidiol, Farndiol) und andere Stoffe vorkommen. Auch sind Bitterstoffe, Polyacetylenverbindungen (darunter das stark hautreizende Arnicin) und mehrere Flavonglykoside enthalten.

Die Wirkstoffe aus Arnika sind bei innerlicher Anwendung stark anregend, besonders bei Herz- und Kreislaufstörungen, doch ist die unkontrollierte Verwendung gefährlich, weil heftige Entzündungen der Verdauungsorgane und Vergiftungserscheinungen mit Bewußtlosigkeit auftreten können. Äußerlich wird eine Arnika-Tinktur in starker Verdünnung oder als Salbe zur Heilung von Prellungen, Blutergüssen, Quetschungen und anderen Verletzungen verwendet. Arnika ist kein volkstümliches Universalheilmittel. Wegen ihrer Gefährlichkeit und aus Gründen des Naturschutzes sollte die Pflanze nicht gesammelt werden.

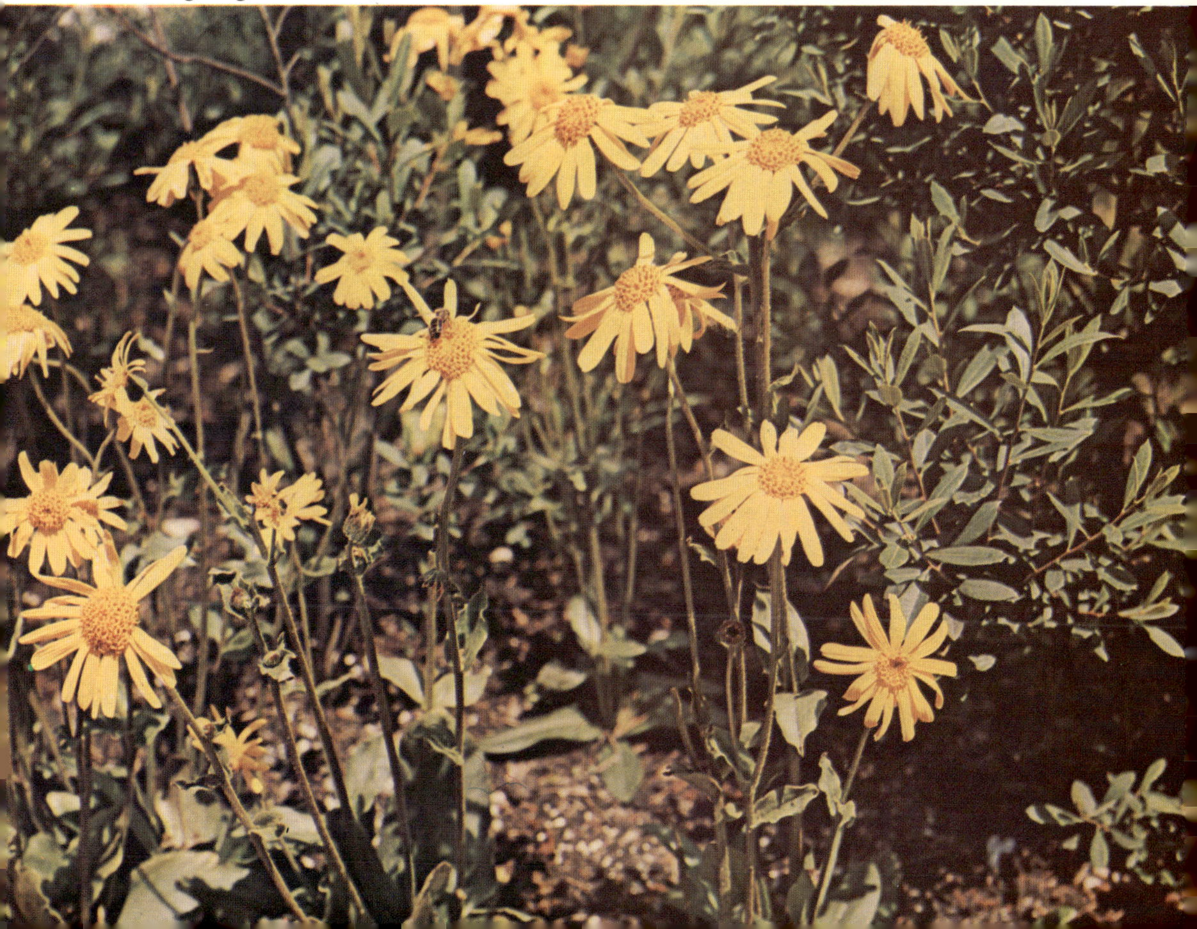

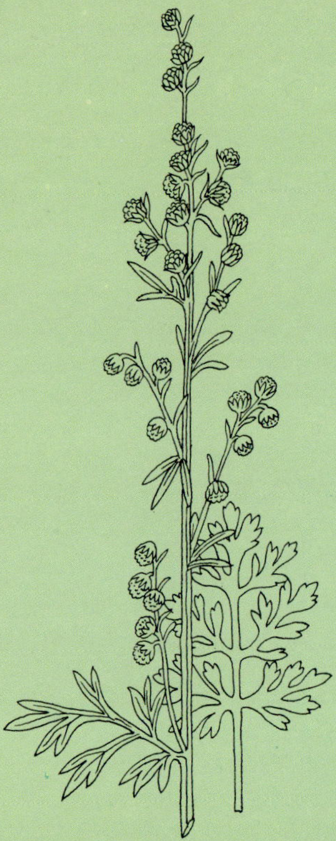

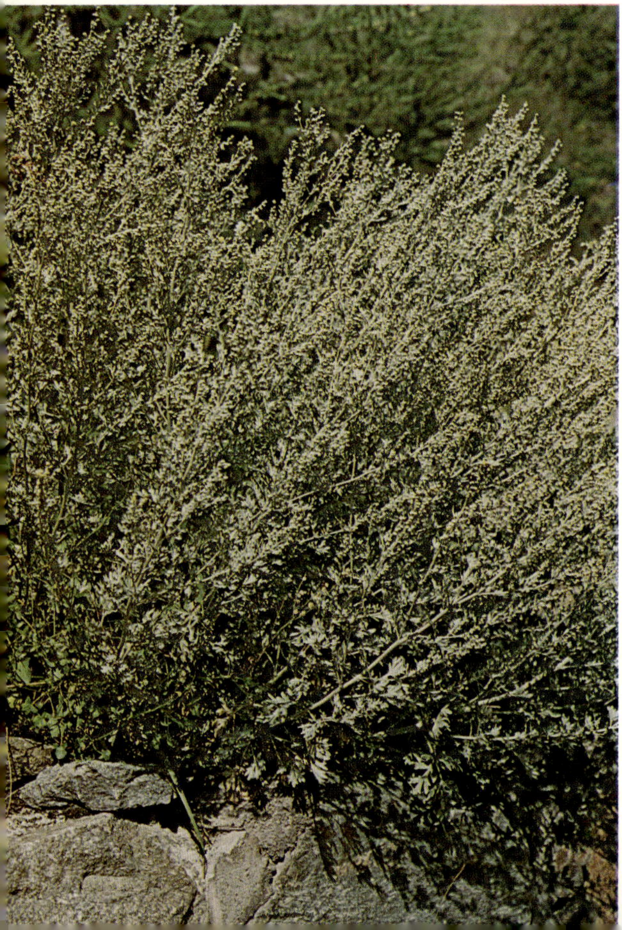

Wermut, Absinth *Artemisia absinthium* L.
Korbblütengewächse *Asteraceae*

✿ Ausdauernde, teilweise wintergrüne Staude oder Halbstrauch von 60–120 cm Höhe mit aufrechtem, gerilltem, stark ästigem und flaumig behaartem Stengel. Am Grunde meist verholzt. Untere Blätter langgestielt, bis dreifach gefiedert, obere Blätter kurzgestielt oder sitzend, zweifach fiederschnittig, mit schmalen, lanzettlichen, aber stumpfen Zipfeln, beidseits silbrig weiß behaart. Blütenköpfe nickend, fast kugelig, in reichästiger, pyramidenförmiger Rispe, mit 3–4 mm langen, gelben Röhrenblüten und seidenhaarigen, breit trockenhäutigen Hüllblättern. Blütezeit VII–IX. Pflanze von starkem, aromatischem, fast unangenehmem Geruch.
⊙ Vor allem in Südosteuropa sehr häufig. In Mitteleuropa selten oder zerstreut an sonnigen Standorten wie Wegrändern, Dämmen, Mauern, Felsen, auch Schuttstellen, auf mäßig trockenen, nährstoff- und basenreichen, lockeren Lehm- oder Tonböden vor allem in sommerwarmen Klimalagen (Weinbaugebiete). Die meisten Wildvorkommen sind Kulturrelikte aus Kloster-, Burg- oder Bauerngärten. Nur gelegentlich noch angebaut.
✐ Den durchdringenden Geruch des Wermuts verursacht ein ätherisches Öl, dessen Hauptbestandteile die Monoterpene Thujon und Thujol neben Cineol, Pinen und Phellandren sowie Sesquiterpene (Azulen und der Bitterstoff Absinthin) und mehr als ein Dutzend weiterer Verbindungen sind. Zur Destillation des Öls wird das blühende Kraut (DAB *Herba Absinthii*) verwendet.

Medizinisch wurde der Wermut lange Zeit als magenstärkendes, appetitanregendes, diuretisches oder gegen Wurminfektionen gerichtetes Mittel verwendet. Mönche imprägnierten früher mit Wermut ihre kostbaren Bücher gegen Schadinsekten. Später wurde das stark bitter schmekkende Wermut-Öl zur Herstellung von Absinth, einem beliebten Wermutlikör, gebraucht. Weil diese Zubereitung das schwere Nervengift Thujon enthält und in größerer Menge oder bei Dauergebrauch ernsthafte Gesundheitsschäden bis hin zur völligen Zerrüttung der Persönlichkeit hervorruft (Absinthismus; meisterhaft dargestellt in Edgar Degas' Bild „Absinth" [1876]), ist Wermutlikör in vielen Ländern, in Deutschland z. B. seit 1921, durch Absinthgesetze verboten. Wermutwein, meist in Italien hergestellt, enthält diese toxischen Stoffe in sehr geringen Mengen und ist bei normalem Konsum gesundheitlich unbedenklich.

Estragon *Artemisia dracunculus* L.
Korbblütengewächse *Asteraceae*

Ausdauernde, krautige Pflanze von 50–120 cm Höhe mit aufrechtem, feingerilltem, unbehaartem, wenig ästigem Stengel und (häufig) mit kriechenden Ausläufern. Einzige Art der Gattung Artemisia mit ungeteilten, schmal-linealischen, kahlen, ungestielten Blättern von 25–35 mm Länge und 4–7 mm Breite; Grundblätter mit oft undeutlicher, dreilappiger Spitze. Blütenköpfe sehr klein, nur bis 3 mm breit, nickend, in langen, lockeren Rispen. Röhrenblüten grünlich-gelb. Blütezeit VIII–IX.

Als Wildpflanze kommt Estragon im westlichen Nordamerika und in Mittel- bis Westasien vor. Seit der Zeit der Kreuzzüge ist er auch in Südeuropa (Mittelmeerraum) bekannt und wird heute häufig in Gärten angepflanzt. Vorübergehend kann die Pflanze aus Gartenkultur verwildern und wächst dann unbeständig in verschiedenen Unkrautgesellschaften (Stromtalpflanze).

Die Pflanze riecht würzig-aromatisch und enthält das ätherische Öl überwiegend im Stengel und in der Mittelrippe der Blätter. Sorten- und rassenabhängig sind Phellandren, Ocimen und/oder Methylchavicol Hauptbestandteile des Öls, wodurch erhebliche Unterschiede in Geschmack und Aroma zustande kommen. Verwendet wird die Pflanze *(Herba Dracunculi)* möglichst in frischem Zustand; beim Trocknen erleidet sie deutliche Aromaverluste und ist dann weniger wertvoll.

Estragon gehört zu den bekanntesten und beliebtesten Küchenkräutern, die zum Würzen von Saucen, Suppen, Salaten, Ragouts, Eierspeisen, Fischgerichten, eingelegten oder eingemachten Gemüsen und anderen Speisen vielseitig eingesetzt wird. Estragon ist geschmacksbestimmender Bestandteil in häufig benutzten Kräutermischungen neben Petersilie und Dill. Außerdem liefert Estragon zusammen mit Zitronen-Melisse und Kleinem Wiesenknopf (s. d.) einen hervorragenden Kräuteressig. Zum Beizen von Rheinischem Sauerbraten oder als Marinade von Wild verwendet man einen etwas verstärkten Estragon-Essig, der zusätzlich Salbei, Rosmarin, Bohnenkraut und Basilikum enthält. Estragon kann in der Kräuterecke im Garten oder auch im Blumenkasten und ohne großen Pflegeaufwand gezogen werden. Einige Estragon-Sorten blühen nicht; in diesem Fall beginnt man die Kultur mit einem Steckling oder einer geteilten Pflanze, die in einer gut sortierten Staudengärtnerei zu erhalten sind.

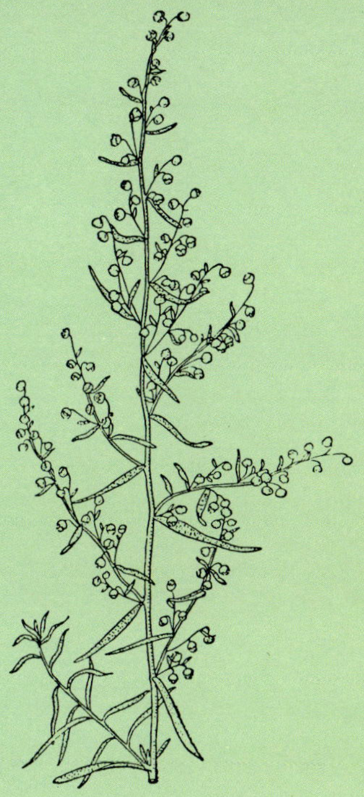

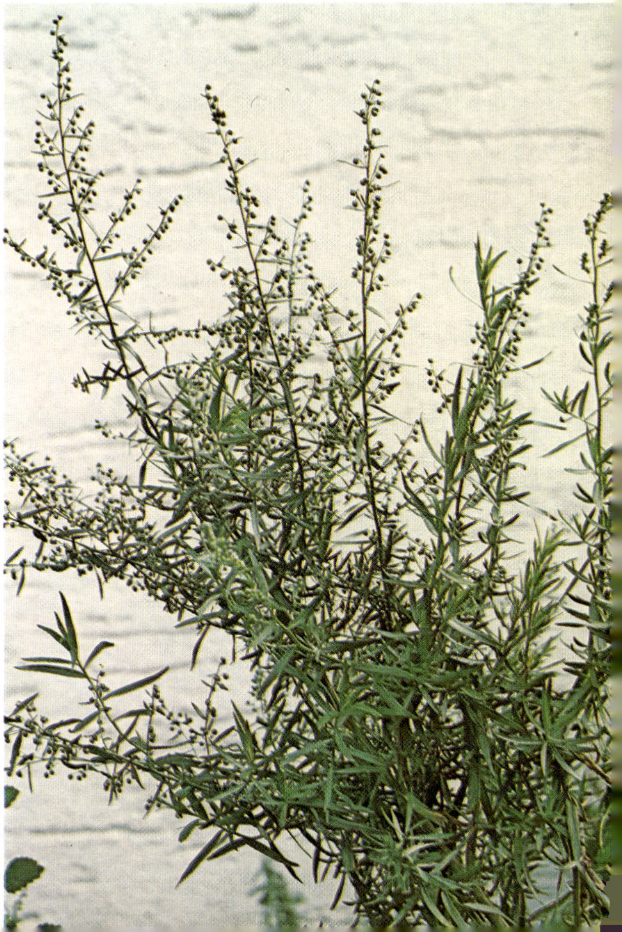

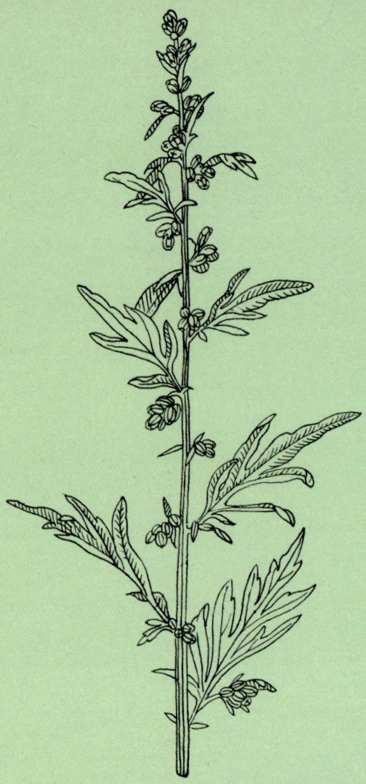

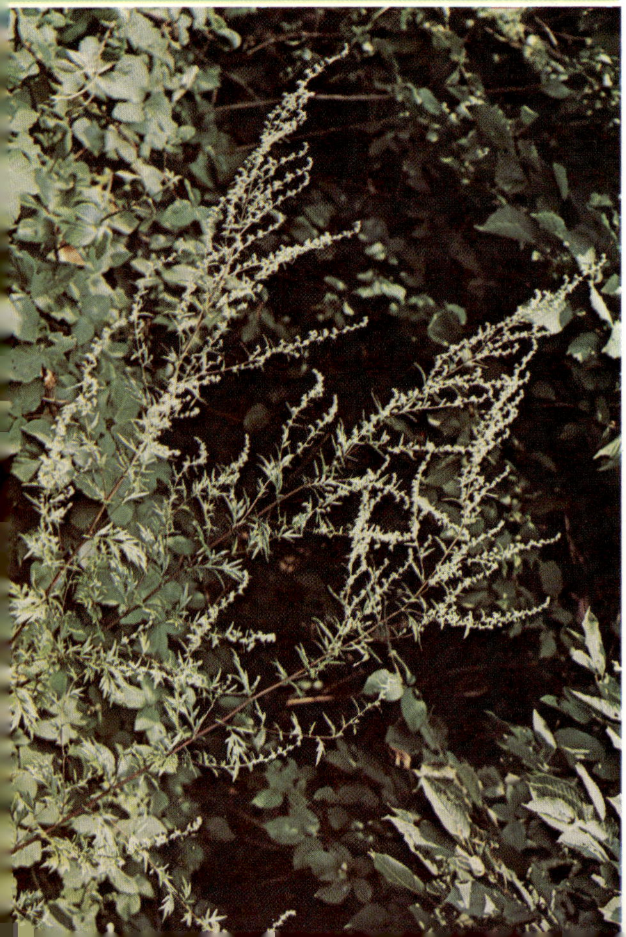

Gemeiner Beifuß *Artemisia vulgaris* L.
Korbblütengewächse *Asteraceae*

Ausdauernde, krautige Pflanze von 60–120 cm Höhe mit steifem, aufrechtem, reichästigem, gerilltem Stengel, der häufig dunkelbraun oder rötlich gefärbt ist. Pflanze immer ohne Ausläufer, dafür mit ästigem, verholztem Wurzelstock. Blätter im Unterschied zum verwandten Wermut oberseits kahl und dunkelgrün und nur auf der Unterseite filzig weißlich behaart; Grundblätter langgestielt, Stengelblätter sitzend und halbstengelumfassend, ein- bis zweifach gefiedert oder fiederschnittig, mit lanzettlichen, zugespitzten Zipfeln. Blütenköpfe oval, gelb oder rotbraun, sehr klein, 2–3 mm breit, 3–4 mm lang, mit breit hautrandigen, ovalen, spinnwebig behaarten Hüllblättern; Korbboden kahl. Blütenköpfe kurzgestielt in vielblütigen, aufrechten Rispen. Blütezeit VII–IX. Pflanze von charakteristischem Geruch. Formenreich.

⊙ Verbreitete bis häufige Pflanze in Unkrautfluren an Schuttstellen, Wegrändern, Ufern, in Auengebüsch und auf Ödland, meist auf frischen oder feuchten, nährstoffreichen, lockeren, steinig-sandigen oder reinen Lehm- oder Tonböden. Kulturbegleiter. Fehlt in den Alpen.

Die Pflanze enthält in allen oberirdischen Teilen Bitterstoff, Gerbstoffe und ein ätherisches Öl, dessen Hauptbestandteil der Monoterpenkörper Cineol neben anderen Verbindungen dieser Stoffklasse enthält, darunter in geringer Menge das giftige Thujon. Gesammelt wird im Hochsommer das blühende Kraut *(Herba Artemisiae)* und nach dem Trocknen lichtgeschützt aufbewahrt.

Beifuß hat als Zauberpflanze eine lange Tradition, wie z.B. die ausdrückliche Erwähnung im Neunkräutersegen, einem bedeutenden angelsächsischen Sprachdenkmal, beweist. Im Mittelalter wurde Beifuß gegen Veitstanz verwendet, und bis in unsere Zeit ist die homöopathische Anwendung der Pflanze gegen Epilepsie üblich. Außerdem findet sie als Wurmmittel, mildes Schlafmittel, in der Geburtshilfe und bei Frauenleiden Verwendung. Empfehlenswert ist der Gebrauch von Beifußrispen, frisch oder getrocknet, in der Küche. Die noch geschlossenen Blütenköpfe können zu Suppen, Saucen, Fleisch- und Pilzgerichten verwendet werden. Sie verfeinern den Geschmack dieser Speisen um eine interessante Note. Da die würzenden Bestandteile die Verdauung anregen, sollte Beifuß in jedem Fall fettere Speisen begleiten. Er wird daher zu Gänsebraten gebraucht.

Ausdauerndes Gänseblümchen *Bellis perennis* L.
Korbblütengewächse *Asteraceae*

⊡ Mehrjährige, krautige, meist auch wintergrüne Rosettenpflanze von 5–20 cm Höhe mit sehr kurzem, zylindrischem, verdicktem Rhizom und feinen, dünnen Wurzeln. Blätter alle grundständig, spatelförmig, vorne abgerundet, allmählich in den breiten Blattstiel verschmälert, am Rande gekerbt und etwas wellig, unbehaart. Blütenköpfe einzeln auf biegsamen, behaarten, unbeblätterten Blütenstengeln, etwa 10–25 mm breit, mit zahlreichen gelben Röhren-(= Scheiben-)blüten und weißen, unterseits und am Rand oft rötlich überlaufenen Zungen-(= Strahlen-)blüten. Die Blütenköpfe (Blütenstände) reagieren wie eine Einzelblüte und sind nur bei Licht und warmer Witterung geöffnet. Meist werden sie auch zur Sonne orientiert. Hüllblätter länglich-lanzettlich, behaart, in zwei Reihen. Blütezeit I–XII. Frucht eine behaarte, verkehrt-eiförmige Achäne, aber ohne Haarkrone (Pappus). Streuverbreitung.

⊙ Verbreitete und häufige Pflanze in Wiesen und Fettweiden, in Parkrasen, Gärten oder an Feldwegen und Straßenrändern auf frischem, oft dichtem, nährstoffreichem Lehm- oder Tonboden. Als gefüllte, polyploide Form oft auch als Zierpflanze kultiviert.

✐ Die Pflanze enthält in allen Teilen Gerbstoff, Saponin, Bitterstoff, nur wenig ätherisches Öl und einige weitere Inhaltsstoffe von untergeordneter Bedeutung. Meist werden nur die Blütenköpfe *(Flores Bellidis)* für Heilzwecke verwendet.

Es gibt kaum unverträglichere Dinge als einen englischen Rasen und Gänseblümchen, die immer wieder in diese Monokultur einzudringen versuchen und daher bei ordnungsliebenden Park- und Rasenfanatikern ganz besonders verpönt sind. Andererseits bringen gerade die Gänseblümchen ein paar Farbtupfer in die künstliche Pflanzengemeinschaft eines Rasens und betonen, wie störanfällig und naturfern alle diese Monokulturen in Wirklichkeit sind. Lange Zeit galt das Gänseblümchen auch als wertvolle Heilpflanze, die vor allem wegen ihres Saponingehalts als schleimlösendes Mittel bei Husten und Bronchitis gebraucht wurde. Außerdem wurden auch Auszüge aus den getrockneten Blüten bei Leber- und Gallebeschwerden genommen. Die frischen Blätter der Pflanze geben, im Frühjahr mit Bachbunge oder Barbarakraut gesammelt, einen schmackhaften Wildpflanzensalat und können auch als Wildgemüse zubereitet werden.

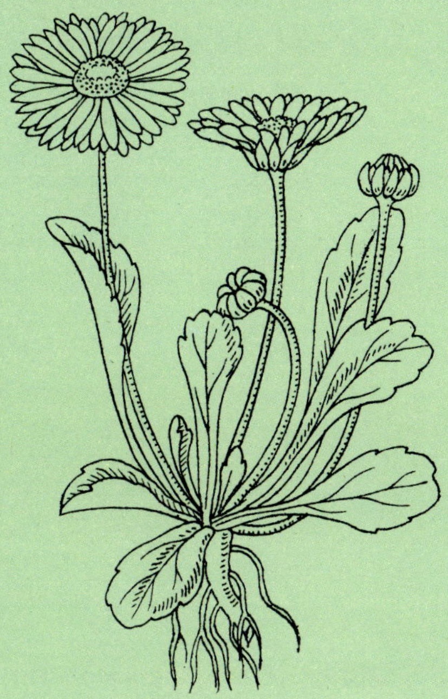

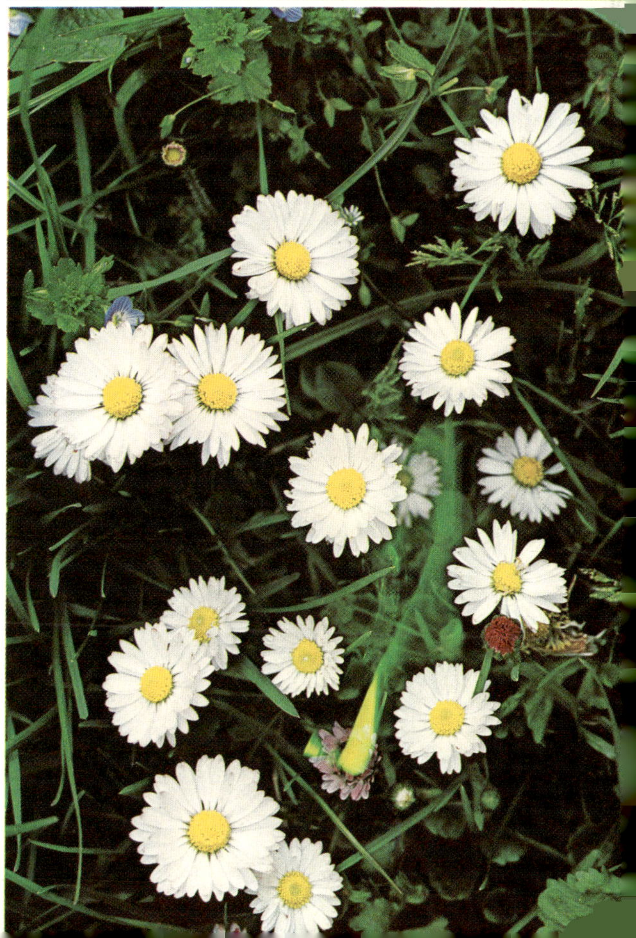

Garten-Ringelblume *Calendula officinalis* L.
Korbblütengewächse *Asteraceae*

⊞ Einjährige, krautige Pflanze von 30–50 cm Höhe mit kräftigem, aufsteigendem oder aufrechtem, verzweigtem, drüsig behaartem Stengel. Blätter wechselständig, sitzend oder wenig stengelumfassend, ungeteilt, spatelig bis länglich-lanzettlich, untere stumpf, obere mit kurzer, undeutlicher Spitze, weich-samtig behaart. Blüten in endständigen, aufrechten Köpfen, etwa 3–5 cm breit, mit gelben Röhrenblüten, abstehenden, orangegelben, dreizipfligen Strahlen-(= Zungen-)blüten und grünen, lanzettlichen, behaarten, in zwei Reihen stehenden Hüllblättern. Röhrenblüten oft steril. Blütezeit VI–IX. Köpfe auch zur Fruchtzeit aufrecht. Verschiedene Fruchtformen: Außen am Fruchtstand stehen zahlreiche stachelige Hakenfrüchte, innen hakenlose, gekrümmte Ringelfrüchte und dazwischen geflügelte, kahnförmige Achänen.

⊙ Die Ringelblume stammt mit einiger Sicherheit aus dem Mittelmeergebiet und wird schon seit Jahrhunderten in den Gärten als Zierpflanze kultiviert. Nur gelegentlich verwildert die Art und ist dann unbeständig in Schuttunkrautgesellschaften in der Umgebung von Siedlungen anzutreffen.

✐ Die Pflanze enthält wenig ätherisches Öl, dazu Saponine, Gerbstoff, den Bitterstoff Calendulin und einige weitere Verbindungen von untergeordneter Bedeutung. Arzneiliche Verwendung finden meist nur die ausgezupften Zungenblüten *(Flores Calendulae),* die auch getrocknet und (nicht allzulange) aufbewahrt werden können.

▮ Ringelblumen gelten seit dem Altertum und besonders durch die Empfehlungen von S. Kneipp in erster Linie als wundheilendes Mittel bei äußeren Verletzungen und werden daher ähnlich verwendet wie die verwandte Arnika. Ringelblumen-Tinktur oder Salben mit Ringelblumen als Hauptbestandteil sind bei Quetschungen, Prellungen, Verstauchungen, Hautgeschwüren und als entzündungswidriges Mittel bei Frost-, Schnitt- oder Brandverletzungen in Gebrauch. Bei innerlicher Anwendung werden der Pflanze krampflösende und schweißtreibende, manchmal auch regulierende Wirkungen zugeschrieben. Die ungünstigen Nebenwirkungen der Arnika-Wirkstoffe sind bei der Ringelblume bisher nicht beobachtet worden.

Als Tee nimmt man 2–4 g getrocknete Blüten auf eine Tasse.

▶ Ähnlich ist die **Acker-Ringelblume** *(Calendula arvensis),* deren Blüten 1–2 cm breit werden. Ihr Verbreitungsgebiet reicht vom Mittelmeerraum bis nach Süddeutschland. Die Blüten dieser Pflanze können als Lebensmittelfarbstoff verwendet werden.

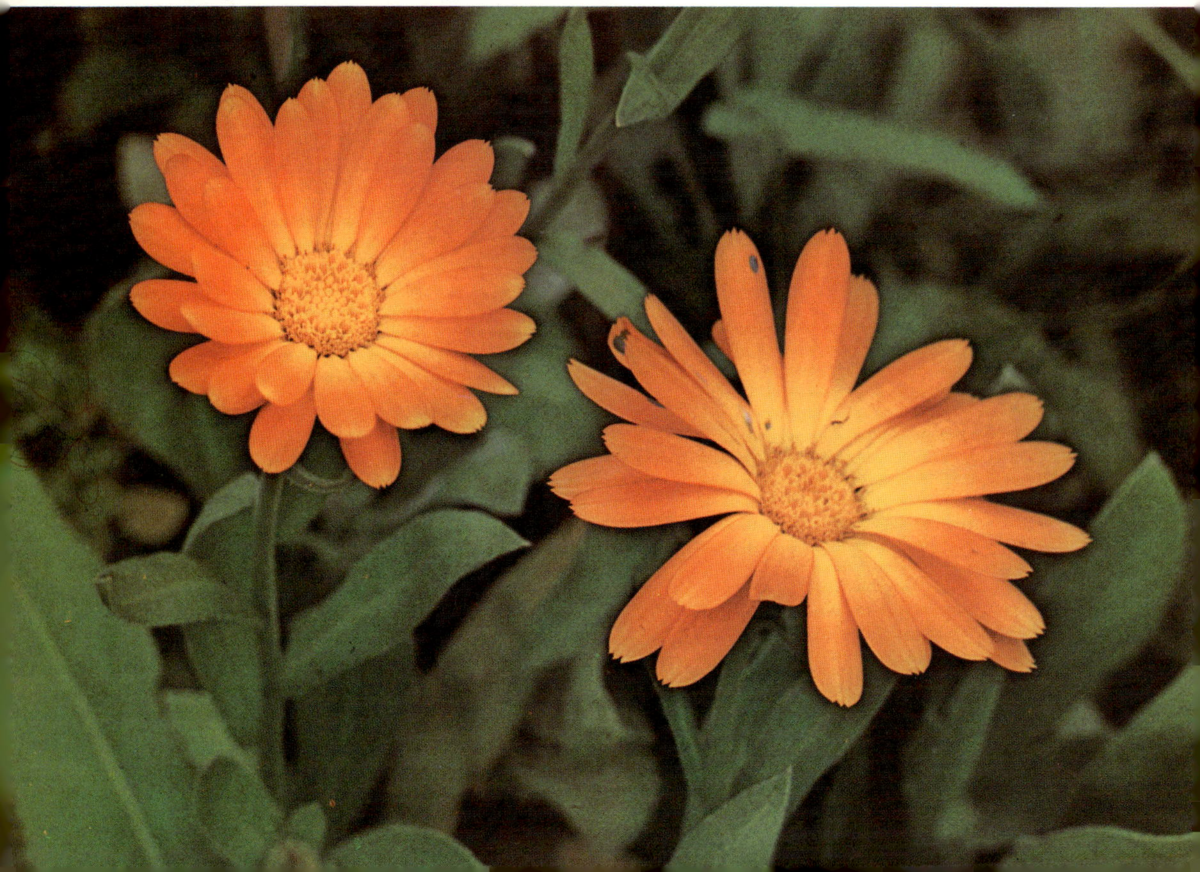

Große Eberwurz, Silberdistel, Wetterdistel
Carlina acaulis L.
Korbblütengewächse *Asteraceae*

⊞ Ausdauernde, auffallende Rosetten-/Halbrosettenpflanze von 3–30 cm Höhe mit meist sehr kurzem, unverzweigtem, kräftigem Stengel und langer, sehr tiefreichender, verdickter, holziger Pfahlwurzel. Blätter rosettig angeordnet, fiederteilig, mit langen, starren Dornspitzen, kahl oder nur wenig spinnwebig behaart, sehr derb, etwa 10–30 cm lang, bodenanliegend oder aufsteigend. Blütenköpfe einzeln, sitzend oder sehr kurz gestielt, 5–12 cm breit; Röhrenblüten weißlich oder rötlich, manchmal auch bräunlich-gelb, mit langer Kronröhre; innere Hüllblätter auf der Innenseite glänzend-silbrigweiß („Silberdistel"), sind zur Blütezeit bereits abgestorben und täuschen Zungen-(= Strahlen-)blüten vor; äußere Hüllblätter zerschlitzt, lederig-derb, stechend; Blütenboden mit länglichen, geschlitzten Spreublättern, die die Röhrenblüten überragen. Blütezeit VII–IX. Öffnet und schließt sich bei wechselnder Luftfeuchtigkeit und wurde daher oft als einfaches Hygrometer („Wetterdistel") benutzt.
⊙ Zerstreut vorkommende Pflanze in offenen, sonnigen Magerrasen und -weiden, an Wegen, Böschungen und auf steinigen Matten, meist auf kalkreichem, mäßig-trockenem, steinigem oder reinem Ton- und Lehmboden. Lichtpflanze. Oft auch Weidezeiger, jedoch nicht bei intensiver Grünlandwirtschaft. In den Alpen zwischen 500 und 2500 m. Außerhalb der Alpen ziemlich selten. Fehlt im nördlichen Mitteleuropa. Steht unter Naturschutz.
✐ Von arzneilichem Interesse ist die große, verdickte Wurzel der Pflanze (DAB *Radix Carlinae*). Sie enthält neben ungefähr 20% Inulin, einem familientypischen Kohlenhydrat aus Fructose-Einheiten, ein ätherisches Öl von angenehmem Geruch mit Carlinen und Carlinaoxid (Sesquiterpene), dazu auch noch Harzbestandteile und weitere Verbindungen untergeordneter Bedeutung.

Die Wurzeln der Silberdistel waren in früheren Zeiten als Wunderheilmittel gegen die Pest in Gebrauch. Diese Anwendung geht auf eine Legende zurück, nach der Karl der Große von Engeln im Traum auf diese Pflanze aufmerksam gemacht wurde und sogar vor ihr niederkniete. Von dieser Szene gibt es verschiedene Bilddarstellungen in mittelalterlichen Codices. Der Gattungsname Carlina entstand erst im 16. Jahrhundert und könnte auch aus dem italienischen cardina = kleine Distel abgeleitet worden sein. Die Pflanze wird auch heute noch gegen Entzündungen der Verdauungsorgane und der Harnwege oder äußerlich bei Hautverletzungen angewendet.

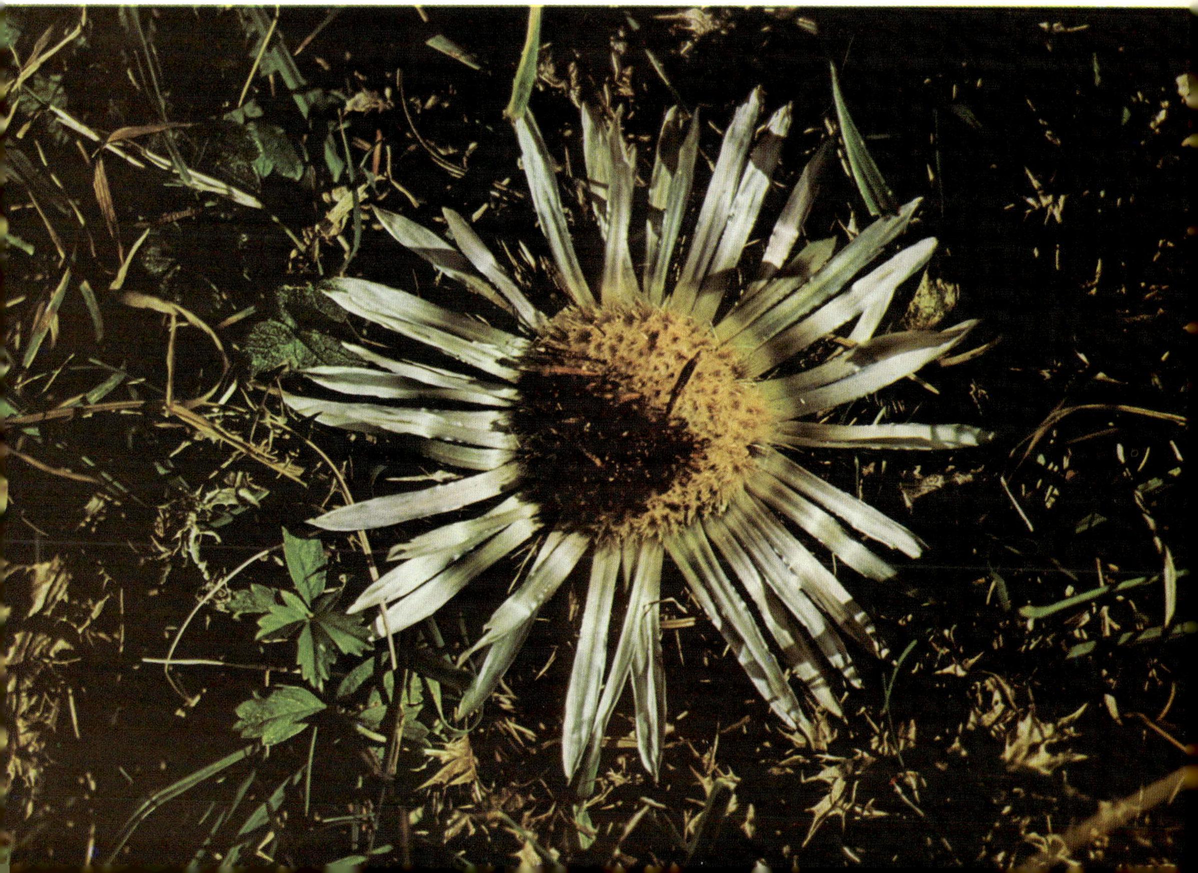

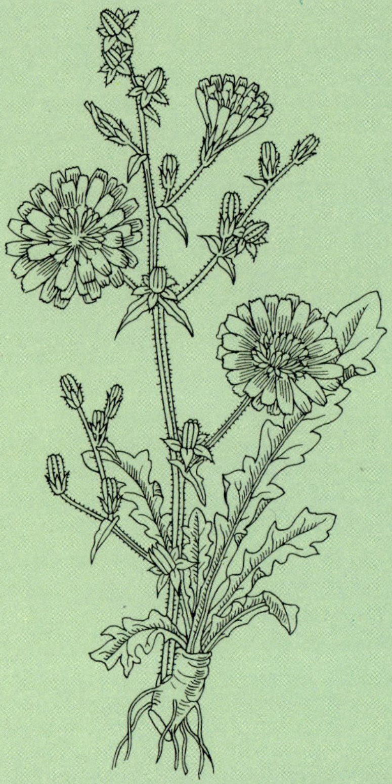

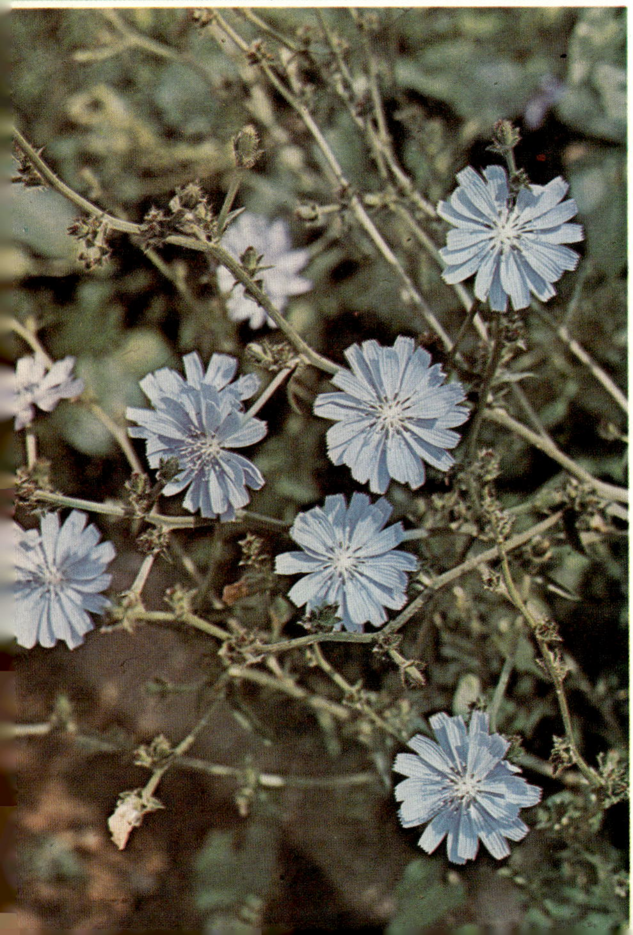

Gemeine Wegwarte, Zichorie
Cichorium intybus L.
Korbblütengewächse *Asteraceae (Cichoriaceae)*

⊡ Ausdauernde, sommergrüne, krautige Pflanze von 30–150 cm Höhe mit starr verzweigtem, niederliegendem oder aufsteigendem, kantigem, spärlich beblättertem Stengel. Wurzel sehr lang, rübenförmig verdickt. Untere Blätter tief eingeschnitten, schrotsägeförmig bis fiederteilig, obere Blätter lanzettlich, ganzrandig oder entfernt gezähnt, sitzend und pfeilförmig stengelumfassend. Blütenköpfe sitzend oder endständig auf Stielen, ausschließlich mit fünfzipfligen, hellblauen, seltener rosa oder weißen Zungenblüten; Blütenboden ohne Spreublätter; Hüllblätter in zwei Reihen, drüsenhaarig, lanzettlich, außen abstehend und nur halb so lang wie die inneren. Blütezeit VII–X. Die Blütenköpfe reagieren wie Einzelblüten, öffnen sich nur während eines Vormittags und beginnen bereits ab 10.00 Uhr zu welken. Alle Teile mit weißem Milchsaft. Formenreich.

⊙ Verbreitete Pflanze an Wegrändern, Schuttstellen, auf Ödland, an Bahndämmen, in Steinbrüchen und anderen Standorten mit lückigen Unkrautgesellschaften, auf mäßig-trockenen, stickstoffreichen, sandig-kiesigen oder reinen Lehmböden. Alteinwanderer; früher häufig als Kulturpflanze angebaut. In Norddeutschland seltener.

✎ Im Milchsaft z. B. der Wurzel *(Radix Cichorii)* sind Bitterstoffe vom Typ des Intybins und der Lactucerole (Lactucopicrin, Lactucin) enthalten. Außerdem enthält die Pflanze neben Inulin (Polyfructosan) und verschiedenen anderen Kohlenhydraten wenig ätherisches Öl, Harze und Glykoside. Als Arznei können auch die Blüten und Blätter, mit ähnlichen Inhaltsstoffen ausgestattet, nach vorsichtiger Trocknung verwendet werden.

Blätter und Blüten der Wegwarte wirken als Tee (2–4 g Trockenmaterial/Tasse) sekretionsanregend und appetitfördernd. Sie werden bei Leber- und Gallebeschwerden empfohlen. 1720 erfand der Arnstädter Hofgärtner Timme ein Röstverfahren, mit dem er aus Zichorienwurzeln einen Kaffee-Ersatz herstellen konnte. Dabei wird das Inulin z. T. karamelisiert, wandelt sich in Oxymethylfurfurol und baut neben den geschmacksbestimmenden Bitterstoffen das etwas kaffeeähnliche Aroma auf. Friedrich der Große war an diesem Verfahren sehr interessiert und förderte den Zichorienanbau. „Blümchen"-Kaffee wurde fast überall gekocht. Die Salatzichorie oder Chicorée ist eine Kulturvarietät der Wegwarte.

Gemeiner Wasserdost, Wasserhanf
Eupatorium cannabinum L.
Korbblütengewächse *Asteraceae*

⊡ Ausdauernde, kräftige, krautige Pflanze von 50–150 cm Höhe mit aufrechtem, vierkantigem, behaartem, oft rötlich überlaufenem Stengel und dickem, verzweigtem Wurzelstock. Alle Blätter gegenständig, die unteren lanzettlich, gestielt, die oberen meist sitzend und tief dreiteilig, mit spitz gezähnten, länglich-elliptischen, 5–10 cm langen Lappen, beidseits drüsig behaart, graugrün. Blütenköpfe länglich, in dichten Schirmrispen. Jeder Blütenkopf mit etwa fünf bis zehn Einzelblüten, nur aus langen, schmalen, rötlichpurpurnen oder weißlichen Röhrenblüten zusammengesetzt. Hülle wenigblättrig, Hüllblätter schmal und an der Spitze rötlich gefärbt. Blütezeit VII–IX. Frucht eine schwarze, fünfkantige Achäne mit einfachem Pappus-Haarkranz. Verbreitung als Schirmflieger. Bienenweide.

⊙ Recht häufige und gesellige, bestandsbildende Pflanze in Auenwaldgebüsch, an Wegen, Gräben, auf Waldlichtungen und an Waldrändern, auf feuchten bis sickerfeuchten, nährstoffreichen, oft auch kalkhaltigen, lockeren, steinigen oder reiner Lehm- und Tonböden. Feuchtezeiger.

✎ Neben Spuren eines ätherischen Öls enthält die Pflanze überall Bitterstoff und Gerbstoffe. Für Heilzwecke werden die vor der Blütezeit gesammelten Blätter und der im Frühjahr oder Herbst gegrabene Wurzelstock möglichst im frischen Zustand oder nach kurzer Lagerung verwendet.

Wasserdost ist der einzige europäische Vertreter einer ca. 600 Arten umfassenden Unterfamilie der Korbblütengewächse, die im sub- und tropischen Amerika und auch mit Holzgewächsen vertreten sind. Der deutsche Name deutet auf die Ähnlichkeit des Blütenstandes mit dem echten Dost (*Origanum vulgare*, s.d.) bzw. der Blätter mit der Hanfpflanze (*Cannabis sativa*, s.d.). *Eupatorium* war bis zum 17. Jahrhundert der wissenschaftliche Name für Odermennig *(Agrimonia eupatoria)* und wurde später auf den Wasserdost übertragen, mit dem er den bitteren Geschmack teilt. Eupatorium leitet sich von eupator, dem Beinamen des kräuterkundigen Königs Mithridates ab. Wasserdost wird wegen seines Bitterstoffgehalts vor allem zur Anregung der Leber- und Gallenfunktionen eingesetzt. Auch wirkt er diuretisch und abführend. 2–3 Teelöffel frischer Blätter oder Wurzeln, über Nacht in einer Tasse Wasser ausgezogen, sind ein sicheres Brechmittel (Emeticum).

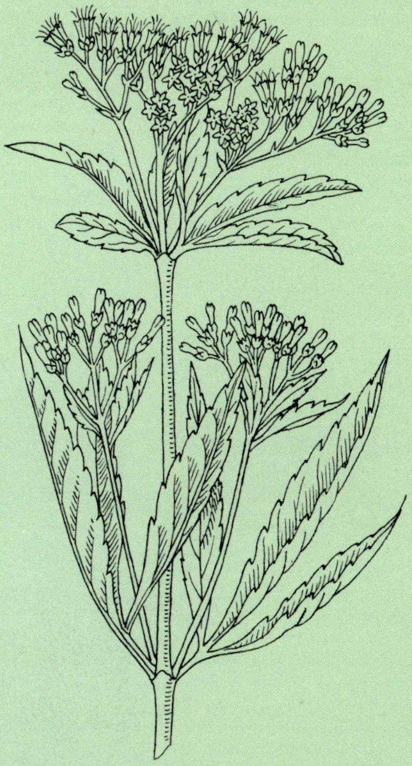

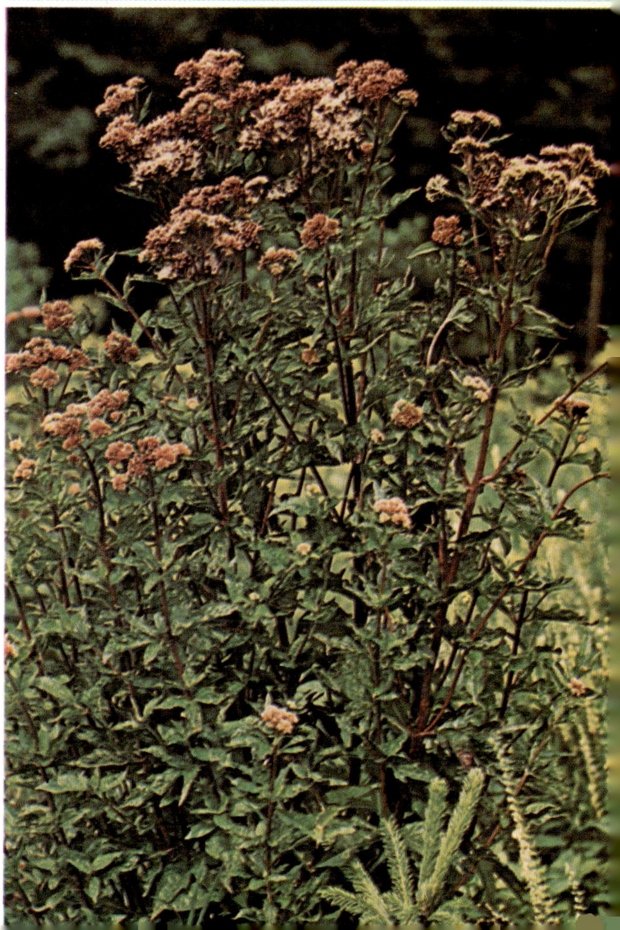

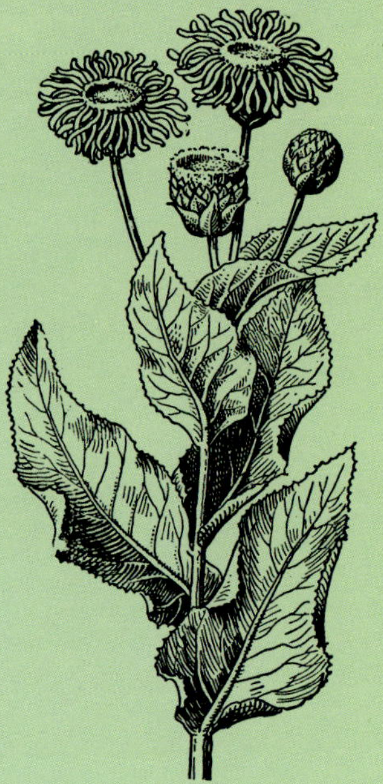

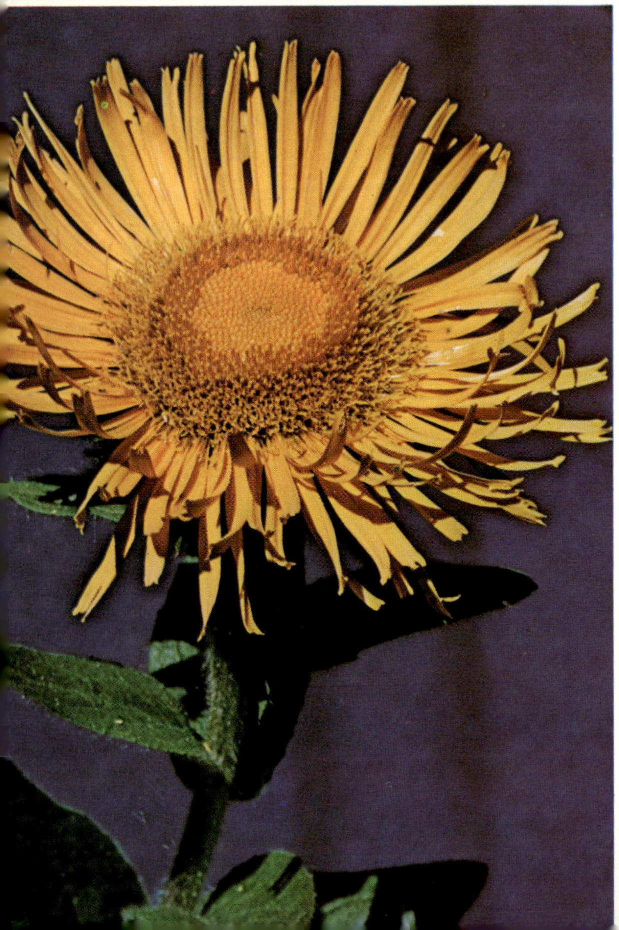

Echter Alant *Inula helenium* L.
Korbblütengewächse *Asteraceae*

⊡ Ansehnliche, mehrjährige, krautige Pflanze von 100–170 cm Höhe mit aufrechtem, rundem, behaartem, kräftigem Stengel, der sich meist erst in der Region des Blütenstandes verzweigt. Wurzelstock und Wurzeln ziemlich dick, verzweigt, außen braun, im Anschnitt weiß, von angenehmem Geruch. Blätter der grundständigen Rosette gestielt, etwa 40–80 cm lang; Stengelblätter sitzend, teilweise stengelumfassend, kürzer, wechselständig, manchmal mit herablaufendem Blattgrund. Alle Blätter länglich-eiförmig, derb, unregelmäßig feingesägt oder gekerbt, oberseits rauh, unterseits filzig weichhaarig. Blütenköpfe einzeln, endständig auf langen Blütenstengeln, etwa 6–8 cm breit, mit auffallend schmalen, fast fädigen, langen, goldgelben Zungen-(=Strahlen-)blüten und leuchtend gelben Röhren-(=Scheiben)blüten; Korbboden ohne Spreublätter. Innere Hüllblätter spatelförmig, äußere breit-oval, grün und laubblattartig. Blütezeit VII–VIII. Frucht mit rötlich-weißem Pappus-Haarkranz.

⊙ Der Echte Alant ist in Südeuropa und Westasien beheimatet, wurde im Mittelalter in Kloster-, später auch in Bauerngärten als Zier-, Gewürz- und Heilpflanze kultiviert. Heute ist die Art nur noch selten zu sehen und kommt in Mitteleuropa nur zerstreut als verwildertes Kulturrelikt an Ufern oder Waldrändern in Staudengesellschaften frischer Böden vor. In Südeuropa häufig angebaut.

✐ Vom Alant wird fast ausschließlich der Wurzelstock verwendet. Er enthält bis über 40% Inulin, ein für Korbblütler sehr typisches Reservekohlenhydrat aus Fructose, dessen Bezeichnung vom lateinischen Gattungsnamen Inula abgeleitet wurde. Außerdem kommt reichlich ätherisches Öl mit verschiedenen Sesquiterpenlactonen (Helennin = Alantolacton, Dihydroalantolacton u.a.). Von angebauten Pflanzen werden die drei- bis vierjährigen Rhizome im Herbst gegraben.

▣ Die flüchtigen Inhaltsstoffe des Alant-Öls wirken schleimlösend, auswurffördernd und reizmildernd. Sie werden darum in Hustenteemischungen oder Arzneien gegen chronische Bronchitis verwendet. Auch soll die Pflanze diuretisch wirken. Alant war im Mittelalter eine verbreitete Zauberpflanze und wird im angelsächsischen Neunkräutersegen, einem bedeutenden Sprachdenkmal des 11. Jahrhunderts, erwähnt. Die bitteraromatischen Öl-Bestandteile dienen zur Herstellung von Kräuterlikör und Magenbitter.

Echte Kamille *Matricaria chamomilla* L.
Korbblütengewächse *Asteraceae*

⊡ Einjährige oder einjährig-überwinternde, krautige Pflanze von 15–40 cm Höhe und aufrechtem, stark ästigem, kahlem Stengel. Blätter wechselständig, meist abstehend, zwei- bis dreifach fiederteilig, mit sehr schmalen, linealischen, länglichen und spitzen Fiederabschnitten. Blütenköpfe endständig an langen Stielen, etwa 10–20 mm breit, mit ungefähr fünfzehn weißen, nach dem Aufblühen bald herabgeschlagenen Strahlen-(= Zungen-)blüten und zahlreichen gelben, fünfzähnigen Röhren-(= Scheiben-)blüten. Blütenboden spitzkegelig aufgewölbt, hohl und ohne Spreublätter (Unterschied zu allen Verwechslungs-Arten). Hüllblätter der Korbblüten gelblich-grün, mit grünlichem, trockenhäutigem Rand. Blütezeit V–VIII. Früchte kleine, fünfrippige, rundliche Achänen. Pflanze von angenehmem Geruch.

⊙ Ziemlich verbreitete und stellenweise häufige Pflanze in Getreidefeldern, an Wegen, Äckern und auf frischen Schuttstellen. Meist auf frischen, nährstoffreichen, kalkarmen, mäßig sauren, sandigen oder reinen Lehm- und Tonböden. Kulturbegleiter seit der jüngeren Steinzeit.

✎ Das ätherische Öl der Kamille enthält eine Vielzahl von Verbindungen, die meist der Stoffgruppe der Sesquiterpene angehören. Darunter sind Bisabolol und seine Oxide, Farnesen, Myrcin und Codin hervorzuheben. Von Bedeutung ist das Vorkommen von Matricin, das bei der Destillation des Öls in das blaue Chamazulen übergeht und zusammen mit Bisabolol die entzündungshemmende Wirkung bestimmt. Die krampflösende Wirkung geht im wesentlichen auf das Cumarinderivat Herniarin (= Methylumbelliferon) zurück. Verwendet werden die Blütenköpfe (DAB *Flores Chamomillae*), die schonend bei Raumtemperatur getrocknet werden.

⊡ Obwohl in der heimischen Flora Verwechslungsarten zur Echten Kamille vorkommen, ist die Pflanze an wenigen Merkmalen sicher zu identifizieren. Kamille ist eine der ältesten, populärsten Heilpflanzen, die mit Erfolg bei allerlei Beschwerden eingesetzt wird. Bemerkenswert ist die wundheilende, entzündungswidrige Wirkung, die in Bädern und Spülungen genutzt wird. Innerlich gilt sie als gebräuchliches Mittel gegen Krämpfe und Katarrhe der Verdauungsorgane oder gegen Magengeschwüre. Oft wird das abdestillierte Öl als Tinktur verwendet. Kamillen-Tee, aus den getrockneten Blüten aufgebrüht, darf nie lange herumstehen, sondern muß sofort getrunken werden.

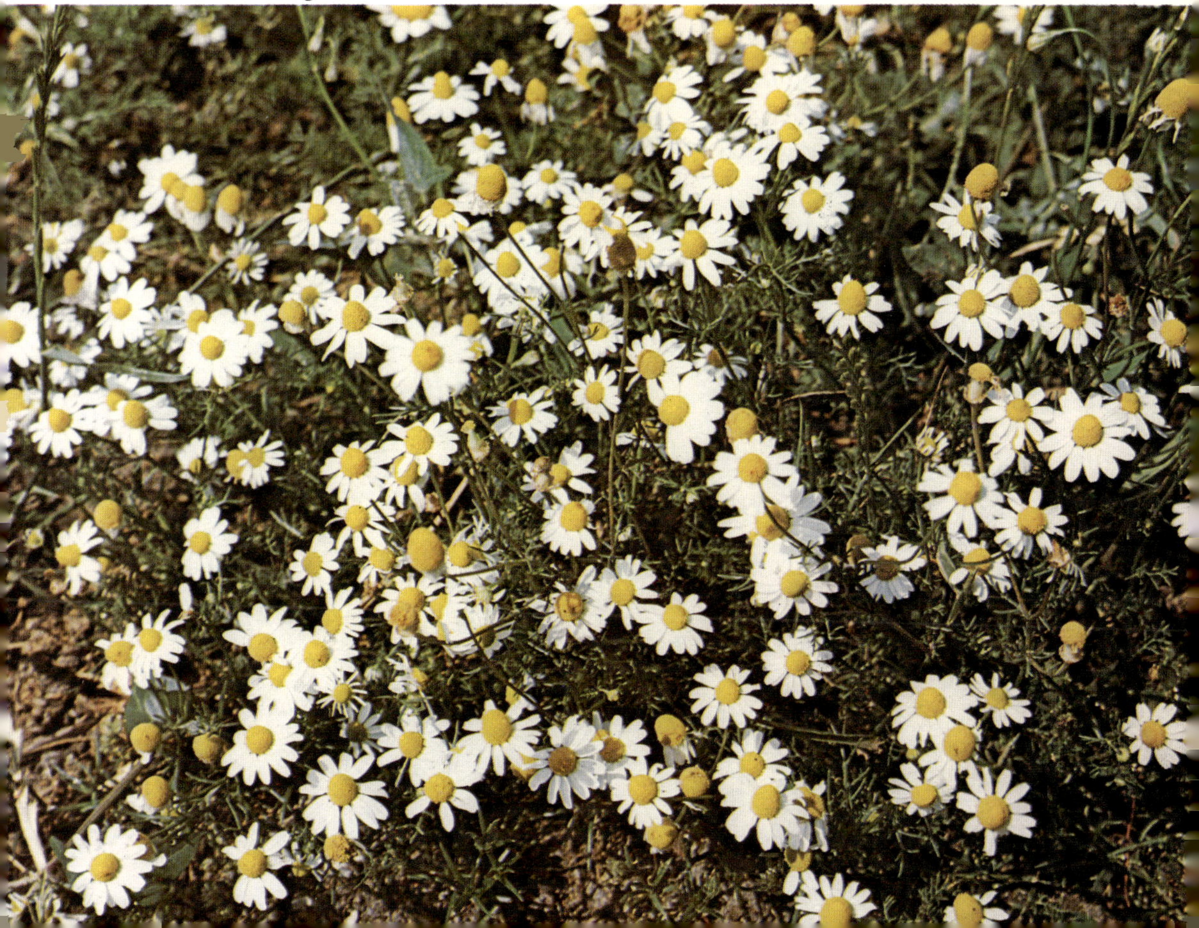

Gemeine Pestwurz
Petasites hybridus (L.) G.M.Schm.
Korbblütengewächse *Asteraceae*

⊞ Mehrjährige, krautige Rosettenpflanze mit knollig verdicktem, langem, kriechendem Rhizom, meist große Flächen einnehmend. Blätter alle grundständig, langgestielt, mit gefurchtem Blattstiel. Spreite breit herz- oder rundlich nierenförmig, sehr groß, bis fast 1 m breit und damit größte Blattfläche aller in Europa einheimischen Pflanzen, erscheinen erst nach den Blüten, oberseits graugrün, unterseits anfangs dicht wollig behaart, gezähnt oder unregelmäßig flach gebuchtet. Blütenköpfe zahlreich in dichten, ovalen, traubigen Ständen auf einem kräftigen, hohlen, bleichen, spinnwebig-wollig behaarten Schaft von 15–30 cm Höhe mit lanzettlichen, sitzenden, bleichbräunlichen oder rötlichen Schuppenblättern. Blütenköpfe rötlich oder rotviolett, mit ca. 100 Röhrenblüten, in denen entweder das männliche oder das weibliche Geschlecht entwickelt ist (Unvollständige Zweihäusigkeit). Männliche Blütenköpfe 7–12 mm lang, weibliche 3–6 mm lang, dafür länger gestielt. Hüllblätter stumpf, kahl. Blütezeit III–V. Fruchtstand nach der Blüte auf etwa 1 m Höhe heranwachsend, Fruchtzeit ab VII.

⊙ Häufige, bestandsbildende Pflanze auf Naßwiesen, in Weiden- und Erlenbrüchen, Auengebüsch, Hochstaudenfluren an Ufern fließender Gewässer, in Flußauen und an Waldrändern. Meist auf sickernassem, zeitweise überflutetem, nährstoffreichem, sandig-kiesigem oder reinem Tonboden an Standorten hoher Luftfeuchte. Halbschattenpflanze. Schwemmland-Pionier.

Die große Wurzel der Pflanze enthält ätherisches Öl mit mehreren Sesquiterpen-Verbindungen (z.B. Petasin), Gerbstoff, das Polyfructosan Inulin und einige weitere Verbindungen von sekundärer Bedeutung. In der Heilkunde wird vor allem dieser Pflanzenteil *(Radix Petasitis)* verwendet.

Es ist nicht mehr nachzuprüfen, ob der deutsche Pflanzenname vom griechischen *petasos* = breitkrempiger Hut oder von der früher üblichen Verwendung der Pflanze in vielen Pestarzneien abgeleitet wurde, die u.a. im Kräuterbuch von Hieronymus Bock von 1577 dokumentiert ist. Der Autor empfiehlt die Anwendung der „pestilentzenwurtzel" zudem als Mittel gegen die ‚blödigkeit der Frawen'. Der Wurzelextrakt wirkt wundheilend, krampflösend und regulierend auf verschiedene Körperfunktionen (u.a. Menstruation).

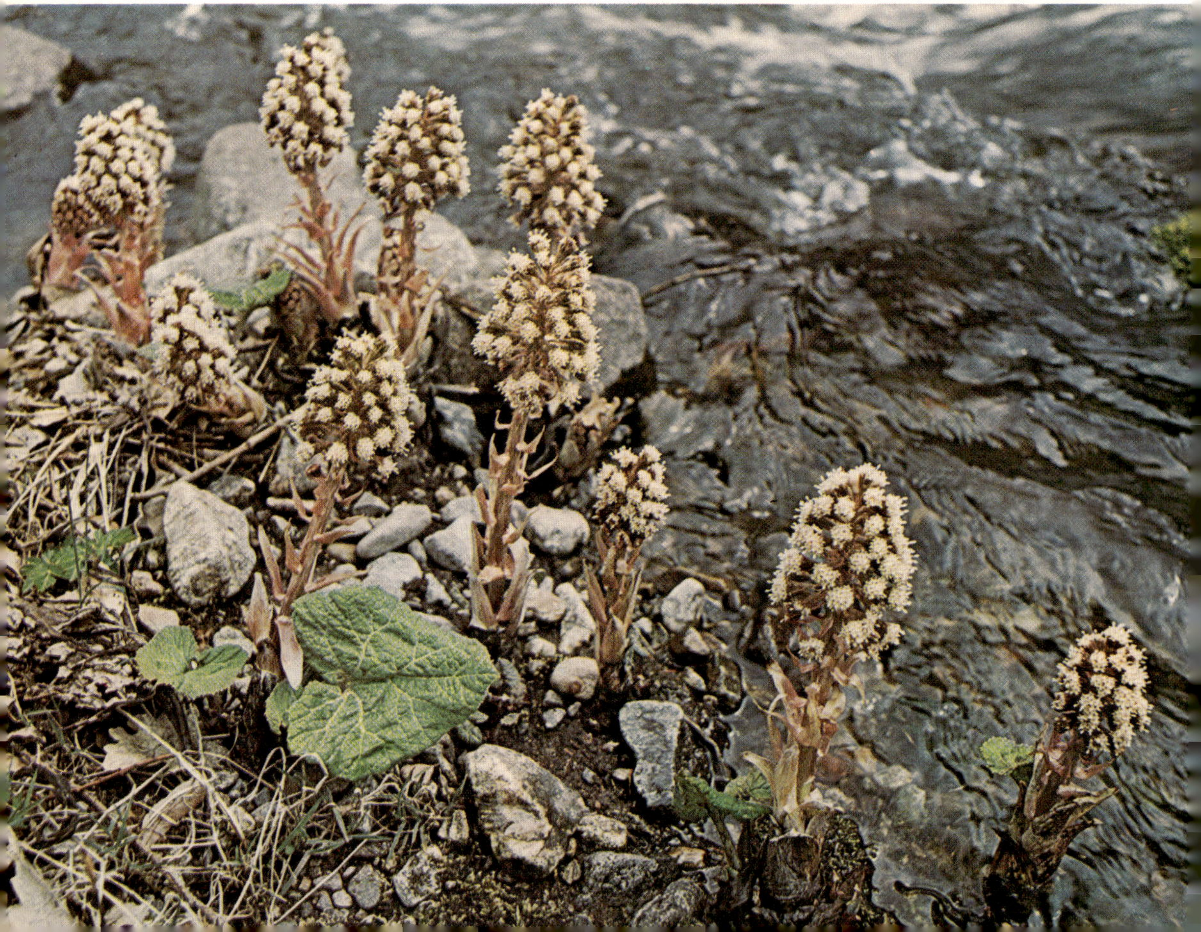

Gemeines Kreuzkraut *Senecio vulgaris* L.
Korbblütengewächse *Asteraceae*

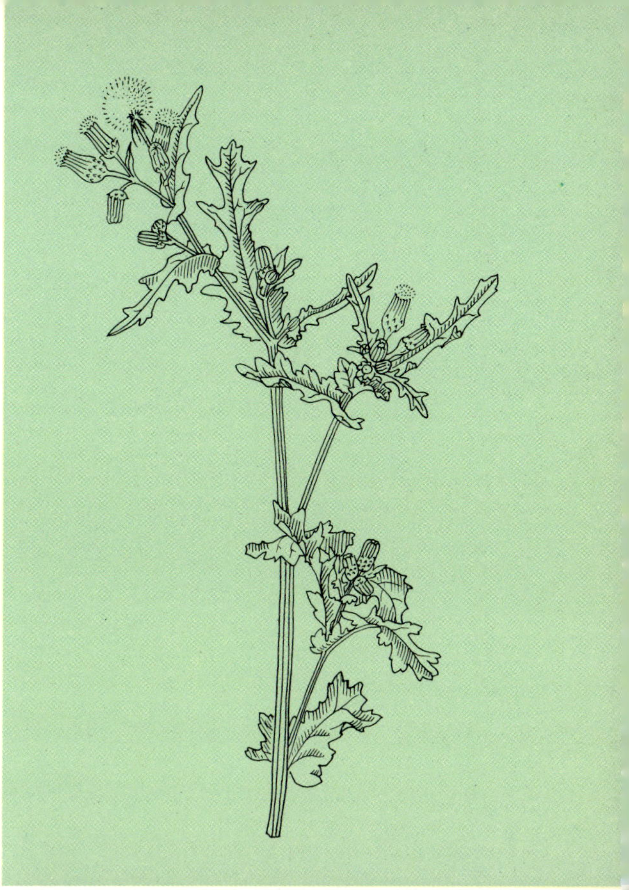

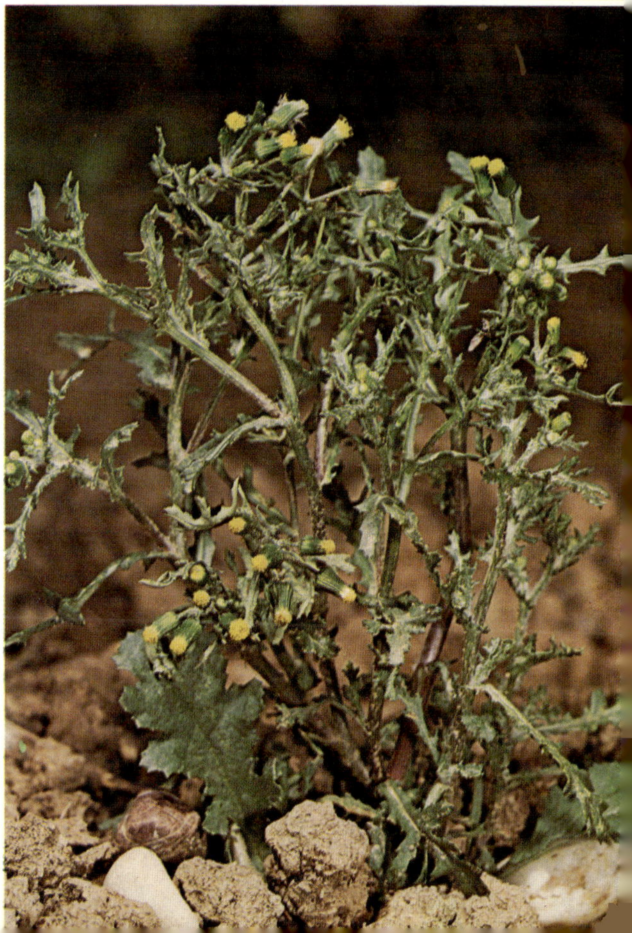

✿ Einjährige oder einjährig-überwinternde, krautige Pflanze von 10–40 cm Höhe mit ästigem, aufrechtem oder aufsteigendem, locker beblättertem Stengel. Blätter wechselständig, länglich-lanzettlich, unregelmäßig tief bis über die Mitte der Spreitenhälfte eingeschnitten und fiederteilig, am Grunde allmählich in den Blattstiel verschmälert, meist kahl, dicklich-fleischig, oberseits und unterseits gleichfarbig grün. Blütenköpfe zylindrisch, ohne Zungenblüten; Röhrenblüten gelb, zwittrig, die spitzen, inneren, grünen Hüllblätter nur wenig überragend; äußere Hüllblätter sehr kurz, in der oberen Hälfte und an der Spitze schwarzbraun; Korbboden flach; Blütenköpfe in verzweigtem, rispigem Blütenstand. Blütezeit II–XI, ohne ausgeprägte Blühperiodik. Rasch reifende, gerippte Achänen, deren Haare Schleimfäden zur Klebeverbreitung entlassen. Oft mehrere Generationen im Jahr.

⊙ Sehr häufige und verbreitete Pflanze in offenen Unkrautgesellschaften auf Hackfruchtäckern in Gärten, an Wegen, Schuttstellen, mitunter auch auf Waldschlägen. Meist auf frischem, nährstoffreichem, lockerem, sandigem oder reinem Ton- und Lehmboden. Stickstoffzeiger. Kulturbegleiter. Von der Ebene bis ins Gebirge.

✎ Die Wurzel und die Blätter des Kreuzkrautes enthalten mehrere Alkaloide, darunter als Hauptverbindung Senecionin und die Nebenalkaloide Senecin und Seneciphyllin. Diese Stoffe sind Ester bestimmter Aminoalkohole (mit Pyrrolizidin-Grundgerüst) mit verschiedenen isoprenoiden Säuren. Die *Senecio*-Alkaloide sind bisher bei den Korbblütengewächsen nur im Verwandtschaftskreis der Kreuzkraut-Arten gefunden worden und daher von größtem Interesse für die weitere systematische Gliederung der Pflanzenfamilie.

Früher war das Gemeine Kreuzkraut neben anderen Arten, z. B. dem **Jakobs-Kreuzkraut** *(Senecio jacobaea),* offizinell. Tabernaemontanus, ein Schüler von Hieronymus Bock aus Bergzabern/Pfalz, empfiehlt die Verwendung der Pflanze besonders bei Frauenleiden und Menstruationsstörungen. Für dies Anwendungsgebiet blieb sie in der Homöopathie bis heute in Gebrauch. Die Alkaloide der Pflanze sind aber hochwirksame Lebergifte, die, in größerer Menge eingenommen, chronische Leberschäden (Zirrhose) hervorrufen können. Auch für Weidetiere sind diese Pflanzen bedenklich, wenn zuviel davon im Heu enthalten ist.

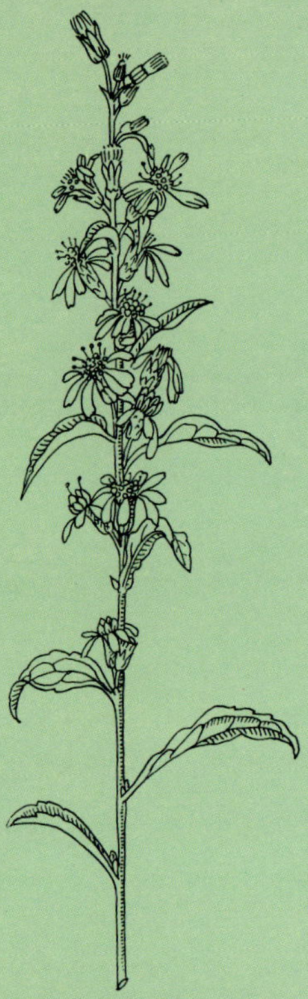

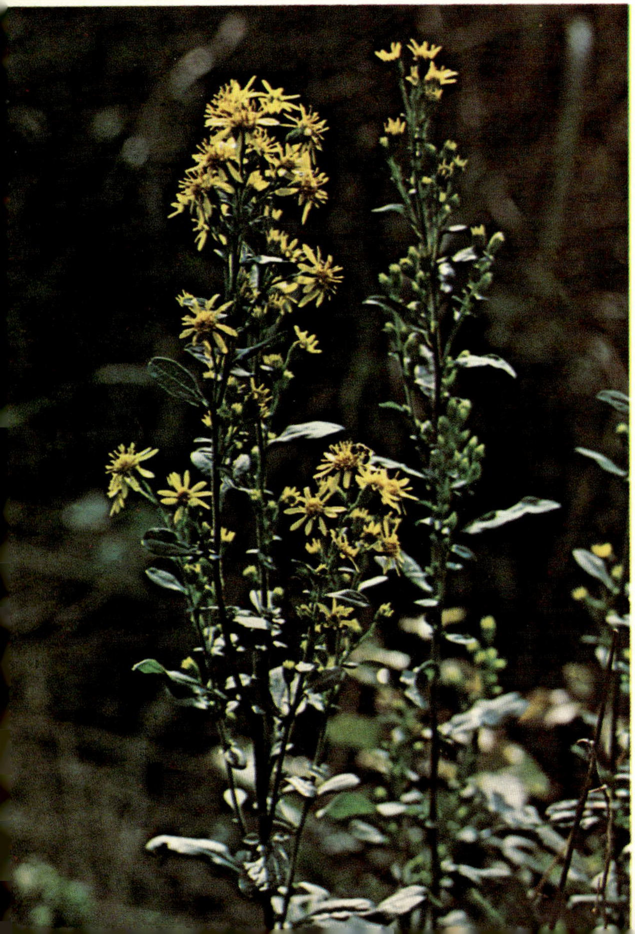

Gemeine Goldrute *Solidago virgaurea* L.
Korbblütengewächse *Asteraceae*

✿ Mehrjährige, krautige Pflanze von 15–100 cm Höhe mit aufrechtem, zähem, wenig verzweigtem, rundlichem, meist rötlich-braunem Stengel und kriechendem, langen Wurzelstock. Grundständige und untere Blätter verkehrt-eiförmig bis elliptisch, meist gezähnt, allmählich in den geflügelten Blattstiel verschmälert, obere Blätter lanzettlich, ungestielt, wechselständig, ganzrandig. Alle Teile der Pflanze kahl oder nur wenig behaart. Blütenköpfe in aufrechter, allseitswendiger, beblätterter Traube oder Rispe; Blütenköpfe etwa 7–10 mm breit, mit ausgebreiteten, schmalen gelben Zungen-(= Strahlen-)blüten; Röhrenblüten zwittrig, hell- oder goldgelb; Hüllblätter mehrreihig, linealisch, etwas hautrandig, grünlichgelb, aufrecht oder anliegend. Blütezeit VII–X. Formenreich.

⊙ Verbreitete Pflanze in lichten kraut- und grasreichen Edellaub- oder Laubmischwäldern, auf Heiden, Magerwiesen, Lichtungen, Kahlschlägen und an Waldrändern, auf mäßig frischen, meist kalkhaltigen, lockeren, sandig-steinigen oder reinen Lehmböden. Tiefwurzler. Halbschattenpflanze. Auch in den Alpen bis 2200 m.

✐ Die Pflanze enthält geringe Mengen eines ätherischen Öls in den oberirdischen Teilen, Saponine, Gerbstoffe, einige flavonoide Verbindungen und weitere Substanzen. Verwendung findet das blühende Kraut (DAB *Herba Virgaureae*).

Die Echte Goldrute ist die einzige einheimische Art der Gattung, während die auffallenderen Riesen-Goldruten *(Solidago canadensis, S. gigantea)* erst im 19. Jahrhundert nach Mitteleuropa kamen und sich seither stark in verschiedenen Hochstaudenfluren ausgebreitet haben. Goldruten-Kraut wirkt diuretisch, gleichzeitig aber auch antidiarrhöisch, und wird gegen Entzündungserkrankungen und Steinleiden der Harnwege eingesetzt. Goldrute ist auch eine verwendbare Färbepflanze, aus der ergiebige Färbeflotten hergestellt werden können. Die erreichbaren Farbtöne liegen je nach Vorbehandlung des Färbegutes mit Alaun, Kupfer- oder Eisensulfat zwischen Goldgelb, Olivbraun, Goldbraun oder leuchtend Grünoliv. Für 100 g Wolle benötigt man 100 g getrocknete Goldrute. Die Pflanze wird zuvor in Wasser eingeweicht und eine Stunde leicht gekocht.

⚖ Für Heilzwecke wird ein wäßriger Auszug (2–3 Teelöffel getrockneten Krautes/Tasse; über Nacht kalt ausziehen lassen) verwendet.

Rainfarn *Tanacetum vulgare* L.
Korbblütengewächse *Asteraceae*

Ausdauernde, teilweise auch wintergrüne, krautige Halbrosettenpflanze von 60–120 cm Höhe mit zähem, kantigem, hohlem, kahlem, meist erst im oberen Teil ästigem Stengel. Blätter wechselständig, von ovalem Umriß, einfach gefiedert, beidseits mit zahlreichen, lanzettlichen, scharf-gesägten oder fiederspaltigen Teilblättchen, untere Blätter gestielt, obere halbstengelumfassend, fast kahl, aber fein drüsig punktiert. Blütenköpfe in dichten Schirmrispen. Korbblüten etwa 7–12 mm breit, oben abgeplattet; Zungen-(= Strahlen-)blüten fehlen, Röhrenblüten goldgelb; Hüllblätter hellgrün, derb, kahl; Korbboden ohne Spreublätter. Blütezeit VII–IX. Im vollen Sonnenlicht werden die Blätter möglichst senkrecht nach Süden gerichtet, um übermäßige Erwärmung zu vermeiden (Kompaßpflanze). Pflanze von aromatischem Geruch.

⊙ Weit verbreitete und meist gesellig auftretende Pflanze in staudenreichen Unkrautfluren an Ruderalstellen wie Schuttplätzen, Wegrändern, Gräben, Böschungen, Ufern und Dämmen auf sommerwarmem, kalkarmem, nährstoffreichem, sandigem oder reinem Ton- und Lehmboden. Kulturbegleiter, vor allem in den Stromtälern. Nach Süden seltener, fehlt in den Alpen.

Die Pflanze enthält in Blättern und Blütenköpfen viel ätherisches Öl. Bemerkenswert ist das Auftreten chemischer Rassen (vgl. Haselwurz und Petersilie), die sich im Gehalt und in der Zusammensetzung des Öls deutlich unterscheiden. Häufig sind Pflanzen, die das giftige Thujon als Hauptbestandteil führen. Es gibt auch Rassen mit mengenmäßig überwiegendem Chrysanthenylacetat oder mit Campher. Auch sind Borneol-, Umbellulon- und Artemisiaketon-Rassen bekannt. Über die genaue geographische Abgrenzung der einzelnen Formenkreise gibt es noch keine genauen Daten, doch sind oft innerhalb eines Bestandes Pflanzen von unterschiedlichem Geruch zu finden. Arzneilich wurden Kraut oder Blütenköpfe *(Herba, Flores Tanaceti vulgaris)* verwendet.

Zumindest die Thujon-Rassen des Rainfarns sind gesundheitlich bedenklich, da ihre Inhaltsstoffe starke Nervengifte mit langfristig verheerender Wirkung sind (vgl. Wermut). Die getrocknete Pflanze wurde gegen Darmparasiten (Wurminfektionen) angewendet, wird aber heute durch ungefährlichere Mittel ersetzt. Äußerlich wird sie gegen Läuse und Vorratsschädlinge verwendet.

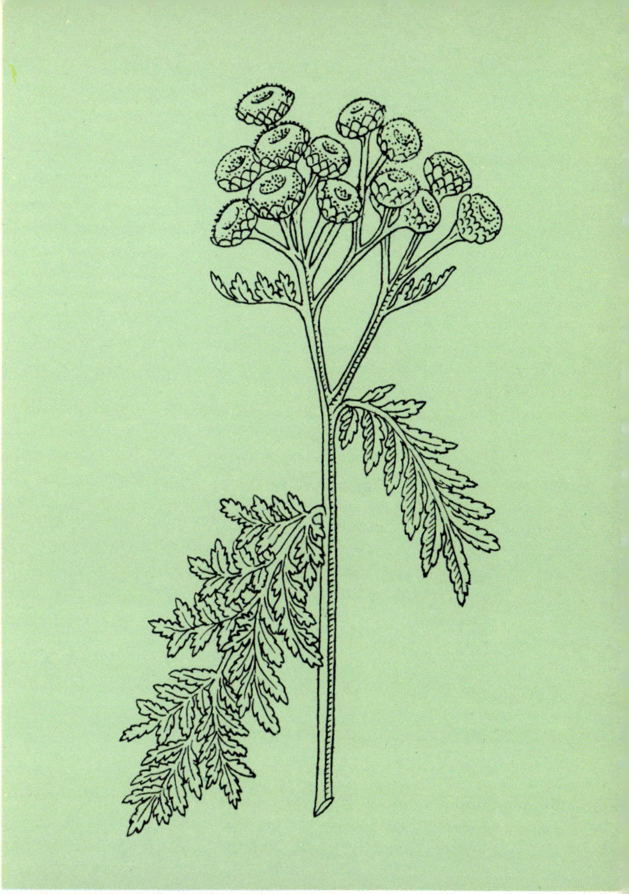

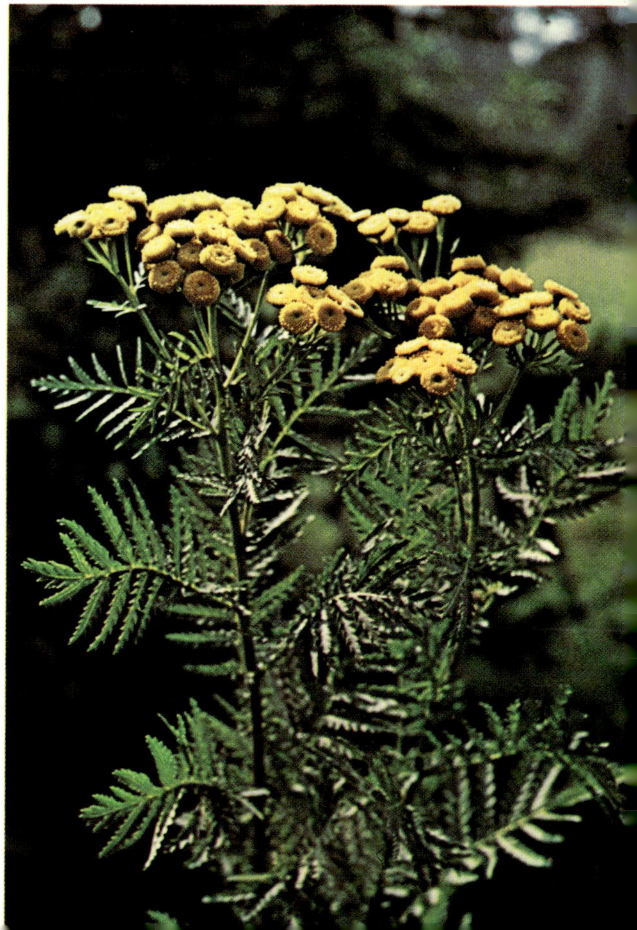

Gemeine Kuhblume, Gemeiner Löwenzahn
Taraxacum officinale Wiggers
Korbblütengewächse *Asteraceae (Cichoriaceae)*

✿ Ausdauernde, häufig auch wintergrüne Rosettenpflanze mit dickem, pfahlwurzelähnlichem, kräftigem Wurzelstock. Blätter kahl, länglich, oft bodenanliegend, mit sehr unterschiedlicher Blattrandgestaltung: (fast) ganzrandig, gebuchtet, fiederteilig oder grob gezähnt bis schrotsägeförmig mit vergrößertem Endabschnitt. Blütenköpfe einzeln, endständig, auf biegsamem, röhrig hohlem, grünlichem oder rötlichem, glattem Blütenstengel von 10–50 cm Höhe, etwa 3–6 cm breit, mit ungefähr 200 goldgelben, fünfzipfligen Zungenblüten; Hüllblätter mehrreihig, äußere linealisch bis eiförmig, zur Blütezeit zurückgekrümmt, innere aufrecht, manchmal mit durchscheinendem Rand. Blütezeit IV–IX. Fruchtreife ab V, schnellreifende Achänen mit gestieltem Kelchhaar-Schirm. Formenreiche Sammelart mit vielen Kleinarten. In allen Teilen weißer Milchsaft.

⊙ Verbreitete bis häufige Pflanze in Fettwiesen und -weiden, an Wegen, auf Äckern oder in verschiedenen Unkrautfluren, auf frischen, nährstoffreichen, meist tiefgründigen Ton- oder Lehmböden. Tiefwurzler. Lichtpflanze. In gemäßigten Zonen weltweit verbreitet.

⁄ Das Rhizom und die oberirdischen Teile führen im Milchsaft jahreszeitlich wechselnd Anteile von Bitterstoff (Taraxacin), Phytosterole (Taraxosterol), Gerbstoff, Kautschuk, Harz und mehrere Kohlenhydrate, u.a. Inulin. Arzneiliche Bedeutung haben Wurzelstock und Blätter (DAB *Radix, Folia Taraxaci)*, die zur Blütezeit gesammelt werden.

Der deutsche Name Löwenzahn sollte der Einheitlichkeit wegen der verwandten Gattung *Leontodon* vorbehalten bleiben. Der tiefreichende Wurzelstock wurde zeitweise mit der Zichorienwurzel zu Kaffee-Ersatz verarbeitet. In der Heilkunde schätzt man seine anregende Wirkung auf die Nierentätigkeit und die Galleabsonderung, weshalb Löwenzahn oft in Blutreinigungstees (Frühjahrskuren) und in Arzneien gegen Leber- und Gallenbeschwerden Verwendung findet. Junge Löwenzahnblätter werden gern zu Wildpflanzensalaten zusammen mit anderen Wildpflanzen genommen, können aber auch als Gemüse zubereitet werden. Bei der Mengenbemessung muß man die stark diuretische Wirkung der Pflanze beachten. Auch Löwenzahnblüten sind eßbar. Man mischt mit Blüten von Schaumkraut, Gänseblümchen, Taubnessel und Beinwell.

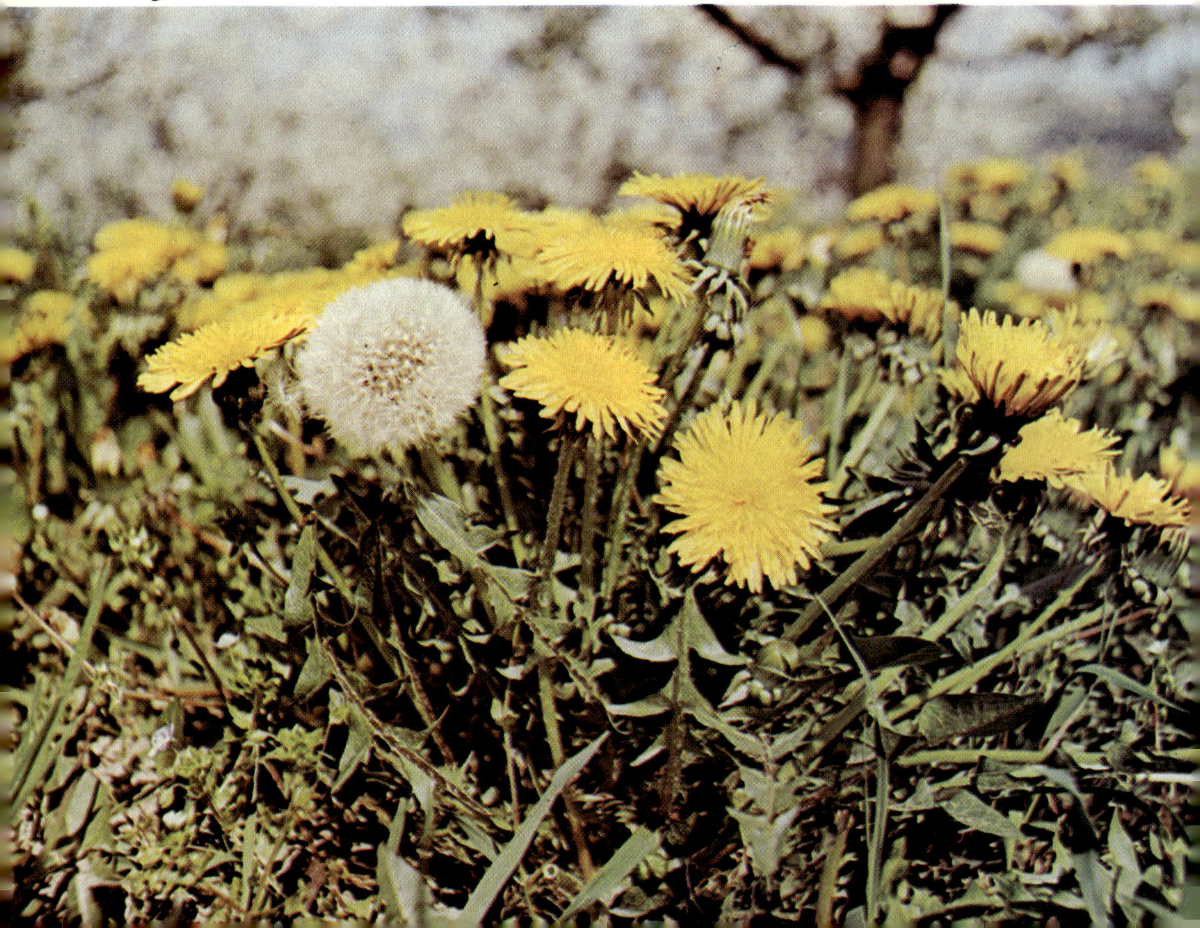

Huflattich *Tussilago farfara* L.
Korbblütengewächse *Asteraceae*

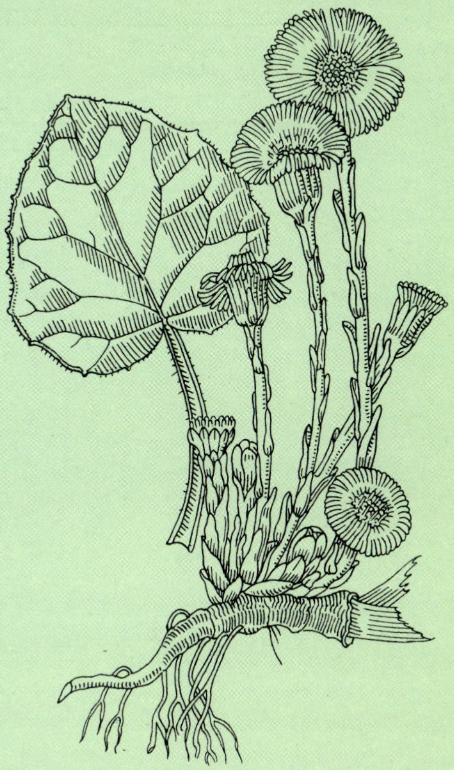

⊡ Mehrjährige, krautige Rosettenpflanze von 5–20 cm Höhe mit langem, kriechendem Wurzelstock. Blätter erscheinen erst nach dem Blütenaustrieb; grundständig, gestielt mit dickem, rinnigem, an der Basis angeschwollenem Blattstiel, im Umriß vieleckig und entfernt gezähnt oder leicht gebuchtet, derb, oberseits graugrün, unterseits dicht weißfilzig behaart. Blütenköpfe 1–3 cm breit, einzeln endständig auf dicken, weichen, aufrechten, spinnwebig-wolligen Schäften, die mit bleichen, manchmal rötlich überlaufenen Schuppenblättern besetzt sind. Blütenköpfe lebhaft goldgelb, mit etwa 30–40 männlichen Röhren-(= Scheiben-)blüten und ca. 300 schmalen, weiblichen Zungen-(= Strahlen-)blüten (Ausnahme!). Hüllblätter grün, meist nur einreihig. Blütezeit III–IV. Köpfe nach dem Verblühen nickend, zur Fruchtzeit aber wieder aufrecht. Achänen mit Schirmflugeinrichtung zur Windverbreitung.

⊙ Häufige Pflanze an Wegen, auf Äckern, an Ufern, Schuttstellen, Erdanrissen, überwiegend auf offenem, grund- und sickerfeuchtem, basenreichem, humusarmem, sandig-kiesigem oder reinem Lehm- oder Tonboden. Tiefwurzler. Pionierpflanze. Von der Ebene bis in Mittelgebirgslagen.

✐ Blüten und Blätter des Huflattichs (DAB *Folia, Flores Farfarae)* enthalten Spuren eines ätherischen Öls, glykosidische Bitterstoffe und saure Schleimstoffe mit mehreren Kohlenhydratbestandteilen. Die Pflanzenteile werden bei beginnender Blütezeit bzw. während des Laubaustriebs gesammelt. Das Sammelgut trocknet ziemlich langsam.

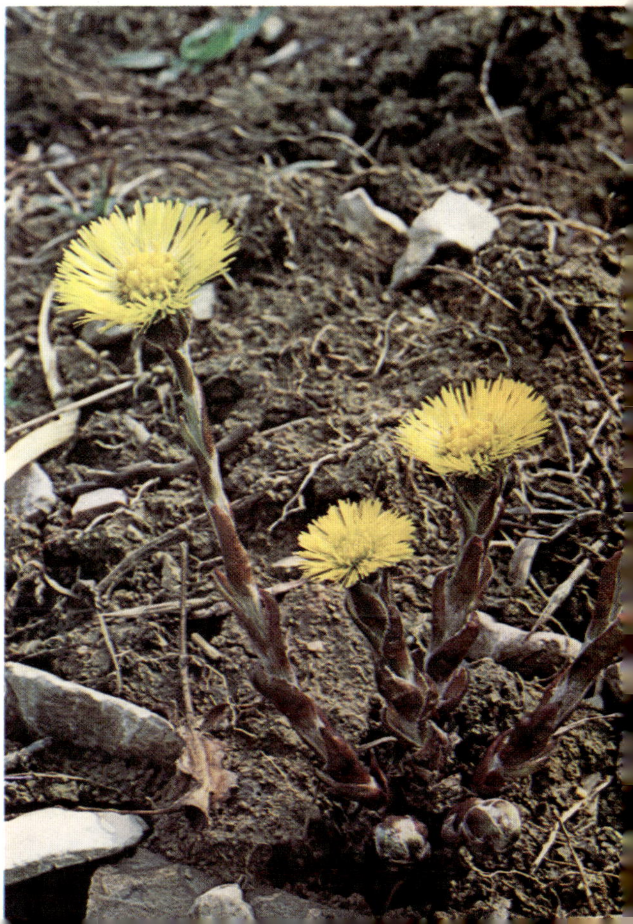

Seit dem Altertum wird Huflattich als beruhigendes, schleimlösendes, reizmilderndes Hustenmittel verwendet. Bis heute ist dies das Hauptanwendungsgebiet der Pflanze geblieben. Vermutlich geht die günstige Wirkung bei Husten, Bronchialkatarrh und Heiserkeit auf die Oberflächenwirksamkeit der Schleimstoffe zurück. Huflattich ist daher häufig verwendeter und wichtiger Zusatz zu vielen Husten- und Brusttees, kann aber auch allein verwendet werden. Die jungen, bis Mai gesammelten Blätter sind gleichzeitig ein wertvolles Wildgemüse. Sie können z.B. mit rohen gewürfelten Kartoffeln in Salzwasser gekocht und anschließend in einer hellen Einbrenne (mit Zwiebel, Muskat und Pfeffer) gedämpft werden. Außerdem eignen sie sich auch für eine wohlschmeckende Kräutersuppe.

Schnittlauch *Allium schoenoprasum* L.
Liliengewächse *Liliaceae*

⊞ Ausdauernde, krautige Pflanze von 15–50 cm Höhe mit länglichen, weißen Zwiebeln. Blätter linealisch, nur 2–5 mm breit, röhrig-hohl, rundlich, spitz zulaufend, blau- oder frischgrün. Stengel fast nur am Grunde oder im untersten Drittel beblättert. Blüten in kugeligen, reichblütigen, dichten Scheindolden, von einem häutigen Hüllblatt umgeben, auf einem hohlen, aber nicht aufgeblasenen Schaft von der Höhe der Blätter. Einzelblüten mit sechs rosa oder hellvioletten, lanzettlichen, ausgebreiteten Blütenhüll-(= Perigon-)blättern. Scheindolde ohne Brutzwiebeln. Blütezeit VI–VIII. Kapselfrucht. Formenreich.

⊙ Mit einiger Sicherheit einheimische Pflanze und ursprünglich wohl nur auf Flußschotterdünen, an steinigen Ufern und in Flachmooren im Bereich der großen Ströme sowie auf Fein- und Grobschutthängen und nassen Felsen der Gebirge. Häufig gepflanzt und aus Gartenkultur verwildert.

✎ Geschmacksbestimmende Stoffe des Schnittlauchs sind wie bei den übrigen Vertretern dieses Verwandtschaftskreises, die eine ganze Reihe wertvoller Gewürz- und Gemüsepflanzen wie Küchenzwiebel, Knoblauch, Porree u. a. stellen, die verschiedenen Bestandteile des Lauchöls. Die etwas stechend riechenden Verbindungen sind flüchtige Dialkylsulfide, Dialkylsulfoxide und Alkylsulfensäuren, die über unbeständige Zwischenprodukte ineinander umgewandelt werden können. In der frischen Pflanze liegen sie als geruchlose Vorstufen vor, die beim Verletzen oder Zerschneiden durch ein besonderes Enzym Alliinase in die wirksamen Lauchöl-Inhaltsstoffe überführt werden. Das Lauchöl des Schnittlauchs enthält neben anderen Verbindungen in größerer Menge n-Propyldisulfid.

Schnittlauch ist eine der am häufigsten verwendeten Gewürzpflanzen, deren würzendes Aroma nicht ganz so beißend wie das der Küchenzwiebel und längst nicht so penetrant wie die Geschmacksstoffe des Knoblauchs ausfällt. Man verwendet das Kraut, das außer den Lauchölen auch noch beträchtliche Mengen Vitamin C enthält, ausschließlich im frischen Zustand und nur roh, da beim Kochen und Dünsten durch Hitzeeinwirkung seine Würzkraft verlorengeht. Geschnitten oder gehackt werden die Blätter zu verschiedenen Salaten, Suppen, Eier- und Fischgerichten verwendet. Die Pflanze ist anspruchslos und eignet sich gut für die Blumentopfkultur auf dem Fensterbrett

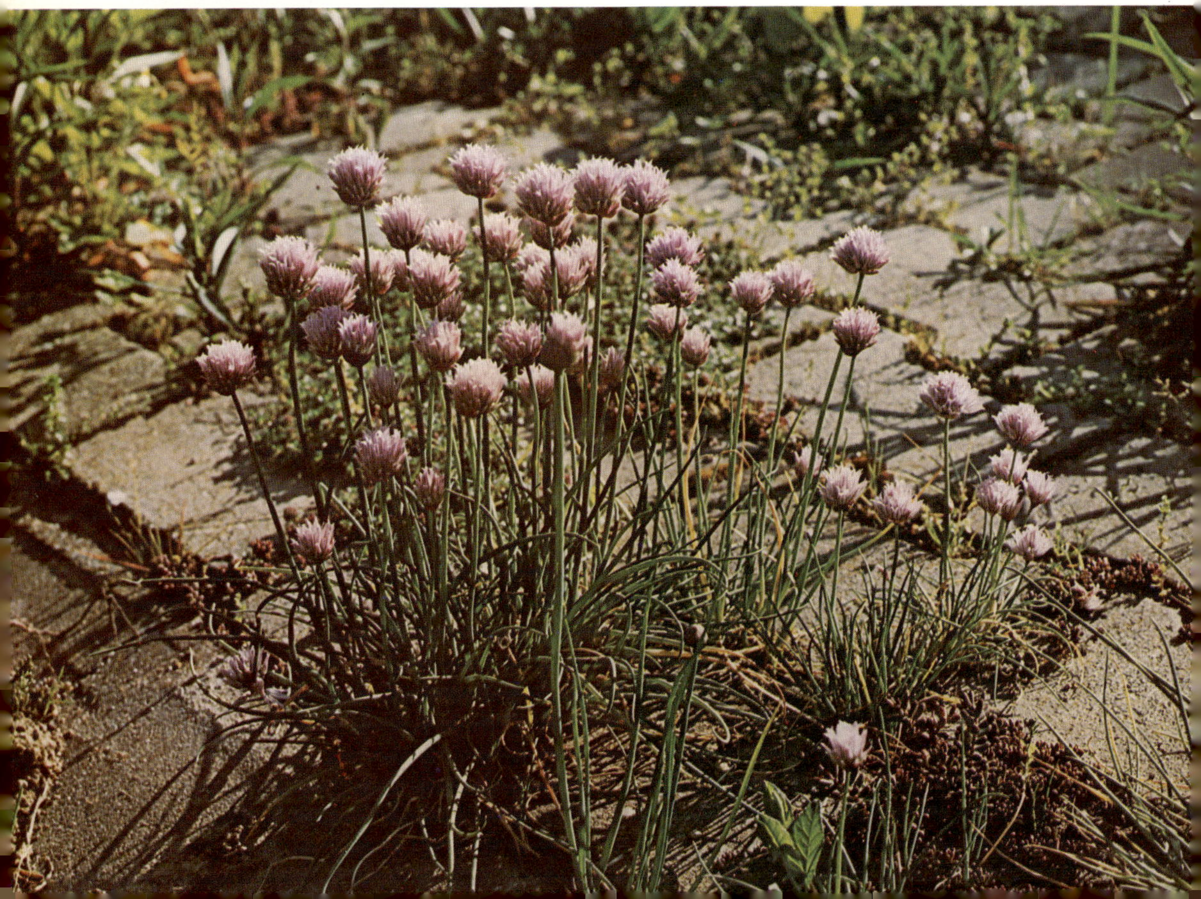

Bären-Lauch, Rams *Allium ursinum* L.
Liliengewächse *Liliaceae*

⊞ Ausdauernde, krautige Pflanze von etwa 20–40 cm Höhe mit einfacher, unterirdischer Zwiebel aus nur einem fleischig verdickten Niederblatt und keine Nebenzwiebeln. Meist nur zwei flache, nicht röhrige, länglich-elliptische, gestielte, grundständige Blätter, die in Form und Aussehen leicht mit Maiglöckchen-Blättern verwechselt werden könnten, sich aber durch ihren intensiven Geruch unterscheiden. Blüten in lockerer, flacher Scheindolde, endständig auf einem zwei- bis dreikantigen Stengel; Einzelblüten mit sechs reinweißen, 8–10 mm langen, lanzettlichen, ausgebreiteten Blütenhüll-(= Perigon-)blättern; Staubblätter kürzer als die Perigonblätter. Blütenstand anfangs von einem durchscheinenden, weißlichen Hochblatt eingehüllt, ohne Brutzwiebeln. Blütezeit IV–VI. Kapselfrucht. Oberirdische Teile meist nur sehr kurzlebig: Nach der Fruchtreife (ab VI) vergilben die Laubblätter sehr rasch. Pflanze mit starkem Knoblauchgeruch.

⊙ Meist herdenweise oder auch massenhaft in krautreichen Edellaub-, Bergmisch- und Auenwäldern, an Hängen, in Mulden und Talgründen, auf sickerfeuchtem, nährstoffreichem, tiefgründig lockerem, sandig-steinigem Lehm- oder Tonboden. Mullbodenwurzler. Ameisenverbreitung.

✐ Der durchdringende Geruch der Pflanze wird durch flüchtige Schwefelverbindungen bedingt, die wie bei den Kreuzblütlern (s. d.) durch ein besonderes Enzym Alliinase aus geruchlosen Vorstufen freigesetzt werden. Unverletzte Pflanzenteile enthalten z. B. das geruchlose Alliin (= S-Allyl-cysteinsulfoxid), das beim Zerreiben durch Alliinase in das typisch ‚lauchartig' riechende Allicin (bzw. Diallyldisulfid) überführt wird. Hauptbestandteil des Bären-Lauchs ist neben dieser Substanz Divinyldisulfid. Blätter des Bären-Lauchs können als Küchengewürz gesammelt werden.

Der Lauch-Geruch der Pflanze haftet an Händen und Kleidung erstaunlich anhaltend und lange. Diese Eigenschaft gibt einen ersten Eindruck von der enormen Würzkraft, wenn die Pflanze in frischem Zustand verwendet wird. Nach Erhitzen verschwindet der etwas aggressive, starke Geruch, und es bleibt ein sehr mildes, knoblauchartiges Aroma, mit dem immer noch Gerichte der balkanisch-orientalischen Geschmacksrichtung bereichert werden können. Bären-Lauch, frisch oder entschärft, kann Zwiebel und Knoblauch in der Küche ersetzen und genauso wie diese beiden Gewürzpflanzen verwendet werden.

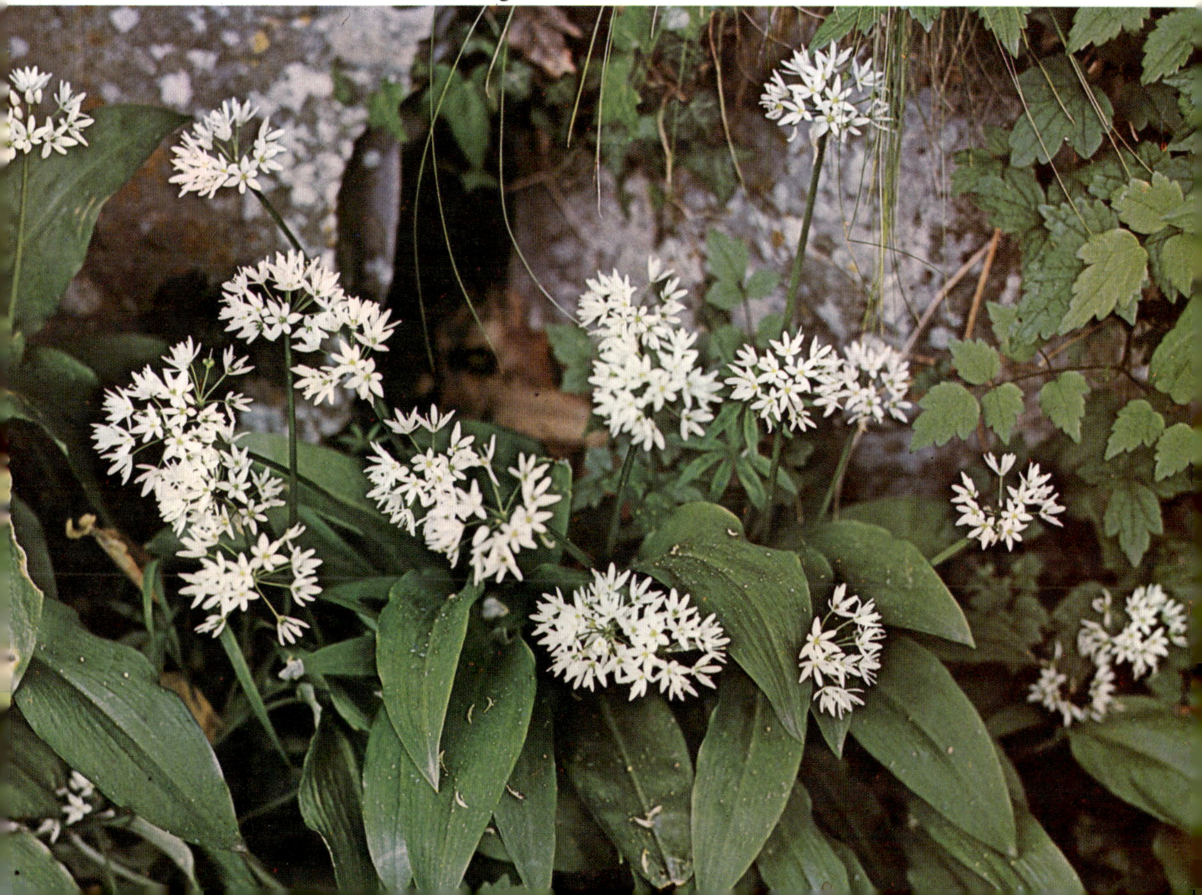

Herbst-Zeitlose *Colchicum autumnale* L.
Liliengewächse *Liliaceae*

⊠ Mehrjährige, sommergrüne Pflanze von 5–40 cm Höhe mit großer, unterirdischer Sproßknolle, Blüh-, Frucht- und Wachstumsphase weit getrennt. An einem Seitensproß der Knollenbasis entwickelt sich, nur von bleichen Scheidenblättern eingeschlossen, im Frühherbst die Blüte mit sechs länglich-ovalen, rötlich-violetten, blaßlila oder weißlichen Blütenhüll-(= Perigon-)blättern von 3–6 cm Länge, die am Grunde zu einer 5–20 cm langen, bis zur Knolle herabreichenden bleichen Kronröhre verwachsen. Fruchtknoten unterirdisch an der Basis der Kronröhre; der Pollenschlauch benötigt mehrere Monate bis zum Eindringen in die Samenanlagen (Winterbefruchtung). Blütezeit VIII–XI. Fruchtreife IV–VI im nachfolgenden Frühjahr: Die großen streifennervigen, glänzend dunkelgrünen, länglich-lanzettlichen Blätter von 12–20 cm Länge und 2–5 cm Breite heben die fast sitzende, walnußgroße Kapselfrucht empor. Ursprüngliche Anpassung an das wintertrockene Steppenklima erweist sich damit auch als günstige Einpassung in den Arbeitsrhythmus der Wiesenwirtschaft. Giftig.

⊙ Verbreitete Pflanze in Auenwäldern und (häufiger) auf Wiesen, besonders auf sicker-wechselfeuchtem, nährstoffreichem, tiefgründigem Lehm- und Tonboden. Pflanze von subatlantisch-submediterraner Verbreitung. Gefürchtetes Weideunkraut.

⁄ In allen Teilen der Pflanze, besonders aber in der Knolle und in den schwarzen Samen (überwiegend in der Samenschale) sind eine Reihe von Alkaloiden, darunter als Hauptalkaloid Colchicin und etwa 20 verschiedene Nebenalkaloide (u.a. Colchicosid, Demecolcin) enthalten, die als gemeinsame Molekülstruktur einen sechsgliedrigen und zwei siebengliedrige Kohlenstoffringe besitzen. Von arzneilicher Bedeutung sind insbesondere die Samen (DAB *Semen Colchici*).

⧉ Die Alkaloide der Herbst-Zeitlose werden fast nur in gereinigter und standardisierter Form zur Behandlung von Gicht und rheumatischen Erkrankungen angewendet und sind, ausschließlich unter ärztlicher Kontrolle, ein wichtiges Schmerzmittel. Colchicin-Vergiftungen äußern sich meist erst mit Verzögerung und verlaufen mit sehr schmerzhaften Koliken, schließlich mit Atemlähmung und Herzstillstand. Colchicin beeinflußt die Zellteilung von Pflanzenzellen und wird deswegen in der experimentellen Züchtungsforschung häufiger eingesetzt.

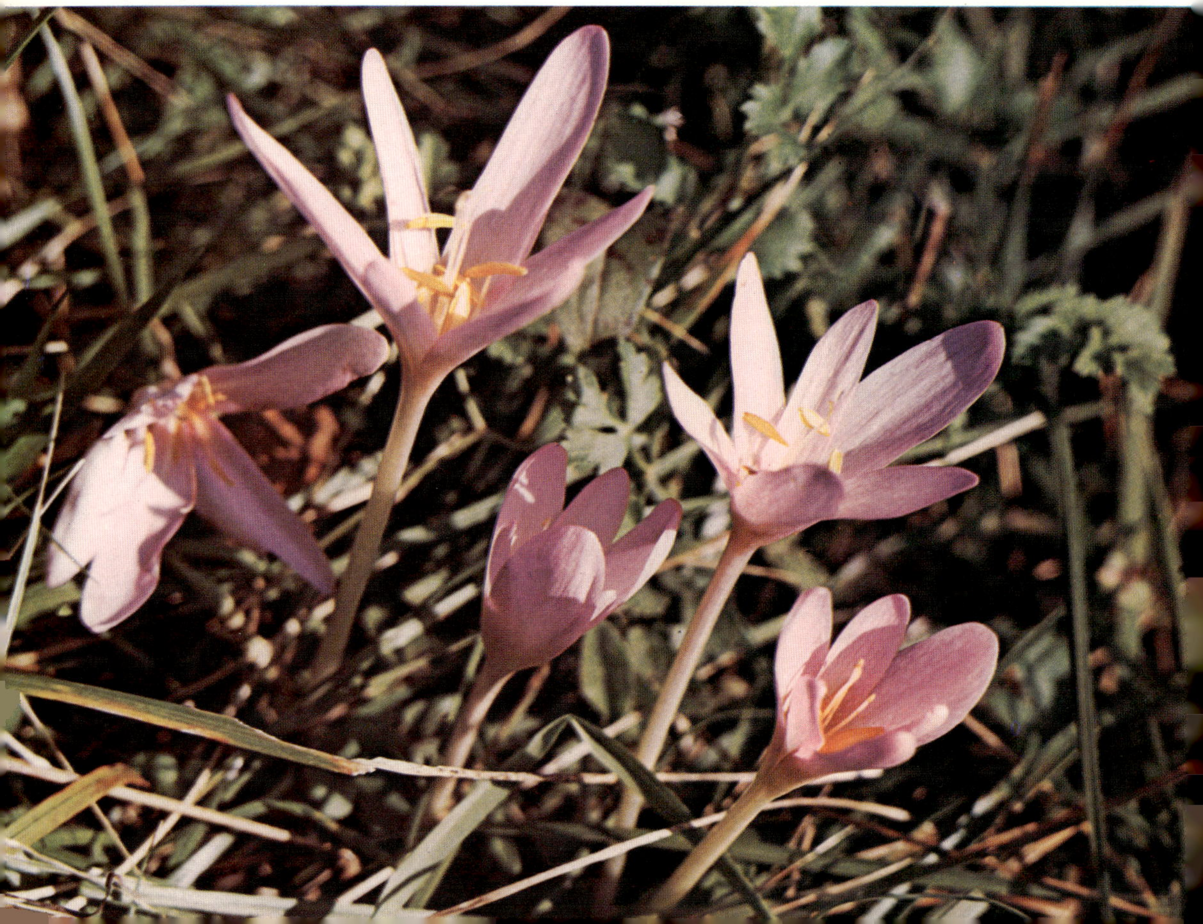

Maiglöckchen *Convallaria majalis* L.
Liliengewächse *Liliaceae*

⊞ Ausdauernde, sommergrüne, krautige Pflanze von 10–20 cm Höhe mit verzweigtem (monopodialem), kriechendem, dünnem Wurzelstock und kurzem, gebogenem, dann aufrechtem Stengel mit scheidigen, trockenhäutigen Niederblättern. Meist nur zwei Laubblätter von elliptisch-lanzettlicher Form, vorn zugespitzt, langgestielt, streifennervig, 8–20 cm lang, dunkelgrün, kahl, manchmal glänzend. Blüten in lockeren, einseitswendigen Trauben; Einzelblüten in der Achsel kleiner, häutiger Tragblätter, weiß, nickend, glokkig-kugelig, aus sechs fast vollständig verwachsenen Blütenhüll-(= Perigon-)blättern mit dreiekkigen, zurückgeschlagenen Zipfeln, die als Haltevorrichtung für bestäubende Blütengäste dienen. Blütezeit V–VI. Frucht eine scharlachrote, kugelige Beere. Giftig.
⊙ Verbreitete, wärmeliebende Pflanze in Eichen- und Rotbuchenwäldern, in Gebüschen, an Säumen von Kiefernwäldern, auf frischen, nährstoffreichen, tiefgründigen, lockeren Lehmböden. Mullboden-Wurzler. Halbschattenpflanze. Steht unter Naturschutz (Ausgrabungsverbot). Oft auch als Zierpflanze in großblütigen Formen.
✎ Alle Teile, besonders die Blätter und Blüten (DAB *Herba Convallariae*) enthalten herzwirksame Glykoside vom Typ der Digitaloide. Wichtiger Baustein dieser Stoffe ist wie beim Fingerhut (s.d.) ein Steroid-Gerüst mit angehängtem Cardenolid-Ring. Je nach Herkunft der Pflanzen ist die Zusammensetzung der Glykoside sehr verschieden. In Nordwesteuropa kommt als Hauptglykosid überwiegend Convallatoxol (= Strophanthidolrhamnosid), in Osteuropa Convallosid (= Strophanthidinglucorhamnosid), in Mitteleuropa eine Mischung dieser Verbindungen mit Bipindogeninrhamnosid vor. Auch sind weitere Glykoside enthalten.

Maiglöckchen wurde früher bei verschiedenen Nervenerkrankungen verordnet, bevor man die unterstützende und stabilisierende Wirkung der enthaltenen Glykoside bei Herzschwäche entdeckte, die ein wertvolles Mittel bei der Behandlung vieler Herz- und Kreislauferkrankungen darstellen. Wegen der großen Schwankungen im Glykosidgehalt werden fast nur noch standardisierte Zubereitungen verwendet, die vor allem das hochwirksame Convallotoxin (entsteht aus Convallosid) enthalten. Die getrockneten, gepulverten Stengel der Pflanze sind stark schleimhautreizend und oft Bestandteil von Schnupftabak.

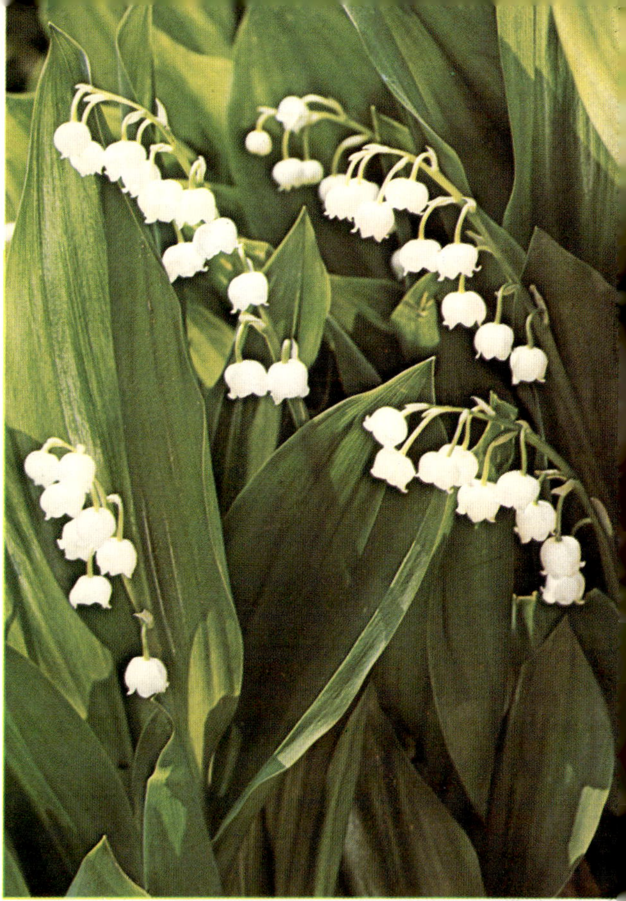

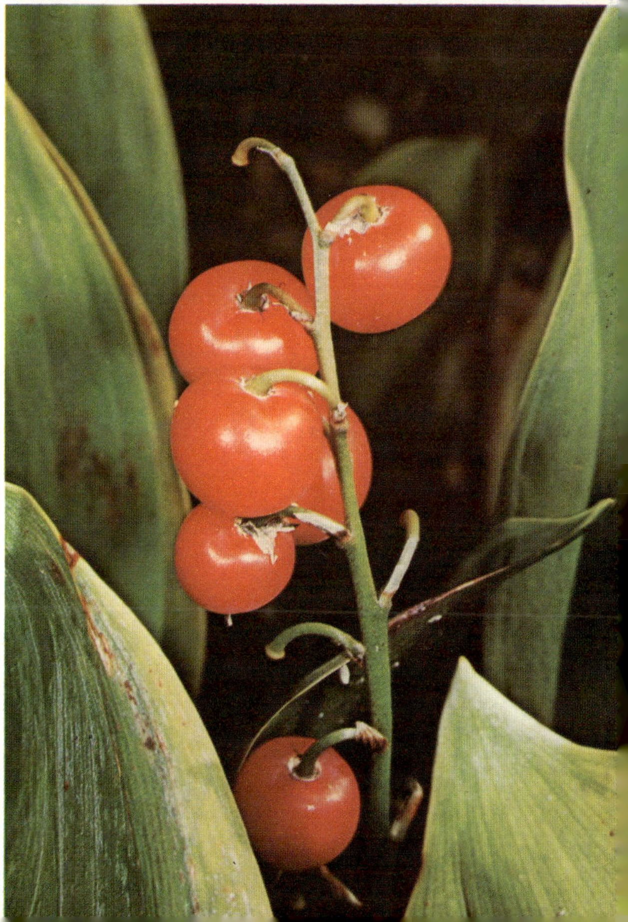

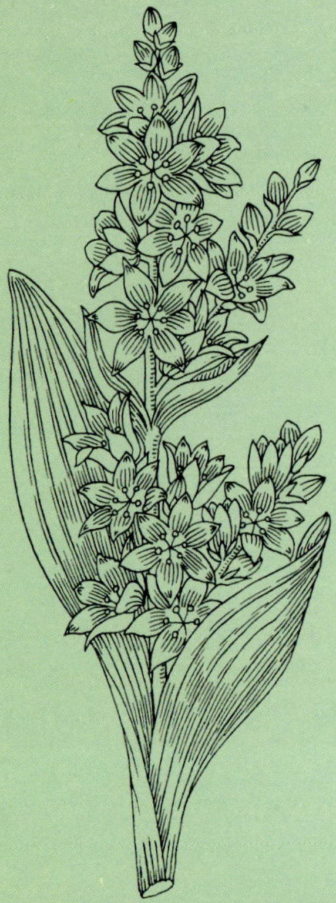

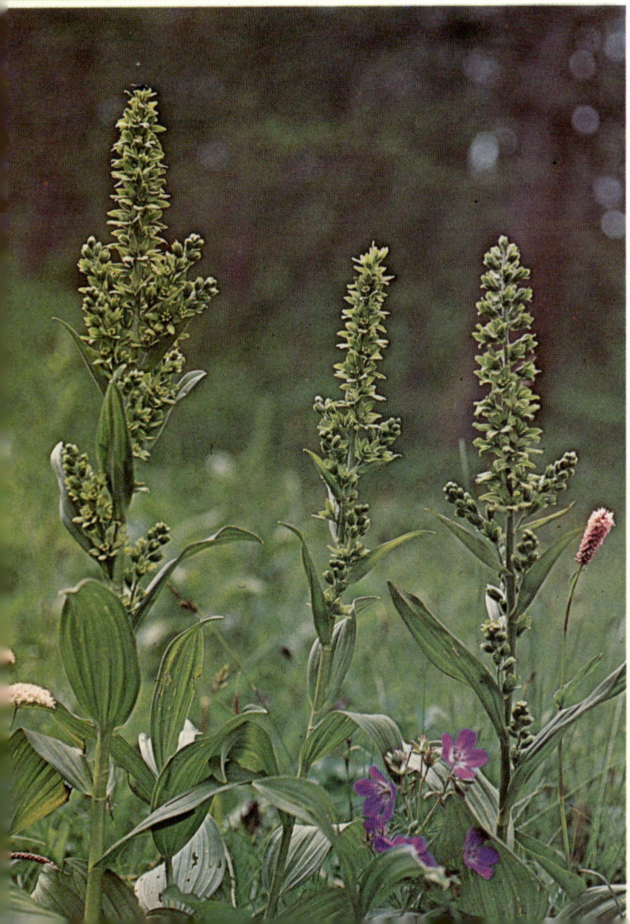

Weißer Germer *Veratrum album* L.
Liliengewächse *Liliaceae*

⊞ Mehrjährige, stattliche, krautige Pflanze von 50–150 cm Höhe mit aufrechtem, kräftigem, rundem, erst in der Blütenregion verzweigtem, rauhhaarigem Stengel und dickem, knolligem Wurzelstock. Blätter breit-oval, zugespitzt, ganzrandig, stark streifennervig, dreizeilig angeordnet, an der Basis behaart und mit Blattscheide, wechselständig (sicherer Unterschied zum ähnlichen Gelben Enzian, *Gentiana lutea,* mit gegenständigen Blättern). Blüten in verzweigten, dichtblütigen, großen Rispen; Einzelblüten etwa 15 mm breit, fast sitzend, Blütenhüll-(=Perigon)-blätter innen weiß, außen grün oder beiderseits grünlich-gelb, mit starkem Geruch. Fruchtknoten mit drei Griffeln. Blütezeit VI–VIII. Die Pflanze blüht erst nach mehreren Jahren vegetativen Wachstums. Kapselfrucht. Formenreich. Giftig.

⊙ Meist gesellige, häufig auch bestandsbildende Pflanze in alpinen Hochstaudenfluren, auf Alpenweiden, an Viehlägern oder in anmoorigen Wiesen, meist auf frischen bis nassen, nährstoffreichen, kalkhaltigen, humosen Lehm- und Tonböden. Typisches Weideunkraut. Pflanze von nordisch-alpiner Verbreitung. In den Alpen recht häufig; außerhalb der Hochgebirge sehr selten.

✐ Die Pflanze enthält in allen Teilen, besonders aber im Wurzelstock (DAB *Rhizoma Veratri*) größere Mengen Steroidalkaloide, die meist als Ester der Steroide Protoverin und Germin mit verschiedenen organischen Säuren (Essigsäure, Angelicasäure, Buttersäure) vorliegen.

▣ Die Germer-Alkaloide sind überwiegend sehr giftig und führen auch in geringer Menge zu tödlichen Vergiftungen. In der Heilkunde werden sie gelegentlich bei akutem Bluthochdruck eingesetzt, da sie durch Gefäßerweiterung und Verlangsamung der Herzleistung eine schnelle Blutdrucksenkung herbeiführen können. Ähnlich wie die Alkaloide des Eisenhutes (s. d.) lähmen sie auch die sensiblen Nervenendigungen und dienen zur Behandlung örtlicher Schmerzherde (Zahnschmerzen, Trigeminus-Neuralgien) und rheumatischer Beschwerden. Die gepulverte Droge reizt beim Schnupfen schon in kleinsten Mengen zu starkem Niesen, weshalb die Pflanze auch Weiße Nieswurz genannt wird. Früher wurde diese Wirkung zur Behandlung von Geisteskrankheiten eingesetzt, weil man annahm, durch Niesen den Druck vom Gehirn und damit die vermeintliche Krankheitsursache beseitigen zu können. Zeitweise auch ein gebräuchliches Pfeilgift.

Kalmus *Acorus calamus* L.
Aronstabgewächse *Araceae*

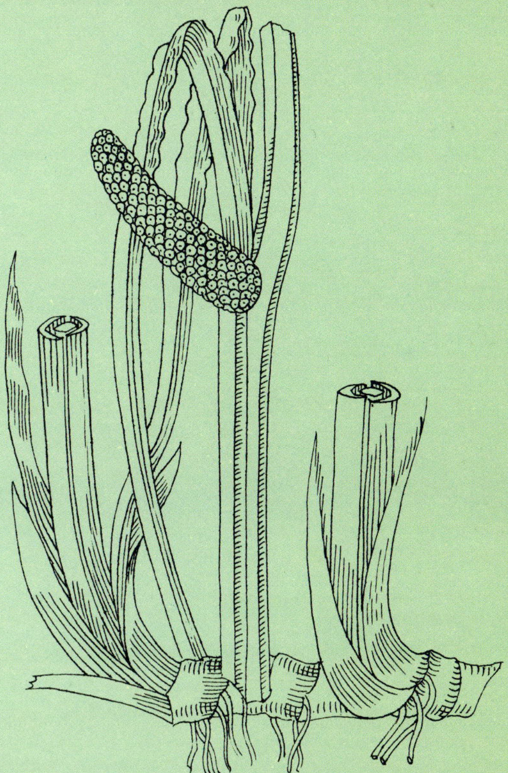

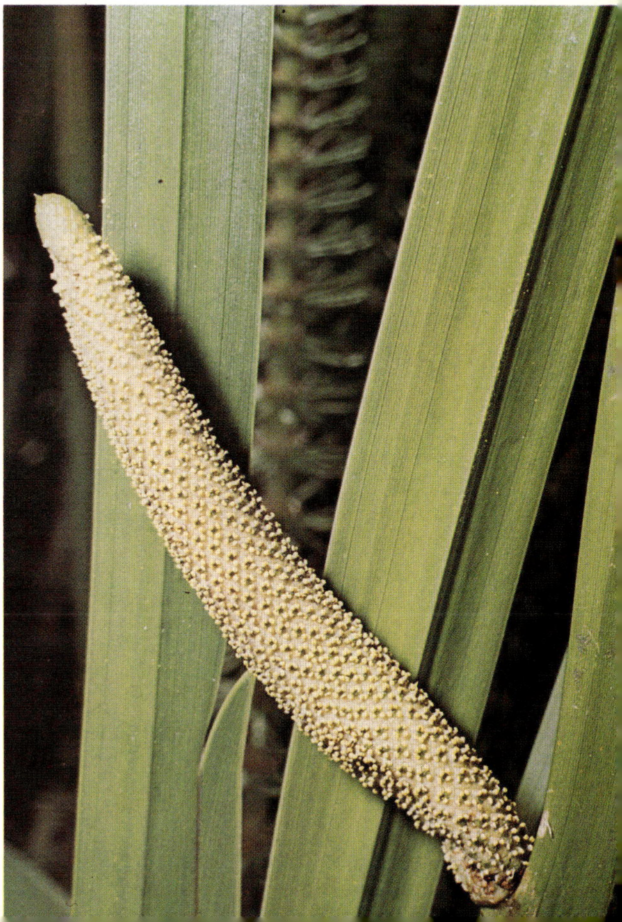

⊞ Ausdauernde, krautige Pflanze von etwa 60–120 cm Höhe mit langem, im Schlamm wurzelndem, kriechendem, dickem, meist auch verzweigtem Rhizom von grünlichbrauner Färbung. Blätter schmalschwertförmig mit vertikal gestellten Spreiten, etwa 100 cm lang und 2 cm breit, streifennervig, zweizeilig angeordnet, im unteren Teil oft rötlich, am Rand wellig, beim Zerreiben von aromatischem Duft. Blüten sehr klein, grünlich, zwittrig, mit sechs Blütenhüll-(= Perigon-)blättern, sechs Staubblättern und einem aus drei Fruchtblättern verwachsenen Fruchtknoten, zahlreich an einem 6–8 cm langen, geraden oder gebogenen, zylindrischen, verdickten Kolben auf dreikantigem Stengel, der von einem laubblattartigen Hochblatt überragt wird (nur scheinbar seitenständig). Bestäubung durch Fliegen. Blütezeit VI–VII. In Mitteleuropa kein Fruchtansatz; Vermehrung nur durch intensives Rhizomwachstum.
⊙ Ursprünglich gehört der Kalmus nicht zur einheimischen Flora. Ein Gesandter am Hof des Sultans schickte 1562 Rhizomstücke nach Prag, von wo die Pflanze zum Anbau weiterverteilt wurde und sich bald über ganz Europa ausbreiten konnte. Häufig verwildert und heute noch stellenweise in Großseggen-Beständen und Röhrichten an den Ufern oder im Altwasser stehender oder langsam fließender, nährstoffreicher Gewässer. Schützenswert. Sollte unbedingt erhalten bleiben.
✐ In den Blättern und vor allem im Rhizom kommt in besonderen Exkretzellen ein ätherisches Öl vor, das als charakteristischen Bestandteil den Phenylpropankörper Asaron (vgl. Haselwurz) enthält, daneben auch noch Eugenol (vgl. Nelkenwurz), Pinen, Camphen und Campher aufweist. Außerdem kommen die Bitterstoffe Acorin und Acoretin vor. Verwendung findet der im Herbst gegrabene Wurzelstock (DAB *Rhizoma Calami*).

Während in Mitteleuropa nur sterile, triploide Pflanzen vorkommen, ist die Art im südlichen Ostasien mit einer tetraploiden Sippe und in Nordamerika mit einer normal diploiden Form vertreten. Die polyploiden Pflanzen produzieren mehr aromatisches, bitterschmeckendes Öl. Kalmus-Öl wird in der Likörindustrie zur Herstellung von Magenbitter und Kräuterlikör verwendet. Nur selten werden die kandierten Rhizomstücke zu verschiedenen Obstkompotts gegessen. Kalmus-Öl in Tinkturen oder Extrakten gilt als magenstärkendes, verdauungsanregendes Mittel.

Kräuter in der Küche

Kochen mit Kräutern ist nicht nur deswegen ein besonderer Spaß, weil man sie draußen selbst sammeln oder ernten kann, sondern natürlich auch deswegen, weil sie überaus gesund sind und schließlich auch gut schmecken. Jedes noch so langweilige Fertiggericht aus der Konservendose oder der Tiefkühltruhe erhält durch eine gekonnte Verwendung von Kräuterzutaten einen besonderen Charme, wenn die Zusammenstellung stimmt. Fast alle Gerichte werden durch Kräuter im Geschmack vorteilhaft verändert, und viele Zubereitungen kommen ohne solche geschmackliche Aufwertung einfach nicht aus. Die international gewiß sehr angesehene Küche der Italiener, Schweizer oder Franzosen verdankt ihre Berühmtheit nicht nur ihrem bestechenden Einfallsreichtum, sondern zu einem erheblichen Anteil auch dem reichlichen und phantasievollen Umgang mit Kräutern und pflanzlichen Gewürzen. Gewöhnlich erfüllen die Kräuter in der Küche eine Doppelfunktion: Sie sind geschmacksbestimmende Bestandteile und fördern andererseits auch die Bekömmlichkeit der Speisen. Nicht umsonst sind viele Gewürzkräuter gleichzeitig auch Heilpflanzen. Die Pflanzenfamilien der Lippenblütengewächse und Doldengewächse, die aus beiden Bereichen Berühmtheiten aufweisen, zeigen dies beispielhaft.

Das Thema Kräuter in der Küche ist jedoch nicht auf die Verwendung von Würzpflanzen beschränkt. Auch die Vielzahl der küchentauglichen Wildgemüse und Wildfrüchte verdient in diesem Zusammenhang Erwähnung. Nach der Artenzahl sind sie mindestens ebenso stark vertreten wie die eigentlichen Küchengewürze. Für den Gebrauch all dieser Pflanzen geben wir nachfolgend einige Tips. Sie verstehen sich natürlich nicht als vollständige Rezeptsammlung, sondern eher als Streiflichter auf die vielseitigen Verwendungsmöglichkeiten. Jeder kann sich daraus seinen eigenen Kräuterspaß zusammenstellen. Lassen Sie sich also einmal von der Natur den Tisch decken.

Brotaufstrich Die besonderen Vorzüge aromatischer Kräuter kann man auch dann genießen, wenn gerade kein vollständiges Menü in Aussicht steht. Frisch aus dem Kräutergarten besorgt und feingehackt sind beispielsweise Borretsch, Dill, Gartenkresse, Meerrettich, Schnittlauch oder Thymian (auch in Mischungen) sehr wohlschmekkende Brotaufstriche.

Fischgerichte benötigen unbedingt Kräuterzutaten, die je nach der Zubereitung verschieden sein sollten. Dill, Fenchel, Koriander oder Petersilie schmecken im allgemeinen sehr gut zu gekochtem Fisch, während Bohnenkraut, Estragon, Dost, Kerbel oder Rosmarin eher zu gebratenem oder gegrilltem Fisch passen.

Fleischgerichte Fast alle Gewürzkräuter, vom Beifuß über Majoran bis zum Ysop, verfeinern die verschiedensten Fleischgerichte. Gemäß der goldenen Regel, daß nie weniger als drei und niemals mehr als neun Kräuter verwendet werden sollten, ist beispielsweise die provençalische Kräutermischung zusammengestellt, die sich vorzugsweise für gebratenes oder gegrilltes Fleisch empfiehlt. Sie umfaßt Basilikum, Dost, Fenchel, Majoran, Rosmarin und Thymian in feiner Abstimmung, für die es kein verbindliches Rezept gibt.

Eßkastanie (Schacht)

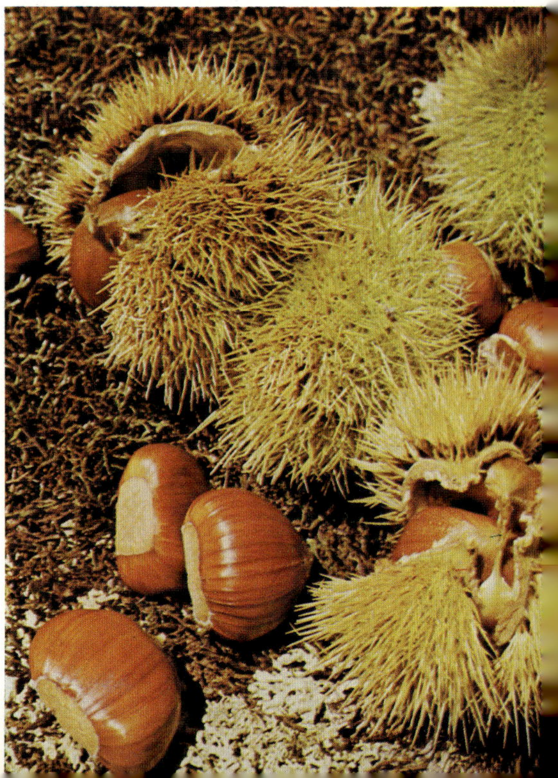

Fruchtlikör Fruchtsäfte, die man nach dem unten beschriebenen Verfahren hergestellt hat, lassen sich auch sofort zu aromatischen Likören weiterverarbeiten. Dazu benötigt man je Liter anfallenden Rohsafts ungefähr 1 l reinen Weingeist (Äthylalkohol, Äthanol; 96%) und etwa 1/2 kg Zucker. Der Zucker muß im Fruchtsaft vollständig aufgelöst sein, bevor der Alkohol hinzugegeben wird. Zur Geschmacksabrundung sollte der fertige und in Flaschen abgefüllte Fruchtlikör mindestens einige Monate ungestört reifen können.

Fruchtsaft Saftige Wildfrüchte wie Brombeeren, Heidelbeeren, Himbeeren, Holunderbeeren oder Schlehen sind bei reicher Ernte recht gut zu Saft zu verwenden. Die gründlich gewaschenen Früchte werden dazu in einem genügend großen Gefäß mit kochendem Wasser bedeckt und einige Stunden stehen gelassen. Die erhaltene Flüssigkeit wird abgegossen, wiederum aufgekocht und nochmals auf die Früchte zurückgegossen. Je Liter Fruchtsaft werden nach dem Erkalten 125 g Zucker eingerührt. Nach erneutem Erhitzen wird heiß in gründlich vorgereinigte Flaschen abgefüllt. Wie bei allen Zubereitungen sehr zuckerhaltiger Früchte hängt die Haltbarkeit im wesentlichen von der Sauberkeit der Aufbewahrungsgefäße ab.

Fruchtschnaps Holunderbeeren, Johannisbeeren, Sanddornbeeren, Schlehen und anderes Wildobst kann man nicht nur zu Saft oder Likör verarbeiten, sondern auch direkt mit Gin, Wodka oder Kornbranntwein und etwas Zucker ansetzen. Auf etwa $^1/_2$ kg Früchte rechnet man ungefähr 2 Flaschen Spirituosen. Besonders feurig wird der Ansatz, wenn noch etwa $^1/_2$ l Weingeist (96%) zugegeben wird.

Sanddorn (Schacht)

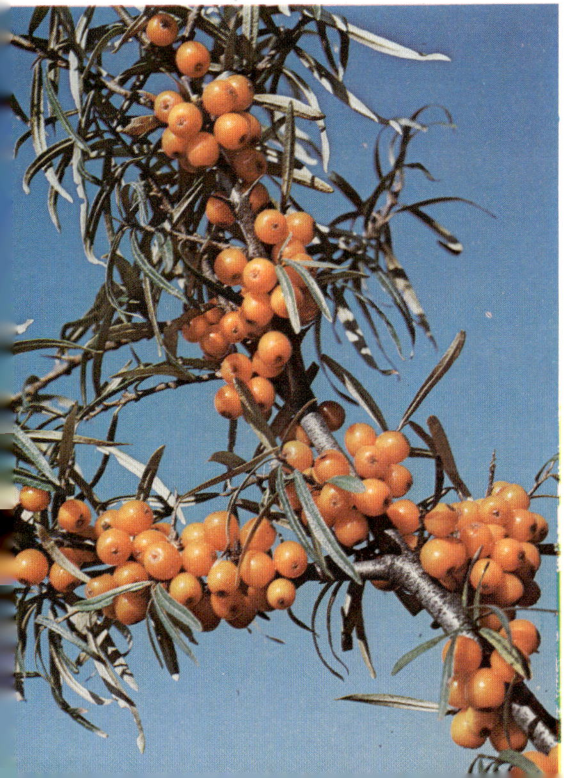

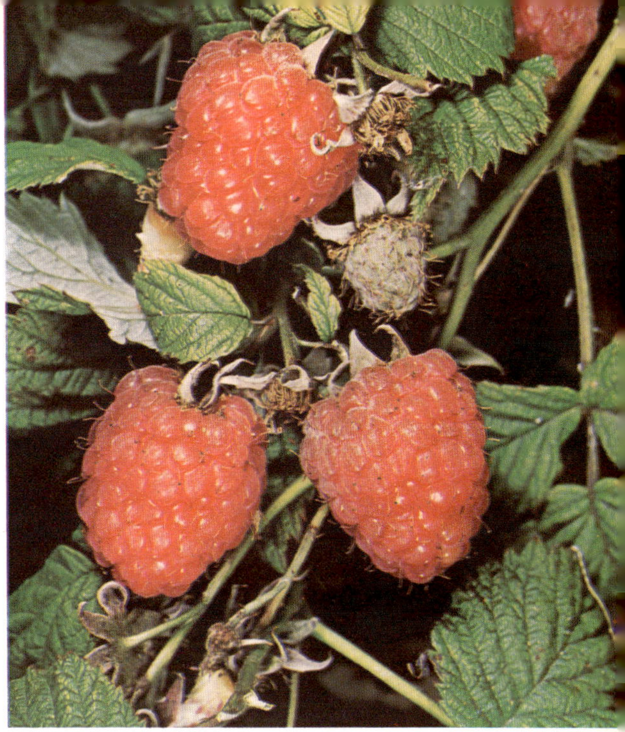

Himbeere (Schrempp)

Fruchtwein Aromareiche Früchte wie Brombeeren, Hagebutten, Heidelbeeren, Himbeeren, Holunderbeeren oder Walderdbeeren ergeben mit etwas Geschick sehr angenehme Frucht- oder Dessertweine. Neben den technischen Voraussetzungen – Gärballon(s), Gäraufsatz, etwas Schlauchmaterial – benötigt man an käuflichen Zutaten lediglich Reinzuchthefe und Hefenährtabletten, die gewöhnlich in Drogerien zu erhalten sind. Ein 10-l-Gäransatz (Maische) wird aus etwa 3–6 kg zerkleinerten Früchten, 3–6 l Wasser, etwa 3 kg Zucker, Hefe, Hefenährsalz, gegebenenfalls auch etwas Milch- oder Zitronensäure (20 g) angerührt und im Gärballon zunächst 8–10 Tage lang gären gelassen. Anschließend wird die Maische gründlich abgeseiht und abgepreßt. Die Flüssigkeit wird in den Gärballon zurückgefüllt und gärt dort ungefähr drei Monate weiter. Nach dieser Zeit wird mit einem Schlauch in einen anderen Ballon (ohne Bodensatz!) abgehebert, zum Klären einige Wochen stehen gelassen und anschließend auf Flaschen gezogen.

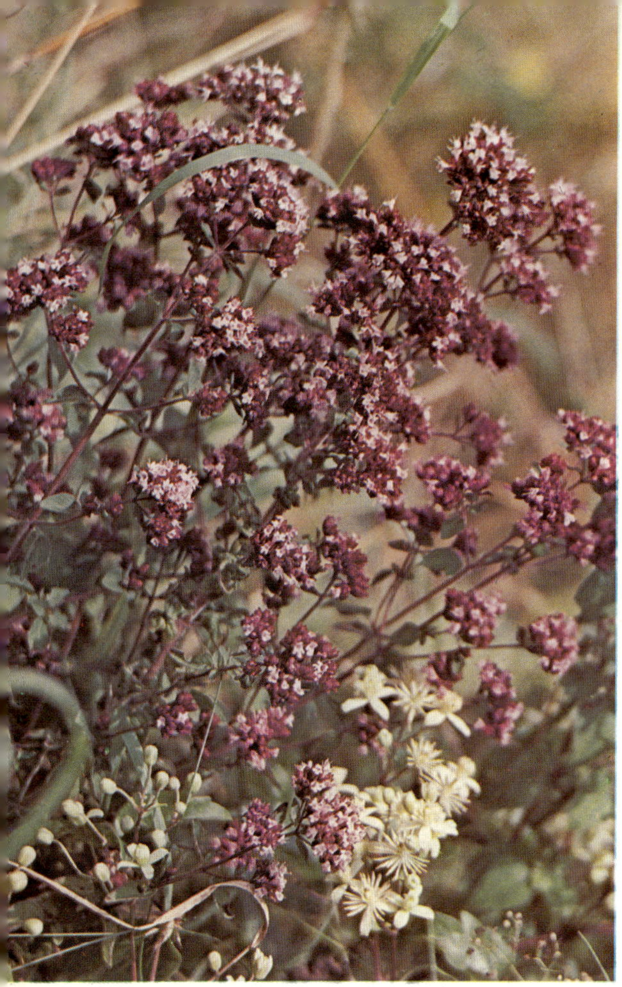

Dost (Schrempp)

Geflügel Beifuß, Dost, Liebstöckel, Melisse, Rosmarin, Salbei und Sauerampfer passen im allgemeinen recht gut zu verschiedenen Geflügelzubereitungen. Majoran, Petersilie und Thymian werden oft für Gans, Beifuß und Minze für Ente, Fenchel und Sellerie für Huhn empfohlen.

Kräuterbutter Eine Reihe von würzenden Kräutern wird zusammen mit Zwiebel, etwas Knoblauch, Pfeffer und Salz unter cremig gerührte Butter gemischt. Geeignet sind beispielsweise Brunnenkresse, Estragon, Kerbel, Majoran, Petersilie, Schnittlauch oder Mischungen dieser Kräuter. Kräuterbutter verwendet man zu gegrilltem Fleisch, gebratenem Fleisch, zu Toast oder in Gemüsegerichten.

Kräuter-Eierspeise Zu hart- oder weichgekochten Eiern sollte man unbedingt einmal feingehackte, frische Kräuter wie Estragon, Kerbel, Liebstöckel, Majoran, Petersilie, Schnittlauch oder Thymian versuchen. Die gleichen Würzkräuter oder Mischungen davon eignen sich aber ebensogut auch zu einem Kräuteromelette. Mengenmäßig werden etwa 4 Teelöffel feingewiegte Kräuter und 50 g Butter auf 6 Eier benötigt.

Kräuteressig Wein- oder Apfelessig nimmt schon nach kurzer Zeit das Aroma von Gewürzkräutern an, wenn einige Blätter oder Stiele in eine Essigflasche gesteckt werden. Besonders gute Essigkräuter sind Bärenlauch, Beifuß, Basilikum, Brunnenkresse, Dill, Estragon, Fenchel, Majoran, Minzen, Salbei, Thymian, Wiesenknopf oder Zitronenmelisse. Je nach Kräuterzusammenstellung (etwa 2–3 Stiele/Liter) kann man mildere Ansätze oder stärker beizende Sorten herstellen. Gewöhnlich können die Kräuter nach 2–3 Wochen aus dem Essig entfernt werden. Es schadet der Geschmacksentwicklung jedoch nicht, wenn sie länger darin verweilen und am Reifeprozeß teilnehmen. Da ein Kräuteressig nicht nur geschmackliche Qualitäten aufweisen, sondern auch ansprechend aussehen sollte, füllt man den kompletten Ansatz zusammen mit den Kräutern in klare, durchsichtige Flaschen ab. Verwendet wird Kräuteressig in Salatdressings, Marinaden, Suppen, Bratensaucen u. a. Aus Holunderbeeren kann ein vorzüglicher Fruchtessig bereitet werden, wenn man etwa 1 kg Holunderbeeren mit wenig Zucker in 1 l Weinessig ansetzt.

Kräuterlikör Ähnlich wie Fruchtlikör ist auch Kräuterlikör herzustellen. Aus dem Kraut, den Früchten, Samen oder Wurzeln aromatischer Pflanzen werden die gewünschten Geschmacks- und Duftstoffe mit 50%igem Weingeist (Äthylakohol, Äthanol) ausgezogen. Das zerkleinerte Pflanzenmaterial wird dazu am besten in einem Steinguttopf mit entsprechend verdünntem, reinem Weingeist gerade bedeckt, mehrmals täglich umgerührt und 2–5 Tage lang stehen gelassen. Nachdem die Pflanzenteile gründlich abgepreßt wurden, gibt man zu ungefähr 600 ml des erhaltenen Extraktes 400 ml einer konzentrierten Zuckerlösung (aus 150 g gekörnter Raffinade in 300 ml Wasser). Beide Lösungen werden gründlich gemischt, in Flaschen abgefüllt und erst nach mehrmonatiger Ausreifung angebrochen. Dieser Prozedur kann man Anis, Kümmel, Kalmus, Engelwurz, Gewürzkräutermischungen beliebiger Geschmacksrichtung und gegebenenfalls auch unbehandelte (!!) Orangen- oder Zitronenschalen unterziehen.

Kräuteröl Pflanzenöl (Sonnenblumenöl u. a.) hat ebenso wie Essig die Eigenschaft, die flüchtigen,

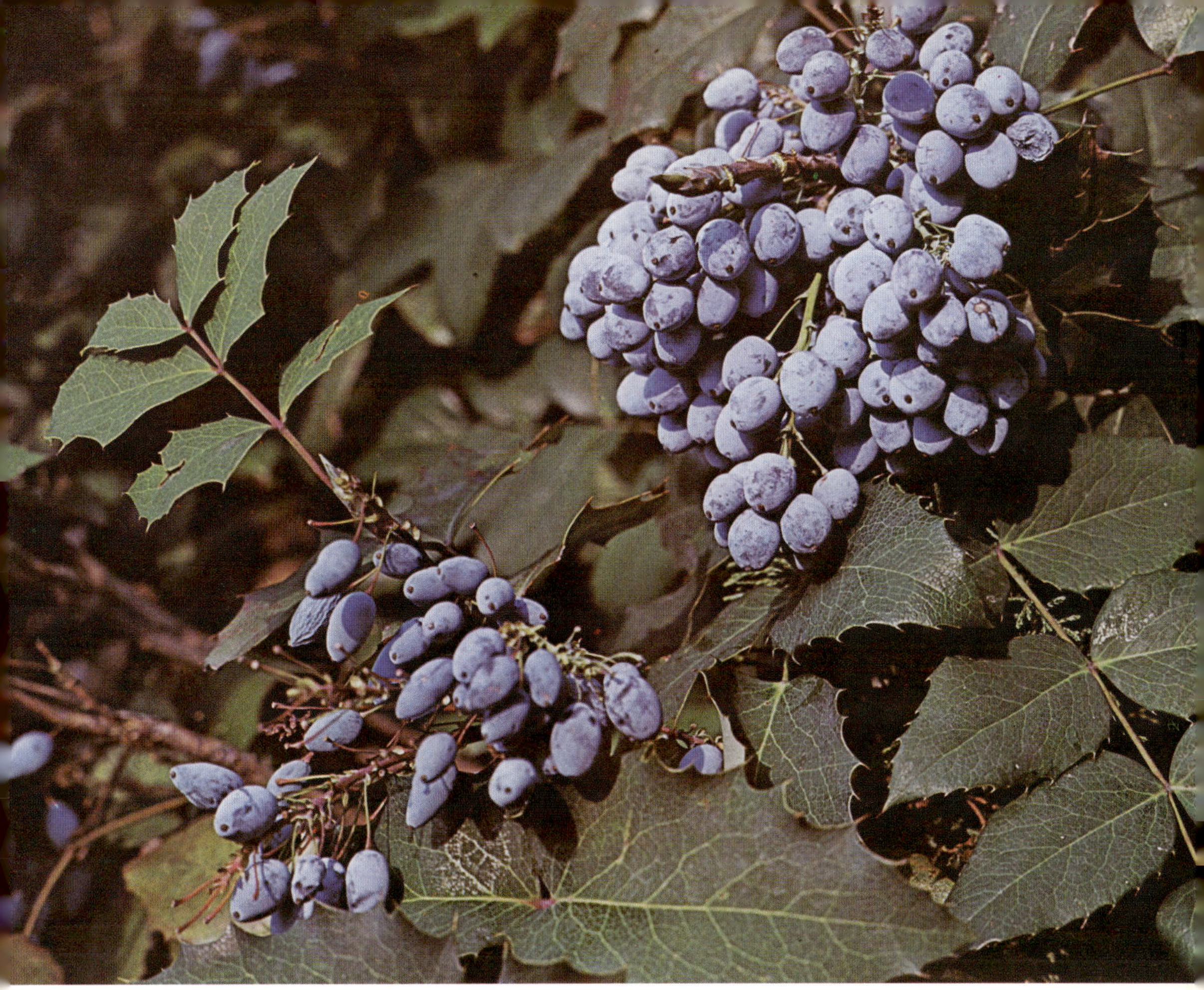

Mahonie (Schacht)

fettlöslichen Aromastoffe würziger Kräuter zu binden. Dadurch ist es möglich, auch solche Duft- und Geschmacksrichtungen zu konservieren, die beim Trocknen bestimmter Kräuter, z.B. von Basilikum, unwiderruflich verlorengehen. Die Herstellungstechnik von Kräuteröl unterscheidet sich grundsätzlich nicht von den üblichen Kräuteressigverfahren. Nur ist zu beachten, daß der Kräuter-Öl-Ansatz anfangs mehrmals am Tag kräftig umgerührt werden sollte.

Kräutersauce Helle Kräutersaucen sind traditionelle und hochgeschätzte Zutaten zu sehr vielen Gerichten. Die Saucengrundlage wird bei fast allen Empfehlungen aus etwas Butter, einem Eßlöffel Mehl und einem Viertelliter Milch, vielleicht auch mit etwas Sahne, Joghurt oder Creme fraîche, angerührt und zuletzt mit den feingehackten Kräutern vermischt. Petersiliensauce wird vorzugsweise zu Fisch oder Hammel, Fenchelsauce zu Gemüse oder Geflügel, und Dillsauce zu Kartoffeln und Rindfleisch verwendet. Eine mit Recht sehr berühmte Kräutersauce ist die Sauce Béarnaise (Béarner Sauce), deren Grundlage aus Weißwein (2 Glas), Weinessig (1 Teelöffel), einer feingehackten Zwiebel, wenig Pfeffer, 3 geschlagenen Eigelb und geschmolzener Butter besteht; zuletzt werden feingewiegte Estragon- und Kerbelblätter eingerührt. Diese Sauce paßt hervorragend zu Fisch und dunklem Fleisch. Eine besondere Spezialität aus Italien ist die Kräutersauce Pesto, die zu allen möglichen Teigwarengerichten (Pasta) gereicht wird. Man stellt sie aus Basilikum, etwas Majoran und Knoblauch (Bärenlauch), geriebenem Pecorino- oder Parmesankäse, Olivenöl und gemahlenen Walnüssen oder Pinienkernen (pinioli) her.

Kräutersuppe Die Möglichkeiten, mit würzigem Kräuteraroma die verschiedensten Suppen auf-

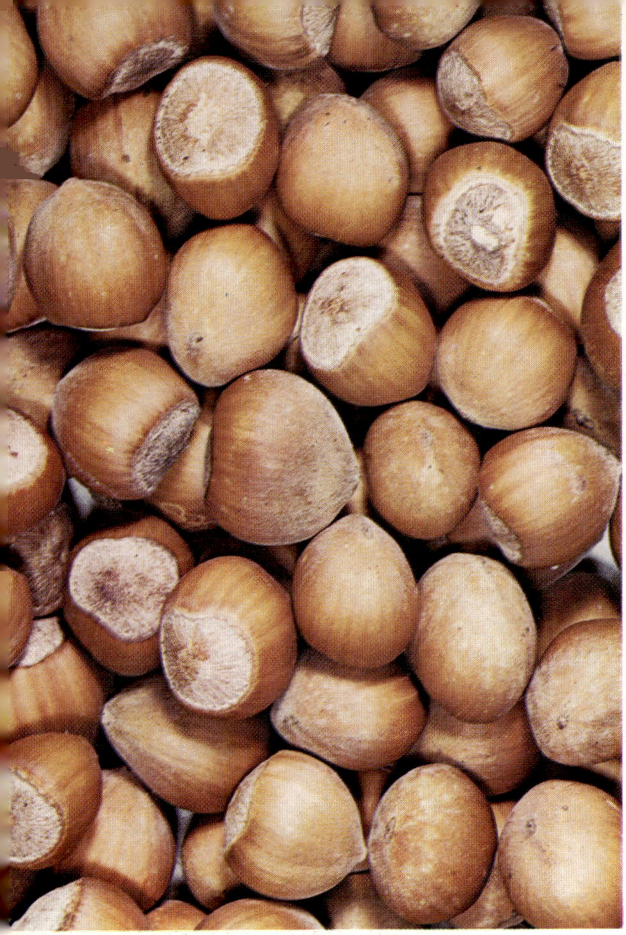

Haselnuß (Schrempp)

zuwerten, reichen von der zaghaften Garnierung mit feingehackter Petersilie bis zur kräftigen Kräutercreme, bei der nicht nur Würzpflanzen, sondern auch Wildgemüse nach Wahl und Geschmack verwendet werden. Solche Suppen können beispielsweise aus Bärenlauch, Brennessel, Brunnenkresse, Kerbel, Sauerampfer oder Wiesenbärenklau zubereitet und abschließend mit Rahm oder Sahne verfeinert werden. Eine berühmte Kräutersuppe ist die andalusische Gazpacho, in der geschälte Tomaten, Gurken, Zwiebeln, grüne und rote Paprikaschoten, einige Oliven, gehackte Petersilie und Kerbel, zusätzlich auch Bärenlauch, Thymian oder Zitronenmelisse und ein paar gemahlene Nüsse verwendet werden. Alle Zutaten werden im Mixer mit etwas Kräutermarinade oder Kräuteressig verrührt, mit wenig Wasser aufgefüllt und, nach einigen Stunden, eiskalt serviert. Nicht weniger empfehlenswert ist folgende Kräuter-Käsecreme-Suppe: etwas Fleisch- oder Instantbrühe wird mit Butter und Mehl, einer reichlichen Portion Käse (gemahlen) und Sahne verrührt und mit feingehackten Kräutern (Petersilie, Schnittlauch, Kerbel, Borretsch, Geißfuß) vermischt.

Marinade Bestimmte saure Flüssigkeiten wie Wein, Weinessig oder saure Sahne, die mit aromatischen Gewürzen und Kräutern angereichert werden, eignen sich besonders zur begrenzten Konservierung und durchdringenden Würzung (Beizung) von Fleisch, Wild, Geflügel oder Fisch. Typische Marinadepflanzen sind Basilikum, Dill, Koriander, Estragon, Majoran, Salbei, Senf, Rosmarin, Thymian, Wacholderbeeren und Wiesenknopf. Eine vielseitig verwendbare Fleischmarinade bereitet man aus einem Viertelliter Rotwein, etwas Olivenöl, einer gehackten Zwiebel, gehackten Kräutern (Petersilie, Majoran, Thymian, Salbei), ein paar Korianderfrüchten, einem Bärenlauchblatt und etwas Salz. Für Wildgerichte sollte der Rotwein aus diesem Ansatz gegen Portwein ausgetauscht werden.

Marmelade, Konfitüre, Gelee Die Zubereitung köstlicher Früchtegelees ist eine der besten Möglichkeiten, wilde Früchte aus der Natur im eigenen Glas zu zähmen, sofern man nicht vorzieht, sie als

Preiselbeere (Siedel)

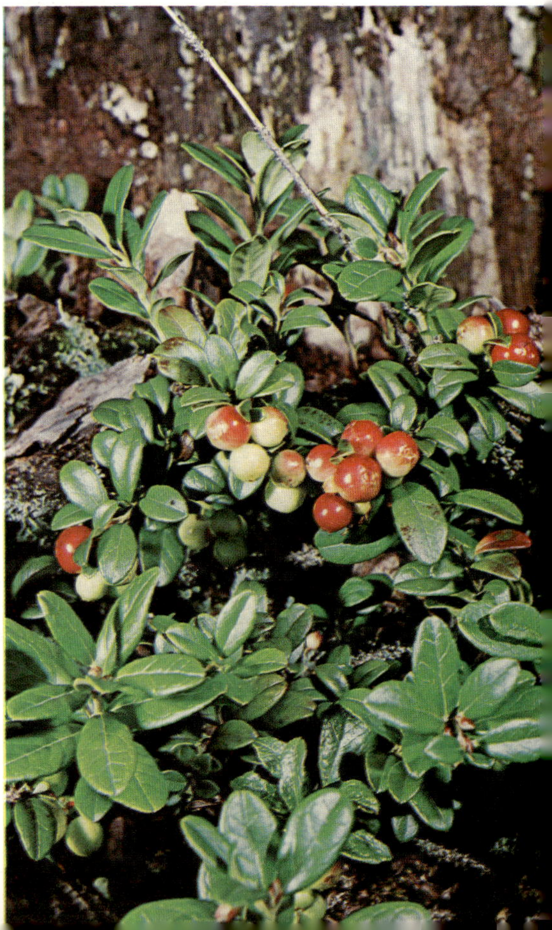

Kompott oder Kaltschale zu servieren. Roh sind die meisten Wildobstsorten sicher am gesündesten, weil ihre gewaltigen Vitaminreserven durch keine Hitzebehandlung angegriffen werden. Für die Marmeladen- oder Geleeherstellung ist es wichtig, den Pektin- und Fruchtsäuregehalt richtig einzuschätzen. Beide Stoffe sind für die Gelierfähigkeit von enormer Bedeutung. Johannisbeeren, Stachelbeeren, Äpfel oder Weißdornfrüchte enthalten davon normalerweise reichliche Mengen und ergeben folglich besonders gute Gelees. Reife Brombeeren oder Walderdbeeren sind damit kaum ausgestattet. In solchen Fällen empfiehlt es sich immer, ein paar saure Äpfel und etwas Zitronensaft mitzuverwenden. Bei allen Zubereitungen (Marmeladen, Konfitüren, Gelees) rechnet man auf ein Kilogramm Früchte bzw. ein Liter gekochter Fruchtmasse etwa gleich viel Zucker. Gute Empfehlungen für solche Wildobstzubereitungen sind beispielsweise Holunderbeeren-Brombeeren-Konfitüre, Brombeer-Himbeer-Marmelade, Himbeer-Walderdbeer-Marmelade, Vogelbeeren-Apfel-Gelee, Preiselbeeren-Birnen-Marmelade, Kornelkirschen-Gelee, Vogelkirschen-Traubenkirschen-Konfitüre oder Hagebutten-Gelee.

Salate sind echte Rohkostgerichte und in dieser Form sicher auch die ursprünglichste Zubereitung eßbarer Wildpflanzen. Obwohl viele Pflanzen, die in früheren Zeiten in großem Umfang genutzt wurden, wegen ihres eigenartigen Geschmacks heute kaum noch Zuspruch finden, gibt es unter den wildwachsenden Arten auch Pflanzen, die selbst verwöhnte Feinschmecker begeistern können. Salatzubereitungen aus Wildpflanzen sind dafür ein überzeugendes Beispiel. Je nach Jahreszeit bieten sich dafür verschiedene Zusammenstellungen an.

Vorfrühlingssalat: Die allerersten Triebe mancher Kräuter schmecken erfahrungsgemäß immer besser als die ausgewachsenen Blätter der gleichen Pflanze, die oft zäh und etwas bitter werden. Pflanzen wie Bachbunge, Barbarakraut, Brunnenkresse, Gänseblümchen, Geißfuß oder Vogelmiere, die bereits ab März gesammelt werden können, geben zusammen mit ein paar gemahlenen Nüssen und einem passenden Salatdressing (eventuell aus Kräuteressig) einen sehr wohlschmeckenden Salat.

Frühlingssalat: Im fortgeschrittenen Frühjahr bis etwa Ende Mai wird die Auswahl geeigneter, eßbarer Wildsalatpflanzen umfangreicher. Jetzt stehen zusätzlich Borretsch, Hopfen, Linde, Lungenkraut, Sauerampfer, Schafgarbe und Wiesenknöterich neben Brunnenkresse und Löwenzahn zur Verfügung. Zum Würzen können zudem schon Dill, Fenchel, Kerbel, Kümmel oder Liebstöckel geschnitten werden.

Sommersalat: Mit fortschreitender Jahreszeit werden zwar immer noch jüngere Sprosse oder Blätter der genannten Pflanzen zu finden sein, doch bereichern nunmehr auch Beinwell, Schaumkraut, Teufelskralle, Weidenröschen oder Wiesenknopf die Palette. Außerdem können zum Garnieren der Salate die Blüten von Borretsch, Rosmarin, Lavendel oder Taubnessel eingestreut werden.

Herbstsalat: Außer den wenigen Kräutern, die rund ums Jahr zuverlässig zu erreichen sind, steht es im Herbst mit der Frischpflanzenversorgung von draußen nicht mehr besonders gut. Dafür werden jetzt die Wurzeln vieler Arten zunehmend interessant. Für Salatzubereitungen können beispielsweise die Wurzeln von Pastinak, Meerrettich, Teufelskralle, Nachtkerze, Löwenzahn, Eibisch oder Wegwarte ausgewählt werden.

Wildgemüse Fast alle Pflanzen, die gute Wildpflanzensalate oder Zutaten dazu liefern, können zur gleichen Jahreszeit auch ebensogut als Gemüsegerichte zubereitet werden. Pro Person benötigt man gewöhnlich etwa 1–2 Handvoll frischer Pflanzen, die gründlich gewaschen und tropfnaß ohne weitere Flüssigkeitszufuhr auf kleiner Flamme gegart werden. Zum Würzen und Abschmecken eignen sich in den meisten Fällen Kerbel, Majoran, Schnittlauch oder Thymian oder entsprechende Marinaden.

Stichwortverzeichnis Gesundheit und Schönheit

Allopathie klassische Heilmethode mit Behandlungsverfahren, die den Krankheitssymptomen und -ursachen entgegenwirken. Dazu werden Arzneien und Medikamente mit körperfremden Wirkstoffen eingesetzt, die die Beschwerden zum Abklingen bringen sollen.

Angina Bakteriell verursachte Entzündung des Gaumen-, Rachen- und Mandelbereiches, die sich in Form von Schluckbeschwerden und Halsschmerzen, oft auch mit erhöhter Körpertemperatur, äußert. Zu wirksamen Gurgelwassern (Gurgeltee) können Hauhechel, Himbeere, Fenchel, Salbei, Walderdbeere oder Veilchen verwendet werden. Bewährt hat sich u.a. auch folgende Mischung: 3 Teile Kamillenblüten, 3 Teile Salbeiblätter, 4 Teile Odermennigblätter; davon 1–2 Teelöffel/Tasse, mehrmals täglich trinken.

Analgeticum schmerzstillendes Mittel; vgl. Geißfuß, Kamille, Ringelblume oder Schlafmohn.

Anthelminticum Mittel gegen Wurmparasiten (Eingeweidewürmer), erfordert sehr sachgemäße, vorsichtige Handhabung, da die meisten Präparate oder Empfehlungen ziemlich giftig sind. Vgl. Bärenlauch, Rainfarn, Thymian, Wermut oder Wurmfarn.

Antidiarrhoicum Mittel gegen Darmbeschwerden mit durchfallartigen Beschwerden; geeignet sind fast alle gerbstoffhaltigen Pflanzen wie Blutwurz, Brombeere, Gundermann, Heidelbeere, Stieleiche, Preiselbeere, Weidenröschen oder Wiesenknöterich.

Antipyreticum fiebersenkendes Mittel; vgl. Mädesüß, Silberweide, Schwarzer Holunder und Schwarzpappel.

Antispasmodicum (Spasmolyticum) krampflösendes Mittel; geeignet sind zur Bekämpfung entsprechender Beschwerden Echte oder Römische Kamille, Pfefferminze, Salbei, Schafgarbe oder Wiesenkümmel.

Aperitivum appetitanregendes Mittel; enthalten meist Extrakte aus Bitterstoffdrogen wie beispielsweise Bitterklee, Engelwurz, Enzian, Klette, Meisterwurz, Pfefferminze, Tausendgüldenkraut, Wermut oder Wiesenkümmel.

Aphrodisiacum Liebesmittel; in nahezu allen älteren und neueren Kräuterbüchern finden sich Empfehlungen zur Anregung und Aufmunterung. Eine Mischung aus gleichen Teilen Kamille, Nelkenwurz, Majoran oder Bohnenkraut, Salbei und Rosmarin wirkt als Aufguß auf jeden Fall stoffwechselanregend, tonisierend und kräftigend, so daß möglicherweise…

Appetitlosigkeit = **Anorexie** kann durch verschiedene Ursachen, z.B. durch unzureichende Tätigkeit der Verdauungsorgane, bedingt sein. Während die Appetitzügelung mit einfachen Mitteln sicher ein schwieriges Problem darstellt, kann mit zahlreichen pflanzlichen Zubereitungen eine wirksame Appetitanregung oder -steigerung erreicht werden. Besonders eignen sich dazu Alant.

Gelber Enzian (Schrempp)

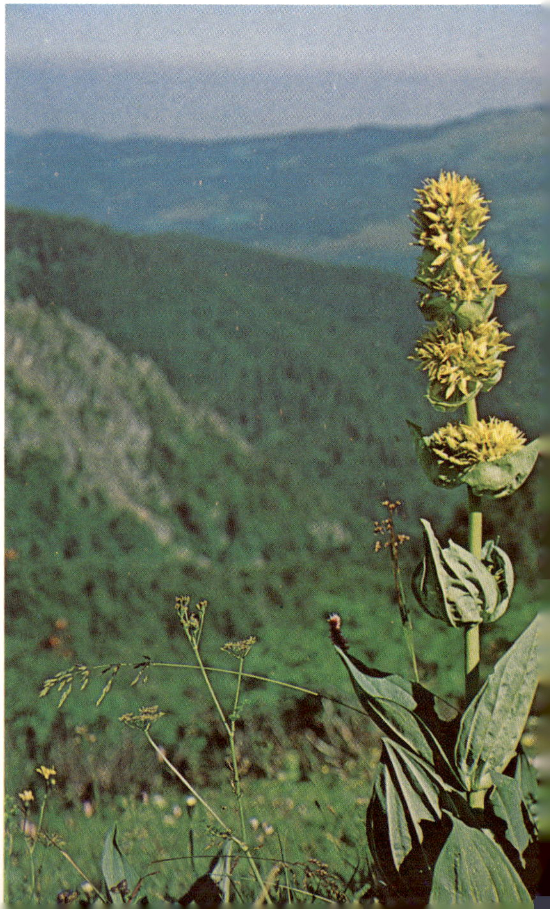

Beifuß, Bitterklee, Dost, Engelwurz, Tausendgüldenkraut oder Wermut sowie fast alle Gewürzpflanzen oder solche Pflanzen, die Senfölglykoside enthalten. Eine erprobte, gleichermaßen verdauungsfördernde wie appetitanregende Mischung besteht zu gleichen Teilen aus Gelbem Enzian, Kalmus, Tausendgüldenkraut und Zitronenmelisse (1 Teelöffel/Tasse).

Arteriosklerose Arterienverkalkung, altersbedingte Veränderung des Blutgefäßsystems, betrifft in der Hauptsache die Herzkranzgefäße und die großen Arterien der unteren Gliedmaßen. In gewissem Umfang kann diesem Alterungsprozeß durch gesunde Lebens- und Ernährungsgewohnheiten vorgebeugt werden. In dieser Richtung wirkt auch die Verwendung von Bärenlauch (Knoblauch), Koriander, Mädesüß, Majoran, Nelkenwurz und/oder Weißdorn. Besonders empfehlenswert ist ein Tee (1–2 Teelöffel/Tasse) von getrockneten Blättern der Schwarzen Johannisbeere.

Atemwege (s. a. Angina, Bronchitis, Husten, Katarrh) Für Erkrankungen der oberen Luftwege, die gewöhnlich Entzündungen oder Katarrhe im Rachen-, Kehlkopf- oder Bronchialbereich umfassen, liefern viele Pflanzen ausgezeichnete Mittel. Abgesehen von dem alten und bewährten Hausmittel Zwiebeltee (mit Honig) können auch Aufgüsse aus Apfel, Eibisch, Erdbeere, Gundelrebe, Huflattich, Königskerze, Lavendel, Linden, Salbei, Sanikel, Schafgarbe oder Spitzwegerich (je 1–2 Teelöffel/Tasse, auch in beliebigen Mischungen) mit meist gutem Erfolg eingesetzt werden.

Augen Zur kosmetischen Augenpflege werden zwar heute keine Tollkirschen-Zubereitungen, dafür aber andere und vor allem harmlosere Pflanzen verwendet. Bekannt ist die günstige Wirkung von Mohrrüben oder Möhrensaft auf die Erhaltung der Sehleistung. Ermüdete Augen lassen sich mit Aufgüssen (höchstens 1 Teelöffel/Tasse) von Eibisch, Fenchel, Himbeere oder Malve erfrischen. Gegen Augenentzündungen (Lidentzündungen, Bindehautentzündungen) können nicht allzu starke Teezubereitungen von Augentrost, Frauenmantel oder Schwarzer Johannisbeere auch äußerlich eingesetzt werden.

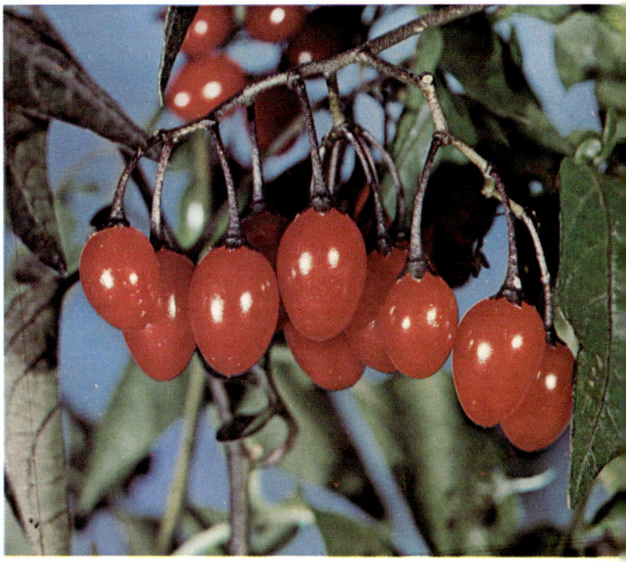

Bittersüß (Lederer)

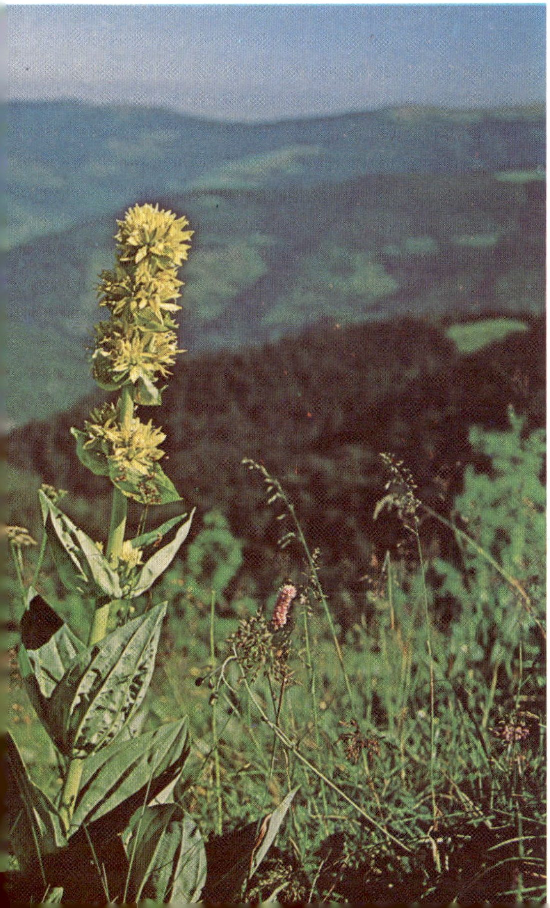

Bad Nicht nur die Pflanzenheilkunde (Phytotherapie), sondern auch die Kosmetik weisen immer wieder auf die wohltuenden Wirkungen von Bädern in bestimmten Kräuterzubereitungen hin. Dazu kann man das Badewasser beispielsweise je nach persönlichem Geschmack mit verschiedenen duftenden Kräutern parfümieren (s. Badebeutel) oder, wenn bestimmte Heilwirkungen erwünscht sind, auch konzentriertere Ansätze verwenden (Kräuterbad). Die in Frage kommenden

Pflanzenarten sind für beide Anwendungsbereiche gleich. Gut verwendbar sind beispielsweise Dost, Fichte, Kiefer, Lavendel, Linde, Malve, Melisse, Minzen, Schafgarbe oder Thymian.

Badebeutel In engmaschiges Gewebe (Tüll o. ä.) eingenäht, können verschiedene Kräuter, vor allem solche mit einem höheren Gehalt an ätherischem Öl, als Badezusatz von angenehmer Duftnote verwendet werden. Auch bei dieser Anwendung können die spezifischen Inhaltsstoffe der jeweiligen Pflanzen ihre besondere Wirkung entfalten. Im Fall der Pflanzen mit ätherischen Ölen ist dabei vor allem an die mild hautreizende, stoffwechselanregende und entzündungswidrige Wirkung dieser Stoffe zu denken.

Beruhigung Erregung, Unruhe, Empfindlichkeit oder gesteigerte Reizbarkeit sind im allgemeinen ziemlich sichere Anzeichen nervlicher Überbeanspruchung (Streß). Zur Beruhigung können neben Kräuterbädern (s. d.) auch Tees aus gleichen Teilen Weißdorn, Melisse und Malve oder aus 2 Teilen Baldrianwurzel und 1 Teil Lavendelblüten (je 1 Teelöffel/Tasse) genommen werden.

Blähungen entstehen durch Gasansammlungen im Darm, die bei der ungenügenden Verdauung bestimmter Speisen auftreten können. Beschwerden dieser Art sind das bevorzugte Anwendungsgebiet von Mitteln, die als Carminativa bezeichnet werden. Für diese Zwecke eignen sich besonders Alant, Dill, Engelwurz, Kalmus, Kümmel oder Meisterwurz in den üblichen Zubereitungen. Empfehlenswert ist auch ein Aufguß einer beliebigen Mischung aus Anis-, Dill-, Fenchel-, Koriander-, Kümmel- oder Sellerie-Früchten (1 Teelöffel Mischung/Tasse).

Blasenentzündung Entzündliche Infektionskrankheiten der ableitenden Harnwege sind gewöhnlich nicht auf dem Wege der Selbstversorgung, sondern nur durch ärztliche Behandlung zu beheben. Als unterstützende oder begleitende Maßnahme werden häufig Heilpflanzen verordnet, die einerseits die Nierenfunktion anregen, andererseits auch desinfizierend wirken. Für diesen Zweck eignen sich neben Ehrenpreis, Goldrute, Hauhechel, Taubnessel oder Wacholder vor allem auch Bärentraube und Heidelbeere. Bei der Anwendung solcher z. T. recht stark wirksamer Nierenmittel ist die Möglichkeit gefährlicher Nierenreizungen zu bedenken.

Blutkreislauf Infolge bewegungsarmer Lebens-

Wilde Malve (Schacht)

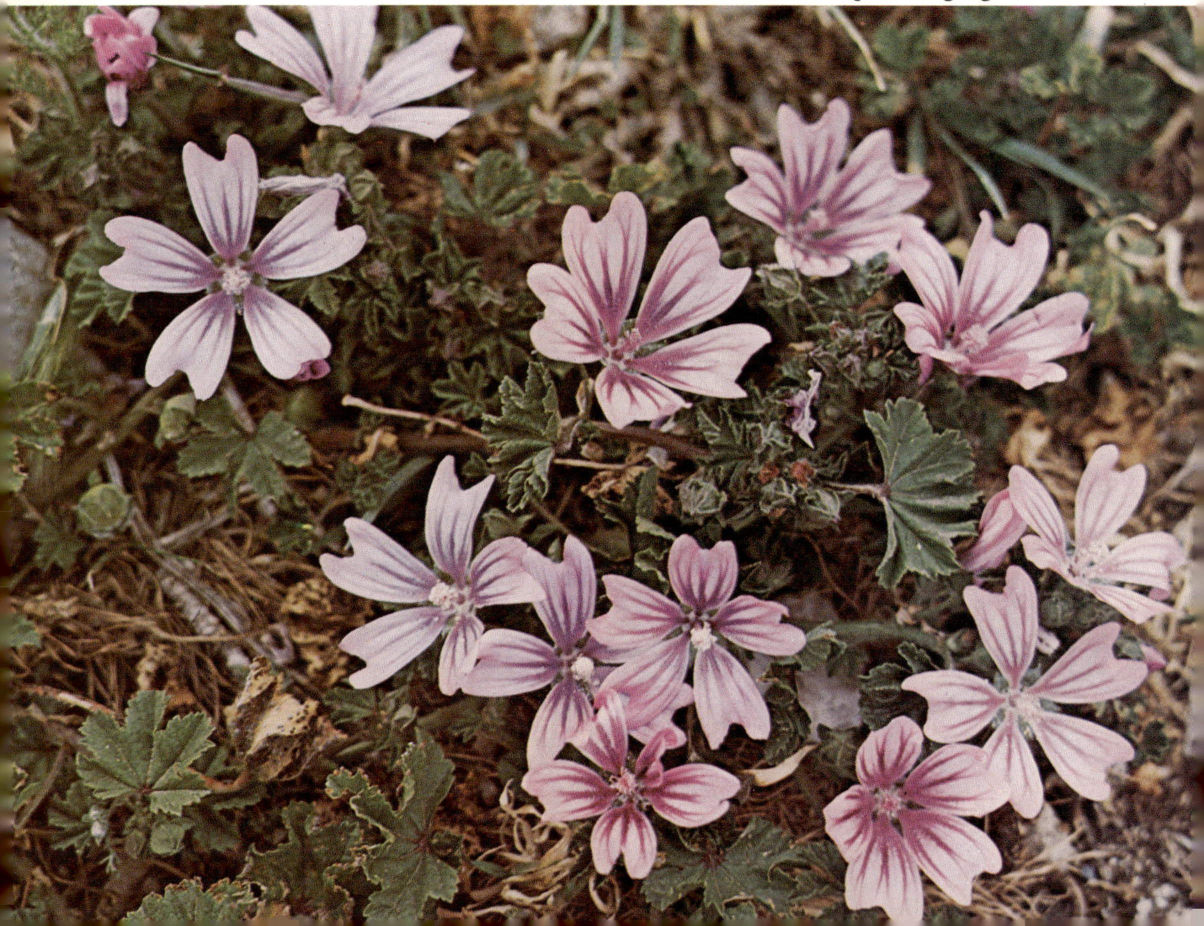

weise stellen sich oft Kreislaufbeschwerden ein, denen mit pflanzlichen Arzneien, allerdings nur unter ärztlicher Aufsicht, begegnet werden kann. Um jedoch zumindest die Blutgefäße fit zu halten und vorbeugend gegen Arteriosklerose (s. d.) und andere Störungen zu schützen, können Heilpflanzen wie Bärenlauch (als Gemüse) oder Aufgüsse von Heidelbeerblüten, Haselnußblättern oder Blättern der Schwarzen Johannisbeere verwendet werden.

Blutreinigung s. Frühjahrskur

Bronchitis Chronische oder akute Entzündung der Bronchialschleimhäute, die in leichteren Fällen mit schleimlösenden, entzündungshemmenden und auswurffördernden Mitteln behoben werden kann. Gut verwendbar sind beispielsweise Eibisch, Gundelrebe, Heidekraut, Hohlzahn, Linde, Majoran oder Thymian. (Vgl. auch Atemwege, Husten.)

Carminativum verdauungsförderndes Mittel, das Gasansammlungen in Magen und Darm bindet und beseitigt. Vgl. Anis, Engelwurz, Fenchel, Kamille, Koriander, Kümmel, Meisterwurz, Schafgarbe.

Cholagogum galletreibendes Mittel, fördert die Gallenentleerung aus der Gallenblase. Vgl. Geißfuß, Odermennig, Pfefferminze, Tausendgüldenkraut, Wegwarte.

Cholereticum Mittel, das die Gallensekretion in der Leber anregt. Vgl. Kalmus, Löwenzahn, Pfefferminze, Ringelblume, Wermut.

Darmstörungen. Viele Arzneipflanzen wirken regulierend und sehr gezielt bei verschiedenen Darmstörungen. Einzelheiten s. unter Anthelminticum, Diarrhö, Verstopfung.

Depurativum abführendes und reinigendes Mittel, früher im Übermaß als Therapie bei allen möglichen Anlässen verwendet, weil man zahlreiche Krankheiten durch teilweise drastische Abführkuren beheben zu können glaubte. Abführend wirkende pflanzliche Drogen sind beispielsweise Faulbaum, Goldrute, Klette, Kreuzdorn oder Salbei.

Diaphoreticum schweißtreibendes Mittel, regt die Tätigkeit der Schweißdrüsen in der Haut an. Vgl. dazu Linde, Lungenkraut, Schwarzer Holunder oder Taubnessel.

Diarrhö = Durchfall, kann als Folge oder Begleiterscheinung verschiedener Erkrankungen oder Störungen wie Lebensmittelvergiftung, Katarrh, Parasitenbefall, Infektionen, Änderung der Ernährungsgewohnheiten u. a. auftreten. Sollten die Beschwerden über längere Zeit andauern, muß auf jeden Fall ein Arzt hinzugezogen werden. Zur Behandlung kurzfristiger Beschwerden werden vor allem Zubereitungen gerbstoffhaltiger Pflanzen verwendet. Dazu eignen sich besonders Blutwurz, Brombeere, Frauenmantel, Heidekraut, Heidelbeere, Schlehe, Vogelknöterich oder Wiesenknöterich.

Diureticum harntreibendes Mittel, regt die Nierenfunktion an und bedingt erhöhte Flüssigkeitsausscheidung aus dem Körper (Diurese). Vgl. Akkerschachtelhalm, Hopfen oder Wacholder.

Duftkissen früher sehr beliebte, heute weitgehend aus der Mode gekommene Kissen verschiedener Formate aus dünnem, nicht zu engmaschigem Gewebe, die mit trockenen Blüten oder Kräutern gefüllt wurden. Als Füllung fanden vor allem Lavendel, Majoran, Melisse, Nelken, Rosenblätter, Rosmarin oder andere stärker duftende Pflanzen(teile) nach eigener Wahl Verwendung. Solche Duftkissen und Kräuterpackungen konnten zur wirksamen und oft recht nachhaltigen Parfümierung von Polstermöbeln oder ganzen Räumen verwendet werden.

Durst kann gewöhnlich mit einer ganzen Reihe beliebter Getränke wirksam bekämpft werden, die jedoch im Krankheitsfall, z. B. bei Fieber, weniger angezeigt sein können. In solchen Fällen verwendet man einen Tee aus gleichen Teilen Lindenblüten und Hagebutten (1–2 Teelöffel/Tasse, mehrmals täglich) oder, wenn gerade beschaffbar, frischen Walderdbeeren.

Emeticum Brechmittel. Bei Erhöhung der üblicherweise verwendeten Dosis wirken vor allem die Bitterstoffe als Brechmittel. Näheres s. Erbrechen.

Emmenagogum Einige Pflanzenstoffe, darunter in der Hauptsache die Bestandteile ätherischer Öle, regulieren oder fördern die Menstruation. Heilpflanzen dieser Eigenschaften sind beispielsweise Beifuß, Eberraute, Gänsefingerkraut, Heilziest, Herzgespann, Himbeere, Echte oder Römische Kamille, Liebstöckel, Ringelblume, Schafgarbe, Taubnessel oder Wermut.

Erbrechen kann eine natürliche Abwehrreaktion des normal empfindenden Magens bei Überbelastung, genauso aber auch Anzeichen einer ernsthaften Erkrankung oder Vergiftung sein. Besonders bei Vergiftungen ist es wünschenswert, den Magen möglichst rasch zu entleeren, damit nicht allzu große Giftstoffmengen vom Körper aufgenommen werden können. Außer einer Zahnpasta-Lösung in lauwarmem Salzwasser wirken konzentriertere Aufgüsse (etwa 30 g/Liter, entspricht ungefähr 2–3 Teelöffel/Tasse) von Alant, Beifuß, Dill, Kalmus oder Pfefferminze brechreizerregend.

Erkältung Zur Linderung von Erkältungserscheinungen empfiehlt sich neben erhöhten Vitamingaben zur Mobilisierung körpereigener Abwehrreserven die Verwendung von Linde, Majoran, Königskerze, Schwarzem Holunder oder Schwarzer Johannisbeere. Vgl. auch Stichworte Atemwege, Bronchitis, Husten.

Erregung s. Beruhigung

Erschöpfung s. Kräuterbäder

Expectorans auswurfförderndes Mittel; viele Pflanzenstoffe fördern die Sekretlösung von Schleimhautoberflächen und erleichtern damit das Abhusten. Wirksame Heilpflanzen sind beispielsweise Eibisch, Hohlzahn, Huflattich, Lungenkraut, Königskerze, Seifenkraut oder Thymian. Vgl. auch Stichwort Husten.

Extrakt Eine der möglichen Zubereitungsformen von Heilpflanzen. Man versteht darunter Pflanzenauszüge mit Weingeist (Alkohol), Äther (Diäthyläther) oder Wasser, die im Anschluß an die Wirkstofflösung meist in unterschiedlichem Maße eingedickt werden. Bei Flüssigextrakten ist die Menge des verwendeten Lösungsmittels ungefähr gleich groß wie die Menge des eingesetzten Pflanzenmaterials. Das Lösungsmittel kann bis zur Trocknung verdampft werden, so daß die Wirkstoffe in Form pulverförmiger Rückstände anfallen.

Febrifugum fiebersenkendes Mittel. Näheres s. unter Fieber.

Fieber ist Begleiterscheinung vieler Krankheiten und äußert sich neben erhöhter Körpertemperatur auch mit beschleunigtem Pulsschlag. Als Fiebertee ist eine Mischung aus gleichen Teilen Hagebutte und Linde oder eine Zubereitung aus Borretsch, Fieberklee, Kamille, Katzenpfötchen, Mädesüß oder Schwarzpappel geeignet.

Frauenbeschwerden Sofern sie nicht auf ernstere organische Ursachen zurückgehen, kann bei spezifischen Frauenbeschwerden eine Mischung aus gleichen Teilen Frauenmantel, Gänsefingerkraut, Nelkenwurz, Schafgarbe und Taubnessel (2 Teelöffel/Tasse, 2mal täglich) angewendet werden.

Frühjahrskur Die ausschwemmende, schweißtreibende (= blutreinigende), zum Teil auch stärkende Wirkung vieler Kräuter und Heilpflanzen wird mit guten Erfolgen während einer sogenannten Frühjahrskur eingesetzt. Während solcher Kuren, die bis zu drei Wochen andauern sollten, wird die Ernährung auf möglichst viel frisches Obst und Gemüse (z. B. auch Wildgemüse und/oder Wildpflanzensalate) abgestellt und mit verschiedenen Teezubereitungen unterstützt. Dazu eignen sich vorzugsweise Pflanzen wie Birke, Borretsch, Brennessel, Brunnenkresse, Hagebutten, Schlehenblüten, Löwenzahn, Lungenkraut, Ochsenzunge oder Wegwarte. Stärker diuresefördernd wirken Mischungen aus gleichen Teilen Esche, Johannisbeere, Mädesüß und Pfefferminze oder Blutwurz, Salbei, Tausendgüldenkraut und Wermut (je 1 Teelöffel/Tasse, 2mal täglich eine Tasse).

Frühstückstee Während die meisten Kräutertees zur Linderung oder Behebung bestimmter Beschwerden oder Erkrankungen verwendet werden und daher für den Dauergebrauch ungeeignet sind, können aus anderen Pflanzen(teilen) Mischungen verschiedener Geschmacksrichtungen zusammengestellt werden, die bedenkenlos als Haus- oder Frühstückstee getrunken werden können. Durch nur wenige Versuche wird man bald eine zusagende Geschmacksnuance herausgefunden haben. Geeignet sind vor allem Brombeere, Erdbeere, Heidekraut, Himbeere, Fenchel, Honigklee (Steinklee), Linde und Schlehe. Durch Zufügen von nur wenig Melisse, Thymian oder Waldmeister kommt solchen Teemischungen auch noch eine angenehm stoffwechselanregende Wirkung zu, die allerdings nicht die Stärke der üblicherweise verwendeten Purindrogen Kaffee oder Schwarzer Tee erreicht.

Galactagogum Einige Pflanzenstoffe regen erwiesenermaßen die Sekretion von Milch an. Derartige Wirkungen werden bei Anis, Basilikum, Fenchel, Geißraute und Kümmel beobachtet.

Galenicum Arzneimittel, die ausschließlich aus Pflanzen gewonnen oder hergestellt werden. Benannt sind diese Heilmittel nach dem griechischen Arzt Galen(os) (131–200 n. Chr.), der eine große Zahl von Rezepturen ausgearbeitet und zusammengetragen hat.

Galle ist ein Sekret der Leber, das sich in einem besonderen Auffangorgan, der Gallenblase, sammelt und zur Unterstützung und Bewerkstelligung der Verdauungsvorgänge in den Darm abgegeben wird. Pflanzenstoffe, die die Galleproduktion steigern, werden als Choleretica, solche, die den Gallenfluß beschleunigen, als Cholegoga bezeichnet. Für diese Vorgänge wirksame Pflanzen sind beispielsweise Löwenzahn, Odermennig, Pfefferminze, Ringelblume oder Wegwarte. Ein bewährter Leber- und Gallentee besteht aus einer Mischung von gleichen Teilen Melisse, Pestwurzblätter, Pfefferminze, Tausendgüldenkraut und Wermut (1–2 Teelöffel, einmal täglich).

Gesichtsfarbe Fahler Gesichtshaut kann man von innen mit verschiedenen blutreinigenden Kräutern (vgl. Frühjahrskur) oder, bei äußerlicher Anwendung, mit Abkochungen von Birken- oder Löwenzahnblättern zu Leibe rücken. Weitere kosmetische Empfehlungen vgl. Stichwort Hautpflege.

Gurgeltee Zum Gurgeln bei leichteren Entzündungen im Rachenbereich verwendet man am besten einen Tee aus gleichen Teilen Fenchel, Kamille, Odermennig und Salbei (1–2 Teelöffel/Tasse, mehrmals täglich).

Grippe s. unter Erkältung

Haare Trotz meistenteils gegenteiliger Anpreisungen und Versprechungen ist ein sicheres Haarwuchsmittel, das zugleich auch Haarausfall verhindert, bis jetzt nicht bekannt. Dennoch wird versucht, mit verschiedenen Haarwässern auf pflanzlicher Basis (z. B. Abkochungen oder Preßsaft von Birke, Brennessel, Brunnenkresse oder Klette) den Haarwuchs anzuregen und alle damit zusammenhängenden Probleme zu beeinflussen.

Haarpflege Besonders für die Haarnachwäsche wird bei dunklerem Haar ein Kaltauszug von Rosmarinblättern und -blüten, ersatzweise auch aus Salbei oder Thymian, empfohlen, der jedoch unbedingt mit sehr weichem Wasser (Regenwasser oder destilliertes Wasser) angesetzt werden sollte (etwa 30 g/Liter). Er kann auf Vorrat hergestellt und nach dem gründlichen Abseihen der Pflanzenteile in dunklen Flaschen längere Zeit aufbewahrt werden. Für helleres oder blondes Haar, das gegebenenfalls auch noch heller werden soll, wird eine Nachwäsche mit einem Kamillenkaltauszug (Echte oder Römische Kamille) durchgeführt.

Halluzinogene Rauschmittel, die unmittelbar auf das Zentralnervensystem einwirken und neben der Suchtabhängigkeit verschiedene, sehr ernst zu nehmende körperliche Schäden hervorrufen. Neben den Alkaloiden des Schlafmohns (s. d.) gilt dies auch für die Inhaltsstoffe der Hanf-Pflanze (s. d.), die völlig unbegründet als „weiche Droge" verharmlost wurde.

Halsentzündung s. Angina und Atemwege

Harnwege s. Blasenentzündung, Diureticum oder Nieren

Hautpflege Für die Schönheitspflege der Haut hält die Natur ein ganzes Arsenal verschiedener Mittel bereit, wobei die Pflanzen eine durchaus bedeutende Rolle spielen. Neben Kräuterbädern (s. d.) können Brunnenkressensaft, Beinwell-Auszüge sowie Ringelblumen- oder Holunderblüten-Aufgüsse zur Hautreinigung verwendet werden. Abkochungen von Löwenzahn, Römischer Kamille, Hopfen, Brennesseln und/oder Vogelmiere dienen der Stärkung und Kräftigung der Haut. Schafgarbe, Rosmarin, Himbeerblätter oder Silberweide werden vorzugsweise (als Abkochung) gegen fettige Haut verwendet, wogegen Eibisch, Königskerze oder Taubnessel gegen allzu trockene Haut empfohlen werden. Durch geschicktes Mischen kann man sich ein auf den jeweiligen Hauttyp recht genau abgestimmtes Mittel selbst herstellen. Besonders beliebt ist die Verwendung von Rosenessig als Toilettenwasser: Dazu werden Rosenblütenblätter nicht nur der stark duftenden Gartensorten in reinem Weinessig mehrere Tage stehen gelassen und anschließend gründlich abgeseiht. Dieser Auszug ist ziemlich haltbar und wirksam. Nikotinflecken an den Fingern lassen sich übrigens mit einem einfachen pflanzlichen Mittel entfernen. Man benötigt dazu nur eine frische Zitronenscheibe.

Heiserkeit Bei Überbeanspruchung der Stimmbänder oder Heiserkeit infolge einer Erkältung wirkt eine Abkochung von Odermennig oder Königskerze (je 1 Eßlöffel/Tasse), mit Honig gesüßt, recht zuverlässig. Vgl. auch Angina und Atemwege.

Herz Gegen Herzbeschwerden und -krankheiten, z. B. verschiedene Formen der Herzschwäche, gibt es eine Reihe vorzüglicher und bis heute unersetzlicher pflanzlicher Wirkstoffe, deren Verwendung jedoch unbedingt ärztlicher Kontrolle vorbehalten bleiben muß. Pflanzen für dieses wichtige Anwendungsgebiet sind unter der Wirkstoffgruppe „Herzglykoside" aufgelistet. Sie verdienen zwar unser Interesse, aber auch unseren Respekt, da sie bei unkontrollierter Anwendung als starke Gifte wirken.

Herzklopfen Nur selten verbirgt sich hinter gelegentlichem stärkerem Herzklopfen eine ernsthafte Erkrankung. Meist sind Erregungszustände oder starke nervliche Beanspruchung die Ursache: „Ach wie klopft sein Herz so sehr, doch am Ende klopft auch er“ (W. Busch). Beruhigende Abhilfe schaffen in solchen Fällen Aufgüsse von Baldrian, Herzgespann oder Weißdorn.

Husten Hustenreiz gehört zu denjenigen Beschwerden, bei denen Kräuter zwar nicht unmittelbar heilend, aber doch merklich lindernd und helfend eingesetzt werden können. Hustenteemischungen gehören daher auch zu den klassischen Anwendungsgebieten der Heilpflanzenkunde. Bewährt sind beispielsweise folgende Mischungen: Eibisch, Huflattich und Königskerze zu gleichen Teilen, 2 Teelöffel/Tasse, 2–3mal täglich trinken, oder Malve, Salbei, Thymian, Veilchenwurzel oder Ysop zu gleichen Teilen bzw. Alant, Dost und Lungenkraut, 1 Teelöffel/Tasse.

Insekten Manche Pflanzeninhaltsstoffe vertreiben Insekten sehr wirksam oder vernichten sie sogar. Eines der wirksamsten pflanzlichen Insektizide ist beispielsweise Nicotin, das Hauptalkaloid der Tabakpflanze. Die aus verschiedenen Arten der Korbblütengewächsen gewonnenen Pyrethrine werden in zunehmendem Maße auch als umweltverträgliche Pflanzenschutzmittel eingesetzt. Gegen Mücken, Fliegen und Motten werden in ländlichen Gegenden seit langer Zeit Sträußchen aus Beifuß, Lavendel, Wermut und/oder Winterbohnenkraut aufgehängt. Sie haben den entscheidenden Vorteil gegenüber anderen Mitteln, für Haustiere nicht giftig zu sein.

Insektenstiche Bei Bienen-, Wespen- oder Mückenstichen und bei Spinnenbissen wird die Stichstelle (zuerst den ggf. zurückgebliebenen Stachel entfernen) mit frischen zerstoßenen Blättern von Geißfuß, Malve, Meisterwurz, Melisse, Petersilie, Salbei, Wegerich oder Wermut eingerieben.

Katarrh Entzündungen der Schleimhäute in der Nase (Schnupfen) oder im Rachen-/Brustbereich (s. a. Angina, Atemwege, Bronchitis, Erkältung). Pflanzen mit reizmildernden, schleimlösenden und expektorierenden Wirkungen werden bevorzugt bei Beschwerden dieser Art eingesetzt, darunter vor allem Alant, Ackerschachtelhalm, Augentrost, Bibernelle, Engelwurz, Heidekraut, Huflattich, Klette, Lungenkraut, Rosmarin, Salbei oder Thymian.

Kopfschmerzen sind ein von verschiedenen Ursachen bedingtes Syndrom. Eine Linderung auch heftiger Kopfschmerzen bringen Aufgüsse von Lindenblüten, Nelkenwurz, Pfefferminze, Römischer Kamille oder Zitronenmelisse. Wichtig ist aber auch eine anschließende Entspannung in einem ruhigen, abgedunkelten Raum.

Kosmetik Die Verwendung von Pflanzen für die Schönheitspflege kann zwar auf eine lange kulturhistorische Tradition zurückblicken, kam aber erst so recht in Schwung, als im 20. Jahrhundert durch die verschiedenen Unterhaltungsmedien ständig neue Schönheitsideale vorgestellt wurden. Ebenso wie zahlreiche Pflanzen als Kräuter in die Küche wandern, können einige Arten auch im kosmetischen Bereich mit Erfolg genutzt werden. Die Herstellung eigener Salben und Pasten wird zwar aus Gründen der Haltbarmachung weniger empfehlenswert sein, aber andere Zubereitungen sind gewiß weniger umständlich oder schwierig zu handhaben. Wichtige Anwendungsgebiete erläutern die Stichworte Duftkissen, Gesichtsfarbe, Haarpflege, Hautpflege, Kräuterbad oder Parfüm.

Krämpfe Sehr schmerzhaftes, plötzliches Zusammenziehen der (glatten) Muskulatur besonders im Bereich des Magen-Darm-Traktes. Krampflösende (antispasmodische oder spasmolytische) Heilpflanzen sind u. a. Anis, Baldrian, Fenchel, Gänsefingerkraut, Echte oder Römische Kamille, Koriander, Melisse, Pfefferminze und Schafgarbe.

Kräuter Im botanischen Sinne werden damit nur solche Pflanzen bezeichnet, die einjährig wachsen und außerdem immer unverholzt bleiben. Wenn in der täglichen Praxis jedoch von Arznei-, Duft-, Gewürz-, Heil- oder Küchenkräutern gesprochen wird, sind meist auch die unverholzten Teile von Stauden oder sogar von Sträuchern und Bäumen gemeint.

Kräuterbad Sofern bei einem Bad nicht nur die angenehme Duftwirkung mancher Pflanzen (vgl. Badebeutel), sondern darüber hinaus auch eine bestimmte Heilwirkung erwünscht ist, können zahlreiche Arten auch zu einem Kräuterbad verwendet werden. Für ein Vollbad werden etwa 300–500 g Pflanzen benötigt, die zuvor in einem Aufguß oder einer Abkochung in etwa 3–4 l Wasser vorbereitet und dann erst, nach Abseihen, dem Badewasser zugegeben werden. Von beruhigender, entspannender Wirkung sind beispielsweise Baldrian- und Melissebäder, während Lavendel-, Rosmarin-, Thymian- und Schafgarbenbädern eher eine tonisierende, anregende Wirkung zugesprochen wird.

Kräutertee Die gebräuchlichste Form, die besondere Wirkung von Aroma- oder Heilpflanzen zu nutzen, ist die Zubereitung eines Tees. Bei dieser Verwendung von Pflanzen ist darauf zu achten, daß Blüten und Blätter grundsätzlich als Aufguß (= Infus; mit kochendem Wasser übergießen und einige Minuten ziehen lassen, genau wie bei einem ostfriesischen Teeritual), Wurzeln als Auszug (Extrakt, Mazerat; mit kaltem Wasser ansetzen und die Wirkstoffe über Nacht extrahieren lassen), härtere Stengelteile und Früchte, Samen und Rinden als Abkochung (= Dekokt; in Wasser aufkochen lassen) zubereitet werden. Sofern keine andere Dosierung empfohlen wird oder vorgeschrieben ist, kann mit 1 Teelöffel trockenen Pflanzenmaterials/Tasse oder Glas im allgemeinen kein Schaden angerichtet werden. Mengenmäßig rechnet man 1 Teelöffel zu 2–3 g Drogen(trocken)gewicht, 1 Eßlöffel zu 10 g.

Leber s. Galle

Luftwege s. Atemwege

Magen Eines der empfindlicheren Organe, auf die sprichwörtlich so mancher Ärger schlagen kann. Gerade bei Magenbeschwerden kann mit recht vielen Heil- und Aromapflanzen Abhilfe gefunden werden. Magenwirksame Arten sind beispielsweise Alant, Baldrian, Dost, Enzian, Johanniskraut, Kamille, Kümmel, Möhre, Rosmarin, Salbei, Vogelknöterich und Wermut. Mit diesen Kräutern kann am ehesten eine Magenschwäche angegangen werden.

Magenverstimmung Als Folge allzu reichlichen oder schwer verdaulichen Essens kann manchmal eine Magenverstimmung, von Übelkeit oder Druckgefühl begleitet, auftreten. In manchen Fällen ist dann Erbrechen des Mageninhalts tatsächlich die beste und wirksamste Lösung. Vorbeugend kann auch ein Magenbitter oder eine vergleichbare Zubereitung sehr hilfreich sein. Als Hausmittel empfiehlt sich folgende Mischung: je 4 Teile Enzian- und Wermuttinktur mit 1 Teil Pestwurz- und Baldriantinktur mischen; davon 10–15 Tropfen in einem halben Glas Wasser vor dem Essen nehmen. Gleichwertig ist auch ein Magentee aus gleichen Teilen Enzian, Bitterklee, Fenchel und Tausendgüldenkraut (1 Teelöffel/Tasse).

Mundschleimhaut Manchmal weist die Mundschleimhaut kleine Verletzungen auf, die durch die zahlreichen in der Mundhöhle siedelnden Bakterien infiziert werden und sich dann zu kleineren Geschwüren entwickeln können. Meist beugen in solchen Fällen Mundspülungen mit Zubereitungen gerbstoffhaltiger Pflanzen wirksam vor. Geeignet sind dazu Brombeere, Gänsefingerkraut, Heidelbeere, Hundszunge, Mispel, Quitte, Ruprechtskraut, Schlehe oder Weidenröschen.

Nasenbluten Ackerschachtelhalm gilt als eines der zuverlässigen blutstillenden Mittel und kann daher zum Sprühen oder Spülen der Nasenhöhle bei häufigem Nasenbluten verwendet werden.

Nieren Die Harnorgane, besonders die Nieren, sind der Angriffspunkt diuretisch wirkender Heilpflanzen. Wirkstoffe, die die Nierenfunktion antreiben, bewirken gleichzeitig auch eine erhöhte Ausschwemmung von Salzen und verschiedenen Stoffwechselendprodukten, die sich im Körper nicht anreichern sollten (vgl. Frühjahrskur). Zubereitungen mit dieser Wirkung dürfen jedoch ohne ärztlich festgestellte Notwendigkeit niemals über längere Zeit verwendet werden. Nierenwirksame Pflanzen mit Erhöhung der Diurese sind Ackerschachtelhalm, Beifuß, Birke, Brennessel, Eibisch, Goldrute, Hauhechel, Hopfen, Kamille, Liebstöckel, Linde, Petersilie, Thymian und Wacholder.

Niespulver Fast alle Pflanzen aus der Familie der Lippenblütengewächse, deren ätherische Öle schleimhautwirksame Bestandteile führen, geben in fein gepulverter Form prächtige Niespulver. Allen voran wirken Basilikum, Dost und Majoran.

Nervosität Zur Beruhigung nervöser Erregungszustände eignen sich folgende Teemischungen: Baldrian, Hopfen und Zitronenmelisse zu gleichen Teilen (1 Teelöffel/Tasse); Erdbeerblätter (20 Teile) sowie je 5 Teile Salbei und Zitronenmelisse (1–2 Teelöffel/Tasse, 1–2mal täglich).

Parfüm Eau de Toilette, Eau de Parfum und Parfum sind verschieden stark konzentrierte Lösungen pflanzlicher (mitunter auch tierischer) Duftstoffe in reinem Alkohol (Weingeist). Die Eigenherstellung solcher Duftwässer, die möglicherweise zwar nicht die ausgereifte Eleganz handelsüblicher Kreationen erreichen, ist ohne Schwierigkeit möglich, setzt aber etwas Experimentierfreudigkeit voraus. Da nur reine, destillierte Öle verwendet werden sollen, wird man die benötigten Materialien, wenn erst einmal die Entscheidung für eine bestimmte Duftnote gefallen ist, ausnahmsweise in einer Drogerie oder Apotheke besorgen müssen.

Pharmakognosie Wissenschaftliche Disziplin, die sich mit Herkunft, Wirkstoffen und Verwendung der (meist) pflanzlichen Arzneimittel befaßt. Sie wird heute meist als Pharmazeutische Biologie bezeichnet.

Pharmakopöe Amtliches Arzneibuch, in dem genaue Vorschriften über die offiziellen Arzneimittel hinsichtlich Beschaffenheit, Zubereitung, Anwendung, Mindestwirkstoffgehalt u. ä. enthalten sind.

Phytotherapie Heilbehandlung auf der Grundlage pflanzlicher Heilmittel.

Pot-Pourri ist eine englische Erfindung und bezeichnet eine beliebige Mischung getrockneter Blüten, Blätter, Wurzeln oder Samen mit angenehmem, aromatischem Duft. Solche Kräutermischungen, die je nach persönlicher Vorliebe zusammengestellt werden können, werden für alle möglichen Zwecke verwendet (s. Duftkissen, Kräuterbad, Räucherkraut).

Rachenentzündung Entzündung der Rachenschleimhäute, die sich oft auf die Nasenschleimhäute ausdehnt. Vgl. Atemwege.

Räucherkräuter Überwiegend werden in diesem Buch Verwendungsweisen beschrieben, bei denen die Pflanzen ihre Wirkstoffe an Flüssigkeiten abgeben und erst auf diesem Umweg zur Anwendung kommen. Vor allem die stärker duftenden Kräuter können durch Verbrennung im Räuchertopf auch dazu veranlaßt werden, ihre Aromaqualitäten unmittelbar an die Luft abzugeben. Zur Aromatisierung oder Parfümierung können, je nach gewünschter Duftnote, Eberraute, Lavendel, Rosmarin, Salbei, Weinraute oder Zitronenmelisse verwendet werden.

Schlafstörungen s. Erregung, Nervosität

Schwangerschaft Bei bestehender Schwangerschaft soll mit Medikamenten äußerst zurückhaltend umgegangen werden. Das gleiche gilt auch für viele Pflanzenzubereitungen, die zur Linderung und Behebung verschiedener Beschwerden in diesem Buch beschrieben werden. Im Zweifelsfall sollte zuvor immer ärztlicher Rat eingeholt werden.

Skorbut Vitamin C-Mangelerscheinung, war früher eine verbreitete Erkrankung, weil vor allem im Winter oder bei längeren Seereisen die Versorgung mit frischem Obst und Gemüse so gut wie unmöglich war. Nachdem die Ursachen erkannt waren, konnte man sich mit getrockneten, vitaminliefernden Pflanzen helfen. Vgl. Löffelkraut.

Schweißabsonderung = Transpiration; Fieber oder andere Erkrankungen können die Tätigkeit der Schweißdrüsen in der Haut anregen oder hemmen. Aus therapeutischen Gründen kann der eine oder andere Vorgang wünschenswert sein. Schweißhemmend wirkt ein Tee aus 5 Teilen Salbei, 2 Teilen Ackerschachtelhalm und 3 Teilen Ysop (2 Teelöffel/Tasse). Schweißtreibend ist eine Mischung aus gleichen Teilen Linden, Königskerzen und Holunderblüten.

Sonnenbrand Medizinisch trägt Sonnenbrand alle Kennzeichen einer Verbrennung. In leichteren Fällen kommt man ohne medikamentöse Behandlung aus, wenn man beispielsweise rohe Kartoffelscheiben auf die schmerzenden Stellen legt oder vorsichtig mit Rosenessig (s. Hautpflege) oder Kamillen- und Johanniskrautzubereitungen einreibt.

Tee Kräuterzubereitung in Form von Aufguß (Infus), Auszug (Extrakt, Mazerat) oder Abkochung (Dekokt). Vgl. Kräutertee.

Tinktur Kräuterzubereitung, bei der die löslichen Wirkstoffe nicht mit Wasser (wie beim Tee), sondern mit organischen Lösungsmitteln, meist mit Alkohol (Weingeist), ausgezogen werden. Für den Hausgebrauch empfiehlt sich folgendes Verfahren: Die zerkleinerten Pflanzen (frisch oder trocken) werden in ein dichtschließendes Gefäß gefüllt, mit 70% Alkohol (Äthylalkohol, Äthanol, Weingeist) übergossen, so daß sie gerade bedeckt sind, und etwa 2–3 Wochen lang lichtgeschützt und kühl stehen gelassen. Die gebrauchsfertige Tinktur gewinnt man durch Abpressen und Filtrieren.

Tonicum Kräftigungs- und Anregungsmittel; als unbedenklicher Muntermacher gilt eine Teezubereitung aus gleichen Teilen Kamille, Majoran, Nelkenwurz, Rosmarin und Salbei (1–2 Teelöffel/Tasse).

Verbrennung Oberflächliche oder tieferreichende Gewebeverletzungen durch Hitzeeinwirkung dürfen nur bei Verbrennungen 1. und 2. Grades mit selbst bereiteten Heil- und Hilfsmitteln behandelt werden. Zur Schmerzlinderung können Breiumschläge von Beinwell, Leinsamen, Ringelblumenblüten, Königskerze, Hundszungenblättern oder Wiesenknopf eingesetzt werden. Alle verwendeten Pflanzen oder Pflanzenteile müssen zuvor gründlich gewaschen werden.

Verdauungsstörungen Bei ungenügender Funktion der beteiligten Organe (Magen, Darm, Leber) kann die dem Körper zugeführte Nahrung nicht rasch und gründlich genug aufgeschlossen werden. Die Folge sind ggf. Aufstoßen, Schmerzen, Druckgefühl oder Appetitlosigkeit. Bei derartigen Erscheinungen helfen im allgemeinen Zubereitungen folgender Pflanzen: Bärenlauch, Beifuß, Bitterklee, Enzian, Kümmel, Lein, Liebstökkel, Meerrettich, Rosmarin, Schwarzer Holunder, Tausendgüldenkraut, Wegwarte und Ysop.

Vergiftung Die ersten Anzeichen einer Vergiftung sind gewöhnlich Bauchschmerzen und Durchfall zusammen mit anderen Beschwerden wie Schweißausbruch oder Störungen der Sinnesempfindung. Sofern nicht auch Erbrechen von selbst eintritt, ist es als Maßnahme der Ersten Hilfe immer günstig, diesen Selbstschutzvorgang einzuleiten, damit möglichst viel Gift aus dem Körper entfernt wird. Nach dem Abklingen des Erbrechens können eine Kohleaufschwemmung zur Bindung der bleibenden Giftanteile und/oder eine Lösung von Magnesiumsulfat (Bittersalz) als Abführmittel verabreicht werden.

Verstopfung (= Obstipation); Abhilfe bringen abführend wirkende Pflanzen(teile) wie Esche, Faulbaum, Leinsamen, Malve, Purgierkreuzdorn, Rhabarberwurzel oder Senf. Abführmittel sollten nicht längere Zeit genommen werden.

Wunde Bei kleineren Verletzungen wie Abschürfungen und Schnitten können Pflanzen mit wundheilenden und entzündungswidrigen Eigenschaften verwendet werden. Dazu werden die Wunden entweder mit einem Aufguß von Blutwurz, Eberraute, Gänsefingerkraut, Odermennig oder Sanikel gewaschen, oder die verletzte Stelle wird mit zerstoßenen Blättern (zuvor säubern!) von Erdbeere, Nelkenwurz, Schafgarbe, Wasserdost, Wegerich oder Wiesenknopf bedeckt. Größere Verletzungen z.B. klaffende Wunden, sollten in jedem Fall ärztlich versorgt werden.

Zähne Für die Zahnpflege wird Kauen von Blättern der Knoblauchsrauke und gelegentlicher Ersatz der üblichen Zahnpasta durch Ackerschachtelhalmpulver empfohlen.

Zahnfleisch Bei Zahnfleischentzündungen können die gleichen Pflanzen wie bei Entzündungen der Mundschleimhaut, zusätzlich aber auch Blutwurz, Kalmus, Knoblauchsrauke, Meerrettich oder Pimpinelle angewendet werden.

Zubereitungen Für den gezielten Einsatz von Heilpflanzen müssen deren Inhalts- und Wirkstoffe in eine gelöste Form überführt werden („Corpora non agunt nisi soluta"). Die üblichen Verfahren sind Extrakte, Tees oder Tinkturen (s.d.). Andere wichtige Zubereitungen sind beispielsweise Breiumschläge, Pflaster, Säfte, Sirupe oder verschiedene Destillate.

Ernte- und Sammelkalender

Zu jeder Jahreszeit hält die Natur irgendwelche verwertbaren Pflanzen oder Pflanzenteile zum Sammeln oder Ernten bereit. Naturgemäß steht aber nicht alles, was man draußen in Feld, Wald und Flur finden und sammeln kann, gleichzeitig zur Verfügung, und daher braucht man zur besseren Zeiteinteilung eine Art Einsatzplan für die Ernteausflüge, der übersichtlich angibt, was in den einzelnen Monaten anfällt und am besten eingetragen werden kann. Die folgende Übersicht liefert diese wichtigen Informationen für alle wildwachsenden oder anbaufähigen Pflanzen, soweit sie nicht giftig und deswegen vom Sammeln grundsätzlich ausgeschlossen sind oder unter Naturschutz stehen bzw. selteneren Arten angehören und aus solchen Gründen Rücksicht und Schonung erfahren müssen. Von manchen Pflanzenarten werden zu verschiedenen Zeiten der Saison ganz verschiedene Teile gesammelt – im Frühjahr beispielsweise die jungen Blätter und im Spätsommer die reifen Früchte. Auch solche Besonderheiten einzelner Arten sind in unserer Übersicht enthalten.

Die eigentliche Sammel- und Erntezeit, während der man fast immer etwas Verwertbares finden und mitnehmen kann, dauert etwa vom März bis November. Genau wie im Jahresgang die Entwicklung der Pflanzen in der Natur abläuft, fällt in den einzelnen Jahreszeiten unterschiedliches Sammelgut an. Der März bringt die ersten zaghaften Frühlingskräuter und -blüten wie Gänseblümchen, Huflattich oder Schafgarbe, wenn auch der Frühling in manchen Jahren auf sich warten läßt und der Beginn der eigentlichen Vegetationsperiode sich besonders im Bergland oder in hochgelegenen Tälern gegenüber den Niederungen um mehrere Wochen verschieben kann. Entsprechend werden sich je nach Lage oder Witterungsverlauf auch die Blüh- und Reifezeiten der meisten Pflanzen merklich verzögern. Im April geht es aber meist überall richtig los. Jetzt wachsen schon zahlreichere Kräuter, und man kann nach Brombeer- oder Himbeerblättern, Knoblauchsrauke, Bärenlauch oder Schaumkraut Ausschau halten, während Huflattichblüten und Löwenzahnblätter immer noch reichlich vorhanden sind. Der Mai bringt die Kräuter voll zur Entfaltung. Wenn die Baumblüte zum Abschluß gekommen ist, können Hopfensprosse, Portulak, Sauerampfer oder Schafgarbe gesammelt werden. Die Monate Juni und Juli sind die hohe Zeit der Düfte, in der fast alle wichtigen Aroma- und Duftpflanzen wie Beifuß, Dost, Kamillen, Lavendel, Melisse, Minzen, Salbei oder Thymian und Wermut in Blüte stehen. Ab August beginnt die Zeit der Fruchtreife. Kornelkirschen und Vogelkirschen sollten jetzt längst geerntet sein, sofern man noch etwas abbekommen will, und gleichzeitig beginnt die Ernte von Brombeeren, Heidelbeeren, Himbeeren oder Preiselbeeren und ähnlichen Wald- und Wiesendelikatessen. Der September ist überwiegend ein Fruchtmonat, der zwar auch noch eine Reihe von Kräutern bereithält, aber auch allerhand neue Früchte wie Hagebutten, Haselnüsse, Walnüsse oder Wildäpfel bringt. Im Oktober und November kann man schließlich noch nach verwertbaren Wurzeln graben oder solche Früchte sammeln, die wie Mispeln und Schlehen vor der Verwendung einige Frostnächte über sich ergehen lassen sollten.

Von einigen Pflanzen kann man, besonders in wintermilden und klimatisch begünstigten Gegenden, auch außerhalb der eigentlichen Sammelmonate März–November (III–XI) zumindest einige junge Sprosse oder Blätter finden. Bachbunge, Barbarakraut, Brunnenkresse und Wasserminze, aber auch Brennessel, Gänseblümchen und Löwenzahn sind gewissermaßen Dauerrenner unter den Wildkräutern und -gemüsen, die praktisch während des ganzen Jahres irgendwo aufzufinden sind.

Die verwertbaren Teile der einzelnen Pflanzenarten, nach denen wir suchen, sind in der Übersicht mit verschiedenen Zahlen gekennzeichnet. Dabei bedeutet im einzelnen:

1 alle oberirdischen Teile der betreffenden Art (Kraut) werden gesammelt und verwendet; in allen übrigen Fällen werden nur bestimmte Pflanzenteile, beispielsweise
2 Blätter
3 Stengel
4 Rinde
5 Blüten
6 Früchte

7 Samen
8 Wurzel, Wurzelstock oder andere unterirdische Organe einer bestimmten Art gesammelt oder geerntet.

Eigentlich braucht man nun nichts weiter als eine zuverlässige Kenntnis der interessanten Pflanzenarten und einige ergiebige Fundorte, die jedoch manchmal – genau wie die Pfifferling- und Steinpilz-Gründe der Pilzsammler – gut gehütete Geheimnisse sind.

	III	IV	V	VI	VII	VIII	IX	X	XI	Pflanzenteil
Alant *(Inula helenium)*							●	●	●	8
Anis *(Pimpinella anisum)*					●	●	●	●		6
Apfelbaum *(Malus sylvestris)*						●	●	●		6
Augentrost *(Euphrasia officinalis)*				●	●	●	●			1
Bachbunge *(Veronica beccabunga)*	●	●	●	●	●	●	●	●	●	1
Bärenklau *(Heracleum sphondylium)*		●	●	●						2, 3
Bären-Lauch *(Allium ursinum)*		●	●	●						2
Bärentraube *(Arctostaphylos uva-ursi)*			●	●	●					2, 3
Baldrian *(Valeriana officinalis)*							●	●		8
Basilikum *(Ocimum basilicum)*				●	●	●	●			1
Beifuß *(Artemisia vulgaris)*					●	●	●			1
Beinwell *(Symphytum officinale)*	● 	● 	● 	 ●	 ●	 ●				8 1
Berberitze *(Berberis vulgaris)*						●	●	●		6
Besenheide *(Calluna vulgaris)*						●	●			2, 5
Betonie *(Betonica officinalis)*				●	●	●				1
Bibernelle *(Sanguisorba minor)*				●	●	●	●			1
Bibernelle *(Pimpinella saxifraga)*	● 	● 	● 	 ●	 ●	 ●	● 	● 	● 	8 1
Birke, Hänge- *(Betula pendula)*		●	●							2

	III	IV	V	VI	VII	VIII	IX	X	XI	Pflanzenteil
Blaubeere *(Vaccinium myrtillus)*				●	●	●				6
Blutwurz *(Potentilla erecta)*	●	●	●						●	8
Bohnenkraut *(Satureja hortensis)*				●	●	●				1
Borretsch *(Borago officinalis)*			●	●	●	●				1
Brennessel *(Urtica dioica)*	●	●	●	●	●	●	●	●	●	1
Brombeere		●	●	●						2
(Rubus fruticosus)					●	●	●			6
Bruchkraut *(Herniaria glabra)*				●	●					1
Brunnenkresse *(Nasturtium officinale)*	●	●	●	●	●	●	●	●	●	1
Brustwurz *(Angelica archangelica)*	●	●	●				●	●	●	8
Dill *(Anethum graveolens)*				●	●	●	●			1
Dost *(Origanum vulgare)*					●	●	●			1
Eberesche *(Sorbus aucuparia)*							●	●		6
Ehrenpreis *(Veronica officinalis)*				●	●	●				1
Eibisch							●	●		8
(Althaea officinalis)			●	●	●					2
Eiche		●								4
(Quercus robur)								●		6
Eisenkraut *(Verbena officinalis)*				●	●	●				1
Engelwurz *(Angelica archangelica)*	●	●	●				●	●	●	8
Enzian, Gelber *(Gentiana lutea)*							●	●		8
Erdbeere			●	●						2
(Fragaria vesca)					●	●				6
Erdrauch *(Fumaria officinalis)*				●	●	●				1

	III	IV	V	VI	VII	VIII	IX	X	XI	Pflanzenteil
Esche *(Fraxinus excelsior)*			●	●						2 (4)
Estragon *(Artemisia dracunculus)*				●	●	●				1
Faulbaum *(Frangula alnus)*		●	●				●	●		4
Fenchel *(Foeniculum vulgare)*						●	●			6
Fichte *(Picea abies)*		●	●							2, 3
Frauenmantel *(Alchemilla vulgaris)*			●	●	●	●				1
Gänseblümchen *(Bellis perennis)*	●	●	●	●	●	●	●	●	●	2, 5
Gänse-Fingerkraut *(Potentilla anserina)*			●	●	●	●				1
Geißfuß *(Aegopodium podagraria)*		●	●	●						2
Geißraute *(Galega officinalis)*				●	●	●				1
Goldrute *(Solidago virgaurea)*					●	●	●			1
Greiskraut *(Senecio vulgaris)*		●	●	●	●	●	●	●	●	1
Gundelrebe *(Glechoma hederaceum)*		●	●	●	●					1
Gurkenkraut *(Borago officinalis)*			●	●	●	●				1
Hagebutte *(Rosa canina)* u.a.						●	●	●		6
Hänge-Birke *(Betula pendula)*		●	●							2
Hartheu, Tüpfel- *(Hypericum perforatum)*					●	●				1
Hartriegel, Gelber *(Cornus mas)*				●	●	●				6
Haselnuß *(Corylus avellana)*							●	●		7
Hauhechel, Dornige *(Ononis spinosa)*		●	●					●	●	8

	III	IV	V	VI	VII	VIII	IX	X	XI	Pflanzenteil
Hecken-Rose *(Rosa canina)*						●	●	●		6
Heidekraut *(Calluna vulgaris)*						●	●			2, 5
Heidelbeere *(Vaccinium myrtillus)*				●	●	●				6
Herzgespann *(Leonurus cardiaca)*					●	●				1
Himbeere			●	●	●					2
(Rubus idaeus)					●	●				6
Hohlzahn, Saat- *(Galeopsis segetum)*					●	●	●			1
Holunder, Schwarzer				●	●	●				5
(Sambucus nigra)						●	●			6
Hopfen			●							2, 3
(Humulus lupulus)							●			6
Huflattich	●	●								5
(Tussilago farfara)		●	●	●						2
Hundszunge			●	●	●					1
(Cynoglossum officinale)							●	●		8
Johannisbeere, Schwarze			●	●						2
(Ribes nigrum)				●	●	●				6
Johanniskraut *(Hypericum perforatum)*					●	●				1
Kalmus *(Acorus calamus)*							●	●		8
Kamille, Echte *(Matricaria chamomilla)*				●	●	●				5
Kamille, Römische *(Anthemis nobilis)*				●	●	●				5
Kastanie, Echte *(Castanea sativa)*							●	●		7
Katzenpfötchen *(Antennaria dioica)*					●	●				5
Kerbel, Wiesen- *(Anthriscus sylvestris)*		●	●	●						1
Kiefer, Gemeine *(Pinus silvestris)*		●	●							2, 3
Kirsche, Vogel- *(Cerasus avium)*				●	●					6

	III	IV	V	VI	VII	VIII	IX	X	XI	Pflanzenteil
Klatsch-Mohn				●	●					5
(Papaver rhoeas)					●	●				7
Knoblauchsrauke		●	●	●						1, 2
(Alliaria petiolata)										
Knöterich, Vogel-				●	●	●	●	●		1
(Polygonum aviculare)										
Knöterich, Wiesen-						●	●			8
(Polygonum bistorta)										
Königskerze					●	●				5
(Verbascum densiflorum)										
Koriander				●	●	●				6
(Coriandrum sativum)										
Kornelkirsche				●	●	●				6
(Cornus mas)										
Kreuzblume, Bittere			●	●	●					1
(Polygala amara)										
Kreuzdorn, Purgier-							●	●		6
(Rhamnus cathartica)										
Kreuzkraut, Gemeines	●	●	●	●	●	●	●	●	●	1
(Senecio vulgaris)										
Kümmel, Wiesen-				●	●					6
(Carum carvi)										
Lauchkraut		●	●	●						1, 2
(Alliaria petiolata)										
Lavendel					●	●	●			2, 5
(Lavandula angustifolia)										
Lein							●			7
(Linum usitatissimum)										
Liebstöckel	●	●	●					●		8
(Levisticum officinale)				●	●	●	●			2
Linde, Sommer-				●	●					5
(Tilia platyphyllos)										
Linde, Winter-				●	●					5
(Tilia cordata)										
Löffelkraut		●	●	●	●					1
(Cochlearia officinalis)										
Löwenzahn	●	●	●	●	●	●	●	●	●	2
(Taraxacum officinale)										
Lungenkraut			●	●						2
(Pulmonaria officinalis)										

	III	IV	V	VI	VII	VIII	IX	X	XI	Pflanzenteil
Mädesüß					●	●				5
(Filipendula ulmaria)							●	●		8
Mahonie					●	●	●			6
(Mahonia aquifolium)										
Majoran					●	●	●			1
(Majorana hortensis)										
Malve, Wilde				●	●	●				2
(Malva sylvestris)					●	●				5
Meerrettich						●	●	●	●	8
(Armoracia rusticana)										
Mehlbeere						●	●	●		6
(Sorbus aria)										
Meisterwurz	●	●					●	●		8
(Peucedanum ostruthium)										
Melisse				●	●	●				2
(Melissa officinalis)										
Minze, Acker-				●	●	●				1
(Mentha arvensis)										
Minze, Ähren-				●	●	●				1
(Mentha spicata)										
Minze, Grüne				●	●	●				1
(Mentha spicata)										
Minze, Wasser-	●	●	●	●	●	●	●	●	●	1
(Mentha aquatica)										
Mispel							●	●		6
(Mespilus germanica)										
Mohn, Klatsch-				●	●					5
(Papaver rhoeas)					●	●	●			7
Möhre, Wilde					●	●	●			8
(Daucus carota)										
Moosbeere						●	●			6
(Oxycoccus palustris)										
Nachtkerze							●	●		8
(Oenothera biennis)										
Nelkenwurz, Echte		●	●							8
(Geum urbanum)										
Ochsenzunge				●	●	●				2
(Anchusa officinalis)										
Odermennig					●	●	●			1
(Agrimonia eupatoria)										

	III	IV	V	VI	VII	VIII	IX	X	XI	Pflanzenteil
Pappel, Schwarz- *(Populus nigra)*	●	●								2, 4
Pastinak *(Pastinaca sativa)*					●	●	●	●		8
Pestwurz *(Petasites hybridus)*						●	●	●		8
Petersilie	●	●	●				●	●		8
(Petroselinum crispum)			●	●	●	●	●			1
						●	●			6
Pimpinelle	●	●	●				●	●	●	8
(Pimpinella saxifraga)				●	●	●				1
Portulak *(Portulaca oleracea)*				●	●	●	●	●		2
Preiselbeere			●	●	●					2
(Vaccinium vitis-idaea)					●	●	●			6
Purgier-Kreuzdorn *(Rhamnus cathartica)*							●	●		6
Queller *(Salicornia europaea)*					●	●	●			1
Quendel *(Thymus vulgaris)*				●	●	●				1
Quitte *(Cydonia oblonga)*							●	●		6, 7
Rainfarn *(Tanacetum vulgare)*					●	●	●			2, 5
Raute, Wein- *(Ruta graveolens)*				●	●	●				1
Rettich, Radieschen *(Raphanus sativus)*				●	●	●	●			8
Rhabarber, Gemeiner *(Rheum rhabarbarum)*			●	●	●					3
Ringelblume *(Calendula officinalis)*				●	●	●	●			5
Rosmarin *(Rosmarinus officinalis)*				●	●	●	●			2
Roßkastanie *(Aesculus hippocastanum)*							●	●		7
Rübe, Wilde *(Beta vulgaris)*					●	●	●			2
Salbei, Echter *(Salvia officinalis)*			●	●	●	●				2

	III	IV	V	VI	VII	VIII	IX	X	XI	Pflanzenteil
Sanddorn *(Hippophae rhamnoides)*						●	●	●		6
Sanikel *(Sanicula europaea)*			●	●	●					2
Sauerampfer *(Rumex acetosa)*			●	●						2
Schachtelhalm, Acker- *(Equisetum arvense)*			●	●	●	●				1
Schafgarbe *(Achillea millefolium)*			●	●	●	●				1
Schaumkraut, Bitteres *(Cardamine amara)*			●	●	●					2
Schaumkraut, Wiesen- *(Cardamine pratensis)*			●	●	●					2
Schlehe *(Prunus spinosa)*							●	●	●	6
Seifenkraut *(Saponaria officinalis)*					●	●				8
Sellerie *(Apium graveolens)*	 ●			● 	● 	● ●	● ●	 ●		2 8
Senf, Schwarzer *(Brassica nigra)*					●	●	●			7
Senf, Weißer *(Sinapis alba)*					●	●				7
Sommer-Linde *(Tilia platyphyllos)*				●	●					5
Spierstaude *(Filipendula ulmaria)*					● 	● 	 ●	 ●		5 8
Spitz-Wegerich *(Plantago lanceolata)*		●	●	●						2
Steinklee *(Melilotus officinalis)*				●	●	●	●			2
Stiefmütterchen *(Viola tricolor)*			●	●	●	●				2
Stockrose *(Althaea officinalis)*			●	●	●					2
Storchschnabel, Stinkender *(Geranium robertianum)*			●	●	●	●				2
Taubnessel, Weiße *(Lamium album)*		●	●	●	●	●				5

	III	IV	V	VI	VII	VIII	IX	X	XI	Pflanzenteil
Tausendgüldenkraut				●	●	●	●			1
(Centaurium minus)										
Teufelskralle								●	●	8
(Phyteuma spicatum)				●	●	●	●			2
Thymian				●	●	●				1
(Thymus vulgaris)										
Traubenkirsche				●	●					6
(Padus avium)										
Tripmadam			●	●	●	●	●			2
(Sedum reflexum)										
Veilchen, März-	●	●	●							5
(Viola odorata)			●	●	●					2
Vogelbeere							●	●		6
(Sorbus aucuparia)										
Vogel-Kirsche				●	●					6
(Cerasus avium)										
Vogel-Knöterich				●	●	●	●	●		1
(Polygonum aviculare)										
Vogelmiere	●	●	●	●	●	●	●	●	●	1
(Stellaria media)										
Wacholder						●	●	●		6
(Juniperus communis)										
Waldmeister		●	●	●						1
(Galium odoratum)										
Walnuß							●	●		7
(Juglans regia)										
Wasserdost	●	●						●	●	8
(Eupatorium cannabinum)										
Wasser-Minze	●	●	●	●	●	●	●	●	●	1
(Mentha aquatica)										
Wegerich, Großer		●	●	●						2
(Plantago major)										
Wegerich, Spitz-		●	●	●						2
(Plantago lanceolata)										
Wegwarte	●	●					●	●	●	8
(Cichorium intybus)			●	●	●	●				2, 5
Weide, Silber-		●	●							2, 4
(Salix alba)										
Weidenröschen			●	●	●	●				2, 3
(Epilobium angustifolium)										

	III	IV	V	VI	VII	VIII	IX	X	XI	Pflanzenteil
Wein-Raute *(Ruta graveolens)*				●	●	●				1
Weißdorn, Eingriffeliger *(Crataegus monogyna)*			● 	● 	 ●	 ●				5 6
Weißdorn, Zweigriffeliger *(Crataegus laevigata)*			● 	● 	 ●	 ●				5 6
Wermut *(Artemisia absinthium)*			●	●	●	●	●		●	2, 5
Wiesen-Bärenklau *(Heracleum sphondylium)*		●	●	●						2, 3
Wiesen-Kerbel *(Anthriscus silvestris)*		●	●	●						1
Wiesen-Knöterich *(Polygonum bistorta)*						●	●			8
Wiesen-Kümmel *(Carum carvi)*				●	●					6
Wiesen-Schaumkraut *(Cardamine pratensis)*			●	●	●					2
Wild-Apfel *(Malus sylvestris)*							●	●	●	6
Winterkresse *(Barbarea vulgaris)*	●	●	●	●	●	●	●	●	●	1
Winter-Linde *(Tilia cordata)*				●	●					5
Wollkraut *(Verbascum densiflorum)*					●	●				5
Wundklee *(Anthyllis vulneraria)*			●	●	●	●				1
Ysop *(Hyssopus officinalis)*				●	●	●				1
Ziest, Heil- *(Betonica officinalis)*				●	●	●				1
Zitronen-Melisse *(Melissa officinalis)*				●	●	●				2

Zusammenstellung der Pflanzen nach Inhalts- und Wirkstoffen

• Pflanzen mit Alkaloiden

Alkaloide sind Substanzen, in deren ringförmig aufgebauten Molekülen neben Kohlenstoff mindestens auch ein Stickstoffatom vorkommt. Sie reagieren basisch und erhielten aufgrund dieser Eigenschaft von dem deutschen Apotheker Meißner (1792–1853) ihre Bezeichnung (alkaloid = alkali-artig). Meist lassen sie sich recht gut kristallisieren, und fast immer üben sie eine ziemlich starke physiologische Wirkung aus. Im pflanzlichen Stoffwechsel entstehen sie überwiegend aus Aminosäuren, doch können auch andere Stoffwechselwege an ihrem Aufbau beteiligt sein (vgl. Terpen- oder Steroidalkaloide). Benannt werden sie nach der Pflanze, in der sie zum ersten Mal gefunden wurden oder in der sie in besonders großer Menge vorkommen (z. B. Nicotin im Tabak, *Nicotiana tabacum*). Mindestens 0,01% Wirkstoffgehalt muß eine Pflanze aufweisen, um noch als typische Alkaloidpflanze gelten zu können. Beim Trocknen der Pflanze bleiben sie gewöhnlich erhalten. Annähernd 10000 verschiedene Alkaloide sind bekannt. Besonders alkaloidreiche Pflanzenfamilien sind die Amaryllisgewächse *(Amaryllidaceae)*, Mohngewächse *(Papaveraceae)*, Hahnenfußgewächse *(Ranunculaceae)* und Nachtschattengewächse *(Solanaceae)*. Alkaloidführende Pflanzenarten, die in diesem Buch besprochen wurden, sind beispielsweise:

Blauer Eisenhut *(Aconitum napellus)*
Gemeine Ochsenzunge *(Anchusa officinalis)*
Tollkirsche *(Atropa belladonna)*
Berberitze *(Berberis vulgaris)*
Zweihäusige Zaunrübe *(Bryonia dioica)*
Schöllkraut *(Chelidonium majus)*
Wasserschierling *(Cicuta virosa)*
Herbstzeitlose *(Colchicum autumnale)*
Gefleckter Schierling *(Conium maculatum)*
Hohler Lerchensporn *(Corydalis bulbosa)*
Gemeine Hundszunge *(Cynoglossum officinale)*
Stechapfel *(Datura stramonium)*
Gemeiner Erdrauch *(Fumaria officinalis)*
Geißraute *(Galega officinalis)*
Bilsenkraut *(Hyoscyamus niger)*
Goldregen *(Laburnum anagyroides)*
Herzgespann *(Leonurus cardiaca)*
Mahonie *(Mahonia aquifolium)*
Klatsch-Mohn *(Papaver rhoeas)*
Schlaf-Mohn *(Papaver somniferum)*
Gemeine Pestwurz *(Petasites hybridus)*
Besenginster *(Sarothamnus scoparius)*
Tripmadam *(Sedum reflexum)*
Gemeines Kreuzkraut *(Senecio vulgaris)*
Bittersüßer Nachtschatten *(Solanum dulcamara)*
Beinwell *(Symphytum officinale)*
Eibe *(Taxus baccata)*
Weißer Germer *(Veratrum album)*
Mistel *(Viscum album)*

• Pflanzen mit Gerbstoffen

Gerbstoffe sind solche Inhaltsstoffe, die mit den Proteinen tierischer Haut unlösliche und wenig quellbare Verbindungen eingehen. Diese Wirkung wird bei der Herstellung von Leder eingesetzt. Chemisch sind die Gerbstoffe entweder Ester von Phenolcarbonsäuren mit verschiedenen Zuckern (Gallotannine: Gallus-Säure + Zuckeranteil; Ellagitannine: Ellag-Säure + Zuckeranteil) oder kondensierte Polyphenole (Catechin-Gerbstoffe). Die Gerbeigenschaften dieser Pflanzenstoffe machen sich durch den zusammenziehenden (adstringierenden) Geschmack bemerkbar. Sie werden im Bereich der Schleimhäute oder auch bei äußeren Verletzungen als reizmildernde und entzündungshemmende Mittel eingesetzt. Außerdem wirken sie sekretionshemmend und schränken die Aufnahme toxischer Eiweißabbauprodukte ein. Daher eignen sie sich auch hervorragend zur Behandlung von Darmerkrankungen (Durchfall). Pflanzenfamilien mit besonders vielen gerbstoffhaltigen Arten sind die Heidekrautgewächse *(Ericaceae)*, Buchengewächse *(Fagaceae)*, Knöterichgewächse *(Polygonaceae)* und Rosengewächse *(Rosaceae)*. Gerbstoffe finden sich beispielsweise in:

Odermennig *(Agrimonia eupatoria)*
Kriechender Günsel *(Ajuga reptans)*
Wiesen-Frauenmantel *(Alchemilla vulgaris)*
Weidenröschen *(Epilobium angustifolium)*
Gemeiner Augentrost *(Euphrasia officinalis)*
Wald-Erdbeere *(Fragaria vesca)*
Gundelrebe *(Glechoma hederaceum)*
Walnuß *(Juglans regia)*
Wiesen-Knöterich *(Polygonum bistorta)*
Blutwurz *(Potentilla erecta)*
Trauben-Eiche *(Quercus robur)*

Brombeere *(Rubus fruticosus)*
Großer Wiesenknopf *(Sanguisorba officinalis)*
Heil-Ziest *(Betonica officinalis)*
Blaubeere *(Vaccinium myrtillus)*
Preiselbeere *(Vaccinium vitis-idaea)*

● Pflanzen mit Glykosiden

Glykoside, oft auch Heteroside genannt, sind eine recht heterogene Gruppe pflanzlicher Inhaltsstoffe, in denen jeweils ein Zucker mit einem Nichtzucker-Molekül verknüpft ist. Je nach Art der dabei ausgebildeten glykosidischen Bindung können O-, N-, S- oder C-Glykoside unterschieden werden. Über die Vielfalt der bekannten Glykoside ist am ehesten ein ordnender Überblick zu gewinnen, wenn man die einzelnen Verbindungen nach der chemischen Natur der Nichtzucker-Anteile sortiert. Glykoside sind oft gefährliche Gifte, die den Alkaloiden in nichts nachstehen. Als wichtigste Untergruppen müssen folgende Glykosid-Formen unterschieden werden:

○ Anthrachinon-Glykoside

In diesen Stoffen sind als Nichtzuckerbestandteile die chemischen Abkömmlinge des dreiringigen Anthracens enthalten. Nur die eigentlichen Anthrachinon-Glykoside wirken ohne Nebenerscheinungen abführend, während die verwandten Anthron- und Anthranol-Verbindungen stark giftig sind. Verbindungen dieses Typs finden wir u. a. bei den Knöterichgewächsen *(Polygonaceae)* und bei den Kreuzdorngewächsen *(Rhamnaceae):*
Faulbaum *(Frangula alnus)*
Tüpfel-Hartheu *(Hypericum perforatum)*
Purgier-Kreuzdorn *(Rhamnus cathartica)*
Rhabarber *(Rheum rhabarbarum)*
Sauer-Ampfer *(Rumex acetosa)*

○ Herz-Glykoside

Von besonderer praktischer Bedeutung sind die herzwirksamen Glykoside (= Digitaloide), deren Nichtzuckerbestandteil ein Steroidgerüst darstellt. Dieses Grundgerüst trägt zusätzlich einen fünfgliedrigen, einfach ungesättigten Ring (Butenolid-Ring, Gruppe der Cardenolide) oder einen sechsgliedrigen, zweifach ungesättigten Ring (Cumalin-Ring, Gruppe der Bufadienolide). Diese Stoffe treten auffallend gehäuft bei einzelnen Gattungen der Liliengewächse *(Liliaceae),* Hahnenfußgewächse *(Ranunculaceae)* und Braunwurzgewächse *(Scrophulariaceae)* auf. Wichtige Beispielpflanzen sind:
Maiglöckchen *(Convallaria officinalis)*
Bunte Kronwicke *(Coronilla varia)*
Roter Fingerhut *(Digitalis purpurea)*
Pfaffenhütchen *(Euonymus europaea)*
Gnadenkraut *(Gratiola officinalis)*
Schwarze Nieswurz *(Helleborus niger)*

○ Senföl-Glykoside

Die Stoffe dieser Verbindungsgruppe sind schwefelhaltige Glykoside (S-Glykoside), die beim Beschädigen oder Zerstören der Pflanzen charakteristische, meist etwas stechend riechende Bestandteile abspalten. Sie treten gehäuft bei den Kreuzblütengewächsen *(Brassicaceae)* und ihren nächsten Verwandten sowie bei den Kapuzinerkressengewächsen *(Tropaeolaceae)* auf. Die ähnlich riechenden Lauchöle der Zwiebel- bzw. Lauch- (= *Allium-*)Arten liegen nicht als Glykoside vor. Nennenswerte Pflanzen mit Senfölglykosiden sind:
Knoblauchs-Hederich *(Alliaria petiolata)*
Meerrettich *(Armoracia rusticana)*
Winterkresse *(Barbarea vulgaris)*
Schwarzer Senf *(Brassica nigra)*
Bitteres Schaumkraut *(Cardamine amara)*
Echtes Löffelkraut *(Cochlearia officinalis)*
Garten-Kresse *(Lepidium sativum)*
Brunnenkresse *(Nasturtium officinale)*
Radieschen *(Raphanus sativus)*
Weißer Senf *(Sinapis alba)*

○ Phenol-Glykoside

Der Nichtzuckeranteil dieser Glykosid-Gruppe geht im pflanzlichen Stoffwechsel aus dem Abbau von Phenylpropan-Verbindungen hervor. Obwohl unter dieser Gruppierung auch die Flavonoide, Cumarine und strenggenommen sogar die Gerbstoffe vereinigt werden könnten, versteht man vereinbarungsgemäß unter Phenol-Glykosiden im engeren Sinn nur solche Verbindungen, deren zuckerfreier Anteil ein einfacher, nichtkondensierter Phenolkörper ist. Derartige Stoffe kommen besonders häufig in den Vertretern der Heidekrautgewächse *(Ericaceae)* und Weidengewächse *(Salicaceae)* vor:
Rosmarinheide *(Andromeda polifolia)*
Bärentraube *(Arctostaphylos uva-ursi)*
Mädesüß *(Filipendula ulmaria)*
Sumpf-Porst *(Ledum palustre)*
Schwarz-Pappel *(Populus nigra)*
Silber-Weide *(Salix alba)*

○ Saponine

Saponine sind glykosidische Pflanzenstoffe, die in der Lage sind, die Oberflächenspannung des Wassers stark herabzusetzen und wie die als Waschmittel üblicherweise benutzten Detergentien schaumige Lösungen zu bilden. Auf dieser beachtlichen Oberflächenaktivität beruht auch ihre Fähigkeit, rote Blutkörperchen aufzulösen und den roten Blutfarbstoff (Hämoglobin) auszuschwemmen. Medizinisch wird ihre schleimhautreizende (bei Brust- und Hustentees) und diuresefördernde Wirkung (in Nierentees) genutzt. Chemisch sind Steroidsaponine und Triterpensaponine zu unterscheiden. Beide leiten sich im pflanzlichen Stoffwechsel aus der Isopren-Synthese ab. Man findet diese Stoffe häufig in den Familien der Nelkengewächse *(Caryophyllaceae)*, Roßkastaniengewächse *(Hippocastanaceae)*, Kreuzblumengewächse *(Polygalaceae)* und Primelgewächse *(Primulaceae)*:

Roßkastanie *(Aesculus hippocastanum)*
Wundklee *(Anthyllis vulneraria)*
Gänseblümchen *(Bellis perennis)*
Wilde Rübe *(Beta vulgaris)*
Hänge-Birke *(Betula pendula)*
Bittere Kreuzblume *(Polygala amara)*
Echte Schlüsselblume *(Primula veris)*
Sanikel *(Sanicula europaea)*
Echtes Seifenkraut *(Saponaria officinalis)*
Goldrute *(Solidago virgaurea)*
Vogelmiere *(Stellaria media)*
Königskerze *(Verbascum densiflorum)*
März-Veilchen *(Viola odorata)*
Stiefmütterchen *(Viola tricolor)*

○ **Cumarine**

Verschiedene Pflanzenarten enthalten Glykoside der o-Cumarsäure (o-Hydroxyzimtsäure). Beim Trocknen kommt es zur Spaltung dieser Verbindung und zur Ausbildung des Lactons der freiwerdenden Säure, das die Bezeichnung Cumarin trägt und das charakteristische Waldmeister-Aroma der entsprechenden Drogen verursacht. Cumarin ist für die arzneiliche Verwendung nur von geringer Bedeutung, wird aber häufiger in der Parfümerie und bei der Getränkezubereitung benutzt. Bei allzu reichlichem Genuß solcher Getränke oder auch nach längerem Aufenthalt in der Nähe stark duftenden Heus können Kopfschmerzen und Benommenheit die Folge sein. Bemerkenswert ist ein Abkömmling des Cumarins, Dicumarol, das die Gerinnungsfähigkeit des Blutes herabsetzt und zur Behandlung von Thrombosen Verwendung findet. Bekannte Cumarin-Pflanzen sind:

Gemeine Esche *(Fraxinus excelsior)*
Waldmeister *(Galium odoratum)*
Wiesen-Bärenklau *(Heracleum sphondylium)*
Echter Honigklee *(Melilotus officinalis)*
Pastinak *(Pastinaca sativa)*

○ **Flavonoide**

Die Verbindungen dieser Stoffgruppe liegen ebenfalls überwiegend als Glykoside vor und können je nach Oxidationsgrad in verschiedenen Untergruppen (Flavone, Flavonole und Flavanone) eingeteilt werden. Sie sind im Zellsaft der Pflanzenzellen gelöst, sind mitunter für die lebhafte Gelbfärbung von Blüten und Früchten verantwortlich und entfalten im menschlichen Organismus sehr vielfältige Wirkungen. Häufig werden sie als krampfstillende und harntreibende Mittel eingesetzt und besitzen zudem die bemerkenswerte Fähigkeit, die Brüchigkeit der Blutgefäße (Kapillaren) erheblich zu vermindern. Manche dieser Stoffe erweitern auch die Herzkranzgefäße und regen die Tätigkeit des geschwächten Herzens an. Auffallend ist, daß Früchte mit hohem Vitamin C-Gehalt meist auch reichliche Mengen flavonoider Glykoside führen. Im übrigen sind diese Stoffe bei den Blütenpflanzen sehr weit verbreitet und oft als Begleitstoffe an einer bestimmten pharmakologischen Wirkung beteiligt. Wichtige Flavonoid-Pflanzen sind:

Wiesen-Kerbel *(Anthriscus sylvestris)*
Heidekraut *(Calluna vulgaris)*
Hirtentäschelkraut *(Capsella bursa-pastoris)*
Eingriffeliger Weißdorn *(Crataegus monogyna)*
Acker-Schachtelhalm *(Equisetum arvense)*
Sanddorn *(Hippophae rhamnoides)*
Weiße Taubnessel *(Lamium album)*
Vogel-Knöterich *(Polygonum aviculare)*
Gänse-Fingerkraut *(Potentilla anserina)*
Wein-Raute *(Ruta graveolens)*
Schwarzer Holunder *(Sambucus nigra)*

● **Pflanzen mit Bitterstoffen**

In dieser Stoffgruppe werden Substanzen zusammengefaßt, die die Sekretion im Bereich der Verdauungsorgane (z. B. Galleausscheidung) steigern und dadurch stark appetitanregend wirken. Andere pharmakologische Wirkungen kommen ihnen nicht zu. Im Gegensatz zu den ebenfalls sehr bitter schmeckenden Alkaloiden enthalten sie aber keinen Stickstoff. Chemisch stellen sie Verbindungen von sehr unterschiedlicher Struktur dar und können teilweise auch unter die Glykoside oder die Terpenoide gruppiert werden. Bitterstoffe kommen besonders häufig in Vertretern der Korbblütengewächse *(Asteraceae)*, Enziangewächse *(Gentianaceae)* und Lippenblütengewächse *(Lamiaceae)* vor. Beispiele in diesem Buch sind:

Katzenpfötchen *(Antennaria dioica)*
Wermut *(Artemisia absinthium)*
Tausendgüldenkraut *(Centaurium minus)*

Wegwarte *(Cichorium intybus)*
Wasserdost *(Eupatorium cannabinum)*
Gelber Enzian *(Gentiana lutea)*
Ruprechtskraut *(Geranium robertianum)*
Hopfen *(Humulus lupulus)*
Fieberklee *(Menyanthes trifoliata)*
Löwenzahn *(Taraxacum officinale)*
Bachbunge *(Veronica beccabunga)*
Echter Ehrenpreis *(Veronica officinalis)*

● **Pflanzen mit ätherischen Ölen**
fallen in erster Linie durch ihren charakteristischen, meist starken Geruch auf. Ätherische Öle sind flüchtige, lipophile, flüssige Verbindungen und liegen stets als Stoffgemische mit einer oder mehreren Hauptkomponenten vor. Mehr als 500 verschiedene Verbindungen sind bisher als Bestandteile der ätherischen Öle bekanntgeworden. Überwiegend gehören sie den Terpenen oder Phenylpropanen, seltener auch anderen Stoffklassen an. In den Pflanzen werden die Öle in besonderen Behältern gebildet und abgelagert, wofür Ölzellen, Drüsenhaare, Exkretbehälter und andere Einrichtungen an oder in der Pflanze in Frage kommen. In der Hauptsache werden Pflanzen mit reichlichen Vorkommen ätherischer Öle als Gewürz- oder Duftstofflieferanten verwendet. Einige Ölbestandteile entfalten eine bemerkenswert starke Wirkung und sind starke Giftstoffe. Auffallend ist, daß sich die Vorkommen dieser Verbindungen und anderer wichtiger Pflanzeninhaltsstoffe wie Alkaloide oder Glykoside nahezu ausschließen. Pflanzenfamilien mit gehäuftem Auftreten ölführender Arten sind die Doldengewächse *(Apiaceae)*, Korbblütengewächse *(Asteraceae)*, Lippenblütengewächse *(Lamiaceae)*, Kieferngewächse *(Pinaceae)* und Rautengewächse *(Rutaceae)*:
Schafgarbe *(Achillea millefolium)*
Kalmus *(Acorus calamus)*
Engelwurz *(Angelica archangelica)*
Römische Kamille *(Anthemis nobilis)*
Sellerie *(Apium graveolens)*
Große Klette *(Arctium lappa)*
Estragon *(Artemisia dracunculus)*
Gemeiner Beifuß *(Artemisia vulgaris)*
Wermut *(Artemisia absinthium)*
Haselwurz *(Asarum europaeum)*
Ringelblume *(Calendula officinalis)*
Wiesen-Kümmel *(Carum carvi)*
Koriander *(Coriandrum sativum)*
Fenchel *(Foeniculum vulgare)*
Echte Nelkenwurz *(Geum urbanum)*
Ysop *(Hyssopus officinalis)*
Echter Alant *(Inula helenium)*
Wacholder *(Juniperus communis)*
Lavendel *(Lavandula angustifolia)*
Liebstöckel *(Levisticum officinale)*
Majoran *(Majorana hortensis)*
Echte Kamille *(Matricaria chamomilla)*
Zitronen-Melisse *(Melissa officinalis)*
Wasser-Minze *(Mentha aquatica)*
Pfeffer-Minze *(Mentha piperita)*
Basilikum *(Ocimum basilicum)*
Dost *(Origanum vulgare)*
Anis *(Pimpinella anisum)*
Kleine Bibernelle *(Pimpinella saxifraga)*
Wald-Kiefer *(Pinus silvestris)*
Rosmarin *(Rosmarinus officinalis)*
Salbei *(Salvia officinalis)*
Bohnenkraut *(Satureja hortensis)*
Rainfarn *(Tanacetum vulgare)*
Garten-Thymian *(Thymus vulgaris)*
Baldrian *(Valeriana officinalis)*
Eisenkraut *(Verbana officinalis)*
Wein-Raute *(Ruta graveolens)*

Wildobst-Arten
Die Früchte der hier aufgeführten Pflanzenarten zeichnen sich fast ausnahmslos durch einen beachtlichen Vitamin-Gehalt aus – eine Eigenschaft, die natürlich auch den Wildgemüse-Arten in gewissem Umfang zukommt. Geschmacksbestimmende Stoffe der Wildfrüchte sind neben verschiedenen Fruchtsäuren (Apfelsäure, Zitronensäure u.a.) auch verschiedene niedermolekulare Kohlenhydrate (Zucker). Diese Liste erfaßt die einheimischen, verwertbaren Wildobst-Arten recht vollständig. Bei den Stein- oder Beerenfrüchten weiterer Arten, die hier nicht aufgelistet sind, ist aus den verschiedensten Gründen Vorsicht angeraten – sie sollten daher nicht ohne weiteres verwendet werden.
Berberitze *(Berberis vulgaris)*
Vogel-Kirsche *(Cerasus avium)* u.a.
Kornelkirsche *(Cornus mas)*
Quitte *(Cydonia oblonga)*
Wald-Erdbeere *(Fragaria vesca)*
Knack-Erdbeere *(Fragaria viridis)*
Sanddorn *(Hippophae rhamnoides)*
Mahonie *(Mahonia aquifolium)*
Wild-Apfel *(Malus sylvestris)*
Deutsche Mispel *(Mespilus germanica)*
Moosbeere *(Oxycoccus palustris)*
Traubenkirsche *(Padus avium)*
Schlehe *(Prunus spinosa)*
Weichsel *(Prunus mahaleb)*
Wild-Birne *(Pyrus achras)*
Schwarze Johannisbeere *(Ribes nigrum)*
Rote Johannisbeere *(Ribes rubrum)*

Stachelbeere *(Ribes uva-crispa)*
Hecken-Rose *(Rosa canina)* u. a.
Brombeere *(Rubus fruticosus)* u. a.
Himbeere *(Rubus idaeus)*
Schwarzer Holunder *(Sambucus nigra)*
Mehlbeere *(Sorbus aria)* u. a.
Heidelbeere *(Vaccinium myrtillus)*
Preiselbeere *(Vaccinium vitis-idaea)*

Wildgemüse

Einheimische Wildpflanzen, die nicht nur als Gewürz- oder Küchenkräuter zum Einsatz kommen, sondern als Gemüse oder Wildpflanzensalate zubereitet werden können, werden in dieser Übersicht gesondert zusammengestellt. Einige dieser Pflanzenarten sind auch in den Auflistungen bei den verschiedenen Inhaltsstoffgruppen enthalten, da sie zum Teil auch als Heilpflanzen verwendet werden. Küchentauglich sind:
Geißfuß *(Aegopodium podagraria)*
Knoblauchs-Hederich *(Alliaria petiolata)*
Meerrettich *(Armoracia rusticana)*
Winterkresse *(Barbarea vulgaris)*
Gänseblümchen *(Bellis perennis)*
Wilde Rübe *(Beta vulgaris)*
Bitteres Schaumkraut *(Cardamine amara)*
Wiesen-Schaumkraut *(Cardamine pratensis)*
Wegwarte *(Cichorium intybus)*
Löffelkraut *(Cochlearia officinalis)* u. a.
Wilde Möhre *(Daucus carota)*
Weidenröschen *(Epilobium angustifolium)*
Wiesen-Bärenklau *(Heracleum sphondylium)*
Hopfen *(Humulus lupulus)*
Weiße Taubnessel *(Lamium album)*
Garten-Kresse *(Lepidium sativum)*
Brunnenkresse *(Nasturtium officinale)*
Nachtkerze *(Oenothera biennis)*
Pastinak *(Pastinaca sativa)*
Teufelskralle *(Phyteuma spicatum)*
Schlangen-Knöterich *(Polygonum bistorta)*
Gänse-Fingerkraut *(Potentilla anserina)*
Portulak *(Portulaca oleracea)*
Radieschen *(Raphanus sativus)*
Sauer-Ampfer *(Rumex acetosa)*
Queller *(Salicornia europaea)*
Tripmadam *(Sedum reflexum)*
Weißer Senf *(Sinapis alba)*
Vogelmiere *(Stellaria media)*
Beinwell *(Symphytum officinale)*
Löwenzahn *(Taraxacum officinale)*
Winter-Linde *(Tilia cordata)*
Huflattich *(Tussilago farfara)*
Brennessel *(Urtica dioica)*
Bachbunge *(Veronica beccabunga)*

Zusammenstellung der wichtigeren Arznei-Drogen

In den einzelnen Arzneibüchern (Pharmakopöen) wird genau vorgeschrieben, welche Pflanzenarten als Heilpflanzen anerkannt werden können und zulässig sind. Da die pflanzlichen Wirkstoffe nicht in allen Pflanzenorganen in gleicher Menge und Häufigkeit auftreten, muß weiterhin festgelegt werden, welcher Pflanzenteil als Droge (mit dem jeweils höchsten Wirkstoffgehalt) verwendet werden darf. Der Ausdruck „Droge" hängt sicher mit dem Begriff „trocknen" zusammen und leitet sich wahrscheinlich aus dem niederdeutschen Sprachbereich ab. Er bezeichnet alle überwiegend pflanzlichen Rohstoffe, die zur Herstellung und Zubereitung von Arzneien und Medikamenten benötigt werden. Üblicherweise werden die Drogenbezeichnungen in lateinische Begriffe verpackt, die sowohl den verwendeten Heilpflanzenteil benennen als auch einen Bestandteil des wissenschaftlichen Artnamens der Lieferpflanze enthalten. In den meisten Fällen sind diese Drogennamen sehr alt und schließen Pflanzenbezeichnungen ein, die in der modernen Taxonomie der Pflanzen nicht mehr geführt werden. Aus Gründen der Tradition und der einmal getroffenen Festlegung werden sie neueren taxonomischen Auffassungen nicht angepaßt, sondern leben in ihrer alten Form fort.
Die folgende Zusammenstellung enthält die Drogenbezeichnungen wichtiger Arzneipflanzen, die häufig auch auf den Packungsbeilagen von Medikamenten erscheinen und in allen Rezepturen enthalten sind, die in Apotheken nach besonderen Angaben hergestellt werden:

Cortex = Rinde
Cortex Berberidis radicis = Berberitzenwurzelrinde
– *Frangulae* = Faulbaumrinde
– *Fraxini* = Eschenrinde
– *Quercus* = Eichenrinde
– *Salicis* = Weidenrinde

Flores = Blüten
Flores Antennariae = Katzenpfötchenblüten
– *Arnicae* = Arnikablüten
– *Bellidis* = Gänseblümchenblütenköpfe
– *Boraginis* = Borretschblüten
– *Calendulae* = Ringelblumenblüten
– *Chamomillae* = Kamillenblüten
– *Chamomillae romanae* = Römische Kamillenblüten
– *Crataegi* = Weißdornblüten
– *Lamii albi* = Taubnesselblüten
– *Lavandulae* = Lavendelblüten
– *Malvae* = Malvenblüten
– *Millefolii* = Schafgarbenblüten
– *Primulae* = Primelblüten
– *Pruni spinosae* = Schlehenblüten
– *Rhoeados* = Klatschmohnblüten
– *Sambuci* = Holunderblüten
– *Spiraeae* = Spierstaudenblüten
– *Tanaceti* = Rainfarnblüten
– *Tiliae* = Lindenblüten
– *Verbasci* = Königskerzenblüten

Folia = Blätter
Folia Althaeae = Eibischblätter
– *Belladonnae* = Tollkirschenblätter
– *Betulae* = Birkenblätter
– *Boraginis* = Borretschblätter
– *Buglossi* = Ochsenzungenblätter
– *Coryli avellanae* = Haselblätter
– *Digitalis* = Fingerhutblätter
– *Farfarae* = Huflattichblätter
– *Fragariae* = Erdbeerblätter
– *Fraxini* = Eschenblätter
– *Hyoscyami* = Bilsenkrautblätter
– *Juglandis* = Walnußblätter
– *Malvae* = Malvenblätter
– *Melissae* = Melissenblätter
– *Menthae piperitae* = Pfefferminzblätter
– *Myrtilli* = Heidelbeerblätter
– *Petasites* = Pestwurzblätter
– *Plantaginis* = Wegerichblätter
– *Populi* = Pappelblätter
– *Rosmarini* = Rosmarinblätter
– *Rubi fruticosi* = Brombeerblätter
– *Salviae* = Salbeiblätter
– *Stramonii* = Stechapfelblätter
– *Trifolii fibrini* = Fieberkleeblätter
– *Uvae ursi* = Bärentraubenblätter

Fructus = Früchte
Fructus Anethi = Dillfrüchte
– *Anisi* = Anisfrüchte
– *Carvi* = Kümmelfrüchte
– *Coriandri* = Korianderfrüchte
– *Crataegi* = Weißdornfrüchte

– *Foeniculi* = Fenchelfrüchte
– *Juniperi* = Wacholderbeeren
– *Myrtilli* = Blaubeeren
– *Petroselinis* = Petersilienfrüchte
– *Pruni spinosae* = Schlehbeeren
– *Rhamni catharticae* = Kreuzdornbeeren

Glandulae = Harzdrüsen
Glandulae Lupuli = Hopfendrüsen

Herba = Kraut oder krautige Teile
Herba Absinthii = Wermutkraut
– *Agrimoniae* = Odermennigkraut
– *Alchemillae* = Frauenmantelkraut
– *Allii ursini* = Bärenlauchkraut
– *Alsinis* = Vogelmierenkraut
– *Anserinae* = Gänsefingerkraut
– *Asperulae* = Waldmeisterkraut
– *Basilici* = Basilikumkraut
– *Bursa pastoris* = Hirtentäschelkraut
– *Centaurii* = Tausendgüldenkraut
– *Chelidonii* = Schöllkraut
– *Convallariae* = Maiglöckchenkraut
– *Coronillae variae* = Kronwickenkraut
– *Cynoglossi* = Hundszungenkraut
– *Dispensiae* = Sanikelkraut
– *Dracunculi* = Estragonkraut
– *Droserae* = Sonnentaukraut
– *Equiseti* = Schachtelhalmkraut
– *Euphrasiae* = Augentrostkraut
– *Fumariae* = Erdrauchkraut
– *Galegae* = Geißrautenkraut
– *Galeopsidis* = Hohlzahnkraut
– *Herniariae* = Bruchkraut
– *Hyperici* = Johanniskraut
– *Hyssopi* = Ysopkraut
– *Leonuri cardiacae* = Herzgespannkraut
– *Majoranae* = Majorankraut
– *Meliloti* = Honigkleekraut
– *Millefolii* = Schafgarbenkraut
– *Origani* = Dostkraut
– *Plantaginis* = Wegerichkraut
– *Polygalae amarae* = Kreuzblumenkraut
– *Polygoni avicularis* = Vogelknöterichkraut
– *Pulmonariae* = Lungenkraut
– *Rumicis acetosae* = Sauerampferkraut
– *Rutae* = Weinrautenkraut
– *Saniculae* = Sanikelkraut
– *Sarothamni* = Besenginsterkraut
– *Saturejae* = Bohnenkraut
– *Tanaceti* = Rainfarnkraut
– *Taraxaci* = Löwenzahnkraut
– *Thymi* = Thymiankraut
– *Urticae* = Brennesselkraut
– *Verbenae* = Eisenkraut
– *Violae tricoloris* = Feldstiefmütterchenkraut
– *Virgaureae* = Goldrutenkraut
– *Visci* = Mistelkraut

Oleum = (fettes oder ätherisches) Öl
Oleum Lini = Leinöl
– *Piceae* = Fichtennadelöl
– *Pini silvestris* = Kiefernnadelöl

Radix = Wurzel
Radix Althaeae = Eibischwurzel
– *Angelicae* = Engelwurz
– *Armoraciae* = Meerrettich
– *Arnicae* = Arnikawurzel
– *Bryoniae* = Zaunrübenwurzel
– *Carlinae* = Eberwurz
– *Caryophyllatae* = Nelkenwurz
– *Chelidonii* = Schöllkrautwurzel
– *Cichorii* = Zichorienwurzel
– *Consolidae majoris* = Beinwellwurzel
– *Cynoglossi* = Hundszungenwurzel
– *Fragariae* = Erdbeerwurzel
– *Gentianae* = Enzianwurzel
– *Helenii* = Alantwurzel
– *Levistici* = Liebstöckelwurzel
– *Mandragorae* = Alraunwurzel
– *Ononidis* = Hauhechelwurzel
– *Petasites* = Pestwurz
– *Petroselini* = Petersilienwurzel
– *Pimpinellae* = Bibernellwurzel
– *Primulae* = Primelwurzel
– *Saponariae rubrae* = Seifenkrautwurzel
– *Taraxaci* = Löwenzahnwurzel
– *Valerianae* = Baldrianwurzel

Rhizoma = Wurzelstock
Rhizoma Arnicae = Arnikawurzel
– *Asari* = Haselwurz
– *Bistortae* = Knöterichwurzel
– *Calami* = Kalmuswurzel
– *Filicis* = Wurmfarnwurzel
– *Imperatoriae* = Meisterwurz
– *Rhei* = Rhabarberwurzel
– *Tormentillae* = Blutwurz
– *Veratri* = Germerwurzel
– *Violae* = Veilchenwurzel

Semen = Samenkörner
Semen Colchici = Herbstzeitlosensamen
– *Cynosbati* = Hagebutten
– *Erucae* = Senfsamen (Schwarzer Senf)
– *Hippocastani* = Kastanien
– *Lini* = Leinsamen
– *Quercus* = Eicheln
– *Sinapis* = Senfsamen (Weißer Senf)
– *Stramonii* = Stechapfelsamen

Giftpflanzenliste

Hinsichtlich der möglichen Übel und Schäden, die Pflanzengifte anrichten können, sind gewisse Unterschiede zu beachten, die in der verschieden starken Wirksamkeit der beteiligten Verbindungen begründet sind. Sollte sich einmal ein Vergiftungsfall durch Unkenntnis oder Unvorsichtigkeit ereignet haben, sind für seine Beurteilung nicht ausschließlich Art und Menge der aufgenommenen Giftstoffe, sondern auch andere Gesichtspunkte wie Alter und körperliche Verfassung eines Betroffenen zu berücksichtigen. Um die Gefährlichkeit der einheimischen oder häufig angepflanzten Arten einigermaßen abschätzen zu können, sind alle in der Liste giftiger Pflanzen erwähnten Arten mit einem Symbol versehen worden. Dabei bedeutet:

● Schwache Giftigkeit; gefährlichere Giftwirkung oder Dauerschäden sind normalerweise nicht zu erwarten.

●● Starke Giftigkeit; unter geeigneten Umständen können durchaus schwerere Vergiftungen eintreten.

●●● Gefährliche Giftigkeit; beim unachtsamen Umgang mit der betreffenden Pflanze muß mit schweren und gegebenenfalls auch tödlich verlaufenden Vergiftungen gerechnet werden.

Oft sind die giftigen Inhaltsstoffe nicht gleichmäßig über die gesamte Pflanze verteilt, sondern nur in bestimmten Pflanzenteilen enthalten oder darin sogar besonders konzentriert. Um auch hierfür die nötigen Informationen bereit zu haben, gibt der Zahlenschlüssel hinter dem Pflanzennamen an, welchen Pflanzenteilen die beachtenswerte Giftwirkung in besonderem Maße zukommt. Das schließt im Einzelfall natürlich nicht aus, daß nicht auch in anderen Pflanzenteilen die jeweiligen Giftstoffe enthalten sein können. Die Zahlen bedeuten

1 alle Teile der Pflanze sind giftig
2 Gift überwiegend oder ausschließlich in den Zweigen bzw.
3 in den Blättern
4 in der Rinde
5 in den Blüten
6 in den Früchten
7 in den Samen
8 im Milchsaft oder schließlich
9 in den Wurzeln oder in anderen unterirdischen Organen.

Am sichersten geht man, wenn man die Pflanzen dieser Liste, die die bedenklichen Arten ziemlich vollständig erfaßt, mit dem nötigen Respekt betrachtet.

A) Bäume und Sträucher

Roßkastanie *(Aesculus hippocastanum)*	●●	7
Berberitze *(Berberis vulgaris)*	●	1 außer 6
Buchsbaum *(Buxus sempervirens)*	●	1
Erbsenstrauch *(Caragana arborescens)*	●●	1
Waldrebe *(Clematis vitalba)*	●●●	1
Blasenstrauch *(Colutea arborescens)*	●	3, 7
Seidelbast *(Daphne mezereum)* u.a.	●	1, besonders 4, 6
Pfaffenhütchen *(Euonymus europaea)*	●	1, besonders 6
Faulbaum *(Frangula alnus)*	●	4, 6
Deutscher Ginster *(Genista germanica)* u.a.	●	1
Efeu *(Hedera helix)*	●●	1, besonders 6

Stechpalme *(Ilex aquifolium)*	●●	3, 6
Sadebaum *(Juniperus sabina)*	●●●	1, besonders 2
Goldregen *(Laburnum anagyroides)*	●●●	1
Sumpfporst *(Ledum palustre)*	●	1, besonders 3, 5
Liguster *(Ligustrum vulgare)*	●●	3, 4, 6
Heckenkirsche *(Lonicera xylosteum)*	●	5, 6
Bocksdorn *(Lycium barbarum)*	●●	1, 6
Mahonie *(Mahonia aquifolium)*	●	1 außer 6
Oleander *(Nerium oleander)*	●●	1
Kirschlorbeer *(Prunus laurocerasus)*	●	3, 4, 7
Kreuzdorn *(Rhamnus cathartica)*	●	4, 6
Rhododendron *(Rhododendron ponticum)* u. a.	●●	3, 5
Essigbaum *(Rhus typhina)*	●	8
Robinie *(Robinia pseudacacia)*	●	4, 6, 7
Zwerg-Holunder *(Sambucus ebulus)*	●	1, besonders 6
Berg-Holunder *(Sambucus racemosa)*	●	1, besonders 6
Besenginster *(Sarothamnus scoparius)*	●	1
Schneebeere *(Symphoricarpus rivularis)*	●	6
Eibe *(Taxus baccata)*	●●	1
Lebensbaum *(Thuja occidentalis)* u. a.	●●	1, besonders 2, 7
Giftsumach *(Toxicodendron quercifolium)*	●●●	1
Stechginster *(Ulex europaeus)*	●●	2, 6, 7
Schneeball *(Viburnum opulus)* u. a.	●	3, 4, 6
Glyzine *(Wisteria sinensis)*	●	1
B) Zwergsträucher, Stauden und Kräuter		
Eisenhut *(Aconitum napellus)* u. a.	●●●	1
Christophskraut *(Actaea spicata)*	●	1
Hundspetersilie *(Aethusa cynapium)*	●●●	1
Kornrade *(Agrostemma githago)*	●●	1, besonders 7
Rosmarinheide *(Andromeda polifolia)*	●●	3, 5
Busch-Windröschen *(Anemone nemorosa)*	●	1
Arnika *(Arnica montana)*	●●	1
Aronstab *(Arum maculatum)*	●●	5, 6, 9
Haselwurz *(Asarum europaeum)*	●●	1

Tollkirsche *(Atropa belladonna)*	●●●	1, besonders 6
Zaunrübe *(Bryonia dioica)* u.a.	●●	1, besonders 6, 9
Schlangenwurz *(Calla palustris)*	●●	1, besonders 9
Schöllkraut *(Chelidonium majus)*	●●	8
Wasserschierling *(Cicuta virosa)*	●●●	1, besonders 9
Herbst-Zeitlose *(Colchicum autumnale)*	●●●	1, besonders 7
Gefleckter Schierling *(Conium maculatum)*	●●●	1
Rittersporn *(Consolida regalis)* u.a.	●●	1, besonders 6
Maiglöckchen *(Convallaria majalis)*	●●	1
Bunte Kronwicke *(Coronilla varia)*	●	7
Stechapfel *(Datura stramonium)*	●●●	1
Roter Fingerhut *(Digitalis purpurea)* u.a.	●●●	1
Zypressen-Wolfsmilch *(Euphorbia cyparissias)*	●●	8
Schneeglöckchen *(Galanthus nivalis)*	●	3, 9
Gnadenkraut *(Gratiola officinalis)*	●●	1
Christrose *(Helleborus niger)* u.a.	●●	1
Leberblümchen *(Hepatica nobilis)*	●	1
Bilsenkraut *(Hyoscyamus niger)*	●●●	1
Purpurwinde *(Ipomoea purpurea)*	●●	6
Schwertlilie *(Iris pseudacorus)* u.a.	●	1
Zweiblatt *(Maianthemum bifolium)*	●●	1
Narzisse *(Narcissus pseudo-narcissus)* u.a.	●	1, besonders 9
Tabak *(Nicotiana tabacum)*	●●●	1
Milchstern *(Ornithogalum umbellatum)*	●●	1
Klatsch-Mohn *(Papaver rhoeas)* u.a.	●●	8, nicht 7
Einbeere *(Paris quadrifolia)*	●●	1
Gartenbohne *(Phaseolus vulgaris)*	●●	6, 7 (roh!)
Kermesbeere *(Phytolacca acinosa)*	●●	1, besonders 9
Weißwurz *(Polygonatum multiflorum)* u.a.	●	1
Küchenschelle *(Pulsatilla vulgaris)* u.a.	●	1
Hahnenfuß-Arten *(Ranunculus spp.)*	●	1
Rhabarber *(Rheum rhabarbarum)*	●	1
Wunderbaum *(Ricinus communis)*	●●●	7
Nachtschatten *(Solanum dulcamara)*	●●	1

Kartoffel *(Solanum tuberosum)*	●●	3, 6, nicht 9
Schmerwurz *(Tamus communis)*	●●	1
Garten-Tulpe *(Tulipa gesneriana)*	●	1
Germer *(Veratrum album)* u.a.	●●	1
Saubohne *(Vicia faba)*	●●	6,7 (roh!)
Schwalbenwurz *(Vincetoxicum officinale)*	●	1
Mistel *(Viscum album)*	●	6

Literaturhinweise

AICHELE, D.: Was blüht denn da? Stuttgart 1973
AICHELE, D. und R., SCHWEGLER, H. W. und A.: Blumen der Alpen und der nordischen Länder. Stuttgart 1977
DÜLL, R.: Botanisch-ökologisches Exkursionstaschenbuch. Duisburg 1976
FRANKE, W.: Nutzpflanzenkunde. Stuttgart 1976
FROHNE, D., und JENSEN, U.: Systematik des Pflanzenreichs. 2. Aufl. Stuttgart 1979
GUGENHAN, E.: Gewürzkräuter in Beet und Schale selbst gezogen. Stuttgart 1976
GUGENHAN, E.: Gemüse aus dem eigenen Garten. Stuttgart 1976
HEILMANN, K. E.: Kräuterbücher in Bild und Geschichte. München 1973
Kosmos-Familienbuch der Natur. Sehen – Sammeln – Selbermachen. Stuttgart 1978
KREMER, B. P.: Pflanzen unserer Küsten. Stuttgart 1977
MÄGDEFRAU, K.: Geschichte der Botanik. Stuttgart 1973
MARZELL, H.: Geschichte und Volkskunde der deutschen Heilpflanzen. Stuttgart 1938
NIELSEN, H.: Giftpflanzen. Stuttgart 1979
OBERDORFER, E., und MÜLLER, T.: Pflanzensoziologische Exkursionsflora für Süddeutschland. Stuttgart 1979
PAUL, H.: Knaurs Pflanzenreich in Farben. Bd. 1, Höhere Pflanzen I, Zürich 1964
PAUL, H.: Knaurs Pflanzenreich in Farben, Bd. 2, Höhere Pflanzen II, Zürich 1965
POLUNIN, O.: Pflanzen Europas. München 1971
ROTHMALER, W.: Exkursionsflora, Bd. 2, Berlin 1972
RÜDT, U.: Heil- und Giftpflanzen. Stuttgart 1973
SCHMITZ, R.: Mörser, Kolben und Phiolen. Aus der Welt der Pharmazie. Stuttgart 1966
TEUSCHER, E.: Pharmakognosie. Braunschweig 1975
WEBER, R.: Pflanzengewürze und Gewürzpflanzen aus aller Welt. Wittenberg Lutherstadt 1967

Sachregister

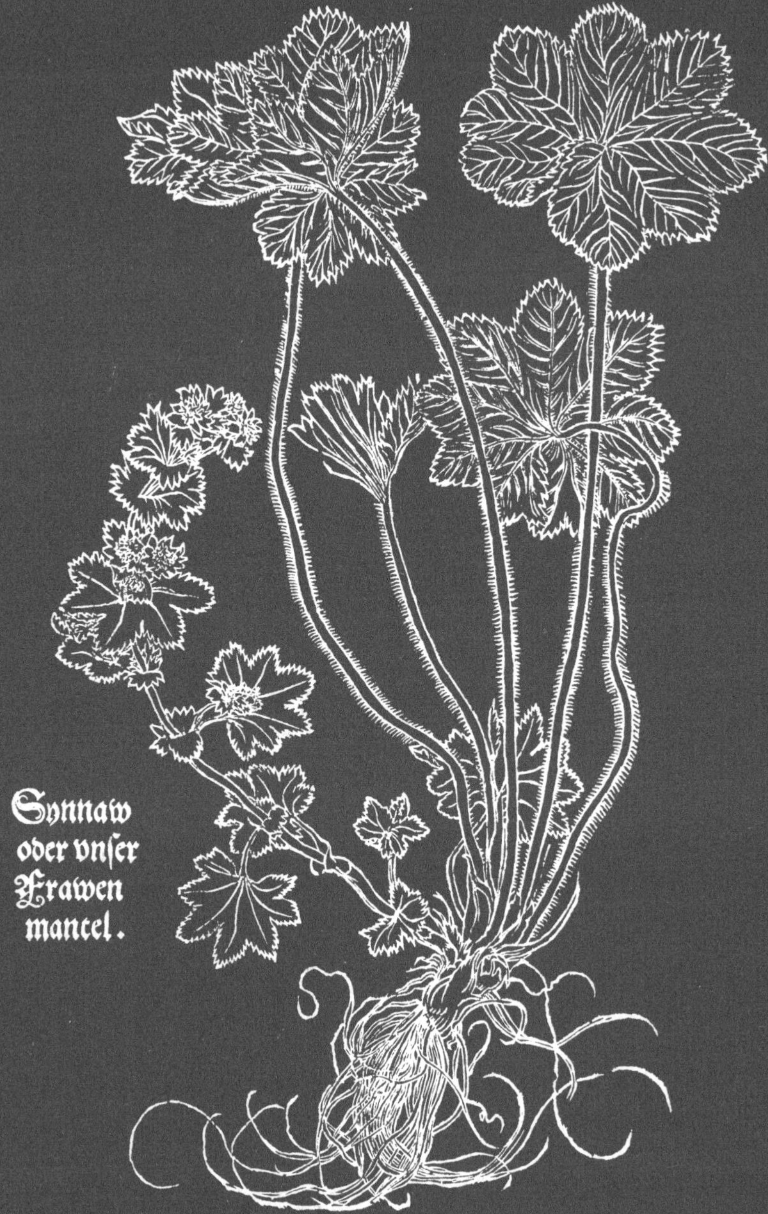
Synnaw
oder vnser
Frawen
mancel.